国家卫生健康委员会"十三五"规划教材

专科医师核心能力提升导引丛书

供专业学位研究生及专科医师用

互联网 + 医疗健康

Internet Plus Healthcare

主　审　张来武

主　编　范先群

副主编　李校堃　郑加麟

　　　　胡建中　颜　华

U0207834

人民卫生出版社

·北　京·

图书在版编目（CIP）数据

互联网＋医疗健康 / 范先群主编 . —北京：人民卫生出版社，2020.9（2021.12 重印）

ISBN 978-7-117-30429-0

Ⅰ.①互… Ⅱ.①范… Ⅲ.①互联网络-应用-医疗保健事业-研究 Ⅳ.①R19-39

中国版本图书馆 CIP 数据核字（2020）第 166597 号

人卫智网	www.ipmph.com	医学教育、学术、考试、健康，购书智慧智能综合服务平台
人卫官网	www.pmph.com	人卫官方资讯发布平台

互联网＋医疗健康

Hulianwang+ Yiliao Jiankang

主　　编：范先群
出版发行：人民卫生出版社（中继线 010-59780011）
地　　址：北京市朝阳区潘家园南里 19 号
邮　　编：100021
E - mail：pmph @ pmph.com
购书热线：010-59787592　010-59787584　010-65264830
印　　刷：三河市潮河印业有限公司
经　　销：新华书店
开　　本：850×1168　1/16　印张：18
字　　数：508 千字
版　　次：2020 年 9 月第 1 版
印　　次：2021 年 12 月第 2 次印刷
标准书号：ISBN 978-7-117-30429-0
定　　价：99.00 元
打击盗版举报电话：010-59787491　E-mail：WQ @ pmph.com
质量问题联系电话：010-59787234　E-mail：zhiliang @ pmph.com

编　　者 （按姓氏笔画排序）

王　慧　上海交通大学公共卫生学院

王小林　复旦大学六次产业研究院

冯占春　华中科技大学医药卫生管理学院

刘同柱　中国科学技术大学生命科学与
　　　　医学部

孙升云　暨南大学附属第一医院

李劲松　浙江大学生物医学工程与仪器
　　　　科学学院

李校堃　温州医科大学药学院

吴　韬　上海交通大学医学院

沈　洁　上海交通大学中国医院发展研
　　　　究院

陈德华　东华大学计算机科学与技术学院

范先群　上海交通大学医学院

周　毅　中山大学中山医学院

郑加麟　同济大学医学院

胡建中　中南大学湘雅医院

贾继辉　山东大学齐鲁医学院

郭熙铜　哈尔滨工业大学经济与管理学院

黄国志　南方医科大学康复医学院

常　春　北京大学公共卫生学院

颜　华　天津医科大学总医院

主 审 简 介

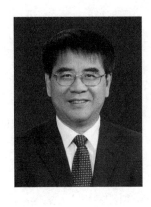

张来武 北京大学数学系博士,美国纽约州立大学经济学博士,曾任北京大学团委书记,中国青年政治学院常务副院长,宁夏回族自治区政府副主席、党组成员,国家科学技术部党组成员、副部长。现任复旦大学一级教授、北京大学教授、博士研究生导师,复旦大学六次产业研究院(创始)院长,西北农林科技大学六次产业研究院院长,西北大学健康六产研究院院长,中国软科学研究会理事长,南南合作金融中心首席经济学家。

张来武教授开创并提出了六次产业理论,2018年人民出版社出版了其主编的专著《六次产业理论与创新驱动发展》。主张以六次产业理论为指导,通过创设政社产学研社会化模式,推动国家食品安全、大健康和健康养老创新工程。

主 编 简 介

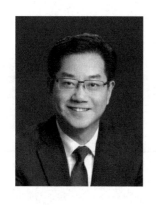

范先群 医学博士,教授,主任医师,教育部长江学者特聘教授。现任上海交通大学党委副书记、上海交通大学医学院党委书记、上海交通大学中国医院发展研究院院长、上海交通大学医学院眼科视觉科学研究所所长。曾任上海交通大学医学院附属第九人民医院党委副书记、党委书记、院长。先后担任亚太眼整形外科学会主席、亚太眼肿瘤眼病理学会主席,英国皇家眼科学院Fellow 和爱丁堡皇家外科学院 Fellow Ad Hominem。

长期致力于眼眶病和眼肿瘤的临床治疗与基础研究。主持国家高技术研究发展计划(863计划)、国家卫生行业科研专项、国家重点研发计划、国家自然科学基金重点项目等国家级项目 14 项,以第一作者或通讯作者在 Cell Stem Cell、Genome Biology、Advanced Functional Materials、Molecular Canner、Ophthalmology 等期刊上发表 SCI 论文 202 篇,作为第一完成人获国家科学技术进步奖二等奖 2 项、上海市科学技术进步奖一等奖 3 项、何梁何利基金科学与技术进步奖等,主讲教育部首批精品视频公开课《眼病的预防和治疗》。

副主编简介

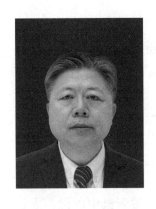

李校堃　教授,博士研究生导师,中国工程院院士。现任温州医科大学校长,教育部高等学校生物技术类、生物工程类专业教学指导委员会副主任,微生物与生物技术药学专家。

长期从事生物制药专业的教学科研工作,主讲国家级精品课程——生物技术制药,聚焦成纤维细胞生长因子(FGFs)的蛋白质药物基础理论研究与新药研发,发现并系统阐明了FGFs家族蛋白与代谢疾病相关机制,提出"生长因子代谢轴"理论假说,为生长因子治疗代谢病的新药研发奠定了重要基础。在 *Nature*、*Cell Metabolism*、*Molecular Cell*、*Circulation* 等发表论文200余篇。曾获国家技术发明奖二等奖、国家科学技术进步奖二等奖、高等学校科学研究优秀成果奖自然科学奖一等奖、何梁何利基金科学与技术进步奖、谈家桢生命科学奖、光华工程科技奖和转化医学杰出贡献奖等重要奖项。

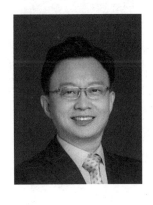

郑加麟　教授,博士研究生导师,国家海外高层次人才,国家重点基础研究发展计划首席科学家。现任同济大学医学院院长、脑与脊髓创新研究中心主任,国际脑计划中国方代表。曾任美国内布拉斯加大学医学中心学术协理副校长、研究生院副院长。同时担任教育部高等学校教学指导委员会委员、教育部临床医学专业认证专家、全国医学院校教师教学发展联盟副理事长、中国教育国际交流协会国际医学教育分会理事、中国神经科学学会神经退行性疾病分会副主任委员和国际学术医学中心协会(Association of Academic Health Centers International)指导委员会理事,美国神经科学协会、国际神经化学协会委员等。

长期致力于神经退行性疾病及脑科学研究,已发表160余篇学术论著,获国家发明专利2项。承担主持科技部国家重大科学研究计划1项,国家自然科学基金项目3项。2005年荣获美国内布拉斯加大学吉尔摩(Gilmore)杰出青年科学家奖,2008年荣获美国内布拉斯加州长戴夫海涅曼(Dave Heineman)"马歇尔(Marshall)"奖及美国内布拉斯加大学杰出科学家奖。现担任 *Current Molecular Medicine* 和 *Translational Neurodegeneration* 杂志副主编。

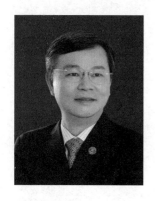

胡建中 一级主任医师,教授,临床医学及医学信息学博士研究生导师,湘雅名医,国家重点研发计划首席科学家,*Journal of Xiangya Medicine* 主编。"移动医疗" 教育部 – 中国移动联合实验室主任,中南大学数字化医疗研究中心主任。中国卫生信息与健康医疗大数据学会常务委员,中国医院协会信息管理专业委员会常务委员,中国医学装备协会医院物联网分会副会长,中国生物医学工程学会数字医疗与医疗信息化分会副会长,中华医学会骨科学分会脊柱学组委员,湖南省医学会脊柱外科学专业委员会主任委员。

主持国家重点研发计划、国家自然科学基金重点及面上项目、国家高技术研究发展计划(863 计划)项目等课题,获国家发明专利 5 项,以第一作者或通讯作者发表 SCI 论文 50 余篇,主编、主译专著 12 部。

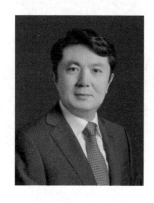

颜 华 医学博士,博士研究生导师,国务院特殊津贴专家,国家卫生计生突出贡献中青年专家,现任天津医科大学党委副书记、校长。兼任教育部 2018—2022 年教学指导委员会临床医学类专业眼视光医学专业教学指导分委员会副主任委员,亚太地区眼外伤学会副主席,中华医学会眼科学分会常务委员、眼外伤学组组长,中国医师协会眼科医师分会委员、眼外伤专业委员会主任委员,中国残疾人康复协会视力残疾康复专业委员会主任委员,天津市医学会眼科学分会主任委员。

承担本科生、研究生和留学生眼科学教学工作。曾荣获中国优秀眼科医师奖、卫生部优秀基层眼科医生、中华眼科学会奖、天津市科学技术进步奖一等奖、中华医学科技奖三等奖和残疾预防及康复科学技术奖二等奖等多项奖励。

全国高等学校医学研究生"国家级"规划教材
第三轮修订说明

进入新世纪,为了推动研究生教育的改革与发展,加强研究型创新人才培养,人民卫生出版社启动了医学研究生规划教材的组织编写工作,在多次大规模调研、论证的基础上,先后于 2002 年和 2008 年分两批完成了第一轮 50 余种医学研究生规划教材的编写与出版工作。

2014 年,全国高等学校第二轮医学研究生规划教材评审委员会及编写委员会在全面、系统分析第一轮研究生教材的基础上,对这套教材进行了系统规划,进一步确立了以"解决研究生科研和临床中实际遇到的问题"为立足点,以"回顾、现状、展望"为线索,以"培养和启发读者创新思维"为中心的教材编写原则,并成功推出了第二轮(共 70 种)研究生规划教材。

本套教材第三轮修订是在党的十九大精神引领下,对《国家中长期教育改革和发展规划纲要(2010—2020 年)》《国务院办公厅关于深化医教协同进一步推进医学教育改革与发展的意见》,以及《教育部办公厅关于进一步规范和加强研究生培养管理的通知》等文件精神的进一步贯彻与落实,也是在总结前两轮教材经验与教训的基础上,再次大规模调研、论证后的继承与发展。修订过程仍坚持以"培养和启发读者创新思维"为中心的编写原则,通过"整合"和"新增"对教材体系做了进一步完善,对编写思路的贯彻与落实采取了进一步的强化措施。

全国高等学校第三轮医学研究生"国家级"规划教材包括五个系列。①科研公共学科:主要围绕研究生科研中所需要的基本理论知识,以及从最初的科研设计到最终的论文发表的各个环节可能遇到的问题展开;②常用统计软件与技术:介绍了 SAS 统计软件、SPSS 统计软件、分子生物学实验技术、免疫学实验技术等常用的统计软件以及实验技术;③基础前沿与进展:主要包括了基础学科中进展相对活跃的学科;④临床基础与辅助学科:包括了专业学位研究生所需要进一步加强的相关学科内容;⑤临床专业学科:通过对疾病诊疗历史变迁的点评、当前诊疗中困惑、局限与不足的剖析,以及研究热点与发展趋势探讨,启发和培养临床诊疗中的创新思维。

该套教材中的科研公共学科、常用统计软件与技术学科适用于医学院校各专业的研究生及相应的科研工作者,基础前沿与进展学科主要适用于基础医学和临床医学的研究生及相应的科研工作者;临床基础与辅助学科和临床专业学科主要适用于专业学位研究生及相应学科的专科医师。

全国高等学校第三轮医学研究生"国家级"规划教材目录

11   SAS 统计软件应用（第 4 版）   主　编　贺　佳
     副主编　尹　平　石武祥

12   医学分子生物学实验技术（第 4 版）   主　审　药立波
     主　编　韩　骅　高国全
     副主编　李冬民　喻　红

13   医学免疫学实验技术（第 3 版）   主　编　柳忠辉　吴雄文
     副主编　王全兴　吴玉章　储以微　崔雪玲

14   组织病理技术（第 2 版）   主　编　步　宏
     副主编　吴焕文

15   组织和细胞培养技术（第 4 版）   主　审　章静波
     主　编　刘玉琴

16   组织化学与细胞化学技术（第 3 版）   主　编　李　和　周德山
     副主编　周国民　肖　岚　刘佳梅　孔　力

17   医学分子生物学（第 3 版）   主　审　周春燕　冯作化
     主　编　张晓伟　史岸冰
     副主编　何凤田　刘　戟

18   医学免疫学（第 2 版）   主　编　曹雪涛
     副主编　于益芝　熊思东

19   遗传和基因组医学   主　编　张　学
     副主编　管敏鑫

20   基础与临床药理学（第 3 版）   主　编　杨宝峰
     副主编　李　俊　董　志　杨宝学　郭秀丽

21   医学微生物学（第 2 版）   主　编　徐志凯　郭晓奎
     副主编　江丽芳　范雄林

22   病理学（第 2 版）   主　编　来茂德　梁智勇
     副主编　李一雷　田新霞　周　桥

23   医学细胞生物学（第 4 版）   主　审　杨　恬
     主　编　安　威　周天华
     副主编　李　丰　吕　品　杨　霞　王杨淦

24   分子毒理学（第 2 版）   主　编　蒋义国　尹立红
     副主编　骆文静　张正东　夏大静　姚　平

25   医学微生态学（第 2 版）   主　编　李兰娟

26   临床流行病学（第 5 版）   主　编　黄悦勤
     副主编　刘爱忠　孙业桓

27   循证医学（第 2 版）   主　审　李幼平
     主　编　孙　鑫　杨克虎

28	断层影像解剖学	主　编	刘树伟　张绍祥
		副主编	赵　斌　徐　飞
29	临床应用解剖学（第2版）	主　编	王海杰
		副主编	臧卫东　陈　尧
30	临床心理学（第2版）	主　审	张亚林
		主　编	李占江
		副主编	王建平　仇剑崟　王　伟　章军建
31	心身医学	主　审	Kurt Fritzsche　吴文源
		主　编	赵旭东
		副主编	孙新宇　林贤浩　魏　镜
32	医患沟通（第2版）	主　审	周　晋
		主　编	尹　梅　王锦帆
33	实验诊断学（第2版）	主　审	王兰兰
		主　编	尚　红
		副主编	王传新　徐英春　王　琳　郭晓临
34	核医学（第3版）	主　审	张永学
		主　编	李　方　兰晓莉
		副主编	李亚明　石洪成　张　宏
35	放射诊断学（第2版）	主　审	郭启勇
		主　编	金征宇　王振常
		副主编	王晓明　刘士远　卢光明　宋　彬
			李宏军　梁长虹
36	疾病学基础	主　编	陈国强　宋尔卫
		副主编	董　晨　王　韵　易　静　赵世民
			周天华
37	临床营养学	主　编	于健春
		副主编	李增宁　吴国豪　王新颖　陈　伟
38	临床药物治疗学	主　编	孙国平
		副主编	吴德沛　蔡广研　赵荣生　高　建
			孙秀兰
39	医学3D打印原理与技术	主　编	戴尅戎　卢秉恒
		副主编	王成焘　徐　弢　郝永强　范先群
			沈国芳　王金武
40	互联网＋医疗健康	主　审	张来武
		主　编	范先群
		副主编	李校堃　郑加麟　胡建中　颜　华
41	呼吸病学（第3版）	主　编	王　辰　陈荣昌
		副主编	代华平　陈宝元　宋元林

42	消化内科学（第3版）	主　审	樊代明	李兆申		
		主　编	钱家鸣	张澍田		
		副主编	田德安	房静远	李延青	杨　丽
43	心血管内科学（第3版）	主　审	胡大一			
		主　编	韩雅玲	马长生		
		副主编	王建安	方　全	华　伟	张抒扬
44	血液内科学（第3版）	主　编	黄晓军	黄　河	胡　豫	
		副主编	邵宗鸿	吴德沛	周道斌	
45	肾内科学（第3版）	主　审	谌贻璞			
		主　编	余学清	赵明辉		
		副主编	陈江华	李雪梅	蔡广研	刘章锁
46	内分泌内科学（第3版）	主　编	宁　光	邢小平		
		副主编	王卫庆	童南伟	陈　刚	
47	风湿免疫内科学（第3版）	主　审	陈顺乐			
		主　编	曾小峰	邹和建		
		副主编	古洁若	黄慈波		
48	急诊医学（第3版）	主　审	黄子通			
		主　编	于学忠	吕传柱		
		副主编	陈玉国	刘　志	曹　钰	
49	神经内科学（第3版）	主　编	刘　鸣	崔丽英	谢　鹏	
		副主编	王拥军	张杰文	王玉平	陈晓春
			吴　波			
50	精神病学（第3版）	主　编	陆　林	马　辛		
		副主编	施慎逊	许　毅	李　涛	
51	感染病学（第3版）	主　编	李兰娟	李　刚		
		副主编	王贵强	宁　琴	李用国	
52	肿瘤学（第5版）	主　编	徐瑞华	陈国强		
		副主编	林东昕	吕有勇	龚建平	
53	老年医学（第3版）	主　审	张　建	范　利	华　琦	
		主　编	刘晓红	陈　彪		
		副主编	齐海梅	胡亦新	岳冀蓉	
54	临床变态反应学	主　编	尹　佳			
		副主编	洪建国	何韶衡	李　楠	
55	危重症医学（第3版）	主　审	王　辰	席修明		
		主　编	杜　斌	隆　云		
		副主编	陈德昌	于凯江	詹庆元	许　媛

56	普通外科学（第 3 版）	主 编	赵玉沛			
		副主编	吴文铭	陈规划	刘颖斌	胡三元
57	骨科学（第 3 版）	主 审	陈安民			
		主 编	田 伟			
		副主编	翁习生	邵增务	郭 卫	贺西京
58	泌尿外科学（第 3 版）	主 审	郭应禄			
		主 编	金 杰	魏 强		
		副主编	王行环	刘继红	王 忠	
59	胸心外科学（第 2 版）	主 编	胡盛寿			
		副主编	王 俊	庄 建	刘伦旭	董念国
60	神经外科学（第 4 版）	主 编	赵继宗			
		副主编	王 硕	张建宁	毛 颖	
61	血管淋巴管外科学（第 3 版）	主 编	汪忠镐			
		副主编	王深明	陈 忠	谷涌泉	辛世杰
62	整形外科学	主 编	李青峰			
63	小儿外科学（第 3 版）	主 审	王 果			
		主 编	冯杰雄	郑 珊		
		副主编	张潍平	夏慧敏		
64	器官移植学（第 2 版）	主 审	陈 实			
		主 编	刘永锋	郑树森		
		副主编	陈忠华	朱继业	郭文治	
65	临床肿瘤学（第 2 版）	主 编	赫 捷			
		副主编	毛友生	沈 铿	马 骏	于金明
			吴一龙			
66	麻醉学（第 2 版）	主 编	刘 进	熊利泽		
		副主编	黄宇光	邓小明	李文志	
67	妇产科学（第 3 版）	主 审	曹泽毅			
		主 编	乔 杰	马 丁		
		副主编	朱 兰	王建六	杨慧霞	漆洪波
			曹云霞			
68	生殖医学	主 编	黄荷凤	陈子江		
		副主编	刘嘉茵	王雁玲	孙 斐	李 蓉
69	儿科学（第 2 版）	主 编	桂永浩	申昆玲		
		副主编	杜立中	罗小平		
70	耳鼻咽喉头颈外科学（第 3 版）	主 审	韩德民			
		主 编	孔维佳	吴 皓		
		副主编	韩东一	倪 鑫	龚树生	李华伟

71	眼科学（第 3 版）	主　审	崔　浩	黎晓新		
		主　编	王宁利	杨培增		
		副主编	徐国兴	孙兴怀	王雨生	蒋　沁
			刘　平	马建民		
72	灾难医学（第 2 版）	主　审	王一镗			
		主　编	刘中民			
		副主编	田军章	周荣斌	王立祥	
73	康复医学（第 2 版）	主　编	岳寿伟	黄晓琳		
		副主编	毕　胜	杜　青		
74	皮肤性病学（第 2 版）	主　编	张建中	晋红中		
		副主编	高兴华	陆前进	陶　娟	
75	创伤、烧伤与再生医学（第 2 版）	主　审	王正国	盛志勇		
		主　编	付小兵			
		副主编	黄跃生	蒋建新	程　飚	陈振兵
76	运动创伤学	主　编	敖英芳			
		副主编	姜春岩	蒋　青	雷光华	唐康来
77	全科医学	主　审	祝墡珠			
		主　编	王永晨	方力争		
		副主编	方宁远	王留义		
78	罕见病学	主　编	张抒扬	赵玉沛		
		副主编	黄尚志	崔丽英	陈丽萌	
79	临床医学示范案例分析	主　编	胡翊群	李海潮		
		副主编	沈国芳	罗小平	余保平	吴国豪

全国高等学校第三轮医学研究生"国家级"规划教材评审委员会名单

顾　问

　　韩启德　桑国卫　陈　竺　曾益新　赵玉沛

主任委员（以姓氏笔画为序）

　　王　辰　刘德培　曹雪涛

副主任委员（以姓氏笔画为序）

　　于金明　马　丁　王正国　卢秉恒　付小兵　宁　光　乔　杰
　　李兰娟　李兆申　杨宝峰　汪忠镐　张　运　张伯礼　张英泽
　　陆　林　陈国强　郑树森　郎景和　赵继宗　胡盛寿　段树民
　　郭应禄　黄荷凤　盛志勇　韩雅玲　韩德民　赫　捷　樊代明
　　戴尅戎　魏于全

常务委员（以姓氏笔画为序）

　　文历阳　田勇泉　冯友梅　冯晓源　吕兆丰　闫剑群　李　和
　　李　虹　李玉林　李立明　来茂德　步　宏　余学清　汪建平
　　张　学　张学军　陈子江　陈安民　尚　红　周学东　赵　群
　　胡志斌　柯　杨　桂永浩　梁万年　瞿　佳

委　员（以姓氏笔画为序）

　　于学忠　于健春　马　辛　马长生　王　彤　王　果　王一镗
　　王兰兰　王宁利　王永晨　王振常　王海杰　王锦帆　方力争
　　尹　佳　尹　梅　尹立红　孔维佳　叶冬青　申昆玲　田　伟
　　史岸冰　冯作化　冯杰雄　兰晓莉　邢小平　吕传柱　华　琦
　　向　荣　刘　民　刘　进　刘　鸣　刘中民　刘玉琴　刘永锋
　　刘树伟　刘晓红　安　威　安胜利　孙　鑫　孙国平　孙振球
　　杜　斌　李　方　李　刚　李占江　李幼平　李青峰　李卓娅
　　李宗芳　李晓松　李海潮　杨　恬　杨克虎　杨培增　吴　皓

吴文源　吴忠均　吴雄文　邹和建　宋尔卫　张大庆　张永学
张亚林　张抒扬　张建中　张绍祥　张晓伟　张澍田　陈　实
陈　彪　陈平雁　陈荣昌　陈顺乐　范　利　范先群　岳寿伟
金　杰　金征宇　周　晋　周天华　周春燕　周德山　郑　芳
郑　珊　赵旭东　赵明辉　胡　豫　胡大一　胡翊群　药立波
柳忠辉　祝墡珠　贺　佳　秦　川　敖英芳　晋红中　钱家鸣
徐志凯　徐勇勇　徐瑞华　高国全　郭启勇　郭晓奎　席修明
黄　河　黄子通　黄晓军　黄晓琳　黄悦勤　曹泽毅　龚非力
崔　浩　崔丽英　章静波　梁智勇　谌贻璞　隆　云　蒋义国
韩　骅　曾小峰　谢　鹏　谭　毅　熊利泽　黎晓新　颜　艳
魏　强

序

人民健康是民族昌盛和国家富强的重要标志。党的十九大作出了实施健康中国战略的重大决策部署，充分体现了对维护人民健康的坚定决心。为积极应对当前突出的健康问题，满足人民群众日益增长的医疗卫生健康需求，国务院发布了《关于促进"互联网＋医疗健康"发展的意见》，开辟了我国新时代医改的新路径。

互联网技术和平台为新时代医改赋能，提升医疗卫生健康行业服务效率和能力，让有限的医疗卫生资源在不同医院、地区和人群间获得更加合理的配置，为人民群众提供更加有效、公平的医疗卫生服务。在"互联网＋医疗健康"政策的推动下，各地积极利用互联网推动医疗、医药、医保模式创新，互联网医院大量涌现。目前的互联网医院，其模式大致可分为两类：一类是线下医院的信息化模式；另一类是互联网企业医疗服务的流量模式。在互联网平台和智慧医疗的驱动下，"互联网＋医疗健康"将呈现更多的融合业态，研究型互联网医院也将脱颖而出。

在我国大力推动"互联网＋医疗健康"之际，人民卫生出版社组织相关专家学者及时出版全国第一本医学专业研究生国家级规划教材——《互联网＋医疗健康》，为培养"互联网＋医疗健康"新型人才做出了必要的理论和专业准备。本教材的出版适逢其时，主编上海交通大学党委副书记、医学院党委书记范先群教授及其编写团队为本书编撰付出了大量心血。

《互联网＋医疗健康》研究生教材的编写不仅具有开创性、里程碑意义，而且担负新的使命。在数字技术蓬勃发展的时代背景下，《互联网＋医疗健康》一书致力于提升医学生思维的系统性、前瞻性和分析性，提高未来执业胜任能力、互联网技术应用能力与医疗服务创新能力。我们期待医学生通过《互联网＋医疗健康》的学习，勇于投身新医模、新医科、新医学的探索，充分地利用生物科技、网络技术、大数据、人工智能和区块链，不断提升医疗卫生的服务质量，尽快实现为"健康中国"所亟须的全生命周期健康管理的创新服务。

这次新冠肺炎疫情的全球暴发，"互联网＋医疗健康"在疫情防控中展现出其优势，社会对其有了更多的关注和期许。未来如何进一步发展"互联网＋医疗健康"，带来体制、机制、技术、市场等多方面协同创新，将不仅是医学界，同时更是政府、市场和社会共同面临的大课题。因此，除了医学研究生外，我还向各级卫健委、医保局、妇幼保健、疾病预防和控制等政府医疗卫生管理机构的管理人员推荐这本书，同时还向医疗器械、药品行业以及保险公司、社会养老机构等相关读者推荐本书。相信对健康中国以及人类健康共同体感兴趣的读者，都能在本书的阅读中有所收获。我们也衷心希望社会各界携手共同推动《互联网＋医疗健康》教材的不断完善，共同推动"互联网＋医疗健康"事业发展！

张来武

2020 年 7 月

前　言

按照《"健康中国 2030"规划纲要》"以普及健康生活、优化健康服务、完善健康保障、建设健康环境、发展健康产业为重点,把健康融入所有政策,加快转变健康领域发展方式,全方位、全周期保障人民健康"的部署,国务院办公厅印发《关于促进"互联网 + 医疗健康"发展的意见》,要求促进互联网与医疗健康深度融合,积极发展"互联网 + 医疗健康",引入优质医疗资源,提高医疗健康服务的可及性、公平性。"互联网 + 医疗健康"已经成为当今医疗健康行业的热点之一,为了让广大医学生更好地理解并掌握"互联网 + 医疗健康"的内涵,第三轮全国高等医学院校医学专业研究生国家级规划教材评审委员会决定编写《互联网 + 医疗健康》一书。我有幸作为主编,组织本书的编写工作。

本书以"互联网 +"为支撑,以"医疗健康"为抓手,全面呈现医疗健康行业正在发生的一系列变革。本书的教学对象是医学专业研究生,也可以作为本科生和各级各类卫生从业人员继续教育的教学参考用书。全书共二十章,一至三章对"互联网 + 医疗健康"进行了整体介绍,涵盖"互联网 +"发展、"互联网 + 医疗健康"总论、"互联网 + 医疗健康"技术等内容;四至十章重点介绍"互联网 + 医疗健康"服务内容,包括"互联网 +"医疗服务、公共卫生、健康管理、药品供应、医保管理、健康传播、医学教育等;十一至十六章阐述"互联网 + 医疗健康"技术支撑体系,分别从远程医疗平台、可穿戴医疗设备、医疗健康大数据等方面,以及人工智能、云计算、区块链等技术在"互联网 + 医疗健康"中的应用情况进行了介绍;十七至二十章围绕行业监管和安全保障展开,从标准体系、医疗服务质量监管、信息安全、展望等方面进行了介绍。

在本书的编写过程中,得到了科技部原副部长张来武教授的悉心指导。编者团队汇集了国内16 所著名高校的骨干力量,包括医学、管理学、信息学等学科的知名专家,对本书的编写工作倾注了大量的心血,对此表示衷心的感谢。上海交通大学中国医院发展研究院李丽、胡圆圆、姚瑶 3 位教师协助我对全书进行了统稿,承担了文字整理工作,对她们表示诚挚的谢意。

本书是国内第一本较为完整介绍"互联网 + 医疗健康"的教材,因其内涵和领域广博,可供参考的文献资料有限,难免存在内容不够全面、系统的问题;互联网技术迭代更新速度迅猛,导致部分观点存在时效滞后的问题;加之我们水平有限,本书的学术水平高度尚待进一步提升。恳请各位同行和使用本书的教师与同学们提出宝贵意见,以期再版时完善。

本书编写完成之际,正值全国人民抗击新型冠状病毒肺炎时期,"互联网 + 医疗健康"在疫情期间为保障人民健康需求发挥了重要作用,其未来发展前景广阔。

范先群

2020 年 6 月

目　录

第一章　"互联网 +"

互联网的诞生改变了人类社会的生产和生活方式，人与人、人与物、物与物无处不在的连接，正在把人类社会带入万物互联的时代。互联网与各行各业的深度融合正在不断形成新的"互联网 +"业态，这种业态以互联网为基础，以跨界融合为特征。这些融合的代表之一就是互联网与医疗健康服务，这也是医疗健康服务向"互联网 + 医疗健康"转型的主要推动力量。"互联网 + 医疗健康"本质上是互联网技术、互联网平台与医疗健康服务相结合的产物。本章介绍互联网的发展以及互联网与其他产业融合发展的概况，为读者学习后续的章节奠定必要的基础。

第一节　互　联　网

一、互联网的诞生

互联网，即互联网络的缩写（interconnected network），是连接世界各地的计算机网络和计算机设备的全球电子通信网络系统。它基于互联网通信协议集连接全球的可连接的设备，这个协议集通常称为传输控制协议（transmission control protocol，TCP）/ 互联网协议（internet protocol，IP）。

互联网的诞生最早可以追溯到 20 世纪 50 年代，1983 年 TCP/IP 协议的正式使用标志着互联网的形成，20 世纪 90 年代电子邮件、文件传输、Web 技术等的广泛使用推动了互联网的应用与发展。计算机技术与通信技术的融合发展、分组交换概念的提出、阿帕网（ARPANET）的成功运行、TCP/IP 协议的广泛应用为互联网的形成和发展奠定了基础。

（一）阿帕网

阿帕网首先来源于 20 世纪 50 年代初美国军方半自动地面防空环境（SAGE）的需求。SAGE 的目标是建成一个由大型计算机和相关网络设备组成的系统，它可以协调和处理来自多个雷达站点的数据，生成广域的空域图像。SAGE 需要将远程雷达信号、机场与防空部队的信息通过无线、有线线路与卫星信道传送到美国本土大型计算机上进行数据处理。美国军方需要一个专门用于传输军事命令与控制信息的网络。基于此，1967 年，美国国防部高级研究计划署提出建立阿帕网的研究任务，要求新的网络即使在部分网络设备或通信线路遭到破坏时，整个网络系统依然能够利用剩余的网络设备和线路继续工作。解决这一问题的核心在于解决网络的拓扑结构和数据传输方式。

1964 年，麻省理工学院、英国国家物理实验室以及美国一家以军事为主的综合性战略研究机构进行"安全分组交换网络"研究工作。同年，保罗·巴兰发表了《论分布式通信网络》，他的研究描述了一个非常详细的分布式、可生存的分组交换通信网络的体系结构。这种体系结构，通过各个网络之间的接口直接相连，不需要中央控制或管理，即分布式通信网络。他还提出将通信信息分割成很小的信息单元，然后再利用通信网络中的"节点"对这些分割的信息单元进行传输。当其中某个节点损坏，别的节点能够马上代替。这就保证了通信网络安全。保罗·巴兰提出的分布式理论是互联网发展的关键性一步，其目的是要使跨网络交流成为可能，其创新性在于继电话网络、电报网络、无线电网络之后，催生了以电脑联机为主的计算机网络。

实质上，阿帕网是建立在"安全分组交换网络"基础之上的一个分布式的网络系统。1969 年，包含 4 个节点的实验网开始运行。阿帕网把位于加州大学洛杉矶分校、加州大学圣塔芭芭拉分校、斯坦福研究院和犹他大学的计算机主机连接起来。1970 年，阿帕网已初具雏形，并且开始向非军用部门开放，许多大学和商业部门开始接入。1990 年，阿帕网正式退役。在 20 年的时间里，"网络"已经从 4 个主机增长到超过 30 万个主机。1990 年，实现连接的国家包括阿根廷、奥地利、比利时、巴西、智利、希腊、印度、爱尔兰、韩国、西班牙和瑞士。

（二）TCP/IP 协议

TCP/IP 协议的出现是互联网发展史上的里程碑。随着越来越多的网络接入阿帕网，网络互联也就变得越来越重要，然而如何将不同类型的网络互联起来，使不同类型的网络主机之间可以相互通信是阿帕网当时在应用中面临的难题之一。罗伯特·卡恩于 1972 年开始研究不同类型网络互联问题，并提出了网络"黑盒子"实现网络互联的设想，他希望将不同类型的网络互联起来，使不同类型的网络主机之间可以互相通信。

1973 年，罗伯特·卡恩和温顿·瑟夫着手设计一个网络到网络的连接协议。他们在英国萨塞克斯大学的国际网络工作组（INWG）会议上发表了第一篇关于新的 TCP 的论文。他们着眼于给每台电脑都分配一个唯一确定的地址，以便于准确传输和接受信息。在这个过程中，TCP 协议负责监督传输过程，一出现问题就发出信号，要求重新传输，直到所有数据安全正确地传输到目的地。在这一思想的影响下，他们提出通过一种称为"网关"的设备实现网络互联。实际上，当时提出的网关从功能上来说就是一种最简单的路由器。1974 年，罗伯特·卡恩和温顿·瑟夫出版了《分组网络互联协议》。此后不久，阿帕网资助了三个合同来开发和实施他们论文中描述的 TCP 协议。

1977 年，罗伯特·卡恩和温顿·瑟夫在无线网络、卫星网络和阿帕网之间进行了一个网络互联实验。信息从美国旧金山湾区的一辆面包车通过阿帕网传到伦敦大学学院，然后通过卫星传回弗吉尼亚，再通过阿帕网传到南加州大学信息科学研究所。这一实验结果表明网络互联适用于国际部署。同年，罗伯特·卡恩和温顿·瑟夫把路径控制和全球地址功能从原来的 TCP/IP 协议中剥离出来，提出了 TCP 与 IP 的协议结构。其中，

TCP 协议主要用于实现源主机与目的主机操作系统之间分布式进程通信的功能，IP 协议主要用于标示节点地址与实现路由选择功能。

自 20 世纪 70 年代问世以来，TCP/IP 协议经历了不断的实践检验和改进过程，成为互联网的核心技术，促进了互联网的快速发展，让互联网越来越远，至今仍然是全球互联网得以稳定运作的保证。

（三）互联网的形成

1983 年，阿帕网对美国国防部采用的 TCP/IP 协议进行了标准化，TCP/IP 协议正式成为阿帕网的网络协议。美国国防部通信署决定将阿帕网分为公开的"阿帕网"和保密的"密网"，即把民用网络和军用网络分离。

1984 年，美国国家科学基金会（National Science Foundation，NSF）发布了一项提议，要求建立超级计算机中心，以提供对整个美国研究社区的访问，而不受学科和地点的限制。随后，NSF 决定组建美国国家科学基金会主干网络（NSFNET）。通过 56kb/s 的通信线路把美国 6 个超级计算机中心连接起来，实现资源共享。NSFNET 采取的是一种具有三级层次结构的广域网络，整个网络系统由主干网、地区网和校园网组成。学校中的任一主机可以通过 NSFNET 来访问任何一个超级计算机中心，实现用户之间的信息交换。后来，NSFNET 所覆盖的范围逐渐扩大到全美的大学和科研机构，NSFNET 和 ARPANET 就是美国乃至世界互联网（internet）的基础。

1989 年，微波通信公司邮件（MCI mail）和在线服务公司（CompuServe）将它们的商业电子邮件系统连接到了互联网上。20 世纪 90 年代初期，互联网上的商业活动开始发展。1991 年，美国成立商业网络信息交换协会，允许在互联网上开展商业活动，各个公司逐渐意识到互联网在宣传产品、开展商业贸易活动上的价值，互联网上的商业应用开始迅速发展。

1992 年，互联网已经成为计算机的一部分，以罗伯特·卡恩和温顿·瑟夫为创始人的互联网协会证实了互联网络时代的到来及其在发达国家专业人士生活中的普遍作用。1992 年，网络超过 7 500 个，联网计算机超过 100 万台。电话网络作为人与人之间交流的基础，其统治地位

首次受到挑战,因为互联网不再只是机器之间的对话。

二、互联网的发展历程

1983 年 TCP/IP 协议正式应用以来,互联网的发展经历了三次浪潮。第一次浪潮发生于 1985—1999 年,主要驱动力是 20 世纪 90 年代末移动互联网技术加速了互联网的发展与应用。第二次浪潮发生于 2000—2015 年,主要驱动力是搜索引擎、社交媒体和第四代移动通信技术(fourth generation mobile communication technology,4G),以及电子商务、平台公司商业模式的发展。第三次浪潮是 2016 年以来的数字技术变革,第五代移动通信技术(fifth generation mobile communication technology,5G)的出现,以及物联网、人工智能、大数据等数字技术与产业的高度融合发展,正在推动人类社会进入万物互联与智慧社会。这三次浪潮大致可概括为互联网的建立(1985—1999 年)、移动互联阶段(2000—2015 年)和大互联时代(2016 至今)。

(一)互联网的建立

在这一阶段,电子邮件(E-mail)、文件传送协议(file transfer protocol,FTP)、NSFNET、域名系统(domain name system,DNS)等应用展现出互联网广阔的应用前景。

E-mail 在 20 世纪 90 年代互联网浏览器普及使用后,随着网络用户规模的扩大,成为取代传统邮局纸质邮件系统的新生力量。FTP 提供了客户机/服务器系统的远程文件传输。NSFNET 由美国国家科学基金会主干网络向全社会开放,突破了原来仅供计算机研究人员和政府机构使用的局限,推动了互联网的商业化应用。互联网在电子通信、资料检索、客户服务等方面呈现出巨大的应用潜力。

1993 年,路由器的商业应用为互联网的全球普及准备好了硬件设备,为互联网从学术界向商业化的转变提供了便利。1994 年,网景导航者浏览器的出现,为互联网用户提供了访问互联网的便捷手段,浏览器的出现使得会用鼠标和键盘的人都可容易地通过互联网来浏览和传递信息。1993 年,美国公布了国家信息基础设施(national information infrastructure,NII)建设计划,NII 也被形象地称为"信息高速公路",对世界各国信息产业发展产生了巨大影响。各国政府开始认识到信息产业发展对经济和社会发展的重要作用,很多国家开始制定自己的"信息高速公路"建设计划。1995 年,全球出现了第一家提供互联网导航服务的互联网门户网站,它专门按照某种预定分类对现有网站进行编目。门户网站提供的开放、免费的商业模式引发了全球互联网的发展浪潮。1995 年,全球信息基础设施委员会成立,旨在推动与协调各国信息技术与信息服务的发展与应用。

(二)移动互联时代

在互联网搜索引擎的推动下,人们可以更加便捷地在计算机、平板和手机等设备上搜索信息并浏览网页。随之,MSN、QQ 这样的即时通信软件不断涌现,推动社交媒体空前发展。随着搜索引擎和社交媒体软件技术应用的成熟,互联网与用户的界面更加友好和便利,这为互联网进入第二次浪潮创造了应用技术条件。到 2000 年,全球流量最大的网站都是门户网站。

20 世纪末,通信网和互联网技术不断融合发展,逐渐形成"移动互联网"。工业和信息化部电信研究院在《中国移动互联网白皮书(2011 年)》中把移动互联网定义为:移动互联网是以移动网络作为接入网络的互联网及服务,包括 3 个要素,即移动终端、移动网络和应用服务。其中,移动终端包括手机、专用移动互联网终端和数据卡方式便携电脑;移动通信网络接入包括 2G、3G、4G 等;公众互联网服务包括万维网(Web)、无线应用协议(wireless application protocol,WAP)方式。移动终端是移动互联网的前提,接入网络是移动互联网的基础,而应用服务则是移动互联网的核心。

移动互联时代阶段性特征主要表现在:移动 IP 技术与无线通信技术的研发为移动互联网的发展奠定了技术基础;移动通信网与互联网业务的融合为移动互联网开辟了新的发展空间;智能手机、平板电脑与可穿戴设备的普遍使用促进了移动网络应用的快速发展;移动互联网应用把各种商业服务、公共服务接入到移动终端,创造了新的商业模式和公共服务模式,成为信息产业新的增长点。

移动宽带业务增长迅猛,移动设备用户人数持续上涨。全球每百人拥有移动电话数量从2000年的76.14部增长到2018年的106.43部。截至2020年6月底,全球使用互联网的用户人数48.34亿人,占总人数的62.00%。中国每百人拥有移动电话数量从2000年的62.76部增长到2018年的115.53部。截至2020年3月,中国互联网用户达9.04亿人,互联网普及率达64.50%,手机网民规模达8.97亿,网民使用手机上网比例达99.30%。在移动应用方面,中国移动互联网市场上的应用程序(application software,APP)数量已经超过406万款,大多用于社交、购物、音乐、新闻和视频等热门行业。其中,移动社交领域尤为突出,微信、QQ和微博是应用最广泛的社交产品,他们的使用时长总体占比高达96.2%。

(三)大互联时代

物联网(internet of things,IoT)是通过现有的和不断发展的可相互操作的信息和通信技术,实现人与人、人与物、物与物之间物理和虚拟的互联,即所谓的"万物互联"。物联网的发展被学者们称之为互联网发展的第三次浪潮。物联网通过各种传感器、射频识别、红外感应器、位置服务、激光扫描器以及信息通信技术等的综合应用实现万物互联。

国际数据公司统计数据显示,预计到2020年底,全球物联网联结的"东西"将达到2 120亿个,产值将达到8.9万亿美元,全球将进入物联网时代。这标志着全球互联网连接发展步入动力转换阶段,即从"人人相连"向"万物互联"迈进。大互联时代阶段性特征主要表现在:物理世界与网络世界融合的需求促进了物联网概念的形成与研究的发展;感知技术、智能技术的发展与应用为物联网发展奠定了坚实的基础;物联网被列为我国优先发展的战略性新兴产业之一;物联网发展为计算机网络技术研究提供了更大的发展空间。

目前,物联网在自动驾驶、智能交通、数字医疗、数字农业、工业监控、公共安全、智能家居等各行各业均有应用方面的尝试,并在某些行业已积累了一些成功案例。可穿戴设备在医疗健康领域的应用正在迅速发展,并将成为"互联网+医疗健康"的一个重要部分。

综上所述,互联网正在沿着"互联网–移动互联网–大互联时代"的轨迹快速发展,互联网的联结功能正在从"机器与机器"的互联到"人与机器""人与人"的互联,以及"人与物""物与物"的大互联转变,进而推动人类经济社会活动迈向智能互联时代,将推动经济社会发展方式的转变。

三、互联网产业

互联网产业是以互联网技术为基础,专门从事网络资源搜集和互联网信息技术的研究、开发、利用、生产、贮存、传递和营销信息商品和服务的产业体系。互联网产业属于新一代信息技术产业,是国家战略新兴产业。在《"十三五"国家战略性新兴产业发展规划》中提出,实施网络强国战略,加快建设"数字中国",推动物联网、云计算和人工智能等技术向各行业全面融合渗透,构建万物互联、融合创新、智能协同、安全可控的新一代信息技术产业体系。到2020年,力争在新一代信息技术产业薄弱环节实现系统性突破,总产值规模超过12万亿元。

国家统计局依据《国民经济行业分类》(GB/T 4754—2011),确定了我国最新的三次产业划分范围,第一产业是指农、林、牧、渔业(不含农、林、牧、渔服务业)。第二产业是指采矿业(不含开采辅助活动),制造业(不含金属制品、机械和设备修理业),电力、热力、燃气及水生产和供应业,建筑业。第三产业即服务业,是指除第一产业、第二产业以外的其他行业。如表1-1所示,互联网产业在目前的国民经济行业分类和三次产业划分中被划分至第二产业和第三产业中。

互联网产业主要包括《国民经济行业分类》(GB/T 4754—2017)制造业门类中的"计算机、通信和其他电子设备制造业"和"信息传输、软件和信息技术服务业"。其中,"计算机、通信和其他电子设备制造业"属于第二产业,"信息传输、软件和信息技术服务业"属于第三产业(表1-1)。

近年来,互联网平台已经成为互联网产业的重要组成部分。互联网平台包括互联生产服务平台、互联网生活服务平台、互联网科技创新平台、互联网公共服务平台等。其中,互联网科技创新平台指专门为科技创新、创业等提供第三方服务

表 1-1 互联网产业涉及的国民经济行业类别

门类	大类	中类	类别名称
C			**制造业**
	39		计算机、通信和其他电子设备制造业
		391	计算机制造
		392	通信设备制造
		393	广播电视设备制造
		394	雷达及配套设备制造
		395	非专业视听设备制造
		396	智能消费设备制造
		397	电子器件制造
		398	电子元件及电子专用材料制造
		399	其他电子设备制造
I			**信息传输、软件和信息技术服务业**
	63		电信、广播电视和卫星传输服务
		631	电信
		632	广播电视传输服务
		633	卫星传输服务
	64		互联网和相关服务
		641	互联网接入及相关服务
		642	互联网信息服务
		643	互联网平台
		644	互联网安全服务
		649	其他互联网服务
	65		软件和信息技术服务业
		651	软件开发
		652	集成电路设计
		653	信息系统集成和物联网技术服务
		654	运行维护服务
		655	信息处理和存储支持服务
		656	信息技术咨询服务
		657	数字内容服务
		659	其他信息技术服务业

资料来源:《国民经济行业分类》(GB/T 4754—2017)。

平台的互联网活动,包括网络众创平台、网络众包平台、网络众扶平台、技术创新网络平台、技术交易网络平台、科技成果网络推广平台、知识产权交易平台、开源社区平台等。互联网公共服务平台指专门为公共服务提供第三方服务平台的互联网活动。为医疗健康服务的互联网科技创新平台和互联网公共服务平台将在"互联网+医疗健康"中发挥战略支撑作用。

根据互联网产业链,也可将互联网产业分为基础技术支撑类、数据传输和存储服务类及互联网应用类。其中,基础技术支撑类主要是提供网络应用、网络安全、网络管理、网络通信、基础软件等各类软件开发服务;数据传输和存储服务类主要提供互联网基础数据传输和存储服务;互联网应用类主要提供互联网信息服务和数字内容方面的服务。就应用层面而言,互联网金融[第三方支付、个人对个人(peer to peer,P2P)、众筹等]、产业互联网(工业互联网、能源互联网)、服务互联网(生活服务、社会服务、生产服务、数据服务等)等互联网产业发展相对比较成熟;随着互联网技术发展与应用的成熟,互联网技术将逐渐在农业、工业、零售等传统行业展开应用。

综上所述,我们可以把互联网产业概括为以信息通信、云计算、大数据、物联网等技术为支撑,依托互联网平台提供基于互联网的生产、生活、科技创新、公共服务等应用服务的产业形态。

第二节 "互联网+"

互联网产业是以获取、利用信息和知识资源为主的产业,"互联网+"则包括更加丰富的内容。本节将从"互联网+"定义、核心要素、思维和移动应用四个方面进行介绍。

一、定义

"互联网+"是中国政府针对互联网产业在经济社会各领域中的融合应用提出的概念。《2015年国务院政府工作报告》提出"制定"互联网+"行动计划,推动移动互联网、云计算、大数据、物联网等与现代制造业结合,促进电子商务、工业互联网和互联网金融健康发展,引导互联网企业拓展国际市场。"自此,连续5年来的国务院政府工作报告对"互联网+"的表述和要求不断深化。国家发展和改革委员会通过中国政府网发布的《2015〈政府工作报告〉缩略词注释》,将"互联网+"解释为一种新的经济形态,即充分发挥互联网在生产要素配置中的优化和集成作用,将互联网的创新成果深度融合于经济社会各领域之中,提升实体经济的创新力和生产力,形成更广泛的以互联网为基础设施和实现工具的经济发展新形态。

国务院2015年7月《关于积极推进"互联网+"行动的指导意见》(国发〔2015〕40号)中指出,"互联网+"是把互联网的创新成果与经济社会各领域深度融合,推动技术进步、效率提升和组织变革,提升实体经济创新力和生产力,形成更广泛的以互联网为基础设施和创新要素的经济社会发展新形态。这里对"互联网+"的新定义去掉了"充分发挥互联网在生产要素配置中的优化和集成作用",增加了"推动技术进步、效率提升和组织变革"。另外,将"以互联网为基础设施和实现工具"改为"以互联网为基础设施和创新要素",强调互联网作为生产要素驱动,创造新的生产价值。同时,把"代表一种新的经济形态""经济发展新形态"改为"经济社会发展新形态",突出强调互联网将对人类社会的经济发展、社会发展产生巨大变革和影响。

"互联网+"是以移动互联网平台为基础,通过信息通信技术与各行业的跨界融合,一方面推动产业向数字化转型升级,另一方面通过数字技术、数字平台与产业的深度融合不断创造出新的产品、服务模式和业态。"互联网+"的核心在于移动互联网技术和平台与各行各业的"连接"和深度"融合",其中,移动互联网是产业发展的新工具、新能力、新引擎,传统的各行各业是"连接"和"融合"的对象,目的在于促进产业融合发展和创新。连接主要是将一切可以产生信息并具有信息交互可能性或相互影响的因素,利用信息通信技术特别是智能化的方法连接在一起的过程和状态。连接只是基础,而融合才是目的。值得注意的是,随着大数据、云计算、物联网等技术的发展与应用,连接不仅仅是设备与设备之间的连接,还包括人与设备、人和服务之间的连接,人与人之间的连接。正是通过各种连接,互联网与各个传统行业发生跨界融合发展和创新,进而产生新业态。

二、核心要素

随着新一代互联网技术的变革和深化,人类社会将开启智慧生活。智慧生活的典型标志是通过"互联网+",人与人的连接无处不在,人的衣、食、住、行等基本需要以及教育、健康、养老等公共服务都将变得更加智能化、智慧化。物理空间的距离感将变得越来越不重要,虚拟现实、增强现实以及混合现实将提供更加丰富多彩的社会活动空间,以满足人们更高层次的精神需求。随着技术的变化和时代的变迁,"互联网+"的内涵和外延都将会发生变化,目前来看,"互联网+"的核心要素主要包括基础设施、生产要素、网络空间和平台组织四个方面。

(一)云、网、端是"互联网+"的基础设施

在农业经济和工业经济社会中,电力、道路等是重要的基础设施,而在信息社会中,特别是移动大互联时代,云、网、端成为重要的基础设施。"云"是根据用户需求对计算和存储资源进行有效部署与匹配的分布式计算机系统资源,它是移动大互联时代最重要的基础设施之一。"网"是包括支持"互联网""物联网"通信的信息基础设施,如光缆、微波、卫星、4G、5G移动通信等等。"端"是用户直接使用的电脑、移动设备、可穿戴设备、可编码设备等终端设备,以及APP形式的应用程序。

(二)数据是"互联网+"的核心生产要素

在农业经济和工业经济社会中,土地、劳动力和资本是经济活动的三大生产要素,而在信息社会中,数据成为一种新的核心生产要素。它与土地、劳动力和资本三大传统的生产要素在经济学特征上有明显的区别。传统的生产要素具有"独占性""排他性",如这块土地甲开发利用了,乙就不能开发利用。数据具有"非独占性""非排他性"和"零边际成本"特征,如甲在使用数据的时候,不影响乙的使用;数据还具有强"流动性",其流动速度比土地、劳动力和资本都要快得多,其成

本之低几乎可以忽略。数据的强流动性，也意味着我们可以在全球更大的平台上，甚至在宇宙内快速配置数据资源。数据作为新的生产要素的出现，一方面使得人类社会增加了用于消除不平等的工具；另一方面，某种程度上可以减少人类社会对不可再生能源、资源的依赖，是一种可持续的生产和生活方式。依据互联网技术，在经济社会各领域产生的数据是"互联网+"的核心生产要素。

（三）网络空间是"互联网+"的主要社会网络

在互联网技术没有普及的现代社会中，社会网络的主要载体是家庭、社区、学校、工厂、公园、电影院等物理的空间和场所。随着5G、物联网、人工智能、机器人、区块链等互联网技术的发展，因其技术和经济特征，通过对生产活动、产业分工、产业融合产生的影响，进而延伸到人类生活的方方面面，并形成智慧社会。这种智慧社会，人们更多的交往和社会活动发生在网络空间，而不是传统意义上的物理空间。以医疗服务为例，传统的诊断治疗模式，患者必须到达指定的医院和诊室寻求医生的帮助，在信息和通信技术以及健康大数据和人工智能技术的支持下，远程医疗和人工智能支持下的医疗卫生服务，已经打破了医院的空间边界，医疗卫生服务更加便利化和智能化。无疑，这种以互联网技术驱动的变革正在彻底改变人类社会活动的组织方式。社会网络是"互联网+"发展的经济社会基础，在"互联网+"时代，网络空间将像土地、工厂、办公室、社区等一样成为人类社会活动的主要社会网络。

（四）平台组织是"互联网+"的产业组织模式

伴随着数据成为新的生产要素，平台组织成为一种新的商业或产业组织模式。平台组织的核心在于双边、多边平台中有效的数据流动与匹配。平台组织进一步带来了跨界或者说跨行业的产业融合。通常在一个企业对企业（business to business, B2B）商业平台上，就会有上万个依托平台但独立运营的客户，这些客户可能是不同规模的企业，也可能是数量庞大的独立运营个体。在互联网技术驱动下，教育、卫生、养老等社会服务的模式正在发生深刻变化。例如，基于移动互联网的远程教育、远程医疗、老年人照料等正在重塑公共服务模式，这种新的模式往往是发生在平台上的服务，其服务模式和产业组织模式都将平台化。

传统经济的商业模式是以供应链和价值链为核心的线性商业组织模式，企业为了获得垄断利润往往采取一体化经营策略；平台组织的商业模式是以价值单元构成的生态圈为核心的非线性组织模式，企业不需要形成垄断，往往采取合作经营或者系统经营模式。与传统经济追求超额利润或者竞争效应带来的"赢者通吃"相比，平台组织更加强调网络效应带来的合作共赢。同样的，在平台组织模式下，线性组织管理变为围绕生态圈构建的网络组织管理；创新也由线性创新转向非线性创新。这种非线性创新可能是科学、技术、市场共同驱动的一种三螺旋模式。

三、思维

"互联网+"思维也称互联网思维（internet thinking），它与"互联网+"一样，也是中国的提法。中国的"互联网+"公司是"互联网+"思维的积极倡导者和践行者。"互联网+"思维代表着随时随地与任何人的连接，从而创造和获取客户价值；代表着互联网技术与各行各业的深度融合发展思维。以下几个方面构成"互联网+"思维的核心内容。

（一）在线连接与搜索学习思维

平台扮演的是"中间人"角色，其共同点是将一个群体中的成员与另一个群体中的成员连接起来。通过平台这个"中间人"角色，把数据连接起来并进行匹配，从而产生价值和服务增值是互联网思维的基础。工作和生活中，可以说数据无处不在，但数据的意义并不在于有多"大"，关键是数据要在线，并通过连接产生价值。一个患者的出生信息保存在妇幼保健所，病症数据记录在提供诊断服务的各个医院的病例本中，这些数据若没有在线和连通，其使用价值就受到了限制。数据的在线和连接远比"大"更能反映互联网思维的本质。如果打车APP使用的交通数据不在线，那它也就没有什么作用。因此，当数据成为新的生产要素时，数据首要在线，并且所有数据可以在线连接、实时连接、跨界连接。在线连接是"互联网 +"思维的前提和基础,在线连接后的互联网搜索和信息匹配,还为机器学习和人工智能的广泛应用带来前景。在线连接与搜索学习思维将会在"互联网 + 医疗健康"中发挥重要作用。

(二)用户参与体验思维

数据在线并可相互联结的目的是为客户提供更好的体验和服务。用户参与体验是指用户对使用特定产品或服务的过程、情感和态度,它通过人机交互反映客户的价值、感知和兴趣,进而给客户带来不同于传统流水线上工业制造品消费的体验和感受。从消费者体验化的角度来看,"互联网 +"与不同产业的融合实质上是以消费者为中心、以价值服务为根本的新经济形态。用户参与体验思维在"互联网 + 医疗健康"中的广泛应用,可以为医疗服务付费向医疗价值付费转型奠定基础。

随着经济增长、科技进步和劳动生产率的大幅提高,人们对功能性物质消费品的需求逐渐得到满足,进而转向对提高生活质量的商品和服务的综合追求。这既包括物质产品和服务,也包括精神产品和服务。以生产者为中心的大规模、排浪式生产和消费时代逐步被以消费者为中心的个性化、定制化生产和消费时代取代。人们的消费已经不仅仅是购买产品和服务本身,消费的过程体验也成了一种产品和服务。人们的感官体验,有可能从产品和服务订单的发出就已经开始,并一直持续到使用的全过程。用户体验表现在用户对产品和服务的需求更加个性化、定制化、虚拟化、网络化。用户体验也体现了以人为本的价值观,以及用户参与的价值、互动的价值。工业时代用户的消费是被动接受式消费,即顾客被动的选择产品的一种品牌和型号。而在"互联网 + 医疗健康"中,用户的消费可能表现为患者对诊断、治疗和康复过程的更加积极主动的参与和互动,而不是被动地接受治疗方案。因此,以用户参与体验为中心的"互联网 +"思维也将成为"互联网 + 医疗健康"的重要组成部分。

(三)开放生态思维

在线连接是"互联网 +"生态构建的基础,"互联网 +"生态,特别是物联网生态将构建在万物互联与跨界融合的基础之上。"互联网 +"生态,以互联网平台为基础,以信息通信技术(information and communications technology, ICT)为驱动力,以各行各业的跨界融合为新的商业或服务模式,推动各行业融合发展并不断产生新的价值。而构成万物互联的生态,必然是一个开放式的生态,否则就难以实现万物互联。这种开放生态,既包括用户对开发的参与和体验,也包括平台上相关客户信息的共享和意见参与,还包括平台之间的开放带来的互联互通,以及上下游企业之间的数据共享等。以打车平台为例,平台上一边是具有打车需求的客户,愿意把需求信息开放发布,平台另一端是愿意提供车辆服务的客户且愿意把供给信息开放发布。打车平台的作用在于,把需求方与供给方的数据进行连接,并进行匹配和交通路径优化,为平台的双方提供服务。只有众多的供给方和需求方,愿意持开放的心态,才能在平台上形成生态,并产生价值增值。这就是"互联网 +"的开放生态思维。在"互联网 + 医疗健康"中,依法保护数据安全和个人隐私的条件下,疾病诊断、治疗、康复、预防保健、药品、流通等各环节涉及的相关主体开放数据,才能真正实现"互联网 + 医疗健康"的发展目标。

四、移动应用

移动应用是开发应用于手机、平板电脑或移动设备上的计算机程序或应用软件。最初,移动应用主要是用于在移动设备上使用的电子邮件、日历、联系人等软件,随着社会公众对应用程序需求的日益增长,移动应用扩展到社交网络、即时通信、在线视频、零售、连锁餐饮和送餐服务、银行和财务、旅游等各个方面。移动应用也成为"互联网 +"产业中的一个规模巨大的产业。

根据《2019 年移动市场报告》,2018 年,全球 APP 下载量超过 1 940 亿次。中国是移动应用的重要市场,中国移动应用市场在全球总用户支出中所占份额接近 40%。在应用类别方面,全球游戏 APP 在总用户支出中占 74%,非游戏 APP 在总用户支出中占 26%。全球移动应用市场份额增长最快的五个类别分别是视频播放和编辑、娱乐、摄影、工具及财务应用。2018 年，社交和通信 APP 的使用时长在全球 APP 总使用时长中占 50%，视频播放和编辑 APP 占 15%，游戏 APP 占 10%。2018 年，中国移动用户每天花在 APP 上的时间超过 3.5h，美国和加拿大用户每天花在移动 APP 上的时间接近 3h。美国、韩国、日本和澳大利亚用户的智能手机上，平均拥有超过 100 款 APP，中国的用户智能手机上安装 APP 超过 50 款。

2016—2018 年，健康与健身 APP 的全球用户支出增长了 3 倍。2018 年，基于苹果公司移动操作系统的医疗 APP 的下载量在全球所有区域都出现显著增长，其中美国、英国和法国等成熟市场增加 35% 以上，巴西、印度和印尼等新兴市场分别增加 35%、65% 和 110%，中国的健康与健身 APP 用户支出增长在 2018 年居世界首位，超过 300%。移动技术提供了远程获取医疗健康服务的独特方式。当前，中国医疗健康 APP 的功能主要集中在健康咨询、预约挂号等外围业务，互联网医疗门诊刚刚开始探索，远程医疗主要基于过去几十年远程医疗的信息系统。可以预见，随着"互联网 + 医疗健康"政策的进一步落实，医疗健康 APP 的应用将十分广泛。

第三节 "互联网 +" 跨界融合

2015 年 7 月，国务院《关于积极推进"互联网 +"行动的指导意见》明确提出 11 个领域的"互联网 +"重点行动，即互联网 + 创业创新、协同制造、现代农业、智慧能源、普惠金融、益民服务（包括加强发展基于互联网的医疗、健康、养老）、高效物流、电子商务、便捷交通、绿色生态、人工智能，这是在国家战略层面明确把互联网的创新成果与经济社会各领域跨界深度融合的行动纲领。"互联网 +"跨界融合涉及重点行动中的 11 个领域，本节从 11 个领域涉及的"互联网 +"跨界融合的共性问题进行介绍。

一、平台、连接与融合

平台是一种居中撮合、连接两个或多个群体的市场组织，其核心在于促进不同群体之间的交互和匹配。互联网平台是通过互联网将市场中的供给端和需求端连接在一起，实现跨区域、跨行业的海量产品、服务和资源的交换与配置。实质上，平台在"互联网 +"连接一切的过程中起的是"中间人""中介"或者"经纪人"的角色，核心功能在于匹配双边市场或多边市场的供需主体，实现资源的最优化配置。

"互联网 +"跨界融合的内涵是以互联网为基础，平台为载体，通过跨地域、跨行业的连接，实现产业融合和价值增值。产业融合发展的关键在于通过"互联网 +"平台经济和技术进行融合，实现全产业链附加值的提升。自 20 世纪 90 年代，信息通信技术与新闻、出版、传媒等行业出现大规模融合以来，互联网技术与传统产业的融合发展正在如火如荼地进行着。"互联网 +"在信息通信技术的驱动下，正在与金融、交通、教育、医疗等第三产业发生跨界融合，形成"互联网金融""互联网交通""互联网教育""互联网医疗"等新业态。

随着"互联网 +"技术在服务业的应用成熟，"互联网 +"技术逐渐向第二产业、第一产业渗透。工业互联网正在从消费品工业向装备制造和能源、新材料等工业领域渗透，农业互联网也正在从网络销售环节向农产品质量溯源、安全和标准化、体验农业等环节渗透。另外，互联网还将从空间、时间、成本、安全、个性化等方面改变农产品消费市场，增强农产品消费的客户体验和黏性。

从产业应用的深度角度来看，"互联网 +"正在从信息传递、线上销售等渠道方面逐渐向销售、运营、生产、制造等环节延伸。随着物联网技术发展与应用的成熟，将会通过物联网把信息传感器、射频识别技术、红外感应器、控制器、位置服务系统、机器和人连接在一起，形成人与物、物与物的泛在连接。这种全面连接，将促进两个或者两个以上不同行业、不同领域的跨界融合，进而促进互联网产业链的全面开放和融合。

二、个性化与定制化服务

在"互联网 +"跨界融合下，个体用户实时的、个性化、碎片化、定制化的需求,能够通过用户参与和体验被准确传递到设计和生产端。通过大数据进行用户"画像"和需求分类和匹配,商品生产者和服务提供者可以为用户提供个人定制服务。互联网的普及、新一代互联网技术的应用、极低的平台服务成本等为个性化、定制化服务时代的到来提供了可行性。

首先,互联网的普及为跨界的个性化、定制化服务提供了基础。随着互联网用户的日益普及,互联网不再仅仅是一种渠道或媒介,而是一种商圈、社群,一种数字化信息平台。在这个商圈、社群或平台中,是海量的消费者,消费者之间可以交流消费体验。相应地,产品和服务要以消费者形成的互联网商圈为基础,深入了解目标客户的需求及特征,以提供差异化、定制化的产品和服务。"互联网+"跨界融合提供的个性化与定制化产品和服务会直接增加消费者的体验,满足多样化的消费需求。例如,食品与化妆品的融合,出现"食妆业",在"互联网+"平台的支持下,个性化和定制化的食妆就可精准提供给需求者。如,有的消费者喜欢黄瓜味的面膜或香水,生产者就可提供这样的个性化产品。

其次,新一代"互联网+"技术为个性化需求、定制化服务提供了技术支撑。一方面,在互联网平台上,大数据、云计算等互联网技术能精准分析不同消费群体的个性化需求,使得不同消费者的独特需求可以被感知、量化和匹配。另一方面,互联网平台不仅在客户与企业之间构建了用户参与和体验的信息通道,而且把企业设计、制造和服务全产业链进行数据连通,这实质上是对产品和服务的流程也进行了再造。"互联网+"技术的快速发展与应用,使得以数字化软件系统为核心的智能化制造成为现实,进而促进了基于"互联网+"信息平台的规模化定制。目前,增强现实和虚拟现实等技术已经在个性化定制领域得到应用。

再次,需求、生产、销售、服务一体化的数字平台是个性化、定制化服务的主要载体。目前,数字化主要集中在销售和流通环节,消费数字化与生产数字化及更加综合的数字化系统尚未形成。在"互联网+"时代,通过产业互联网与消费互联网的深度融合,或者说把需求、设计、生产、销售、服务等全价值链的各环节一体化融合可能是未来的趋势,这将促成智能制造和柔性化生产。

三、"互联网+"跨界融合发展的优势

"互联网+"作为一种技术、一种模式、一种理念正在与各个产业发生融合。无论是大数据、云计算、人工智能、物联网等新兴互联网技术,还是大型的互联网平台,最终都要充分发挥其独特的融合优势向企业、产业转化,突出其市场竞争力,实现产品和服务的价值增值。具体来说,"互联网+"跨界融合发展主要有以下几个方面的优势:

(一)培育"互联网+"产业形态

随着"互联网+"技术的不断创新与产业应用,"互联网+"跨界融合渗透效应向更深层次延伸。延伸方向既包括社会生活服务领域,也包括农业、工业生产领域。"互联网+"跨界融合已经从最初的互联网垂直行业内的产业整合,向与横向的传统产业融合,再向基于平台的跨产业融合发展。同时,"互联网+"技术之间的技术融合也在加深。物联网、大数据、人工智能、区块链等关联技术相互融合,优势互补,可以将数据、信息以惊人的传播速度传播到每个参与互联网平台的主体,从而形成连接消费、生产、服务和流通的综合性数字平台,并不断推动产业间的融合发展。2019年9月,在远程医疗方面试验的5G技术,初步展示了5G技术将给远程医疗带来的巨大变革影响。"互联网+"跨界融合,培育和催生了以互联网技术和平台为基础的新的产业模式,这种产业模式是以获取并利用信息和知识资源为主的产业。检验这个产业模式的最重要方式是看其是否促进了传统产业的转型和再造,是否促成新业态的形成并能更好地满足用户需求和体验,是否提高各种资源的利用效率,并具有可持续发展的机制。

(二)催生分享、合作与系统经营

"互联网+"跨界融合的核心是产业融合和系统经营。产业融合的关键不在于简单的相加,而是看产业融合后是否产生了价值增值,是否将

"互联网+"平台便利化、零边际成本、共享、开放等功能用足。无论是哪个产业与"互联网+"的融合，都应注意用零边际成本效益控制生产和服务成本，要用开源、分享与合作的方式实现"互联网+"与不同产业的融合，甚至是不同产业之间的跨产业融合。多次经营作为"互联网+"跨界融合的优势是指，通过分享、合作和融合，原有的数据和价值得到再次开发和利用，进而创造出融合的价值。例如，在健康行为数据与疾病诊断、治疗数据没有通过"互联网+"平台融合的情况下，这些数据仅仅分别体现健康行为、疾病诊断和治疗情况，当把这些数据通过平台连接起来，健康行为的数据对疾病和治疗就存在新的利用价值；反过来，疾病诊断和治疗的数据，也可对健康行为产生影响。这种数据的二次利用，运用在生产活动中就产业了二次经营。把原来各自独立环节的数据一次经营，放置在一个系统相互关联的层面进行分析和解释，它可以二次经营、多次经营，我们称之为系统经营。"互联网+"跨界融合，通过系统经营产生新的价值增值。医疗健康领域的系统经营将给人类健康带来新的价值。从这个意义上来看，"互联网+"医疗健康，不仅仅是挂号、诊断、治疗、康复、医保结算、药品配送等各个环节或流程的高度信息化或数字化，流程的数字化只是基础，关键是通过系统经营进行流程再造，带来新的价值增值。

（三）提高公共服务的便利化、均等化

"互联网+"普惠、便捷、开源、共享的特征有助于促使人的衣、食、住、行等基本需要以及教育、健康、养老等公共服务变得更加便利化、均等化。在"互联网+"技术的驱动变革下，教育、健康、养老等社会服务的模式正在发生深刻变化。在"互联网+"跨界融合下，一些传统的服务业在互联网平台的支撑下，可以改变服务的提供方式，让最贫困的地区和最贫困的人口获得公共服务，从而提升公共服务的便利化和均等化水平。例如，在互联网技术的支撑下，我国深度贫困地区的中小学校的学生可以远程获得发达地区的教育服务，从而缓解教育质量的不平衡。最近几年出现的一些基于互联网平台的医疗健康服务业态，帮助人们了解健康状况、提供网络挂号服务、疾病诊断、康复护理等服务开始涌现。把大城市三甲医院的诊断服务通过医联体和远程技术支持，递送到贫困地区的县医院或乡镇卫生院，已经成为一种弥补贫困地区医疗卫生资源缺乏的重要方法。虽然当前"互联网+医疗健康"在互联网诊疗、互联网医院、远程医疗等方面出现了初步业态，为提高医疗卫生服务的便利化、均等化提供了新模式，但可以预期"互联网+医疗健康"将是医疗卫生服务流程再造、业态再生的新型医疗卫生服务模式。

（王小林）

参 考 文 献

［1］阿里研究院."互联网+"研究报告［R］.2015.

［2］阿里研究院.解构与重组：开启智能经济.2019.

［3］中国信息通信研究院.互联网平台治理研究报告2019［EB/OL］.（2019-0301）［2020-07-27］.http://www.caict.ac.cn/kxyj/caictgd/201903/t20190305_195571.htm.

［4］APP Annie.2019年移动市场报告［EB/OL］.（2019-01-16）［2020-07-27］.https://www.appannie.com/cn/insights/market-data/the-state-of-mobile-2019/.

［5］埃文斯，施马兰奇.连接：多边平台经济学［M］.张昕，译.北京：中信出版社，2018.

［6］马化腾等.互联网+：国家战略行动路线图［M］.北京：中信出版社，2015.

［7］凯斯.互联网第三次浪潮［M］.靳婷婷，译.北京：中信出版社，2017.

［8］王小林，张晓颖，冯贺霞，等."平台经济：数字技术与智能科技南南合作".数字世界中的南南合作［R］.南南合作金融中心，联合国南南合作办公室，2019.

［9］王坚.在线［M］.北京：中信出版社，2016.

［10］吴功宜，吴英.计算机网络［M］.第4版.北京：清华大学出版社，2017.

［11］赵大伟.互联网思维独孤九剑［M］.北京：机械工业出版社，2018.

［12］张来武.第四产业：来自中国农村的探索［M］.北京：人民出版社，2018.

［13］张来武.六次产业理论与创新驱动发展［M］.北京：

人民出版社, 2018.

［14］中国互联网协会, 中国互联网络信息中心. 中国互联网发展报告［M］. 北京: 中国工信出版社, 2018.

［15］Computer History Museum［EB/OL］.［2020-07-27］. https://www.computerhistory.org/internethistory/.

［16］EVANS D S, SCHMALENSEE R. Catalyst Code［M］. Boston: Harvard Business School Press, 2007.

［17］Ministry of Industry and Information Technology and Telecommunications Research Institute. Mobile Internet White Paper［R］. 2011.

［18］Morgan Stanley. Mobile Internet Research Report［R］. 2009.

［19］KLAUS S, NICHOLAS D. Shaping the Fourth Industrial Revolution［M］. Beijing: CITIC Press Corporation, 2018.

第二章 "互联网 + 医疗健康"总论

"互联网 +"作为互联网发展新模式、新业态,推动了互联网形态的演进,对医疗卫生行业产生着深远的影响。在"互联网 +"背景下应运而生的"互联网 + 医疗健康"以互联网为载体,是以移动通信、物联网、云计算和大数据等信息通信技术为手段,与传统医疗健康服务深度融合而形成的一种新型医疗健康服务业态的总称。"互联网 + 医疗健康"通过医疗资源配置的优化、服务模式的创新、医疗服务供给的丰富,推动医疗优质资源下沉,提高医疗健康服务效率和服务质量,提升医疗卫生现代化管理水平,助推医药卫生体制改革进程,助力健康中国建设。

本章围绕"互联网 + 医疗健康"内容、特点、相关学科和作用等方面对"互联网 + 医疗健康"内容与特点进行系统阐述,通过全面梳理"互联网 + 医疗健康"发展历程及相关政策,对"互联网 + 医疗健康"所面临的机遇与挑战进行客观地剖析。

第一节 内容和特点

"互联网 + 医疗健康"借助互联网与平台,引入互联网新思维,运用互联网技术开展"互联网 +"医疗服务、"互联网 +"公共卫生服务、"互联网 +"家庭医生签约服务、"互联网 +"药品供应保障服务、"互联网 +"医疗保障结算服务、"互联网 +"医学教育和科普服务等医疗服务,提升医疗卫生服务水平。

一、内容

伴随着现代信息科学和技术的迅速发展,医疗健康领域先后产生了远程医疗、移动医疗、电子医疗、数字医疗等主流应用。这些应用既有相通和交叉,又存在明显的差异,内涵核心都是基于互联网平台,运用信息技术,以现有的医疗卫生服务为基础,突破时间、空间、个体和组织机构的限制,丰富和提升现有的医疗健康服务。

远程医疗(telemedicine)利用电子信息技术、物联网技术、计算机及网络通信技术等现代信息技术,完成各种医学信息的远程采集、传输、处理、存储和查询,从而为远端患者提供诊疗服务,应用于疾病和创伤的诊断、治疗、预防、研究和评估,包含远程医疗监护、远程病理诊断、远程医学影像诊断、远程门诊、远程治疗以及继续教育等远程医疗活动。移动医疗(mobile health, mHealth)使用智能手机、平板电脑等移动终端设备,在医疗实践中通过移动网络在医生与患者之间传递信息,采集患者生理信息,适用于智能医护、智能急救、社区病房、妇产保健、家庭保健、特种救援、养老院等各个领域与场所。电子医疗(eHealth)将信息通信技术广泛应用于卫生和健康相关领域,辅助和促进疾病预防、诊断、治疗、监测和健康生活管理。数字医疗(digital health)是把现代计算机技术、信息技术应用于全健康管理的一种新型模式,通过数字化的医疗设备,完成数据采集、处理、存储与传输等过程。

"互联网 + 医疗健康"不仅包括医疗健康专业类服务,还包括医疗健康服务模式的创新。远程医疗、电子医疗、移动医疗、数字医疗等医疗服务模式应用于医疗服务、公共卫生、药物管理、医疗保障、医学教育和科普服务等医疗卫生领域,业务范围极广,渗透到医疗健康服务各个环节。

(一)"互联网 +"医疗服务

运用互联网信息技术,整合患者的健康数据和疾病检查、诊断和治疗数据,实现不同诊疗机构间以及医保机构间数据的不同层级和不同区域共享利用。通过数据的精准搜索和匹配,提供在线预约诊疗、候诊提醒、智能导诊分诊、划价缴费、检验/检查结果查询、药品配送等便捷服务,同时推动基层首诊,畅通双向转诊,通过医疗健康数据共享,为患者带来便利,拓展医疗服务空间和内容,构建线上线下一体化医疗服务模式。

在确保医疗质量和信息安全的前提下,利用"互联网＋"开展移动护理、家庭监测服务、生命体征在线监测等医疗服务,开发人机协同的手术机器人、智能诊疗助手,实现病理分型、智能医学影像识别和智能多学科会诊,推进多种医疗健康场景下的智能语音技术应用。同时,互联网医院运用互联网技术提供部分常见病、慢性疾病复诊、随访管理和远程指导,提高医疗服务效率。

医疗联合体内的上级医疗机构借助人工智能等技术手段,面向基层提供远程会诊、远程心电诊断、远程影像诊断等服务,实现医疗资源上下贯通、检查检验结果实时查阅、互认共享、高效协同。推进远程医疗服务覆盖全国所有医疗联合体和县级医院,支持医疗卫生机构、符合条件的第三方机构搭建互联网信息平台,面向中小城市和农村地区开展远程医疗服务。通过第三方机构构建医学影像、健康档案、检验报告、电子病历等医疗信息共享服务平台,逐步建立跨医院的医疗数据共享交换标准体系,提升基层医疗服务能力和效率。通过预约诊疗、双向转诊、远程医疗等服务的开展,"基层检查、上级诊断",从而构建有序的分级诊疗格局。

(二)"互联网＋"公共卫生服务

"互联网＋医疗健康"是通过医疗卫生机构与互联网企业合作或应用互联网技术,加强区域医疗卫生信息资源整合,加强对疾病的智能监测,提高重大疾病防控和突发公共卫生事件应对能力。结合区域全民健康信息平台,整合公共卫生信息系统与居民电子健康档案,以高血压、糖尿病等慢性疾病为重点,加强慢性疾病综合防控,做好在线健康状况评估、监测预警、用药指导、跟踪随访、健康管理等服务;创新互联网妇幼健康服务模式,为妇女儿童提供连续、综合、规范的医疗保健服务,降低新生儿出生缺陷发生率和死亡率;建立区域全民健康信息平台,加强对严重精神障碍患者的信息管理、随访评估和分类干预。

(三)"互联网＋"家庭医生签约服务

鼓励加快家庭医生签约服务智能化信息平台建设与应用,加强上级医院对基层的技术支持,提高家庭医生团队服务能力,提升签约服务质量和效率;鼓励开展网上签约服务,为签约居民在线提供健康咨询、预约转诊、慢性疾病随访、健康管理和延伸处方等服务。

(四)"互联网＋"药品供应保障服务

在线开展部分常见病、慢性疾病复诊,医生在掌握患者病历资料后,为部分常见病、慢性疾病复诊患者开具处方。同时,可利用信息化手段为患者提供个性化的合理用药指导,并指导基层医务人员提高用药水平。加强药学部门信息化建设,推进"智慧药房"建设,实现处方系统与药房配药系统无缝对接,方便群众及时取药。此外,"互联网＋"开发了另一种取药方式,线上处方经药师审核后,医疗机构、药品经营企业也可委托符合条件的第三方机构配送。基于全民健康信息平台,促进互联网的短缺药品多源信息采集和供应业务协同应用,提升基本药物目录、鼓励仿制药品目录的遴选能力。规范发展药品网络销售和医疗物流配送等,实现医疗卫生机构处方信息与药品零售消费信息互联互通、实时共享。

(五)"互联网＋"医疗保障结算服务

加快医疗保障信息系统对接整合,拓展在线支付功能,优化支付流程,推进"一站式"结算。推动共享患者就诊信息、医保基金等结算通道,实现患者自费和医保基金报销便捷支付,使医疗保障结算更加方便快捷。扩大联网定点医疗机构范围,将更多基层医疗机构纳入异地就医直接结算,做好外出务工人员和广大"双创"人员跨省异地住院费用直接结算。同时,推行医保智能审核和实时监控,将临床路径、合理用药、支付政策等规则嵌入医院信息系统,规范医疗行为,加大费用监管。

(六)"互联网＋"医学教育和科普服务

建立网络科普平台,提供科普知识、健康生活方式等精准教育,以及安全可靠的"互联网＋"健康咨询服务,提高居民自我健康管理能力,提升健康素养;通过远程教育手段,针对基层和贫困地区推广普及实用型适宜技术;建立医疗健康教育培训云平台,实现医学在线课程和医学教育的多样化。

二、特点

"互联网＋医疗健康"是互联网思维在医疗健康领域的实践和应用,以互联网技术为手段,整合区域内各类医疗机构的资源,建设区域协同的智慧健康平台,兼具传统医疗健康服务与互联网的特性,具有较为明显的七大特征:连通性、融合性、创新性、整合性、预防性、普及性及多学科交叉性。

(一)连通性

连通是"互联网＋"的基础,在"互联网＋医疗健康"体系下,患者与医生之间互联互通,即使双方相隔万里,或者患者更换了新的医院就诊,医生也可以通过在线系统随时查阅患者的诊疗记录甚至相关的保险细节等信息,确保患者的诊疗一致、连贯。

(二)融合性

"互联网＋医疗健康"基于互联网、移动互联网、云计算、大数据等现代信息技术,通过不同单位、不同产业、不同行业、不同领域之间的相互渗透与融合,打破传统医疗机构的固有模式、组织边界和系统架构,融入最新的发展理念和科学技术,实现跨界、变革、开放,获得新动力、推动新发展,更快地把创新技术转化为服务于百姓、创造社会价值的医疗卫生健康产品。

(三)创新性

创新发展是国家新时代的发展战略。"互联网＋医疗健康"利用互联网思维,在大数据应用的基础上,融入大量的高科技技术,对传统行业进行变革,消除由于行业内外的体制、政策、专有技术、占有资源等因素而形成的各类藩篱和孤岛,打破原有制约创新的环节,不断推进医疗技术的革新,提高临床研究的效果和效益,激发创新成果的转化和应用。

(四)整合性

"互联网＋医疗健康"通过各类资源与服务的整合,不同的医疗机构之间对医疗信息与医疗资源的共享,不同的机构之间信息的交流沟通,实现社会各类资源的整合与共享,保险、支付、养老、保健等健康产业资源的整合,医生间协作、医院间协作、医院与其他健康产业间的协作。

(五)预防性

基于对海量信息的整合与分析,"互联网＋医疗健康"可以更迅速地发现病症的征兆,及时跟进,并采取处理措施,在病症暴发之前进行医疗干预,将其消灭于萌芽之中。而且,具体到对每个患者的诊治,也能够随着病情的变化实时调整治疗方案,在察觉到病情发展的征兆时立刻实施对应的治疗,有效控制病情。

(六)普及性

由于医疗资源的分布不均,边远地区及基层医疗机构的医疗水平较低,这些地方的居民面临着优质医疗资源匮乏的问题。而"互联网＋医疗健康"体系能够将所有的医疗机构连接在一起,患者即使在医疗资源短缺地区,也能够得到权威专家的治疗意见,从而提高医疗系统的整体水平,把优秀的医疗资源普及到更大的范围。

(七)多学科交叉性

"互联网＋医疗健康"是一门综合性、多学科的应用型学科,是多学科、多领域的交叉与融合。

1. **医学**　医学是通过科学或技术的手段处理生命的各种疾病或病变的学科,旨在保护和加强人类健康、预防和治疗疾病。医学是一门从预防到治疗疾病的系统学科,包括基础医学、临床医学、法医学、医学检验、预防医学、保健医学、康复医学等。其中,基础医学研究人的生命和疾病现象的本质及其规律,临床医学侧重疾病的病因、诊断、治疗和预后等实践活动,医学检验为预防、诊断、治疗疾病和评估健康提供信息,预防医学研究健康影响因素与人群健康的相互关系,康复医学则是对人体功能障碍的预防、诊断、评估、治疗、训练和处理等。医疗机构的从业人员通过学习和掌握相关医学知识,在"互联网＋医疗健康"中通过运用医学知识为人民群众提供卫生健康服务。

2. **信息学**　信息学是研究信息运动规律和应用方法的科学,涵盖信息识别、人工智能理论、信息的结构和层次、信息系统、信息管理等内容。"互联网＋"利用互联网平台、信息通信技术,把互联网和医疗健康行业结合起来,充分发挥互联网在医疗健康领域的优化和集成作用,在医疗健康领域创造一种新生态——"互联网＋医疗健康"。信息学是承载"互联网＋医疗健康"的关键学科之一,通过移动互联网、云计算、物联网、大数据、区块链和人工智能等新一代信息技术的应用,传输、交换、处理和存储医疗健康数据,实现医疗健康服务的灵活性、多样性,提高疾病预防、诊断和治疗的效率。

3. 管理学 管理学是一门综合性的交叉学科,是系统研究和阐述管理活动中基本规律和一般方法的科学。"互联网＋医疗健康"中所涉及的医疗健康相关机构管理的原理与方法,例如如何合理的组织和配置人、财、物等因素,需要管理学知识进行支撑,从而提高医疗机构的管理水平。

4. 卫生经济学 卫生经济学是经济学的一门分支学科,它应用经济学的理论和方法来研究卫生领域中的经济活动,揭示其中的经济规律,以解决医疗卫生领域内的经济问题。"互联网＋医疗健康"中所研究的卫生政策、卫生计划、卫生筹资、资源配置等内容都涉及卫生经济问题。

5. 统计学 统计学是通过搜索、整理、分析、描述数据等手段,以达到推断所测对象的本质,甚至预测对象未来的一门综合性科学。"互联网＋医疗健康"基于大量数据,利用统计学原理分析、处理所获取的医疗健康大数据,为"互联网＋医疗健康"智能预警、决策支持等功能提供强有力的决策指引。

三、作用

"互联网＋医疗健康"是互联网在健康行业的新应用,是国家积极引导和支持的健康行业发展模式,是应用信息化手段使优质医疗资源下沉的一个重要探索,通过创新医疗服务模式和管理模式,丰富医疗服务供给,为老百姓提供便捷、规范、安全优质的服务,促进优质医疗资源有效利用,降低老百姓看病就医的负担。

(一)打破医疗服务的空间限制,提高服务的可及性和效率

由于我国地域之间的公共医疗资源分布不合理,三级医院集中了大量的优质医护资源和医学人才,"互联网＋医疗健康"打破地域和医院的围墙与壁垒,改善我国医疗资源配置不合理的困局,促进大规模供需匹配,扩大优质医疗资源的覆盖面,使城乡居民都能够享受更高质量的基本医疗卫生服务,提高优质医疗资源的可及性。

"互联网＋医疗健康"的融合可大大缓解信息不对称问题,连接全国范围内的医院、医生、患者、药品和医保体系的新型智慧健康医疗服务平台。互联网医院与实体医院紧密联合在一起形成闭环管理,再与药房、医保和商保等形成一条完整的服务链条,方便就诊,尤其是复诊、会诊,以及双向转诊。不同的社会人群随时随地主动或被动地获取连续的贯穿全生命周期的个性化健康服务,从而协助解决当前社会面临的老龄化、慢性疾病管理等难题。

(二)改善医患之间的信息不对称,缓解医患矛盾

医院、医生以及患者之间的稳定社群关系在我国尚未形成。借助"互联网＋医疗健康"服务平台和评价体系,患者可以找到信任的医生并建立起长期而深度的联系,加强医生与医生、医生与患者、患者与患者之间的沟通交流,减少就医流程的中间环节,改变医患信息不对称的情况,打造更为和谐的医患关系和便捷的诊疗系统。

(三)降低医疗成本,减少重复诊疗

患者要从边远地区到大城市医院就诊,除了较高的直接医疗费用之外,还存在很多诸如交通、食宿等间接开支。互联网医疗利用新技术、新模式能够很大程度上解决这种间接医疗成本的问题。此外,基于互联网、移动网络、智能平台等前沿的技术,以线上线下(online to offline, O2O)模式将传统的线下医疗服务以全新的形态通过网络化和移动化的方式推送到百姓身边,为公众提供社会化和专业化的医疗健康服务,使百姓以低廉的就医成本享受到全新的就医体验以及需要的医疗健康服务。

先进的技术与健康服务相结合,打造医院、公共卫生机构、医生之间的互动平台,提高医疗健康服务的效率,推进"预约转诊",最终改善患者的就医体验。"轻问诊""重复配药"等一般诊疗需求通过互联网即可获得满足,避免了耗时耗力的排队、无效就诊等问题。

(四)促进健康管理,提升全民健康水平

通过数字化服务,利用信息进行连续的记录,推动健康管理,提高居民自我健康管理的主动性、参与性和选择性,推动患者离开医院之后随诊管理,通过互联网和移动互联网与健康产业的深度融合,对健康大数据进行挖掘和分析,为慢性疾病患者提供精准、可靠的健康管理方案,实现个性化精准医疗健康,全面管理、改善个体健康状况。远程医疗技术降低了居民管理自身健康的成本和精力,使关注个人身体状况变得更简单,最终达到实现全民健康水平整体提升的宏伟目标。

总之,在国家深化医改的关键时期,伴随着"互联网＋"的时代到来,应继续加强落实互联网与医疗健康领域深度融合,及时总结推广有益经验,不断完善支撑保障体系,深化"互联网＋"惠民应用。基于健康医疗大数据的融合应用发展,在信息平台的基础上,实施分级诊疗,实现人类健康数据融合、改变管理方式、优化就医模式、改善就医体验、重构医患生态、提高服务效率、降低医疗费用,使居民享受安全、便利、优质的诊疗和健康管理服务,提升人民群众的幸福感和获得感。

第二节 发展历程

互联网时代的到来,对医学产生的影响不仅限于信息的获取、处理与传递,还将进一步构建新型服务模式、诊疗新思维、医患共同参与的互动关系以及个性化服务方式。"互联网＋医疗健康"伴随着科技和社会进步不断发展、网络通信技术的创新应用、数据与服务进一步交互,尤其是随着大数据和人工智能等技术深度应用,逐步迈向智慧医疗。

一、国内发展历程

我国"互联网＋医疗健康"发展可分为萌芽阶段、探索阶段和发展阶段三个时期,不同时期有不同的发展特色。

（一）萌芽阶段

20世纪80年代末,我国部分大型公立医院开始开发和应用与财务收费相关的工作流程的电子化,包括与之配套的院内有线网络、机房等信息基础设施建设,在医院内部建立医院信息系统(hospital information system, HIS),希望通过信息化手段提高内部管理水平。HIS主要包括门诊挂号收费、出入院、护士站、药库、药房、医技计费、手术室计费、医保管理、物价管理等等,但是医生参与度低。1986年,我国对远洋中的急症船员开展了电报会诊,开启了全国对远程医疗的探索与应用。1988年,我国一家大型综合性医院通过卫星与德国医疗机构进行了神经外科的远程会诊。20世纪90年代后期,我国先后启动了金卫医疗网络工程、中国医学基金会互联网络和军卫二号工程(远程医疗网)。一些著名的医学院校、医院都成立了远程会诊中心,如1995年上海一所高等医学院校远程医疗会诊系统项目启动,随后还成立了远程医疗会诊研究室等。1997年,我国制定HIS的规范体系标准。同年,原国家卫生部使用卫生卫星专网,正式开通中国金卫医疗网,全国网络管理中心在北京成立并投入运营,加入网络的医院涵盖了北京市、上海市、广东省、福建省等全国多个省(区、市)的100多家医院,主要开展远程会诊、远程会议和远程教学培训等业务。

（二）探索阶段

进入21世纪,我国医院信息化建设围绕结构化电子病历展开,部分省(区、市)政府尝试建设区域卫生专网,医疗机构加大对信息系统建设的投入力度,医生参与度快速增加并逐渐成为主角。2002年,原国家卫生部《全国卫生信息化发展规划纲要2003—2010年》首次提出:"三级医院在全面应用管理信息系统的基础上,要创造条件,重点加强临床信息系统的建设应用,如电子病历、数字化医学影像、医生和护士工作站等应用。"除了基于医生工作站的结构化电子病历应用之外,检验实验室信息系统、放射信息系统、医学影像系统也逐步建立和完善。

2003年抗击非典后,国家加大公共卫生方面的信息化建设投入,建立了传染病与突发公共卫生事件网络直报系统,逐步建立了卫生应急指挥、卫生统计、妇幼卫生保健、新农合管理等业务信息系统,对提高包括医疗机构在内的相关业务的管理水平发挥了积极作用。

2005年4月,《中华人民共和国电子签名法》开始实施,为数字化医疗资源推广应用的可行性奠定了法律基础。

2009年3月,国务院在《中共中央国务院关于深化医药卫生体制改革的意见》中指出,"以建立居民健康档案和电子病历为工作重点,推进医院信息化建设",将信息化建设提升为医改"四梁八柱"的重要组成。

2009年5月,国家卫生部制定《健康档案基本架构与数据标准(试行)》,推动大型医院信息化建设取得显著成效,居民健康档案标准化和规范化发展,并通过各地的区域医疗卫生信息平台建设,实现区域内信息互联互通与共享。区域医疗卫生信息平台以区域协同医疗卫生数据中心为基础,构建区域性卫生信息网络,分别建立面向医疗机构服务和面向居民个人服务的门户网站,实现个人与医院之间的信息交流和卫生资源共享。在此平台上,可以构建远程医疗、双向转诊、分级诊疗、人才培养、信息发布等子系统。

(三)发展阶段

在国家深化医改的关键时期,伴随着智慧医疗和"互联网＋"时代的到来,基于健康医疗大数据的融合应用发展,人工智能、基因检测等众多新型技术更新迭代,移动医疗、远程医疗等医疗健康服务模式将进入到落地阶段。医疗卫生机构在线服务模式不断发展,各类医疗网站与应用程序不断涌现,部分医疗卫生机构通过自建、服务外包等形式,建设了医疗机构网站和APP,以专病、慢性疾病、保健、康复等为专题的网站和应用软件层出不穷。大健康产业陆续进入服务方式多元化、产业市场竞争化、服务领域细分化、规模逐渐增长化的发展模式。基于个人电脑端和移动终端的患者导医、预约挂号、健康咨询、医疗科普等服务不断开设。借助互联网的优势,为医患之间搭建交流的平台,延伸了服务范围,丰富了服务的患者体验。在医疗行业的重构与发展中,互联网将推动医疗大数据的产生,而医疗大数据的发展将帮助人们将疾病治疗转向疾病预防,实现个人医疗管理的重心前移,通过健康数据融合,丰富医疗服务供给,推动优质资源下沉,提升人民群众的幸福感、获得感,实现人的生命全周期、生活全过程综合管理。

2014年,国内诞生了一种新型诊疗服务模式——互联网医院。2014年10月,全国首家互联网医院经广东省卫生和计划生育委员会批准建成,与线下药店协同,通过远程医疗服务线下患者。2014年12月,国家卫生和计划生育委员会出台了《远程医疗信息系统建设技术指南》,进一步规范了我国远程医疗体系建设,推动了远程医疗系统建设和快速发展。2015年3月,全国首家云医院正式启动运营,它是运用移动互联网、云计算和物联网等新一代信息技术搭建的一个城市级协同医疗服务的O2O平台。2015年底,乌镇互联网医院正式成立,这是首家以"互联网"命名的医院,标志着互联网医疗迈入"在线问诊""远程诊疗"时代。2016年1月,我国首个互联网膏方门诊在上海正式开通,使"互联网＋中医"成为现实。2016年2月,我国首个公立三甲医院线上院区正式启动。2018年4月,国务院办公厅发布《关于促进"互联网＋医疗健康"发展的意见》;2018年7月,国家卫生健康委员会和国家中医药管理局印发《互联网诊疗管理办法(试行)》《互联网医院管理办法(试行)》和《远程医疗服务管理规范(试行)》,对互联网诊疗、互联网医院及远程诊疗的准入、管理等方面做出了规范,允许依托医疗机构发展互联网医院。互联网医院监管逐渐明晰,互联网医院的发展全面复苏,并进入全新的发展时期。

2014年,大型互联网企业先后进入"互联网＋医疗服务"领域,如腾讯公司推出"智慧医疗"概念,阿里巴巴推进"未来医院计划"等。自首个互联网医疗APP——好大夫推出后,目前中国市场上与互联网医疗相关的应用平台多达2 000余种。根据《2018年中国移动医疗APP产品监测报告》,截至2018年2月,中国移动医疗APP活跃用户规模已达到2 864.9万人,APP种类按照用户需求大体分为寻医问诊、挂号/导诊、医药服务、健康管理和其他医疗五个类别。庞大的医疗平台用户基数正促使互联网医疗更好更快发展。

截至2019年12月,我国社会保障卡持卡人数已达11.3亿人,覆盖约93%以上的人口和所有地区,为民众提供了如身份证识别、自助查询、就医结算等多种形式的便捷服务。同时,国家异地就医结算系统基本实现全覆盖,互联网医疗的进程进一步加快。截至 2019 年 4 月,据初步统计,6 376 家二级以上公立医院接入区域全民健康信息平台,1 273 家三级医院初步实现院内医疗服务信息互通共享,28 个省(区、市)开展电子健康卡试点,144 个地级市实现区域内医疗机构就诊"一卡通",基础电信企业已建成覆盖全国的医疗专网、远程医疗云服务平台及视频云服务平台,各地二级以上医院均可利用互联网或专网开展远程医疗服务,山东省、浙江省、广东省、四川省、云南省、宁夏回族自治区等已经建设完成省级互联网医疗服务监管平台。2018 年 7 月,原国家卫生和计划生育委员会批复支持宁夏回族自治区建设"互联网＋医疗健康"示范省(区),开展健康医疗大数据中心及产业园建设国家试点。

二、国外发展历程

(一)加拿大发展历程

加拿大地域面积广阔,人口分散性较大,远程医疗的发展为其医疗资源的有效利用提供了较大的支持。20 世纪末,加拿大的远程医疗系统获得广泛应用。为了进一步推动医疗信息化、标准化和全面化的建设,通过多种渠道筹措资金,2001年,加拿大成立了医疗资讯网(Infoway),并投资16 亿加元用于建立覆盖全加拿大的电子健康系统,推进了统一标准的电子健康系统的建立和在全国范围内的推广。2010 年开始,加拿大以全国标准统一、可共享的电子健康档案为核心,多种方式推进卫生信息化建设,并实现从本地、区域、省到全国的点到点的电子健康记录信息共享和互操作。2014 年,萨斯喀彻温省设立远程医疗项目,重点关注弱势群体,如病重的儿童、孕妇和老年人。目前,加拿大的实验室信息系统、药物信息系统、诊断成像系统等基本实现了系统间的互通互联。在此基础上,加拿大政府计划 2020 年将电子健康档案覆盖全部人口。

(二)美国发展历程

1988 年,美国首次进行了国际间远程医疗,美国四家医院与亚美尼亚的一家医院联通会诊。1993 年,美国远程医疗协会成立。1997 年,美国前总统克林顿制定了政府电子病历行动计划,把电子病历档案作为全面健康保障的重要措施。2004 年开始,美国逐步推动电子病历的

普及,美国国家标准局批准出台的《电子病历系统功能》是世界上第一个电子病历的国家标准。2005 年,美国实施"建立电子健康档案计划",为了更好地推进该计划,在试点区域开发卫生信息网络架构原型,开展多种医疗应用系统之间的互通协作能力和业务模型等方面的研究。2005 年,美国知名移动医疗公司 WellDoc 作为移动医疗的先河者,为患者的个性化监测和管理提供移动医疗服务。2013 年 9 月,全美最大在线社交网络平台 Doximity 应用接口开放,医师们只要使用该在线社交网络平台登录信息就可以登入多个健康医学网站和 APP。2017 年,美国知名零售药店 Walgreens 在其旗下零售药店内提供非紧急远程医疗服务。同年,位于旧金山的远程医疗公司 Sappira 发布了一款新型远程医疗 APP——HeyDoctor,可以让医生通过短信对某些疾病开具处方。总体而言,美国政府推动信息技术在整个医疗领域进行应用,并通过建立整体协调部门、制定专项发展计划、出台配套法律等措施,保障相关应用发展。

(三)欧洲发展历程

20 世纪末至 21 世纪初,德国和英国的远程医疗在国内得到了普及化的发展。随后,欧盟逐渐重视信息科学和通信在医疗健康系统的发展,掀起了一场远程医疗研究的新热潮。2004 年,欧盟委员会通过了《电子健康行动计划》,促进开放和竞争的数字经济、信息通信技术的相关研究和应用。以德国、英国等为代表的欧洲国家积极推进远程咨询、远程会诊、远程会议和远程军事医学等的发展,并在大学与医院之间建立了一些实验性的网络,为远程医疗在欧洲的普及奠定了基础。

2000 年初,德国的远程医疗系统进入普及阶段。各医疗系统中包括医院和各社区之间的合作通过远程医疗网络得到了加强。2000 年 6 月,德国法兰克福大学医院泌尿外科医生用"达芬奇"手术系统完成了世界上首例完全内镜下前列腺切除根治术。2009 年,成立移动医疗(mHealth)联盟,为世界移动医疗项目提供帮助,使移动医疗能够尽可能地得到推广。

2005 年,英国签署了一份为期 10 年价值 64 亿英镑的合同,发展医疗信息化。英国的医生或护

士可以通过网络在计算机软件的帮助下远程对患者提出诊疗意见,并和患者进行交互式沟通。2017年,英国医疗体系已经完成信息化建设,国民健康数据全部联网,并由国家进行管理,数据安全性高。2018年,英国全国统一的移动健康APP完成测试,为所有消费者提供个人医疗信息和健康数据查询,以及预约就诊和医生随访管理等。

除此之外,一些国家层面上远程医疗系统合作项目在欧洲建立,各国之间合作更加紧密。瑞士和德国之间开展了传输静态图像的远程冷冻切片医疗服务;西班牙建成了连接欧洲大陆的静态图像传输系统等。据不完全统计,欧洲已有超过50个国家建立了远程医疗系统,应用领域包括心脏科、口腔科、皮肤科、救护、放射、监护、手术等。

(四)日本发展历程

20世纪末,日本以国立旭川医科大学和信州大学附属医院为代表设立了远程医疗中心。2000年初,日本政府加大对电子病历的研发投入,逐渐在全国范围内形成标准化的电子病历系统。2001年开始,日本卫生福利部逐渐开展了10多个远程家庭护理(tele-homecare)、远程病理(tele-pathology)和远程放射学(tele-radiology)项目。2003年,日本政府投入250亿日元用于区域电子病历的尝试。2005年,日本成立远程医疗学会,促进电子医疗的标准化发展。2006年,日本厚生劳动省在全国免费推广电子病历系统。2011年起,政府大力推进远程医疗和病历电子化。近年来,为了应对老年人照料问题,日本通过推动数字医疗技术创新改善日本医疗保健生态系统。

第三节 相 关 政 策

"互联网＋医疗健康"作为新时代背景下技术革命与国家宏观健康战略有机融合的产物。从政策演变历程可以发现,过去近二十年,伴随着互联网技术的快速发展和成熟,我国的"互联网＋医疗健康"范围不断延展,内涵不断丰富,发展目标和路径也不断明晰。整体定位从最初单一的工作规范,到全方位融入国家科技创新和卫生健康战略,已成为新时代全面发展医疗服务新业态、优化医疗资源配置的重要抓手,对推动医疗行业的

产业变革产生深刻影响。

早在1999年,原国家卫生部出台《关于加强远程医疗会诊管理的通知》,旨在对远程会诊管理进行规范。21世纪以来,随着技术的不断进步,远程医疗服务的内涵和范围不断扩展,远程病理诊断、远程影像诊断、远程监护等新的远程医疗服务项目得到广泛的应用。新一轮医改方案设计阶段,为提高基层医疗服务水平,解决边远地区人民群众看病就医问题,《中共中央国务院关于深化医药卫生体制改革的意见》中强调要依托信息化技术开展远程医疗服务。2010—2013年,中央财政投入八千多万,在22个中西部省(区、市)和新疆生产建设兵团建立了基层远程医疗系统,并安排12所原部属(管)医院与12个西部省(区)建立高端远程会诊系统,共纳入12所部属(管)医院、98所三级医院、3所二级医院和726所县级医院,有力推动了远程医疗的发展。截至2013年,全国开展远程医疗服务的医疗机构共计2 057家。

随着远程医疗服务的广泛应用,2014年8月,国家卫生和计划生育委员会发布《卫生计生委关于推进医疗机构远程医疗服务的意见》,进一步加强远程医疗的管理规范、实施程序、责任认定、监督管理等内容,推动远程医疗服务持续健康发展。随后,国务院先后出台《关于积极推进"互联网＋"行动的指导意见》和《"健康中国2030"规划纲要》,分别从"互联网＋"行业发展和健康事业发展两项工作入手,鼓励"互联网＋"与健康工作的协同发展,催生新产业、新业态、新模式。

2018年4月,国务院办公厅出台《关于促进"互联网＋医疗健康"发展的意见》,该文件首次从健全服务体系、完善支撑体系、加强行业监管和安全保障三个方面,对"互联网＋医疗健康"的发展作出明确规定和要求。其中健全服务体系要求发展"互联网＋"医疗服务、创新"互联网＋"公共卫生服务、优化"互联网＋"家庭医生签约服务、完善"互联网＋"药品供应保障服务、推进医疗保障结算服务、加强"互联网＋"医学教育和科普服务、推进"互联网＋"人工智能应用服务等;完善支撑体系要求医疗健康信息互通共享、健全"互联网＋医疗健康"标准体系、提高医院管理和便民服务水平、提升医疗机构基础设施保障能力

以及及时制定完善相关配套政策等；加强行业监管和安全保障要求强化医疗质量监管、保障数据安全。该项工作也在 2018 年和 2019 年连续列入国家深化医药卫生体制改革重点工作任务中，相关配套政策相继出台，包括 2018 年颁布的《互联网诊疗管理办法（试行）》《互联网医院管理办法（试行）》《互联网医院基本标准（试行）》和《远程医疗服务管理规范（试行）》。

我国的"互联网＋医疗健康"政策主要是指由卫生行政管理部门、工业信息部门等在国家总的方针政策的指引下，结合卫生健康领域的需求和工作特点而制定和执行的一类指导卫生健康和信息工作的文件，其实质是相关政策在信息领域、卫生健康领域的应用和拓展，涉及部门包括国家卫生健康委员会、国家发展和改革委员会、财政部、国家中医药管理局、国家市场监督管理总局、国家药品监督管理局、人力资源和社会保障部、国家医疗保障局、工业和信息化部、科学技术部、公安部、中共中央网络安全和信息化委员会办公室（国家互联网信息办公室）等。

从 2014 年起，"互联网＋医疗健康"政策数量呈上升趋势，在 2017 年达到 11 条（图 2-1），主要原因是 2016 年 10 月《"健康中国 2030"规划纲要》的提出，使"互联网＋医疗健康"的工作进入快速探索时期，经过一年的政策密集发布阶段后，以国务院办公厅《关于促进"互联网＋医疗健康"发展的意见》为节点，政策类型从方向性转为操作性，各个行业细节被逐步敲定，政策发布的数量依旧维持在较高水平。基于政策的目标、层次和内容，政策通常可分为 5 大类：规划类政策、指导类政策、操作类政策、标准类政策以及监管类政策（图 2-2）。本节将根据以上分类，对我国 2014—2018 年关键性"互联网＋医疗健康"国家级政策进行梳理和分析。

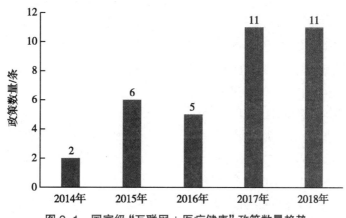

图 2-1 国家级"互联网＋医疗健康"政策数量趋势

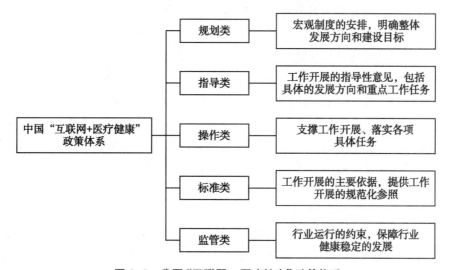

图 2-2 我国"互联网＋医疗健康"政策体系

一、规划类政策

规划类政策主要从医疗卫生服务的角度对"互联网＋医疗健康"工作进行宏观的制度安排，在国家层面明确"互联网＋医疗健康"的发展方向和建设目标。例如，2016年10月，中共中央国务院印发《"健康中国2030"规划纲要》，将全民健康上升为国家战略，明确指出发展基于互联网的健康服务是发展健康产业的新业态的着力点之一；将建成统一权威、互联互通的人口健康信息平台，规范和推动"互联网＋健康医疗"服务，创新互联网健康医疗服务模式，将健康医疗大数据应用体系建设纳入健康中国战略的支撑与保障体系。总体而言，我国"互联网＋医疗健康"的规划性政策的特点包括：①内容较全面，贯穿医疗、医保、医药；②强调互联网与健康产业的结合；③突出人口信息化的重点建设方向。

二、指导类政策

指导类政策主要指对"互联网＋医疗健康"工作的指导性意见，包括具体的发展方向和重点工作任务等。例如，《卫生计生委关于推进医疗机构远程医疗服务的意见》主要针对远程医疗的服务项目和服务流程进行指导，其中服务流程主要包括基本条件、合作签订、知情同意、资料保存、人员管理等方面。但该文件仅探讨了医疗和互联网的结合，而未从大健康产业的视角对"互联网＋"进行相关探索。而随后的《关于积极推进"互联网＋"行动的指导意见》则是从更大的产业角度对"互联网＋"进行指导。虽然该意见将"互联网＋医疗"作为"互联网＋"益民服务内容之一进行推广，并明确了到2025年的发展目标，但该项政策并未对"互联网＋医疗健康"的发展进行详细的论述。

直到2018年4月《关于促进"互联网＋医疗健康"发展的意见》出台，"互联网＋医疗健康"宏观层面的系统性指导才正式出炉。该文件从"互联网＋"医疗服务、"互联网＋"公共卫生服务、"互联网＋"家庭医生签约服务、"互联网＋"药品供应保障服务、"互联网＋"医疗保障结算服务、"互联网＋"医学教育和科普服务、"互联网＋"人工智能应用服务等七个方面提出发展意见。除"互联网＋"医学教育和科普服务外，其余六个部分均是"互联网＋医疗健康"产业的主体内容，这对医疗、医药、医保"三医联动"提出了新的要求。此外，该文件也从支撑体系和保障体系方面对"互联网＋医疗健康"产业的深入发展提出指导意见。

2019年8月，国家医疗保障局印发《关于完善"互联网＋"医疗服务价格和医保支付政策的指导意见》，对"互联网＋"医疗服务从立项、到收费、再到医保支付的全链条内容作出指导。2020年3月，国家医疗保障局、国家卫生健康委员会联合发布《关于推进新冠肺炎疫情防控期间开展"互联网＋"医保服务的指导意见》，提出将符合条件的"互联网＋"医疗服务如线上复诊、远程医疗等费用纳入医保支付范围，同时将鼓励定点医药机构提供"不见面"购药服务。

我国已有的指导类政策的特点主要包括：①坚持以人为本，以便民惠民为主要工作导向；②涉及面广，注重包容发展；③强调创新驱动，推动互联网和医疗健康的深度融合。

三、操作类政策

操作类政策是指支撑工作开展，落实各项任务的政策。目前，在"互联网＋医疗健康"领域，已有的操作类政策主要对就诊服务、结算服务、患者用药、公共卫生服务、家庭医生服务、远程医疗服务、健康信息服务、应急救治服务、政府共享服务、检查检验服务、护理服务等展开了相关指导。例如，在《关于深入开展"互联网＋医疗健康"便民惠民活动的通知》的基础之上，《关于进一步推进以电子病历为核心的医疗机构信息化建设工作的通知》和《"互联网＋护理服务"试点工作方案》分别对电子病历的分级评价管理办法，以及"互联网＋护理服务"的提供主体、服务对象、服务流程以及试点省份给出了具体的操作意见。

当前的操作类政策主要呈现如下特点：①强调患者体验，坚持便民惠民的导向；②强调服务过程中的医疗资质和安全；③强调基于信息技术的服务过程优化和简化。

四、标准类政策

标准类政策是工作开展的主要依据,对提升"互联网＋医疗健康"质量,促进行业规范化程度具有重要作用。目前,关于"互联网＋医疗健康"的标准类政策较少,代表性政策主要包括《国家健康医疗大数据标准、安全和服务管理办法(试行)》《电子病历系统应用水平分级评价管理办法(试行)》和《电子病历系统应用水平分级评价标准(试行)》。《国家健康医疗大数据标准、安全和服务管理办法(试行)》明确了健康医疗大数据的定义、内涵和外延,以及制定办法的目的、依据、适用范围、遵循原则和总体思路,划分了各级卫生健康行政部门的边界和权责、各级各类医疗卫生机构及相应应用单位的责权利,规范了标准管理、安全管理以及服务管理;《电子病历系统应用水平分级评价管理办法(试行)》和《电子病历系统应用水平分级评价标准(试行)》明确了医院电子病历建设的目标、功能、应用范围等。

整体而言,标准类政策主要特点包括:①相关规范处于探索阶段,较不成熟;②鼓励探索创新,各地可以因地制宜,研究制定实施举措。

五、监管类政策

监管类政策是对行业运行的约束,对保证"互联网＋医疗健康"的医疗质量、医疗安全、隐私保护、患者权益保护有重要作用。当前代表性监管类政策有《关于加强互联网药品医疗器械交易监管工作的通知》《医疗器械网络销售监督管理办法》《互联网诊疗管理办法(试行)》《互联网医院管理办法(试行)》《互联网医院基本标准(试行)》等,主要对互联网药品、医疗器械交易监管工作,医疗器械网络销售的企业、医疗器械网络交易服务,互联网医院与实体医疗机构、互联网医院和互联网诊疗活动等内容进行监管指导。但是对互联网与医疗保险、健康服务的监管类政策依旧缺乏。此外。在互联网与医疗、医药方面,监管条目虽然较多,但仍有待进一步细化。

虽然我国远程医疗起步于20世纪80年代,但整体上我国"互联网＋医疗健康"行业发展较慢,2018年以后得到较快发展。因此,到目前为止,"互联网＋医疗健康"政策中,标准类、监管类政策仍相对较少。

第四节　机遇与挑战

随着国家层面的支持力度不断提升,互联网技术的迅猛发展,"互联网＋医疗健康"为传统医疗模式带来全新的发展思路,有利于进一步推进医疗健康领域的供给侧改革,推进卫生资源有效配置和合理利用,成为了实现健康中国战略目标的重要举措。当前,我国"互联网＋医疗健康"仍然处于发展的初期,虽然取得了一定成绩,但是仍然面临着一些挑战,如隐私、监管、信息互联互通、政策等方面存在的问题亟待解决。

一、机遇

(一)医疗卫生事业发展的需要

我国人口多、区域广、资源总量有限,现有医疗服务体系存在着明显的优质卫生资源总量不足与医疗资源分布不均衡问题,具体表现为:优质医疗服务资源(医护人员等)短缺现象严重,基层医疗服务人员服务能力亟待提升,医疗资源配置存在东西失衡、城乡失衡、专业失衡的现象等。加之传统医疗健康服务以诊疗为核心,优质资源与医疗需求间的剪刀差现象,以及患者与医生之间信息不对称等问题。"互联网＋医疗健康"顺势而生,在一定程度上是缓解当前医疗资源分布不均、破解传统医疗服务弊端的有效手段,势必推进我国医疗卫生事业的健康有序发展。

(二)国家政策的推进

我国政府高度重视"互联网＋医疗健康"工作,着力推进"互联网＋医疗健康",让百姓少跑腿、数据多跑路,不断提升公共服务均等化、普惠化、便捷化水平。从2015年政府工作报告中首次提出"互联网＋"行动计划到2018年国务院办公厅正式印发《关于促进"互联网＋医疗健康"发展的意见》,一系列政策的密集出台,对"互联网＋医疗健康"的发展产生了深远的影响。

(三)技术发展的推动

云计算、人工智能、大数据、物联网、移动互联网以及区块链等新一代信息技术为医疗服务升级和转型提供了技术保障。云计算正推动医疗模式从疾病医学向健康医学转变,从重治疗走向防治并重;大数据使医疗健康产业进入"精准、个性化诊疗"的新时代;可穿戴设备通过即时采集人身体各项生理指标数据并实时传送到云端存储与处理的方式,改变了传统问诊方式;移动互联的广泛应用打破医疗健康领域原有边界,使居民成为医疗健康生态系统的中心。医疗服务终端智能化、移动互联网日益普及、3D打印和基因测序技术的发展和应用,将为"互联网＋医疗健康"带来足以满足需求的技术实现手段;医学影像电子化,诊疗设备的微型化、可穿戴以及交互式高清视频正在逐步实现。

二、挑战

(一)隐私问题

在传统医疗服务模式下,医生与患者面对面交流、诊断,个人隐私得到较好的保障。随着医疗信息逐渐向互联网开放,健康医疗信息的流通已成为必然。即便对数据进行匿名处理或者对重要字段进行保护,数据泄露仍时有发生。目前,我国保护隐私的相关法律法规仍不健全。2014年国家卫生和计划生育委员会发布《人口健康信息管理办法(试行)》,指出"在人口健康信息采集、管理、利用等过程中,要落实隐私保护要求,确保人口健康信息的安全性,不得泄露隐私信息。"但这只是少数条文的零星涉及,患者隐私保护的专门的法律法规尚是空白。

(二)监管问题

目前,我国"互联网＋医疗健康"的监管尚待进一步加强。"互联网＋医疗健康"行业已经出现鱼龙混杂、信息内容良莠不齐的状况。而现行的相关法规仅有2009年国家卫生部颁发的《互联网医疗保健信息服务管理办法》(卫生部令第66号),法律效力极为有限;国务院发布的《医疗机构管理条例》和原卫生部颁布的《互联网医疗保健信息服务管理办法》等法规条例,均未涉及"互联网＋医疗健康"行业。监管的缺失将严重掣肘"互联网＋医疗健康"的发展,主要体现在以下方面:①知识产权保护不当,导致市场无序竞争突出;②个人隐私安全保护不力,制约需求潜力释放;③突破空间限制的互联网医疗和属地化管理原则对接、行政监管的责任主体界定需要进一步明确。

(三)信息互联互通问题

我国区域医疗资源发展不平衡,各大医疗机构之间的数据尚未实现开放,尤其是大型三甲医院的医疗数据开放程度相对较低,且各个医疗机构的数据标准、接口未统一,实现互通互享比较困难,仍保持"各自为政"状态。患者数据在不同医疗机构中无法实现无缝对接,无法实现电子病历、医学影像、健康档案、检验报告等医疗信息互通共享。另一方面,线上、线下信息还未实现对接,线上的信息技术提供者是医疗信息企业,线下的信息技术提供者是医疗机构,出于各自利益的维护以及隐私的保护,相互之间信息的互联互通很难实现。

(四)行业标准和规范问题

医疗行业是一个高门槛的行业,准入条件高,将其与互联网结合,准入标准将受到一定的挑战。传统线下医疗服务在允许提供医疗服务的范围、医务人员资质、服务质量、效果等方面都有严格的法律法规约束。随着传统医疗与互联网的深入结合,许多政策、法律、法规都有待进一步完善。现阶段,诸如通过互联网提供什么样的医疗服务、谁可以提供医疗服务、医疗服务的质量和效果如何保障等问题都应在相关法律法规中得以明确。

(五)政策问题

已有的规划类、指导类、操作类政策已经为"互联网＋医疗健康"工作的开展提供了良好的政策环境,但在具体工作落实的操作层面,政府部门、医疗卫生机构与互联网企业仍然缺乏系统的支撑。相关内容表述不清晰,缺乏明确的操作标准、考核标准,亟待出台相关政策进一步明确。在下一阶段的政策制定中,国家应以出台标准类政策为核心,聚焦针对"互联网＋医疗健康"的专项政策制定。

(六)费用支付问题

现阶段,国内"互联网＋"医疗服务的收费模式多而杂,包括通过广告、增值服务、在线问诊、可穿戴设备、大数据挖掘等方式向医生、医院、消费者、药企、保险公司等收费,收费点很多,但是缺乏统一的定价和支付标准,无法实现患者就医需求与机构应用需求的平衡。长此以往,"互联网＋"医疗服务将难以健康、可持续发展。

(范先群)

参 考 文 献

［1］孟群,尹新,梁宸.中国"互联网＋医疗健康"现状与发展综述［J］.中国卫生信息管理杂志,2017(02):110–118.

［2］赵霞,李小华,周毅."互联网＋医疗"的服务特色［J］.中国数字医学,2016,11(01):26–28.

［3］孟群,宗文红,胡建平,等."互联网＋"医疗健康的应用与发展研究［M］.北京:人民卫生出版社,2015.

［4］于保荣,杨瑾,宫习飞,等.中国互联网医疗的发展历程、商业模式及宏观影响因素［J］.山东大学学报(医学版),2019(01).

［5］关欣,刘兰茹,朱虹,等.美国远程医疗对我国创新实践的启示［J］.中国卫生事业管理,2019,36(08):565–568.

［6］Demaerschalk B M, Berg J, Chong B W, et al. American Telemedicine Association: Telestroke Guidelines［J］. Telemed J E Health, 2017, 23(5): 376–389.

［7］Michie S, Yardley L, West R, et al. Developing and Evaluating Digital Interventions to Promote Behavior Change in Health and Health Care: Recommendations Resulting From an International Workshop［J］. J Med Internet Res, 2017, 19(6): e232.

［8］Dorsey E R, Topol E J. State of Telehealth［J］. New England Journal of Medicine, 2016, 375(2): 154–161.

［9］Labrique A, Vasudevan L, Mehl G, et al.: Digital health and health systems of the future［J］. Glob Health Sci Pract, 2018, 6(Suppl 1): S1–S4.

［10］Weiler A. mHealth and big data will bring meaning and value to patient-reported outcomes［J］. mHealth, 2016; 2: 2.

［11］Ekeland A G, Bowes A. Effectiveness of telemedicine: a systematic review of reviews［J］. Int J Med Inform. 2010, 79(11): 736–771.

［12］Sieverink F, Kelders S M. Clarifying the Concept of Adherence to eHealth Technology: Systematic Review on When Usage Becomes Adherence［J］. J Med Internet Res, 2017, 19(12): e402.

［13］Cahn A, Akirov A. Digital health technology and diabetes management［J］. J Diabetes, 2018, 10(1): 10–17.

第三章　"互联网＋医疗健康"技术

"互联网＋医疗健康"的高速发展与新时代下科学技术的高速发展密不可分,随着计算机科学技术在医学领域应用的不断深入,现代医学研究与临床实践发展到了一个前所未有的高度。本章主要包括以下四部分内容:第一部分是医疗健康信息化基础设施,这是"互联网＋医疗健康"技术的重要基础;第二部分是标准化及互操作技术,介绍医疗健康数据如何在系统和机构之间更好地流动、共享与利用;第三部分是数据安全及隐私保护技术,这是大数据时代存储、分类、处理和挖掘信息过程中不可避免地需要解决的问题;第四部分是医疗健康数据应用技术,介绍常用的医疗健康数据分析算法与工具,以海量医疗数据高性能分析技术与多中心数据协同分析技术为例,具体介绍医疗健康数据在实际科学研究中的重要应用。

第一节　医疗健康信息化基础设施

近年来,医疗信息网络的覆盖范围逐渐突破医院,扩展至各个区域,甚至整个国家的各个角落,将专家、实验室和各地的医疗机构联系在一起,打破了医疗系统的传统边界,实现了资源共享。"互联网＋"时代的到来,进一步推动了医疗产业的转型升级,在医疗卫生信息系统的运行和发展中发挥了重要作用,为实现医疗资源的有效配置、满足人民的医疗卫生需求提供了有利条件。

本节从数字化医疗健康设备、医院信息化技术与系统、区域医疗及公共卫生平台三个方面具体阐述"互联网＋医疗健康"科学技术体系下的医疗健康信息化基础设施。此外,远程医疗与移动医疗是"互联网＋"时代医疗健康信息化进程中必不可少的一部分,能够有效促进我国医疗资源合理化配置,引领医疗卫生领域技术革新,将在后续章节作具体介绍。

一、数字化医疗健康设备

数字化医疗健康设备不仅指传统的医疗器械技术与数字技术有机结合形成的医疗设备,还包括了应用数字技术全新设计的设备。数字化医疗健康设备的出现,大大丰富了医学信息的内涵和容量。从一维信息的可视化[如心电图(electrocardiogram, ECG)和脑电图(electroencephalogram, EEG)等重要的电生理信息]到二维信息[如计算机体层成像(computed tomography, CT)、磁共振成像(magnetic resonance imaging, MRI)、彩超、数字X射线摄影(digital radiography, DR)等医学影像信息],到三维甚至四维信息的实时动态显示,大大提高了临床诊断信息在时间和空间上的准确性,为疾病的早期检测、精确治疗和个性化服务提供了技术支持。

(一)数字化医学影像设备

数字化医疗设备的发展从数字成像技术开始。1972年,世界上第一台用于颅脑的CT扫描机首次研制成功,这是电子技术、计算机技术和X线技术相结合的产物。1895年X射线发现以来CT扫描仪的出现是数字医疗设备的革命性进步,为现代医学成像设备奠定了基础。CT设备和技术在医学影像诊断中发挥着重要作用,在大脑和腹部的肝、胆、胰腺、后腹膜肾和肾上腺疾病的诊断中占主导地位。20世纪80年代开发的超高速CT机和螺旋CT机进一步扩展和改进了其临床应用范围和诊断效果。

20世纪80年代早期用于临床实践的MRI设备是一种新的非电离辐射成像设备。MRI设备具有高密度分辨率,可以调整梯度磁场的方向和模式,可以直接捕获横向、冠状、矢状和斜位等不同体位的断层图像,这是其优于CT的特征之一。目前,MRI已广泛应用于全身各种系统,其中在中枢神经系统、心血管系统、四肢关节和盆腔的应用效果最佳;近年来,腹部诊断效果接近并达到CT水平,脑影像的分辨率在常规扫描时间下提高了数千倍,显微成像分辨率达到$50\sim10\mu m$,已成为医学影像诊断设备最重要的组成部分。

数字减影血管造影技术(digital subtraction angiography, DSA)和计算机X线摄影(computed radio, CR)是20世纪80年代开发的数字化成像设备与技术。前者具有创伤小、实时成像、高对比度分辨率、安全性和简单性的特点,从而扩大了血管造影的应用范围;后者具有减少曝光和宽容度的优点,更重要的是,它可以作为数字图像并入影像存储与传输系统(picture archiving and communication system, PACS),而X线实时高分辨率成像板将是最具革命性、最有发展前途的医学影像设备之一。

(二)数字化临床实验室设备

随着医学技术的不断进步,实验室检验设备已经成为临床诊断的重要辅助手段。临床实验室设备与信息管理的数字化主要分为两部分:第一部分是医院临床实验室所使用的设备的数字化采集、分析,如显微镜图像的数字化分析、计算机辅助诊断、微生物与药敏检测的生物编码技术等;第二部分是实验室信息管理系统,包括对全自动机及半自动生化分析仪、血液分析仪、血凝分析仪、电解质分析仪、电泳分析仪、全自动酶标仪、免疫分析仪、尿液分析仪及尿沉渣分析仪等十几种至几十种检验仪器在信息管理上统一数据记录格式、报告形式,实现数字化管理。

(三)数字化生理信息设备

生理信息主要指生物电信息(如心电、脑电、肌电等),包含很多生理、病理信息。数字化生理信息设备主要包括心电信号数字化设备(涉及采集和分析)和脑电信号数字化分析设备。心电相关的主要设备有:心律失常计算机辅助分析设备、动态心电图和心率变异分析设备。脑电相关的主要设备有:数字脑电图机、脑电功率谱和双频谱分析设备、脑地形图仪和动态脑电图。

(四)数字化电子内镜设备

内镜是用于人体内部器官的临床成像和微创手术的观察装置。近年来,从刚性内镜检查和纤维内镜检查到电子内镜检查和内镜超声检查,内镜的类型和技术水平迅速发展。内镜的数字化突破了传统内镜在临床观察和诊断中的局限性,提高了图像质量及分析、诊断能力,实现了图像的长期存储和传输。

(五)数字化手术室专科设备

数字化手术室专科设备主要包括手术导航设备、术中磁共振成像系统、术中CT、磁导航血管造影系统等。手术导航系统利用数字化扫描设备(CT、MRI等)得到患者术前信息,在导航工作站处理后,重建出患者的三维模型影像,手术医师即可操作相关软件在此基础上设定手术计划路线进行术前计划并模拟进程。术中磁共振成像系统、术中CT是指在手术中进行磁共振检查、CT检查。磁导航血管造影系统是指在计算机控制的三维强磁场下,在立体定向系统和数字成像系统的引导下,根据规定路径预先植入人体内的小铁磁体的运动,直接作用在受影响的部位或指导各种外科手术设备在人体中执行复杂的操作。

二、医院信息化技术与系统

医院信息系统(hospital information system, HIS)是指利用计算机硬件和软件技术、网络通信技术等现代手段,使医院及其各个部门能够全面管理人员、物流和财务资源的流动,对在医疗活动的各个阶段产生的数据进行收集、存储、处理、提取、传输、汇总以生成各种信息,从而为医院的整体操作提供全面的自动化管理的信息服务系统。一个完整的医院信息系统包括面向管理信息的医院管理信息系统(hospital management information system, HMIS)和面向诊疗信息的临床信息系统(clinical information system, CIS)。

医院信息系统的组成主要由硬件系统和软件系统组成。硬件包括高性能中央电子计算机或服务器、大容量存储设备、整个医院部门的用户终端设备以及数据通信线路,构成用于共享信息资源的计算机网络。软件包括面向多用户和多种功能的计算机软件系统,主要有系统软件、应用软件和软件开发工具,包括各种医院信息数据库和数据库管理系统。

医院信息系统遵循以患者为中心的服务宗旨,充分利用信息技术,实现医院管理和诊疗业务的信息采集、存储、传输、处理和使用等功能,总体结构可以分为五部分:

1. **临床诊疗部分** 医生工作站、护士工作站、临床检验系统、医学影像系统、输血及血库管理系统、手术麻醉管理系统。

2. **药品管理部分** 数据准备及药品字典、药品库房管理功能、门急诊药房管理功能、住院药房管理功能、药品核算功能、药品价格管理、制剂管理子系统、合理用药咨询功能。

3. **经济管理部分** 门急诊挂号系统、门急诊划价收费系统、住院患者入/出/转管理系统、患者住院收费系统、物资管理系统、设备管理子系统、财务管理与经济核算管理系统。

4. **综合管理与统计分析部分** 病案管理系统、医疗统计系统、院长查询与分析系统、患者咨询服务系统。

5. **外部接口** 医疗保险接口、社区卫生服务接口、远程医疗咨询系统接口。

医院信息系统的有效应用,能够优化医院业务流程、整合医疗资源、降低医疗成本、提升诊疗质量、改善服务水平,从而提升医院竞争力,同时也为患者信息的整合和利用提供非常丰富的技术和手段,建立基于电子病历的临床信息资源,通过系统间的信息共享避免了信息孤岛,提高了医院的诊断和治疗水平,对实现智能型、知识型的临床信息系统具有重要意义。

三、区域医疗及公共卫生平台

区域医疗卫生信息化是指在一定区域范围内,在标准化建设成果和相互分享的基础上,为医疗服务提供者、健康管理机构、患者、医疗付款人和医药产品供应商等机构以数字化形式存储、传递卫生行业数据的业务和技术平台,以支持医疗保健、公共卫生和健康管理的工作过程。

构建区域医疗信息系统的目的是关注医疗服务机构,整合医疗资源和信息共享、整合通用技术和关键医疗服务技术,建立区域医疗公共服务平台,最大限度地利用有限的医疗卫生资源。因此,构建区域医疗信息系统工作内容主要包含:

(1)研究建立新型数字化医疗服务模式及业务流程标准,研究建立完整的现代医疗供应链体系。

(2)研究建立区域医疗共享平台,实现区域内三级医疗机构的医疗资源统一调度、配送和服务共享,并建立区域医疗共享服务监督及评价系统。

(3)提供社区、中级、高级医院双向转诊、远程医学影像会诊、患者网上预约、手机挂号、网上医疗咨询、远程查询病历及检验检查结果、网上用药咨询和患者随访等服务。

公共卫生信息系统是综合运用计算机技术、网络技术和通信技术,按照卫生行政、疾病预防控制、卫生监督中心、妇幼保健等各级各类公共卫生部门的应用目标,对信息进行数字化采集、交换、加工、存储、检索的系统。

在我国,国家公共卫生信息系统纵向网络建设形成"五级网络、三级平台"。五级网络是依托国家公用数据网,综合运用计算机技术、网络技术和通信技术,建立连接乡镇、县(区)、地(市)、省、国家五级卫生行政部门和医疗卫生机构的双向信息传输网络,形成国家公共卫生信息虚拟专网;三级平台是在地(市)、省、国家建立三级公共卫生信息网络平台。国家公共卫生信息系统横向网络建设形成"区域卫生信息网",即按照区域卫生规划要求和属地管理原则,在地(市)建立区域公共卫生信息网络平台的基础上,形成区域内各级卫生行政部门和各级各类医疗卫生机构有效的网络连接。

建立区域医疗卫生信息共享平台涉及建立包含通用数据标准、接口标准和相关卫生信息服务规范的标准化组件,将区域卫生资源与网络信息服务相结合,实现区域内外各类医疗卫生机构与相关部门的健康信息的收集、传输、共享、交流和协作服务,这将有助于缓解我国普遍存在的"看病难、看病贵"等问题,提高医疗服务的水平和质量,实现城市卫生资源的高效利用。将医疗、社保、新农合相结合,减少医疗、社保、新农合系统的重复建设,实现综合平台共享,加强政府部门之间的协调,为参保人提供便捷、高效的实时结算和即时补偿诊疗服务,为医保部门提供对医疗机构的实时监控服务。

第二节　标准化及互操作技术

国际标准化组织将标准定义为：由有关各方根据科学技术成就与先进经验共同起草、公认的或基本上达成共识的技术规范或其他公开文件，由标准化机构批准，目的是促进最佳公共利益。不同的技术架构、数据库形式、媒体以及不断产生的多语种知识内容使得系统之间的异构形式更趋于多样化，互操作需要解决的就是系统之间的异构问题。

本节从医疗健康标准、数据交换标准等方面，分别阐述几个典型的医疗健康标准的内容及其主要应用，以及异构系统如何基于标准进行互操作。

一、医疗健康标准

基于不同的分类概念和应用目的，可提出不同的标准分类方案。医疗健康标准大致涉及以下三类：一是信息表达标准，这是信息标准化的基础，包括命名、分类编码等；二是信息交换标准，解决信息传输与共享的问题，注重信息的格式，其语义和内容依赖于表达标准；三是信息处理与流程标准，用来规范信息处理流程，与具体的领域业务规范相关联，对信息系统的开发与推广具有十分重要的意义。

（一）医疗数据标准化概念

医疗数据的标准化涉及词汇、术语、命名法、分类、编码等概念，这些概念之间既有区别又有关联。

1. 词汇与术语　词汇是所有词的总称，当词汇被限定在特定专业或研究领域时，就形成了该专业特有的术语。术语是表达特定领域的概念体系的词或词组，是用来正确标记各个专业领域中的事物、概念、特性、关系和过程的专门用语。医学术语系统是根据特定命名规则对医学术语进行系统化组织排列而形成的医学领域术语的结构化列表。

2. 编码与编码系统　为了方便计算机阅读，术语系统中的术语需要通过编码进行标识。按照术语系统的分类结构，对其中的词汇进行编码，就形成了编码系统。分类和编码系统的形成是医学化标准语言（也就是计算机通用语言）产生与发展的重要推动力。如果要以可理解和可使用的方式发送和接收数据，那么发送者和接收者都必须采用通用的临床术语对医学名词和概念进行描述、分类和编码。

3. 词典　词典是将词按字母顺序排列而形成的参考书，每个词给出的信息通常包括其含义、发音和词源。数据元是数据词典的主要内容，是装载数据的容器，可理解为数据元是数据库里的字段，而数据是字段下面的一系列值（值集，value set）。医学数据词典收集医学领域相关数据元，将其按照某种规则排列，并提供每个数据元的解释或说明（元数据，metadata）以及数据的内容、结构和数据之间关系的描述。设计优良的、智能的、带有术语服务的医学数据词典有助于医疗保健组织或电子健康档案（electronic health records，EHR）系统遵循词汇标准交换临床数据，接收和正确理解来源于多个异构系统或信息源的数据。

（二）医学术语系统

医疗健康领域有很多术语系统，每个术语系统都有其特定的历史起源，各自发挥不同的作用，满足不同用户的不同需求。下面简要介绍部分著名的医学术语系统：

1. 系统医学命名法 – 临床术语　系统医学命名法 – 临床术语（systematized nomenclature of medicine–clinical terms，SNOMED CT）是一个完整的医学术语系统，可对医学概念进行精确表达，支持医学数据的一致性索引、存储、调用和跨专业、跨机构集成，可以用来编码、提取和分析临床数据。

在具体的应用上，SNOMED CT 可作为信息传输交换、数据集成的参考术语，可作为数据提取和调用的索引系统、临床数据存储的编码系统，或者直接作为数据录入的界面术语，还可用于简单的汇总分析或通过使用描述逻辑用于复杂分析。

2. 逻辑观察标识符命名与编码　逻辑观察标识符命名与编码（logical observation identifiers names and codes，LOINC）从语义和逻辑上支持医学检查、检验结果的交换，为实验室和临床检查提供了一套统一的名称和标识码。LOINC 分为实验室（laboratory LOINC）、临床（clinical LOINC）、调查问卷和信息附件四个部分，以实验室为主，其中临床负责非实验室诊断检查、医疗护理指标、重症医学、病史及体格检查方面的内容。LOINC 数据库专业领域齐全,内容覆盖面广,它囊括了临床实验室所报告的几乎所有的观测指标,其专业领域包括化学、血液学、血清学、血库、微生物学、细胞学、手术病理学及生殖医学等。

3. 国际疾病分类 国际疾病分类(international classification of diseases, ICD)是世界卫生组织(World Health Organization, WHO)在早期死因分类标准基础上拓展、细化和补充修订而形成的疾病分类体系,现已发展到涉及所有疾病和死亡原因,包括中毒和损伤及其外部原因的统计分类,其主要目的是利用同一分类标准对不同国家、地区在不同时间收集的疾病和死亡数据进行系统地记录、分析、解释和比较,同时把疾病诊断和其他健康问题以编码的形式呈现,方便统计分析和分类检索。

二、数据交换标准

数据交换是医学信息在系统和机构之间得以流动、共享和利用的基本要求。信息交换标准定义了信息电子化传输的结构和语法,作为发送和接收信息的标准方式。信息交换标准有两种:一种基于消息,即信息被作为消息发送;另一种基于文档,即信息以结构化文档(形式)发送。以数据交换为目的的信息标准有很多,分别产生于不同时期,基于不同的信息技术应用背景、信息交换需求和实现理念。下面简要介绍其中几个较有影响力的标准:

(一) 医疗信息传输与交换标准

卫生信息交换标准(health level seven, HL7)是一种标准化的卫生信息传输协议,汇集了不同厂商设计应用软件之间接口时的标准格式,并使各个医疗机构能够在异构系统之间进行数据交互。HL7 的宗旨是研制和开发医院数据信息传输协议和标准,并且规范临床医学和管理信息的格式,以此来提高医院信息系统之间的数据信息共享程度,降低医院信息系统之间互相连接的难度。HL7 的主要应用领域是医院信息系统(HIS)/放射信息管理系统(radioiogy information system, RIS),主要规范了 HIS/RIS 系统及其设备之间的通信,它涉及病房和患者信息管理、收费系统、化验系统、放射系统、药房系统等各个方面。

(二) 医学影像传输标准

医学影像传输标准(digital imaging and commu-nication in medicine, DICOM)是一个国际信息技术标准,用来生成、存储、展示、提取、查询和打印医学影像及派生的结构化文档,同时管理相关工作流。

DICOM 文件是指按照 DICOM 标准存储的医学图像文件,一般由 DICOM 文件头和 DICOM 数据集两部分构成,文件头包含了标识数据集的相关信息,而数据集是 DICOM 文件的主要组成部分,包括医学图像以及许多和医学图像相关的重要信息,如患者姓名、图像大小等。组成文件头和数据集的最基本结构单元是数据元素。数据元素由标签、数据描述、数据长度和数据域 4 个部分组成,按照逻辑关系分成不同组并按照一定的顺序排列。对于 DICOM 文件,一般采用显式传输,数据元素按标签从小到大顺序排列。

(三) 医疗健康信息集成规范

医疗健康信息集成规范(integrating the healthcare enterprise, IHE)是美国北美放射学会和美国卫生信息和管理系统协会早年启动的一个项目,目的是提出一个互操作框架,集成卫生领域内的信息化技术,通过采用医疗卫生信息标准,促进卫生信息在系统间、机构间实现无缝传递。IHE 因其成功的协作性工作过程及其互操作解决方案,在制定、测试和实施基于标准的互操作性电子健康记录系统方面具有有不可替代的位置。

IHE 不制定新的标准,而是针对医疗领域的特定需求,通过制定 IHE 技术框架或规范(technical framework, TF)来推动标准的联合协同应用。IHE 的 TF 是详细的、严格组织起来的规范性文档,描绘了基于标准的各个系统之间的信息交流,为形成特定的系统集成能力提供全面指导。每一个 TF 都包含一组集成规范,规定了如何采用标准满足特定需求,消除含糊和歧义,减少系统建设成本,实现高水平的互操作性能。IHE 集成规范由一组发生在行为者或角色之间的事务或交易构成。每个事务都有一个唯一的名称和编码,在行为者之间传递指定的信息。依据不同的专业领域,IHE 成立了若干技术委员会,制定相应的 TF。

三、异构系统互操作技术

由于临床医学数据是从医学影像、实验数据以及医生与患者的交流中获得的,所以原始的临床医学数据具有多种形式,包括影像(如SPECT)、信号(如ECG)、纯数据(如体征参数、化验结果)、文字(如患者的身份记录、症状描述、检测和诊断结果的文字表述)等。临床医学数据的多样性是它区别于其他领域数据的最显著特征。

临床医学数据的异构性指的是数据中包含结构性、半结构性与非结构性(影像、照片等)数据,这样的异构性加大了知识收集的难度,使基于医疗数据库的通用软件系统的开发变得较为困难,但随着医疗卫生信息标准化工作的逐步深入,信息标准的广度、深度和颗粒度也在不断拓展和细化。标准的内涵不断丰富,标准家族愈来愈庞大。每类标准都针对特定某种问题,所有标准协同作用,以提供完整的互操作解决方案。

上述标准就是为了解决异构系统与数据如何进行操作的问题,如HL7卫生信息交换标准就汇集了不同厂商在设计应用软件之间接口时使用的标准格式,它允许数据在各个拥有异构系统的医疗机构之间进行方便的交互,以提高信息系统之间的互操作性和信息共享性,降低信息系统互联成本。

第三节 数据安全及隐私保护技术

目前,智能网络是大多医院采用的用来共享重要医疗信息的途径。对于医护人员而言,网络化协同意味着更有效、更方便的患者电子信息存取方式;对于医院而言,网络化协同可以使重要的医疗信息资源在不同的医疗机构之间共享,达到减少重复投入的目的。但由于一些医药机构缺乏有效的审计机制和安全保护措施,也可能出现业务数据被非法读取与账号滥用的风险,这会导致核心信息数据外泄事件频频发生。处理好数据安全与隐私保护问题,是推动医疗健康信息的应用和发展的一个重要保障。

一、医疗健康数据加密技术

医疗健康领域有着特殊的敏感性,相关信息数据的使用和分享需要充分考虑隐私和保密。一方面我们要保护数据在存储、交换和使用过程中

的安全性,保证原始数据不被泄漏;另一方面,我们需要考虑数据使用的隐私性,使得参与研究的人员信息不能被重新标识。下面简要介绍几种基本的常用于医疗健康数据加密的技术:

(一)对称加密

对称密钥算法是用于加密的算法,其使用相同的加密密钥来加密明文和解密密文。实际上,密钥代表了两个或更多方之间的共享秘密,可用于维护私人信息连接。在对称密钥方案中,加密和解密密钥相同,通信方必须具有相同的密钥才能实现安全通信。与非对称密钥加密相比,双方都可以访问密钥的特点是对称密钥加密的主要缺点之一。

(二)非对称加密

非对称加密(公钥加密)是使用一对密钥的系统,包括可以广泛传播的公钥,以及只有所有者知道的私钥。这种密钥的生成依赖基于数学问题的加密算法来产生单向函数。保证其安全性只需要将私钥保密,而公钥可以进行公开且不对安全性产生影响。在这样的系统中,任何人都可以使用接收者的公钥加密消息,但是加密的消息只能用接收者的私钥解密。

非对称加密算法是现代密码系统、应用程序和协议中的基本安全成分,能够确保电子通信和数据存储的机密性、真实性和不可否认性。非对称加密的一个典型例子是数字签名,一种对电子文件进行加密运算产生签名的方法,验证时用签名数据还原的文件(或摘要)与原文(或摘要)进行比对来确认原文是否被修改。它对文件的加密和解密使用不同的密钥,签名时使用的加密密钥是私钥,仅由签名人掌握,验证文件时使用的解密密钥是公钥,可以在公开场合传输。在电子病历中应用数字签名时,就是对要签名的病历文件内容进行签名处理产生关联的签名数据。数学上已证明现有条件下这种签名数据一般条件下无法破解或伪造,同时又可以被特定的机构进行验证。按照目前的电子技术水平、管理条件,应用数字签名技术作为实现电子病历中可靠电子签名的方法在经济上、技术上和管理上都具备可行性。

(三)属性基加密

属性基加密(attribute-based encryption, ABE)机制是在身份基加密技术的基础上被提出的,与

以前的公钥加密方案（如公钥加密算法和身份基加密）最大的不同点就是，ABE 实现了一对多的加密和解密。不需要像身份加密一样，每次加密都必须知道接收者的身份信息，在 ABE 中身份标识被看作是一系列的属性。

ABE 机制主要具有四个特点：一是资源提供方不需要关注群体中成员的身份和数量，仅需根据属性加密消息，在保护了用户隐私的同时降低了数据加密的开销；二是 ABE 机制中用户密钥与随机数或随机多项式相关，因此不同用户的密钥无法联合，阻止了用户的串谋攻击；三是只有符合密文属性要求的成员才能对消息进行解密，因此保证了数据的机密性；四是 ABE 机制支持基于属性的灵活访问控制策略，可以实现属性的与、或、非和门限操作。由于 ABE 机制的高效性、抗串谋性和策略表示灵活性，可以应用在定向广播、组密钥管理、细粒度访问控制（审计日志、付费电视系统等）、隐私保护等领域中。

二、隐私保护技术

网络安全技术是保障信息安全的重要手段，采用更有效的安全系统、更高效的加密系统、更优越的算法都能有效防止患者信息的泄露，从而保护患者隐私。医疗健康数据的隐私保护技术主要有匿名化、身份认证、区块链等。

（一）匿名化

基于匿名化的隐私保护技术主要采用泛化和抑制两种操作实现。泛化是对原始真实数据的一种概括，如用范围代替具体值，可避免隐私信息被数据挖掘者通过个体标志属性挖掘出。抑制是对属性的隐藏，使数据挖掘者不能看到被抑制的属性。匿名技术不同于添加噪声的方法，它不对原始数据进行修改，也不对挖掘结果进行保护，而是选择性地发布敏感信息，以确保数据提供者的身份无法通过公布的数据而挖掘出。基于匿名化的隐私保护技术计算开销适中、数据真实不失真、算法通用性高，但由于其方法自身的限制，数据存在一定的丢失。

（二）身份认证

身份认证是实现网络安全的重要机制之一，其基本思想是通过验证被认证对象的属性以确认被认证对象是否是真实有效的。在安全的网络通信中，涉及的通信各方在实现对于不同用户的访问控制和记录前，必须通过某种形式的身份验证机制来证明它们的身份，以验证用户是否与所宣称身份的一致。身份认证主要通过三种方式来证明用户身份：一是根据用户所知道的信息（what you know）；二是根据用户所拥有的东西（what you have）；三是直接根据用户独一无二的身体特征（who you are）。在实际应用中，也可以综合利用这三种方式来判别。

（三）区块链

除匿名化与身份认证外，区块链也是一种新型的隐私保护方法。狭义地讲，区块链是一种按照时间顺序将有效数据区块以链式形式组合而成的数据结构，并通过密码学方式保证不可篡改和不可抵赖的、可附加的去中心化共享总账。广义的区块链技术则是利用加密链式区块结构来验证与存储数据、利用分布式节点共识算法来生成和更新数据、利用自动化脚本代码（智能合约）来编程和操作数据的一种全新的去中心化基础架构与分布式计算范式。

区块链技术可以帮助医生、患者和研究人员快速安全地认证权限，实现自由的数据访问和分享。因此，目前区块链在医疗领域的应用和研究备受关注，主要方向有医疗信息保护、医疗支付、医疗数据应用、医疗数据存储分享、医疗信息交易、预测分析等。

三、隐私保护数据利用技术

随着互联网的发展和云计算概念的诞生，以及人们在密文搜索、电子投票、移动代码和多方计算等方面的需求日益增加，同态加密变得更加重要。同态加密技术在计算复杂性、通信复杂性与安全性上具有很大的优势，同时也具有非常广泛的应用前景。同态加密是一类具有特殊自然属性的加密方法，与一般加密算法相比，同态加密除了能实现基本的加密与解密操作之外，还能实现密文间的多种计算，即先计算后解密与先解密后计算得到的结果是等价的，这个特性非常有利于对信息安全的保护。同态加密技术可以实现无密钥方对密文的计算，密文计算无须经过密钥方，在转移计算任务的同时减少了通信的代价，由此可平衡各方的计算代价；同态加密技术可以实现先对多个密文进行计算之后再解密，不必花费高昂的计算代价，对每一个密文分别解密；同态加密技术可以让解密方无法获得每一个密文的消息，只能获知最后的结果，从而提高信息的安全性。

同态加密技术在分布式计算环境下的密文数据计算方面有着广泛而重要的应用，可以使得我们在云环境下，充分利用云服务器的计算能力，实现对明文信息的运算，而不会有损私有数据的私密性。例如医疗机构通常拥有比较弱的数据处理能力，而需要第三方来实现数据处理分析以达到更好的医疗效果或者科研水平，这样他们就需要委托有较强数据处理能力的第三方实现数据处理（云计算中心），但是医院负有保护患者隐私的义务，不能直接将数据交给第三方。在同态加密技术的支持下，医疗机构就可以将加密后的数据发送至第三方，待第三方处理完成后便可返回给医疗结构。

第四节 医疗健康数据应用技术

随着医疗卫生信息化进程不断加快，移动互联网技术在医疗健康领域的应用越来越广泛，医疗健康数据的规模和种类正以前所未有的速度暴发式增长，传统的软件工具已无法对现有的医疗健康数据进行快速准确地分析与处理，以海量数据分析为核心的新一代医学信息化研究方法已成为推动实现全面化、个性化、高水平智慧医疗的关键技术手段。与此同时，与其他领域数据相比，医疗数据具有一定的特殊性，如在医疗机构信息化过程中产生的医疗信息数据体量庞大、差异化明显、整合难度极高，且往往以孤岛的形式存在，不同机构间的数据模型、患者隐私保护及数据共享策略存在差异等。

本节主要介绍在人工智能技术与大数据分析处理技术不断发展的时代，为了更高效、更实际地利用不断扩增的医疗健康数据并使其发挥最大作用的医疗健康数据应用技术。

一、常用医疗健康数据分析算法及工具

大数据时代，要从海量的数据中挖掘获得有用信息，机器学习是一大基础解决方案。目前普遍认为机器学习是一门多领域交叉学科，涉及概率论、统计学、逼近论等多门科学，研究计算机模拟或实现人类的学习行为，以获取新的知识或技能，机器学习中常见的"训练"与"预测"行为，可类比人类学习行为中的"归纳"与"推测"，其本质是借助数学模型和设计算法，让计算机从数据中挖掘出有意义的规律，并利用这些规律来预测未知数据。机器学习通常可分为监督学习、无监督学习与半监督学习。

（一）监督学习

监督学习需要给定训练集的输入数据（即特征）与期望输出数据（即标签），其中输出数据也是人类标注的结果。监督学习使用分类算法和回归技术来开发预测模型，不仅可以预测具有连续标签的模型，也可以预测离散的分类标签。较为常见的监督学习算法包括逻辑回归、决策树、支持向量机等。

1. 逻辑回归 逻辑回归是一种非线性回归模型，在线性回归的基础上通过逻辑函数（也称为 Sigmoid 函数）引入非线性因素，是一种分类算法，常用来描述二分类问题。

逻辑回归的输入可以是连续的，而输出一般是离散的，如输出可以只有 0 或 1 两个结果。这种方法使用隐含的 Sigmoid 函数，通过估计概率来计算标签与一个或多个特征之间的关系，由 Sigmoid 函数将实值数字映射为一个位于 0 到 1 之间的值，再用阈值分类器将这个值转换为 0 或 1，实现二分类。

2. 决策树 决策树也是一种常见的分类方法，其核心是一个树结构，树的每一个非叶子节点表示的是一个特征属性上的测试，每一个分支则代表这个特征属性在某个具体值域上的输出，而每一个叶子节点存储一个具体的类别。使用决策树进行决策时，从根节点开始对待分类的项中相应的特征属性进行测试，并按照测试值选择输出的分支，直到到达最后的叶子节点，叶子节点存储的类别即为对应的决策结果。

3. 支持向量机 支持向量机（support vector machine，SVM）是机器学习中运用较为广泛的一种的算法，它是一种二分类算法，通过构建超平面函数，来进行样本分类。支持向量机的基本模型

是在特征空间上找到最佳的分离超平面使得训练集上正负样本间隔最大,一般可分为硬间隔支持向量机(线性可分支持向量机)、软间隔支持向量机和非线性支持向量机。

(二)无监督学习

与监督学习相比,无监督学习是一种无需人工标注就可以识别无标签数据的模型,较为常用的无监督学习算法有聚类、关联分析等。

1. 聚类 聚类指的是将大量具有未知标签的数据集按其内在相似性划分为多个类别,使得类别内的数据相似度尽可能大,而类别间的数据相似度尽可能小。

K-means 算法是聚类分析中使用最广泛的算法之一,K-means 算法中的 K 代表类簇个数,means 则代表类簇内数据对象的均值。这种算法以距离作为数据对象间相似性度量的标准,即数据对象间的距离越小,则它们的相似性越高,则它们越有可能在同一个类簇。具体步骤是:①随机选取 K 个对象作为初始聚类中心;②计算每个对象与每个聚类中心的距离,并将其分配到最近的中心,与中心一起成为一个聚类;③计算每一个聚类的均值作为新的聚类中心;④重复前两个步骤直至收敛(通常为聚类中心不再发生变化)。

2. 关联分析 关联分析又称关联挖掘,指的是在大规模的数据集中挖掘紧密的联系,分为频繁项集与关联规则两种。频繁项集指的是频繁同时出现的对象集,而关联规则指的是两个对象之间可能存在的紧密联系。

Apriori 算法是常用的一种用于挖掘出数据关联规则的算法,可以被用于找出数据值中频繁出现的数据集合。算法输入包括数据集合 D 和支持度阈值 α,输出则是最大的频繁 K 项集。具体步骤是:①搜索出候选 1 项集及对应的支持度,去除低于支持度的 1 项集,得到频繁 1 项集;②对剩余的频繁 1 项集进行连接,得到候选的频繁 2 项集,筛选去除低于支持度的候选频繁 2 项集,得到真正的频繁 2 项集;③以此类推,直至无法找到频繁 K+1 项集,最终得到对应的频繁 K 项集的集合,作为算法的输出结果。

(三)半监督学习

由于监督学习在进行模型训练时需要大量人工标记的有标签数据,而现实应用中要得到这样的数据集非常困难,半监督学习正是监督学习和无监督学习方法的组合,一定程度上避免了无监督学习的相对盲目性,又大大降低了人工标注的工作量。这种学习方法的训练集中既有带标记的数据,又有无标签数据参与建立学习模型,目标是使用标记的信息集对未标记的数据进行分类。

在实际应用中,面对海量待处理的数据,大规模的机器学习计算需要通过分布式架构进行处理,下一部分将介绍两种常见的开源分布式并行计算框架。

二、海量医疗数据高性能分析处理技术

随着深度学习、大数据的发展,数据分析处理技术对于计算机的运算能力有着极高的要求,没有一流的计算平台资源,很难得到最好的算法模型。深度学习作为目前人工智能、大数据分析的核心技术,在医疗数据达到海量级别时,对计算机的运算能力的要求也大大超过以往。

(一)图形处理器

中央处理器(central processing unit, CPU)作为通用处理器,可以完成神经网络算法的计算,本身计算能力不高且并行度低。为提高计算能力,常见的做法是进行分布式计算,集合多个 CPU 以提高计算并行度,但医疗健康数据量不断扩增,计算规模越来越大,即使是采用多核 CPU 或 CPU 集群也难以适应现阶段海量数据量下的计算需求。现阶段,深度学习硬件加速主要依靠的是提供了多核并行计算基础结构的图形处理器(graphics processing unit, GPU)。

GPU 在 20 世纪诞生时,并不具有软件编程特性,其主要作用为加速计算机对 3D 图像的处理。随着 GPU 本身的不断发展,GPU 具有了可编程特性,功能、性能上不断完善,已演化为一个新型可编程高性能并行计算资源。在进行浮点运算、并行计算等计算时,与 CPU 相比,GPU 能够提供数十倍甚至上百倍的性能。

(二)开源集群运算框架

1. 分布式计算开源框架——Hadoop Hadoop 是 Apache 开源组织的一个分布式计算开源框架,用 Java 语言实现在大量计算机组成的集群中对海量数据进行分布式计算,最核心的设计是分布式文件系统(Hadoop distributed file system,

HDFS）和分布式计算框架（MapReduce），HDFS实现存储，而 MapReduce 实现分析处理。Hadoop实现整个数据处理的过程分为两个主要步骤：①Map，将任务分割并且做好对应的关系映射，将任务分发到各个数据节点上；②Reduce，将各个数据节点上的分析结果整理并返回最终的分析结果。

2. **通用集群计算系统——Spark** Apache Spark 是一个开源集群运算框架，最初由加州大学伯克利分校的算法、机器与人实验室（algorithms machines people lab, AMPLab）所开发。Spark 使用了存储器内运算技术，相对于 Hadoop 的 MapReduce 会在运行后将中介数据存放到磁盘，Spark 能在数据尚未写入硬盘时即在存储器内进行分析运算，运算速度能够做到 Hadoop MapReduce 的 100 倍，即使是在硬盘中运行程序，Spark 也能快上 10 倍。Spark 还允许用户将数据加载到集群存储器，并允许多次查询，非常适合机器学习算法。

三、多中心数据协同分析技术

多中心数据协同分析技术指的是在同一个医疗健康信息平台上，由多个不同单位产生、保存并处理分析数据，最终在平台上进行整体分析并分享成果。现阶段，已有一些国外组织和机构通过组建协同医疗健康信息平台为多中心电子病历数据研究提供服务。以下介绍其中较为突出且具有一定成效的一些项目或平台：

（一）观察性健康医疗数据科学与信息学联盟

观察性健康医疗数据科学与信息学联盟（the observational health data sciences and informatics, OHDSI）是一个由美国哥伦比亚大学牵头的世界性公益型研究联盟，主要研究全方位医学大数据分析的开源解决方案，关注数据标准化、药品安全监测、比较效果研究、个性化风险预测、数据特征化、质量改进等多个问题，旨在通过大规模数据的分析挖掘来提升临床医学数据价值，实现跨学科、跨行业的多方合作。OHDSI 使用观察性医疗结果合作组织通用数据模型，对电子病历等临床观察性数据进行标准化，以支撑多来源临床数据的融合分析与挖掘。

（二）整合研究电子病历与基因组学网络

整合研究电子病历与基因组学网络（electronic medical records and genomics, eMERGE）是由美国国家人类基因组研究所组织和资助的全国性的研究网络，于 2007 年启动，集成包括哈佛大学、哥伦比亚大学等 9 个顶尖医学研究机构和医疗机构的电子病历数据与 DNA 数据，致力于开发生物医学研究工具，促进数据共享，并公开基因组的研究结果，以使医学界、科学界和广大公众更广泛地受益。eMERGE 研究网络涵盖了多个学科领域，将 DNA 生物数据库与电子病历（electronic medical record, EMR）系统相结合，用于支持基因组学的大规模、高通量的遗传研究，目前已经发展到第三阶段。在 eMERGE 的第一阶段和第二阶段期间，研究网络在超过 55 000 名基因组研究的参与者中调用了 40 多种算法，返回的临床研究的结果已经在研究网络的各个站点上实施或计划实施。

（三）面向临床研究的电子健康档案

欧洲的面向临床研究的电子健康档案（electronic health records for clinical research, EHR4CR）项目旨在为电子健康记录系统中临床研究数据的重复利用，提供适应性强、可重复使用和可扩展的解决方案、工具和服务。该项目开发了一个可扩展平台，可安全连接欧洲多个医院电子病历系统和临床数据库的数据，支持分布式查询，以协助临床试验的可行性评估和患者招募。

EHR4CR 平台可以显著提高临床试验的设计和开展的效率，减少医学研究的时间和费用，降低行政负担，提高研究效率。目前这一项目已得到了医学研究者等卫生服务界的普遍认同。

（李劲松）

参 考 文 献

[1] 李劲松, 刘奇, 张岩, 等. 生物医学信息学［M］. 北京：人民卫生出版社, 2019.

[2] Shortliffe EH. Biomedical informatics［M］. Springer Science+ Business Media, LLC, 2006.

［3］ Musen MA, van Bemmel J H. Handbook of medical informatics［M］. Houten, the Netherlands: Bohn Stafleu Van Loghum, 1997.

［4］ SNOMED International.［EB/OL］.［2019-07-05］. http://www.snomed.org/.

［5］ Huff S M, Rocha R A, McDonald C J, et al. Development of the logical observation identifier names and codes（LOINC）vocabulary［J］. Journal of the American Medical Informatics Association, 1998, 5（3）: 276-292.

［6］ World Health Organization. International Classification of Diseases, 11th Revision（ICD-11）［EB/OL］.［2019-10-09］. https://www.who.int/classifications/icd/en/. 2019.

［7］ Dolin R H, Alschuler L, Beebe C, et al. The HL7 clinical document architecture［J］. Journal of the American Medical Informatics Association, 2001, 8（6）: 552-569.

［8］ Delfs H, Knebl H. Introduction to Cryptography: Principles and Applications［M］. Berlin: Springer, 2002.

［9］ Ivan D. Moving toward a blockchain-based method for the secure storage of patient records［C］//ONC/NIST Use of Blockchain for Healthcare and Research Workshop. Gaithersburg, Maryland, United States: ONC/NIST. 2016: 1-11.

［10］ Rivest R L, Adleman L, Dertouzos M L. On data banks and privacy homomorphisms［J］. Foundations of secure computation, 1978, 4（11）: 169-180.

［11］ Observational Health Data Sciences and Informatics.［EB/OL］.［2019-02-26］. https://www.ohdsi.org/.

［12］ The European Institute for Innovation through Health Data. Electronic Health Records for Clinical Research.［EB/OL］.［2019-02-26］. http://www.ehr4cr.eu/.

［13］ Georges De Moor, Mats Sundgren. Using electronic health records for clinical research: The case of the EHR4CR project［J］. Journal of Biomedical Informatics, 2015, 53: 162-173.

［14］ M. Chen, Y. Hao, K. Hwang, et al. Disease Prediction by Machine Learning Over Big Data From Healthcare Communities［J］. IEEE Access, 2017, 5: 8869-8879.

［15］ R. K. Ferrell, S. R. Sukumar, R. Natarajan. Quality of Big Data in health care［J］. International J Health Care QA, 2015, 28: 621-634.

［16］ J. D. Halamka. Early Experiences With Big Data At An Academic Medical Center［J］. Health Affairs, 2014, 33: 1132-1138.

［17］ Hripcsak G, Duke J D, Shah N H, et al. Observational Health Data Sciences and Informatics（OHDSI）: Opportunities for Observational Researchers.［J］. Studies in Health Technology & Informatics, 2015, 216: 574-578.

［18］ McCarty C A, Chisholm R L, Chute C G, et al. The eMERGE Network: a consortium of biorepositories linked to electronic medical records data for conducting genomic studies［J］. BMC medical genomics, 2011, 4（1）: 13.

［19］ Obermeyer Z, Emanuel E J. Predicting the future—big data, machine learning, and clinical medicine［J］. The New England journal of medicine, 2016, 375（13）: 1216.

［20］ Patil H K, Seshadri R. Big data security and privacy issues in healthcare［C］//2014 IEEE international congress on big data. IEEE, 2014: 762-765.

［21］ Zhang L, Wang H, Li Q, et al. Big data and medical research in China［J］. BMJ, 2018, 360: j5910.

第四章 "互联网+"医疗服务

《"健康中国2030"规划纲要》指出医疗服务要以优质高效为目标,要建成整合连续、分工协作的医疗服务体系,建立信息互联互通的创新医疗卫生服务模式,提升医疗服务品质,优化医疗服务流程。随着人民群众对健康需求的持续增长,以及信息通信技术在医疗服务上的不断融合,为了更好满足持续增长的医疗服务需求,医疗服务体系在全民健康覆盖和提升医疗服务品质上仍需增质提效,"互联网+"医疗服务成为具有极大潜能的创新模式。本章第一节介绍我国医疗服务体系现状和主要成就,针对存在的问题,提出"互联网+"技术与医疗服务深度融合创新,能推进均衡医疗资源配置,建设整合型的医疗服务体系。第二节阐述"互联网+"医疗服务的内涵、服务模式以及现阶段在我国的主要应用。第三节介绍与"互联网+"医疗服务主要相关的技术支撑系统,并在第四节提出制约和影响"互联网+"医疗服务的问题和挑战。

第一节 国内医疗服务现状

我国的医疗服务体系主要由医院和基层医疗卫生机构所组成,为人民群众提供医疗服务。

一、医疗服务

医疗服务(medical service)是一项医学实践,是一种特殊的职业活动,是各级各类医疗机构及其医务人员运用卫生资源为社会公众提供医疗、预防、保健和康复等服务的过程。医疗服务的供给方是各级各类医疗机构及其医务人员;医疗服务的需求方是广大社会公众,主要是患有各种疾病或处于亚健康状况的人;医疗服务的内容包括医疗、预防、保健、康复和健康促进等;医疗服务的目的是通过为人民群众提供安全、有效、方便、

价格适宜的医疗卫生服务,保障人民群众健康。

医疗服务体系(medical service system)是以预防、保健、医疗、康复和健康促进等为其主要功能,由各级各类医疗机构所组成的有机整体。当前,我国的医疗服务体系主要由医院和基层医疗卫生机构组成(图4-1)。根据办医主体分,医院可分为公办医院和社会办医院。其中,公办医院分为政府办医院(主要划分为县办医院、市办医院、省办医院、部门办医院)和其他公办医院(主要包括军队医院、国有和集体企事业单位等开设的医院)。根据医院等级划分,可分为三级、二级、一级医院,每级再划分为甲、乙、丙三等。根据医院类型,可分为综合、专科、中医医院。县级以下为基层医疗卫生机构,主要包括乡镇卫生院(社区卫生服务中心)和村卫生室(社区卫生服务站)。

二、医疗服务现状

(一)总体进展

中华人民共和国成立以来,我国建立了由医院、基层医疗卫生机构、专业公共卫生机构等组成的覆盖城乡的医疗卫生服务体系,基本满足居民医疗卫生服务需求。改革开放以来,医疗卫生服务作为改善民生、社会发展的重要方面,取得巨大的成就,我国人均预期寿命稳步提高,婴儿死亡率和孕产妇死亡率逐年下降。为进一步解决人民群众看病就医问题,2009年我国启动了新一轮的医药卫生体制改革,深化医药卫生体制改革实施十年来,医疗服务进一步取得了长足的进步。

1. **医疗卫生服务体系不断健全,医疗资源配置稳步增加** 医疗资源配置的核心要素,医疗卫生机构、床位和医务人员稳步增加。我国的医疗机构数从2008年的891 480个增加至2019年的1 007 545个,每千人口床位数从3.05张上升为

6.30 张,每千人口执业(助理)医师数由 1.66 人上升至 2.77 人,每千人口注册护士数由 1.27 人上升至 3.18 人。

2. **医疗卫生服务体系效率不断提高,医疗服务能力大幅提升** 优质高效医疗卫生服务体系逐步建立,深化医改取得重大阶段性成效。2008—2019 年,我国诊疗人次从 49.01 亿增长到 87.2 亿,其中医院诊疗人次从 17.82 亿上升到 38.4 亿,基层医疗卫生机构诊疗人次从 29.63 亿增加到 45.3 亿。同一时间段内,我国住院人数从 1.15 亿上升到 2.66 亿,其中医院的增幅为 186.5%,基层医疗机构的增幅为 22.9%(图 4-2)。

3. **人民群众获得感进一步增强,个人自付的卫生费用占比逐年下降** 2009 年实施新一轮医改以来,政府投入逐步增加,医疗保障制度得以完善,患者医疗服务费用压力进一步降低,人民群众获得感进一步增强。2008—2019 年,个人自付的卫生费用占比呈逐年下降趋势,由 2008 年的 40.42% 下降至 2019 年的 28.4%;政府支出的卫生费用占比从 2008 年的 24.73% 上升至 2011 年的 30.66%,之后呈总体下降趋势,至 2019 年达到 26.7%。以上数据显示,在卫生费用的构成中,个人支付占比不断减少,政府支出占比不断增加(图 4-3)。

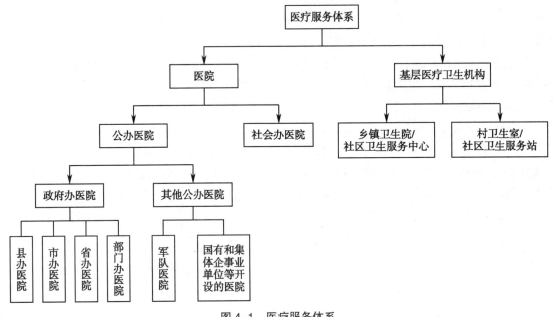

图 4-1 医疗服务体系

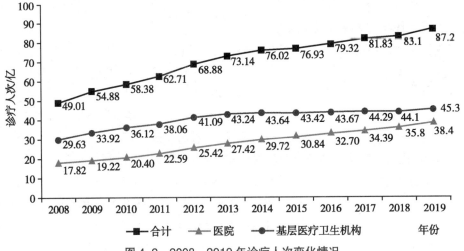

图 4-2 2008—2019 年诊疗人次变化情况

(资料来源:中国卫生和计划生育统计年鉴 2011—2017、
2017—2019 年我国卫生健康事业发展统计公报)

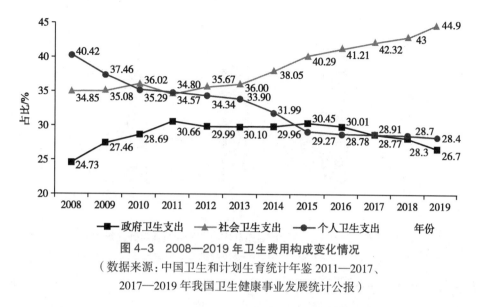

图 4-3 2008—2019 年卫生费用构成变化情况
（数据来源：中国卫生和计划生育统计年鉴 2011—2017、
2017—2019 年我国卫生健康事业发展统计公报）

（二）存在的问题

现阶段，医疗资源总体供应不足与需求不断增长之间的矛盾较为突出，城乡与地区之间基本医疗服务的差异依然显著，主要存在以下问题：

1. 医疗资源配置的不平衡不充分 中国幅员辽阔，人口众多，经济社会持续发展，但仍存在着区域发展的不平衡性和发展能力的不充分性，医疗资源配置也存在着不平衡不充分的问题。东部地区和城市由于经济社会发展较快，医疗资源表现为一定程度的集聚，而中西部地区则发展相对滞后，特别是中西部的农村地区，幅员广袤，人口密度低，居民散居，就医的可及性亟待提升。三级医院大多分布在东部地区，三级医疗机构数量、每千人执业医师数量呈现由东部到中西部逐渐减少的特点。同时，优质医疗资源在区域内部分布配置也存在不平衡，多数省（区）的优质医疗资源集中于大城市的三级医院当中，中小城市

的医疗资源相对有限，在县乡中的分布更加不足（图 4-4、图 4-5）。

2. 医疗服务体系碎片化，整合与协作亟待加强 优质高效、公平发展的医疗服务体系需要整合协调，要求体系中不同等级、不同专业的医疗机构分工协作。然而，现阶段我国医疗资源存在"碎片化"现象，限制了医疗服务能力的充分发挥，降低了医疗资源运行效率。一方面，不同等级的医疗机构之间，存在业务流程割裂、互不衔接，各医疗机构的信息系统之间不相互联通、患者诊疗信息不共享的现象；另一方面，医疗服务模式仍主要关注在疾病治疗的最末端，医疗卫生服务体系碎片化，不能适应预防、治疗、保健和康复一体化服务和全方位、全周期维护人民健康的需要。打破各医疗机构间彼此孤立的格局，形成整合协调的医疗服务体系，推进分级诊疗制度，是推动医疗服务均等化和全方位、全周期覆盖的重要抓手。

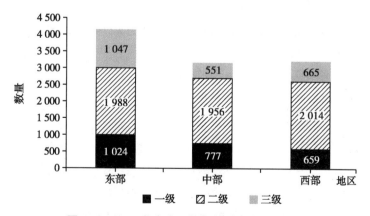

图 4-4 2018 年东中西部各级别医院分布情况
［资料来源：中国卫生健康统计年鉴（2019）］

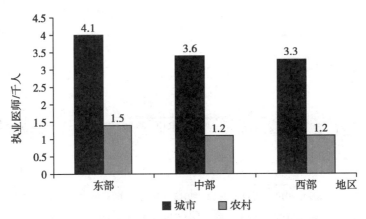

图 4-5 2018 年东中西部城市和农村每千人执业医师数量情况

[资料来源：中国卫生健康统计年鉴（2019）]

3. 基层医疗服务能力仍然较为薄弱 基层卫生人力不足且发展不平衡,全科医生是基层开展医疗服务的核心,但当前全科医生的配置数量不足,影响了基层医疗卫生机构的医疗服务能力提升。全科医生配置存在地区间不平衡,2018 年江苏每万人口全科医生数达到了 5.94 人,而西藏只有 1.02 人（图 4-6）,各省全科医生配置水平的差异不利于基层医疗卫生机构开展同质化的基本医疗服务。

我国优质高效医疗卫生服务体系逐步建立,医疗服务取得长足进步,然而目前医疗服务依然存在着一些问题,如区域发展不平衡,医疗服务体系尚未形成整合协调的格局,基层医疗服务能力仍然薄弱等,与全民健康覆盖的要求存在一定的差距。

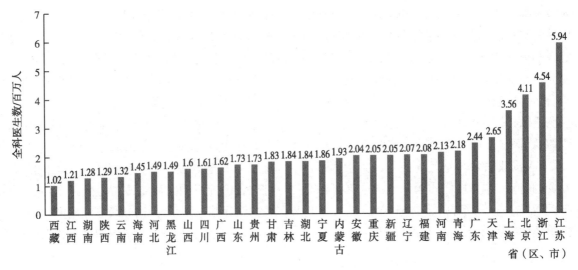

图 4-6 2018 年全国各省（区、市）每万人口全科医生数

[资料来源：中国卫生健康统计年鉴（2019）]

第二节 "互联网＋" 医疗服务内涵

"互联网＋"医疗服务,是以互联网为载体,以移动通信、物联网、云计算和大数据等信息通信技术为手段,与医疗服务深度融合而形成医疗服务的总称。"互联网＋"医疗服务从多个维度提高医疗资源利用水平,有利于改善医疗资源配置不平衡,有利于形成整合型的医疗服务体系,有利于推动基本医疗服务均等化,逐步缩小城乡、地区间基本医疗服务的区域差异,满足人民群众不断增长的健康需求。本节围绕"互联网＋"医疗服务特点、主要服务模式以及在我国的主要应用等方面内容进行阐述。

一、"互联网 +" 医疗服务特点

随着"互联网 +"时代的到来,人与人、人与物、物与物之间形成了万物互联。互联网技术与医疗服务深度融合,加速了医疗服务的工作流程的重新设计和组织再造。但我们要清楚地认识到,医疗服务是一种特殊的职业活动,执业准入管理必须严格并规范,因此,"互联网 +"医疗服务的提供主体仍然是医院和基层医疗卫生机构。

与现行医疗服务相比较,"互联网 +"医疗服务具有以下特点:

(一)提高医疗服务的广覆盖、均等化

现有医疗服务受到时间和空间的限制,存在配置与发展不平衡。在互联网平台的支撑下,可以突破时间和地域的限制,让贫困、不发达地区的民众,通过"互联网 +"医疗获得发达地区的优质医疗资源的服务,从而提升服务的便利化和均等化水平。大城市三甲医院的医疗服务通过医联体形式,在互联网技术的支持下,传递到偏远、贫困地区的县、乡镇与乡村,弥补医疗卫生资源缺乏,使医疗服务覆盖更广泛。

(二)促进用户主动参与

"互联网 +"利用互联网平台实现即时、快速沟通,给予用户更好的体验与服务。医疗数据由以往的单体医疗机构拥有转变为医患之间、机构之间共享,健康信息开放共享,促进用户更主动参与医疗的诊断、治疗与康复的全过程,而不是在传统的医疗模式中的被动接受。医患关系从以往的委托代理,转化为更紧密互动的合作关系。

(三)加强医疗服务的个性化、精准化

在互联网平台的支撑下,大数据、物联网、人工智能、云计算等技术不断深化,可将海量数据与信息以惊人的速度传送、处理、加工,通过精确分析、深度分层,医疗服务必定从传统的普适性医疗向互联网时代的个性化、定制化服务转变。

二、"互联网 +" 医疗服务主要服务模式

当前,"互联网 +"医疗呈现多种服务模式,其中最主要的有远程医疗、电子医疗、移动医疗和数字医疗等。这些模式在实际运用中存在相通、交叉、关联和差异。

(一)远程医疗

远程医疗(telemedicine)是指以电信技术(telecommunication technology,TT)为手段,为处于不同地理位置的用户之间提供连接,由医疗卫生专业人员,通过使用信息和通信技术交换有效信息,提供医疗卫生服务。继远程医疗之后出现远程健康(telehealth),目前这两个概念经常以并用或者交替使用的形式出现,应用的服务范围广泛,涵盖预防、保健、诊断、治疗、研究以及医务人员的培训与继续教育。我国为提高基层医疗服务水平,增加基层偏边远地区人民看病就医服务的可及性,国家卫生和计划生育委员会在2014年出台《卫生计生委关于推进医疗机构远程医疗服务的意见》,对远程医疗服务定义如下:远程医疗服务是一方医疗机构(邀请方)邀请其他医疗机构(受邀方),运用通信、计算机及网络技术,为本医疗机构诊疗患者提供技术支持的医疗活动。医疗机构运用信息化技术,向医疗机构外的患者直接提供的诊疗服务,属于远程医疗服务。

远程医疗在世界各国使用最早。第一代的远程医疗系统使用有线电话、无线电、闭路电视、彩色电视、无线电话、可视电话等技术,受技术所限,传递信息量有限。借助互联网的第二代远程医疗,展现了前所未有的发展潜能。目前在国内外,远程医疗已经广泛应用于跨区域的医疗机构,在临床应用以放射科、神经科、病理科、皮肤科等学科更为成熟。远程医疗服务项目包括:远程病理诊断、远程医学影像(含影像、超声、核医学、心电图、肌电图、脑电图等)诊断、远程监护、远程会诊、远程门诊、远程病例讨论及省级以上卫生计生行政部门规定的其他项目。

(二)电子医疗

2005年世界卫生组织(WHO)第58届世界卫生大会上通过了电子医疗(eHealth)的决议,将其定义为:为了更好地辅助和促进疾病预防、诊断、治疗、监测和健康生活管理,在医疗卫生相关领域使用信息技术和电子通信技术,促进医疗服务更加经济、有效和安全。

电子医疗已运用在临床医疗的各个环节,主

要内容包括：政府主导建立广覆盖的居民电子健康档案（electronic health records，EHR）；患者、医务人员和相关医疗机构访问电子健康档案和电子病历，获得健康相关信息与数据，并参与到文本、音频、视频和其他数据的互享与交流，辅助与提升疾病的预防、保健、医疗、康复和健康促进；在两个或多个地点的两个或多个个人之间实时信息交互，提供各种信息的音频和视频传输；患者使用独立的设备（通常是计算机、智能手机和其他智能终端），通过交互式提示，完成健康数据采集，以及门急诊、住院的线上预约、注册、付费等流程。

（三）移动医疗

WHO 对移动医疗（mobile health，mHealth）定义为：通过移动技术（如智能手机、平板电脑和个人数字化无线设施）提供医疗服务和信息，促进经济、有效和安全的医疗服务。

移动医疗自 2008 年起广泛应用，其发展与移动通信网络与智能手机技术突飞猛进，尤其与智能手机的用户数量呈井喷式增长紧密相关。移动技术提供了远程获取医疗服务的独特、便捷方式，目前在以下两个方面显示巨大开发与发展潜能。

1. **移动医疗类应用程序** 移动医疗类应用程序包括生命体征检查、远程医疗、可穿戴移动医疗设备以及其他医疗信息传送。目前使用最广的一类是健康数据的收集采集，尤其在偏远、资源不足的地区做卫生信息登记建册时，能发挥明显的优势。在医疗机构主要用于通过移动终端进行门诊预约、手机支付、检验报告查阅、访问不同医疗机构的医疗记录、订购延伸配药处方等，以及发布健康宣教信息，用于民众的健康宣教和健康促进。

2. **在智能手机上配备医疗实时监测设备** 例如心电图检查和报告、心脏与主动脉超声、眼科检查、血氧浓度、肺功能与呼吸评估等检查监测，并将数据传送到后台的监测中心，实现在线咨询与监测。

（四）数字医疗

苏格兰数字医疗研究院将数字医疗（digital health）定义为："数字医疗是未来有广阔发展空间的学科之一，它主要通过使用信息和通信技术来帮助解决我们所面临的健康问题和挑战"。2018 年，世界卫生组织对数字医疗定义为电子医疗（eHealth）和移动医疗（mHealth）的总称。

数字医疗兼具了电子医疗与移动医疗的特长，具有普惠、共享、便捷、高效的特点。伴随着"互联网＋"技术变革的不断推进，为未来的新型医疗服务模式提供无限度的可能性，主要功能涵盖以下几个方面：

1. **卫生信息系统** 在信息系统覆盖范围内，为卫生管理部门、医疗服务供方、患者、医疗服务支付方以及医药产品供应商等相关主体提供以数字形式搜集、传递、存储和处理的行业数据，实现信息的互联互通。

2. **移动互联技术** 通过手持终端和服务器等硬件系统，综合集成检测设备接口、4G/WiFi 通信、GPS 定位、音视频通信、高清液晶屏和电子笔等功能，与医院 HIS、远程音视频专家系统、区域医疗平台系统等软件系统无缝对接，消除信息孤岛。

3. **大数据及云计算** 对医院的医疗数据以及患者的健康数据进行挖掘和利用，对准确预测疾病风险、防治流行病、监测公共卫生数据、实现健康管理以及进行精准治疗都有重要的作用。

4. **社交网络** 通过社交网络，借助智能手机、平板电脑及相关软件，监测患者的阶段健康教育、技能培训以及健康状况等，并管理随访数据，帮助患者提高自我管理能力。

5. **无线网络及传感设备** 具有节点体积小、功耗低的特点，且整合了有限的计算、感应和无线通信能力，便于医护人员获取患者生命体征数据以及位置信息。

6. **基因诊断技术** 通过这一技术，临床医生分析了解患者致病基因，并将其与相关的靶向疗法、免疫疗法和临床试验相匹配，为患者提供数字化与个性化治疗方案，为患者提供精准治疗。

"互联网＋"医疗服务经历信息技术的不同阶段，呈现内容与形式多样，基于不同地区、不同医疗机构和不同技术，在医疗服务中以上内容会单独或联合应用。其内涵核心都是基于互联网平台，通过信息通信技术，在现有的医疗服务供应主体的基础上，不断深度融合，丰富、提升医疗服务，并还将不断创造出新的服务模式。

三、国内"互联网＋"医疗服务主要应用

（一）智慧医院

互联网技术在医疗领域不断深度融合,推动智慧医院建设应运而生,随着技术水平的提高,智慧医院发展日新月异。智慧医院是医疗机构通过使用先进的信息技术,实现智慧式管理和运行,进而促进和谐、可持续发展。

1. **模式** 智慧医院的建设模式可分为三大类:一是基于单体医院的智慧医院,提高医疗机构的服务质量,便捷服务流程;二是以智慧医院和医疗联合体为基础,建立智慧医院集团,形成分级诊疗、上下联动和远程医疗提高基层医疗服务水平;三是覆盖一定区域的智慧医疗服务体系,实现区域内医疗健康信息互联共享。

智慧医院的应用范围主要包括三个领域:一是面向医务人员的"智慧医疗",在电子病历构建的核心基础上,把互联网、人工智能、机器人、精准医疗、3D打印、虚拟现实和大数据运用在医疗服务中,提高医疗服务品质与效率;二是面向患者的"智慧服务",通过信息技术和电子通信技术,再塑服务流程,通过分时段预约诊疗、移动支付、检查结果查询互认、健康指标综合评估等,让患者感受方便和快捷,同时增强促进患者的主动参与度;三是面向医院的"智慧管理",使用数字化、自动化设备优化医疗运营及流程,大幅提升医院生产效率,降低运营成本,以信息化管理提升现代医院管理的精细化和智能化。

2. **作用** 智慧医院建设促使医院围绕信息化体系架构、服务网络、功能服务平台、数据集合、运行中心和标准体系等方面不断提升,将信息技术充分应用到医疗领域中,在医疗信息、设备物流信息、药品信息、人员信息和管理信息的数字化采集、处理、存储、传输、共享等方面,发挥着重大作用,实现医院信息数字化、医疗流程科学化、服务沟通人性化和医院管理智慧化。

（二）互联网医院

近年来,医疗服务领域新形态不断涌现,互联网医院作为其中突出的一种,其核心任务是缓解医疗资源供应短缺的问题。在我国互联网医院启动自2014年,广东省第二人民医院经广东省卫生和计划生育委员会批准建成全国首家互联网医院,2015年底,乌镇互联网医院正式成立,之后快速发展。2018年9月,国家卫生健康委员会出台《互联网医院管理办法(试行)》,互联网医院正式进入规范化发展的阶段,实体医院越来越多开始建设互联网医院。2020年新型冠状肺炎疫情防控的迫切需要带来了互联网医院新一轮的建设高峰。

为了加强对这一新型业态的规范管理,2018年4月,国务院办公厅发布《关于促进"互联网＋医疗健康"发展的意见》,明确允许依托医疗机构发展互联网医疗,医疗机构可以使用互联网医院作为第二名称,允许在线开展部分常见病、慢性疾病复诊,在线开具部分常见病、慢性疾病处方。2018年7月,国家卫生健康委员会和国家中医药管理局印发《互联网诊疗管理办法(试行)》《互联网医院管理办法(试行)》和《远程医疗服务管理规范(试行)》等3个文件,对互联网诊疗、互联网医院建设及远程诊疗的准入、管理等方面做出了规范。要求如下:实体医疗机构独立申请互联网医院作为第二名称,应当包含"本机构名称＋互联网医院";实体医疗机构与第三方机构合作申请互联网医院作为第二名称,应当包括"本机构名称＋合作方识别名称＋互联网医院";独立设置的互联网医院,名称应当包括"申请设置方识别名称＋互联网医院"。

1. **模式** 互联网医院目前主要建设模式有两种。

（1）以实体医疗机构为主导的互联网医院:以医疗机构为主导的互联网医院,将互联网作为医院延伸并提升医疗服务的支持工具。它以单体医院为依托,还可以在社区卫生医疗服务中心、健康小屋、大型连锁药店、药房等建立多个线下网络就诊点,借助网络平台,由同一家医院医生对外提供网络就诊服务。

最早探索以医疗机构为依托的互联网医院的典型代表有广东省网络医院和浙江大学附属第一医院等。广东省网络医院是全国首家经卫生主管部门批准建立的网络医院,它依托广东省第二人民医院,采取在社区医疗中心、农村卫生室、大型连锁药店等地建立网络就诊点的运行模式,围绕"医疗、检验、药事、管理"四大业务,建设新型诊疗模式、服务模式和管理模式。网络医院由"互联网＋"分级诊

疗、处方流转、检验检查、疾病管理、培训教育、居家护理、共享医院等七个板块组成，是最早与城乡大型药店联动建立接诊点的互联网医院。不仅有专业医生在平台上执业，为患者提供线上及线下的看诊服务，入院预约；还有专业护士在平台上执业，有居家护理需求的居民按照需求选择离自己最近的专业护士进行上门护理，有效保证居家护理的专业

水平。

目前我国已出现多家依托实体医院开展的互联网医院，依托医疗机构的医疗资源，通过互联网，线上线下结合提供诊疗服务。患者不仅可以完成分诊咨询、远程门诊、线上付费等，还包含了预约挂号、预约检查、检验报告查询、出院随访、药物配送到家等功能（图4-7）。

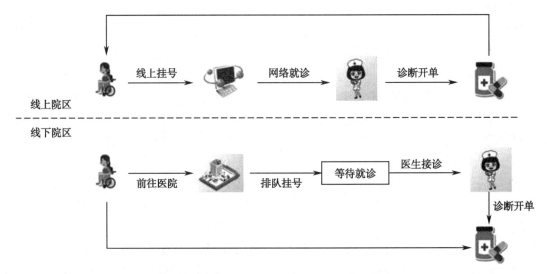

图4-7 依托实体医院的互联网医院就诊流程

（2）以互联网公司和企业为主导的互联网医院：此种类型互联网医院以平台整合为主，将互联网平台作为开展医疗服务的基础，以互联网为依托建立医疗服务平台，线上连接多家医疗机构，整合各地优质医疗资源，同时对接第三方物流配送、金融支付等，线下在社区、药店等配备诊疗设备、健康管理设备等，为居民提供互联网医疗服务。这一类型的互联网医院，呈现开放性的生态，其服务模式和组织模式都呈现平台化的特征。

此种互联网医院的典型代表为乌镇互联网医院。2015年12月，依托企业的乌镇互联网医院正式运行，在全国率先开启"互联网+医疗健康"新业态探索。不同于传统医院，它借助桐乡市第三人民医院，以多点执业的方式，以互联网移动互联的医疗平台方式连接全国各地的医生和患者，提供远程医疗、检查复诊、手术预约、电子处方、药品配送等在线服务。为确保在线诊疗的医疗质量与患者安全，乌镇互联网医院当前主要为常见病、慢性疾病患者提供在线咨询和复诊服务。通过应用电子病历共享、远程高清音视频通信技术、可穿

戴设备、电子处方认证，直接帮助医患之间完成在线复诊和远程会诊。对于有需要到实体医院就诊的患者，还可以根据其病情预约转诊。

2. 作用

（1）对医疗资源配置覆盖的加强与补充：通过网络平台，连接分处异地的医生和患者，完成在线复诊和远程医疗，便捷偏远或者农村地区的就医可及性。

（2）使医疗服务流程更为便捷：通过分时段预约，方便患者就医；采用医院自取、药店自取、药物配送等多形式发药，满足患者的多层次需求；提供线上医保支付、脱卡支付等支付方式，快速方便地解决就医支付问题；线上线下互通，为患者出院随访服务提供便利。

（3）使特殊情况下的医疗服务需求得到满足：借助互联网，患者就医模式由线下转为线上，获得门诊预约、线上门诊、检查预约、用药指导、住院预约、出院随访等医疗服务。在2020年新冠疫情期间，互联网医院展现了"无接触式医疗"的优势，特别是慢性病、常见病的患者通过线上就诊，大大降低了线下就医的交叉感染风险，在应对

疫情、满足人民群众就医需求等方面发挥了积极作用。

互联网医院作为医疗服务体系中的一种新型形式，在医疗服务供方和患者之间搭建了服务平台。在这一平台上，医疗服务供应更开放，流程更为便捷。2019年8月，国家医疗保障局印发《关于完善"互联网+"医疗服务价格和医保支付政策的指导意见》，通过合理确定并动态调整价格、医保支付政策，支持"互联网+"医疗服务发挥积极作用。非营利性医疗机构开展的"互联网+"医疗服务，按项目管理；营利性医疗机构可自行设立医疗服务价格项目。强调项目准入以省级为主，同时要满足卫生行业主管部门准许、直接向患者提供服务、实现线下相同项目功能的基本条件，并明确了远程教育培训等不作为医疗服务价格项目。充分体现线上线下，政策公平，协调发展。当前互联网医院的服务对象主要偏重咨询、随访和慢性疾病管理，作为实体医院的一种支撑与补充。随着技术的迅速发展和政策的进一步推动，未来可能在首诊、操作与手术上发挥更大的作用，更有利于满足患者多元化和多层次的医疗服务需求，并将对未来的医疗服务市场产生更深远的影响与意义。

（三）区域远程诊断中心

区域内的医学影像诊断中心与检验中心是国内外普遍应用的一种"互联网+"医疗服务的模式。区域远程诊断中心通过在特定的诊疗服务区域内，建立医学影像诊断中心和检验中心，涵盖一定的服务范围与服务人口，覆盖若干个医院和基层医疗机构，通过统一部署建设的服务平台，提供互联互通、资源共享、高效安全的诊断性医疗服务。

2017年4月1日起，国家卫生和计划生育委员会批准医学影像诊断中心、医学检验实验室、病理诊断中心等，可独立于医院设置，开启了独立的远程诊断中心的建设与探索。

1. 模式 目前区域远程诊断中心有依托实体医院建设和独立机构建设两种模式。

（1）依托实体医院建设：这类中心一般由当地政府部门主导，依托区域内一家龙头医院的影像科和检验科，对区域内的医疗资源进行纵向整合，建立区域共享的影像诊断与检验中心，提高区域内影像诊断与临床检验的整体质量，推动区域

内的医疗服务整体化发展。

（2）独立机构建设：通过建立独立的第三方服务平台，以互联网平台为服务基础，线上线下连接多家医疗机构，通过标准化、专业化、集约化的管理，为基层提供影像诊断和医学检验服务，形成多边、开放的人、物、数据之间的流动与共享。

1）医学影像诊断中心：医学影像诊断中心是指独立设置的应用X射线、CT、磁共振（MRI）、超声等现代成像技术对人体进行检查，出具影像诊断报告的医疗机构，不包括医疗机构内设的医学影像诊断部门。通常信息架构由中心端和医院端组成（图4-8）。

2）医学检验实验室：医学检验实验室是指以提供人类疾病诊断、管理、预防和治疗或健康评估的相关信息为目的，对来自人体的标本进行临床检验，包括临床血液与体液检验、临床化学检验、临床免疫检验、临床微生物检验、临床细胞分子遗传学检验和临床病理检查等，并出具检查结果，具有独立法人资质的医疗机构。

2. 作用

（1）远程医学影像诊断中心的功能

1）信息互联：影像中心向所覆盖的医院或基层医疗机构提供标准影像接口，并提供接入方式，便于区域内医疗机构对影像进行调取，以及基层医院医生随时向影像中心提出影像会诊申请。

2）影像处理：通过远程医学影像诊断网络系统，向区域范围内的医疗机构提供影像技术处理服务，包括影像看片、疑难病例会诊、影像报告书写、影像检查转诊预约等。

3）信息查询共享：中心在完成影像处理后，将患者影像报告上传至区域影像诊断中心平台。区域内医疗机构、医生和患者可以通过平台查阅与下载。以医学影像诊断中心为平台，形成区域医学影像专家库，进行专家资源储备与集中管理使用。

4）教育培训：以医学影像诊断中心为依托，为区域内或周边医学影像医生或技师，开展医学影像专业知识培训和临床应用培训；为影像医学与核医学、医学影像学、医学影像技术等专业学生提供临床培训等。

（2）医学检验实验室的功能（图4-9）

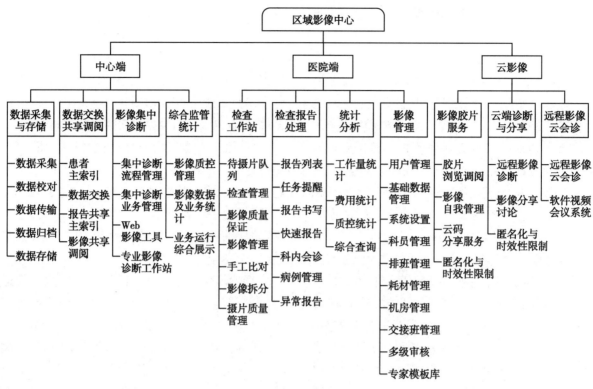

图 4-8 区域影像中心网络架构示意图

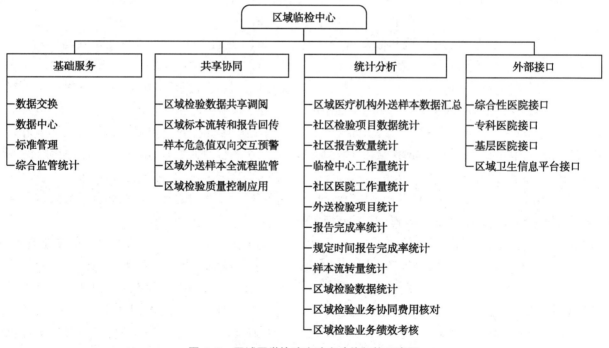

图 4-9 区域医学检验实验室功能架构示意图

1）信息互联：与所服务的医疗机构提供接口，建立信息报送和传输功能的网络信息系统。

2）检验处理：接受来自区域内的各家医疗机构提出的检验申请，对人体的血液体液和组织标本进行临床检验，并提供检验报告。

3）信息查询共享：中心在完成检验后，将检验报告上传至区域中心平台。区域内医疗机构、医生和患者可以至平台查阅与下载。

区域诊断中心的建设，减少了区域内重复设置带来的资源浪费，提高了设备使用效率；区域内医疗专家库资源共享，提升基层医疗机构诊断水平；信息资源共享互通，促进医疗服务体系整合。

（四）"互联网+护理服务"

随着我国人口老龄化问题凸显，上门护理服务需求不断增加，多地出现了社会力量主导的"网约护士"的服务模式。为了规范"互联网+护理服务"，国家卫生健康委员会办公厅于2019年1月22日发布了《关于开展"互联网+护理服务"试点工作的通知》及试点方案。

"互联网+护理服务"是医疗机构利用在本机构注册的护士，依托互联网等信息技术，以"线上申请、线下服务"的模式为主，为出院患者或罹患疾病且行动不便的特殊人群提供的护理服务。"互联网+护理服务"提供主体为实体医疗机构，依托互联网信息技术平台，派出本机构注册护士提供"互联网+护理服务"，将护理服务从机构内延伸至社区、家庭。"互联网+护理服务"服务对象主要为高龄或失能老年人、康复期患者和终末期患者等行动不便的人群，提供慢性疾病管理、康复护理、专项护理、健康教育、安宁疗护等方面的护理服务。"互联网+护理服务"项目以需求量大、医疗风险低、易操作实施的技术为宜，切实保障医疗质量和安全。

1. 模式 以上海某社区卫生服务中心为例，通过建成一个综合医养结合与居家护理等服务，由家庭医生主导、注册护士出诊的综合服务平台，为社区居民提供优质、便捷的上门护理服务。患者发起线上申请后，首先由全科医生看诊评估，开具医嘱与出诊单。平台分配注册护士上门出诊服务，最后患者线上评价完成回访（图4-10）。

目前主要服务项目包括：肌内注射、留置导尿、压疮护理、换药、静脉采血、血糖、血压以及心电图等体征监测。

2. 作用

（1）满足人民群众日益增长的上门护理需求：我国人口老龄化加剧，截至2019年年底，中国60岁及以上人口达2.54亿人，占总人口的18.1%。其中65岁及以上人口达1.76亿，占总人口的12.6%。国家卫生健康委员会2019年提供的数据显示，我国患有慢性疾病的老年人超过1.8亿，患有一种及以上慢性病的比例高达75%。未来我国人口老龄化还将快速发展。老龄化带来高龄、失能、半失能、独居老人不断增加，并且慢性疾病发病率不断增高，使得很多带病生存的老年人对上门护理服务需求不断增长。

（2）提高护理服务的资源效率：利用互联网平台构建"互联网+护理服务"的上门护理模式，可以充分利用信息的流通，打破传统在医疗机构进行护理服务的限制，将服务场所延伸，合理配置护理资源，提升护理服务效率。

（3）加强基层护理能力：社区是居民健康的"守门人"，向基层医疗机构和社区延伸护理服务，提供远程护理指导和护理会诊，不仅可以提高基层卫生服务的品质性和可及性，也有利于发展社区和居家的主动、延续护理服务。

第三节 "互联网+"医疗服务技术支撑系统

"互联网+"信息技术与医疗服务的深度融合，打破了医疗服务系统的供应服务边界，孕育创造了新的医疗服务模式。医疗信息化基础设施和技术系统的发展，为"互联网+"医疗服务体系提供了不断创新的有利条件。本节主要阐述医院信息系统、电子健康档案、电子病历和医学决策支持系统等技术支撑系统。

一、医院信息系统

医院信息化是医院围绕自身战略目标和发展思路，构建和应用支撑医院管理与业务运行的医

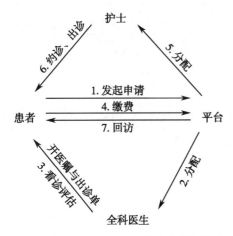

图4-10 "互联网+护理服务"服务模式

院信息系统的过程。在提高医疗质量与效率、降低运行成本、增强管理水平、便捷就诊上发挥了重要作用。

（一）业务系统和平台集成

医院信息系统由临床信息、患者服务、医院管理3大类业务系统和平台集成所组成（图4-11）。

医院信息平台是以电子病历的信息采集、存储和集中管理为基础，连接各应用系统，形成信息共享和业务协作平台，是医院内不同业务系统之间实现统一集成、资源整合和高效运转的基础和载体，也是在区域范围内实现可跨机构医疗信息共享和业务协同的重要信息平台。实现医院与医院之间，医院与区域之间的信息交换，是区域影像中心、区域检验中心、远程会诊、远程教育和双向转诊的重要基础。

（二）医学影像信息系统

1. 概念 医学影像信息系统，被称为影像存储与传输系统（picture archiving and communication system，PACS），是指以医疗影像的采集、传输、存储和诊断为核心的，包含影像的采集传输与存储管理、影像诊断查询与报告管理、综合信息管理等综合应用于一体的综合应用系统。医学影像信息系统由软件系统、设备、计算机硬件、通信集成，医生图像工作站是使用上的操作终端。

医学影像信息系统在医学信息数字化应用中最早诞生，将放射学、影像医学、数字化图像技术与计算机通信技术进行整体集成，对数字X射线摄影系统（DR）、CT、磁共振（MRI）、DSA、PET、超声、病理等各类数字化医疗影像设备与图像，通过计算机和网络技术整体连接与处理。

2. 作用

（1）数字化采集、传输和存储影像。

（2）图像调节、缩放、变换和三维重建等功能。

（3）辅助诊断功能，通过大数据和深度学习，对影像数据进行分析，在医学影像识别上提供辅助诊断功能，已成为重要的核心应用。

（4）将设备产生的图像以全数字化的方式传输，配合授权权限发送到各个工作站，所显示的影像为临床诊断提供图像资料，为临床医疗、医学教育和科研实现信息资源共享。

（5）优化影像检查服务流程的全过程，提供预约登记、检查、报告、查询和检索等管理功能。

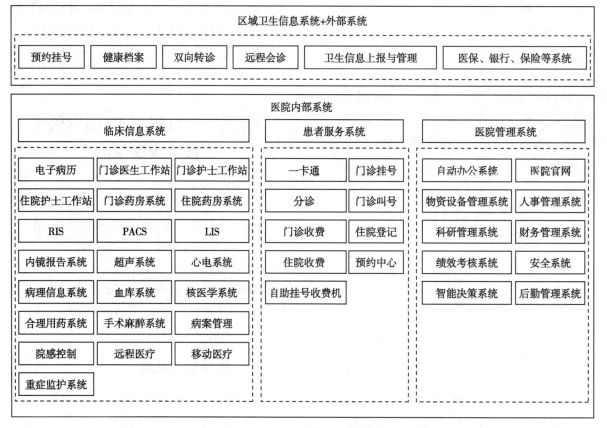

图4-11 医院信息系统示意图

（三）检验信息系统

1. 概念 检验信息系统（laboratory information management system，LIS）是为临床检验设计的信息管理系统，将检验仪器计算机通过网络通信技术相连，对临床检验的全过程实现了智能化、自动化和规范化管理。

2. 作用 LIS对医院检验的全流程进行信息管理，主要作用包括以下几个方面：

（1）标本采集：对样本采集管进行条形码扫描，进行信息确认与核对。

（2）检验数据处理：临床技师通过条码读取患者信息，并进行信息核对。完成样本检验并将所得数据录入到检验结果中，系统进行自动分析与审核。

（3）检验结果通过LIS传输、存储：传输设备产生的检验结果与信息，按照权限发送到各个工作站，并在后台存储备用。

（4）数据查询与共享：在医生、护士工作站、自助打印机等终端完成结果查询，实现多终端信息共享。

（四）无线移动系统

1. 概念 无线移动系统以医院HIS系统为基础，使用无线网络技术，通过手持移动终端，将医护业务工作实现患者床边应用，为移动着的医护人员完成即时的信息互联。无线移动系统包括移动医生工作站、移动护士工作站、移动心电信息系统、移动输液管理、移动资产设备管理等。无线移动系统的特点：移动工作站和PC端工作站互为良好的应用补充，因此必须保证技术上同等的实用、安全、可靠；集合医护人员工作常用的功能，设计全面；携带方便、操作简便，尽可能减少击键、页面切换等动作，而以触摸、点选等为操作主体（图4-12）。

2. 作用

（1）移动查房：医嘱实时下达、传输与执行；床旁实时调阅病历文书和检验、影像、心电图、病理和内镜等图像与报告，即时查阅诊疗指南、文献资料等知识库等。

（2）移动会诊：通过高清视频采集装置，完成远程问诊和体征观察；实时采集及传输电子病历、检验检查结果和影像资料，实现床旁远程会诊和相关病历信息的数据传输。

（3）移动护理：完成患者身份的移动核对、医嘱执行；护理病历床旁记录、实时查阅患者医疗和护理信息；与其他部门实时共享医嘱、护理常规和健康教育等。

（4）移动监护：能够实现远程监测数据实时监控、数据自动分析、结果及时发送、自动分析预警等，目前应用最多的是移动心电监护。

（5）移动资产设备管理：即时实现资产实物盘点扫描、处置业务扫描、领用出入库扫描、资产变动扫描等，实现资产定位及使用分析，保证账目匹配、数据准确。

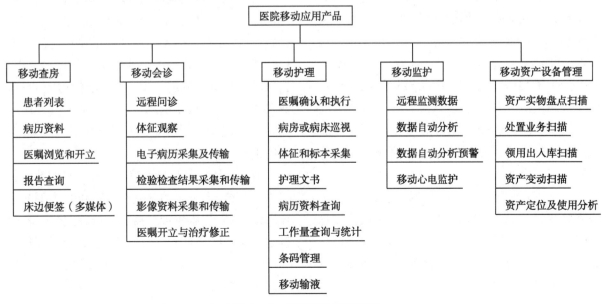

图4-13 医院移动应用产品

二、电子健康档案与电子病历

（一）电子健康档案

1. **概念** 电子健康档案（electronic health records，EHR），也称电子健康记录，是个人的长期健康信息，包括居民个人健康概况，以及健康相关的行为与环境因素。信息由医疗卫生服务供方多渠道动态收集录入信息系统，贯穿个人全生命周期，是满足居民自身需要和健康管理的信息资源与文件记录。

2009 年 5 月卫生部办公厅印发的《基于健康档案的区域卫生信息平台建设指南（试行）》中将电子健康档案定义为"是关于医疗保健对象健康状况的信息资源库，该信息资源库以计算机可处理的形式存在，并且能够安全的存储和传输，各级授权用户均可访问"。

2. **作用** 电子健康档案是承载了个人整个生命周期过程中健康状况的发展变化情况以及所接受的各项卫生服务记录的标准数据总和，是电子医疗、移动医疗和智慧医疗等"互联网＋"医疗服务的核心要素，作为一个连续、综合、个体化的健康信息资料库，便于医疗服务各相关供方和居民个人进行数据访问。

（1）疾病预防与管理：通过各种信息采集的标准化和数字化，医疗服务供方可以发现某段时间内出现的相同或相关信息的聚合，及时监控和预测某些疾病或健康问题的集中出现，筛选高危人群并实施有针对性地防治措施。预测患者可能存在关联疾病、其他伤亡危险的可能性、某类周期性疾病发作的可能性，提前预警，以便提前做好应对措施。

（2）增强医疗卫生服务的连续性与整合性：电子健康档案一方录入，多方共享，有助于患者安全、顺利地转移照护环境，保障分级诊疗时上下级医疗机构转诊中医疗的延续性，增强医疗服务的连续性和整合性。

（3）支持临床决策：电子健康档案包含大量患者特异性信息和医疗信息，通过挖掘这些信息可以为临床决策提供病因、诊断、检验结果、预后、临床治疗情况、风险、患者状况等信息，能够有效地为循证医学提供支持。

（4）推动临床研究：电子健康档案形成了临床数据资源丰富的研究资料库，通过数据库积累和数据挖掘，探索疾病的潜在规律，建立疾病发病与治疗规律的预测模型，进而推动临床诊疗水平的提升。

（二）电子病历

1. **概念** 电子病历（electronic medical record，EMR）是纸质病历的数字版本，电子病历和纸质病历具有同等效力，在提高诊疗质量和医疗管理上更有意义和使用价值。2017 年国家卫生和计划生育委员会办公厅和国家中医药管理局办公室颁发《电子病历应用管理规范（试行）》，将电子病历定义为医务人员在医疗活动过程中，通过医院信息系统生成的文字、符号、图表、图形、数据、影像等数字化信息，并能实现存储、管理、传输和重现的医疗记录，是病历的一种记录形式，包括门（急）诊病历和住院病历。

电子病历系统是指医疗机构内部支持电子病历信息的采集、存储、访问和在线帮助，并围绕提高医疗质量、保障医疗安全和智能化服务功能的计算机信息系统。

2. **架构与作用** 电子病历分为门急诊病历和住院病历。门（急）诊病历书写内容包括患者基本信息、病历记录、化验报告、医学影像检查和药物处方等。住院病历书写内容包括住院患者基本信息、入院记录、病程记录、各类知情同意书、病危（重）通知单、医嘱单以及检查报告单等。

电子病历遵循客观、真实、准确、及时、完整、规范的原则，具体包括各种智能化的核查、提醒、警告、处理方案。电子病历使用的术语、编码、模板和数据应当符合相关行业标准和规范的要求，在保障信息安全的前提下，促进电子病历信息有效共享。《医疗机构病历管理规定（2013 年版）》《病历书写基本规范》《中医病历书写基本规范》适用于电子病历管理。

电子病历不仅是患者综合医疗信息的数字化文件的集合，更重要的是其在医疗机构内部的医疗质量控制、临床决策支持、医疗流程优化、科研教学与人才培养与医院运营管理上发挥重要作用（图 4-13）。在区域内信息互联互通的体系中，还在区域医疗协同、公共卫生信息共享和医疗机构业务监管等方面起重要作用。

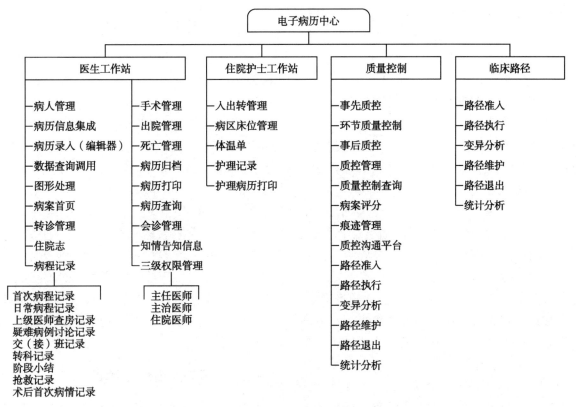

图 4-13　医疗机构电子病历中心示意图

三、医学决策支持系统

（一）概念

医学决策支持系统（medical decision support system，MDSS）是综合利用大数据与知识库，有机组合众多模型，模拟医学专家诊断、治疗的思维过程，专门开发的辅助医生开展医疗工作的信息系统，提供诊断、治疗、检查和费用等方面的决策支持。

医学决策支持系统的分类可以基于以下特性：系统功能、临床决策建议给出的方式、通信方式、人机交互方式和基本决策过程。

1. **系统功能**　主要分两种，一种是基于用户输入数据信息帮助判断正确决策，包括一些常见的诊断与鉴别诊断网站；另一种是帮助医生决策下一步的检查、用药与其他治疗，例如为进一步鉴别诊断而建议医嘱哪些检查，或为患者当前情况开哪种药物。目前多数决策支持系统将两者集成。

2. **临床决策建议给出的方式**　分为主动、半主动与被动。被动方式要求医生主动询问系统，例如单击按钮或打开选项卡，才能接收决策建议。这一被动类型缺乏有效性和医生参与度，现在已经较少使用。而主动方式会带来一个突出问题是可能产生过多的警报，导致用户的警报疲劳。

3. **通信方式**　分为咨询和评价式。在咨询式中，决策系统提出问题并不断与医生交互获取信息，并提出后续建议。例如，当输入药物医嘱时，计算机请求诊断并建议正确的剂量或替代治疗。评价式的系统，在医生决策与系统事先生成的决策建议不同的时候，可以让医生自己决定正确的处理，但向医生提醒系统的决策建议。

4. **人机交互方式**　人机交互通过弹出窗口、声音警报或提示信息完成。

5. **基本决策过程**　最简单的模式是编码的基于特定问题的流程图，复杂的模型包括贝叶斯模型、人工神经网络、支持向量机等智能方式。

（二）作用

医疗服务的专业性强，诊疗过程复杂，对专业知识和经验要求高，专业人员面临决策时，需要能充分使用数据，基于患者的实验室和影像检查结果，并掌握最新的医疗指南。

高质量的医学决策支持系统,通过大量的病历信息,借助专业知识库,结合分析推理步骤,能辅助医务人员开展诊疗,提高医疗质量和水平。目前常见有以下应用:

1. 用药指导与药物相关的临床决策支持系统 这一应用始于 20 世纪 60 年代,现在配合计算机医嘱输入与电子处方的使用,支持药剂师进行药物过敏核对、剂量指导、药物相互作用审核和重复用药核查,提高安全用药。

2. 诊疗帮助 系统调用临床病案信息,借助包含临床指南的专业知识库,通过综合分析、判断,给出下一步诊疗建议。首先从主诉症状出发建立诊断假设,在决策系统支持下医生选择进一步的检查进行鉴别诊断,直至最终确诊,然后按患者组别决策支持系统会给出治疗方案提供给医生参考。这一功能不仅能帮助医学生以及基层医生在临床实践中快速提高医学专业知识,也可以提醒医生疏漏的信息,来提高诊疗的准确性。目前嵌入查房工作流程的项目动态检查列表,显示出良好的应用前景和用户可接受性。

3. 自动报警和提示 在分析处理大批量的常规数据时,自动报警和提示,能发挥高效的自动化决策能力。例如实验室检查报告分析、实验室检查异常数据警示。在未来的发展上,集合临床指南与专业知识库,基于医疗大数据,与人工智能深度结合的医学决策支持系统,更能够为医生提供全流程、智能化的临床决策支持,提升医学教育与临床诊疗品质。

第四节 "互联网＋"
医疗服务的挑战

随着我国"互联网＋"医疗服务应用不断推广深化,在便捷服务流程、提升医疗质量、优化医疗模式等方面进行了实践与探索,"互联网＋"医疗服务切实推动与提升了医疗卫生事业。但同时,"互联网＋"医疗服务以一种非传统的方式,正在改变现有医疗服务的供给与生产方式,并突破了地域、文化和监管的边界,其未来发展道路依然面临诸多挑战,任重而道远。

一、医疗服务供给方

医疗服务的供给方是各级各类医疗机构及其医务人员,我国的医疗服务体系主要由医院和基层医疗卫生机构组成。"互联网＋"带来新的开放式并互相联通的服务平台,对现有医疗服务体系提出重塑医疗服务的组织模式和专业平衡的要求,力求线上线下携手,搭建合作创新平台,新型医疗服务平台层出不穷,将深化融合于医疗服务体系中。当前我国医疗人才培养理念和模式仍是基于传统学科进行,然而"互联网＋"的特征之一是跨界应用,"互联网＋"医疗除了涉及医学专业以外,同时需要数理统计、计算机、自动化、机械制造及生物科学等专业知识的交叉应用。新形势下对医学教育提出革新要求,跨学科复合型人才培养模式呼之欲出。

二、医务人员思维模式

"互联网＋"医疗服务扩充了传统诊疗模式、信息来源和信息处理方式,互联网思维更强调用户参与以及用户体验,这就要求医务人员要转变思维模式,主动拥抱"互联网＋"的服务方式,摆脱传统的角色定位和原本所依靠惯性思维和工作方法。医学与大数据、人工智能结合,凭借神经网络和深度学习技术,主动学习数据来对病情进行更精准的诊断,对临床诊疗提出新的实践和循证医学发展方向。医生的职能将更多地从"信息搜集"转向"信息判断",医务人员要主动学习并掌握"互联网＋"医疗服务的多样化、复杂化的信息处理能力,在"互联网＋"医疗服务产品的全生命周期内,以开放、积极的态度时刻准备好迎接技术革新所带来的医疗方式新挑战。

三、医患关系

远程监控、移动健康 APP、智能手机图像技术等一系列新技术已经改变了医疗关系的延续时间、工作流程、工作文化和人际交往边界。尤其是医师在诊疗过程中,将更多地面对患者使用健康类 APP 来"搜索"或"验证"的情景,这种变化促进医患双方在时间和空间维度上扩展交流。许多计算机相关的程序与技术,已经可以转化为显微镜、听诊器、心电图以及各种影像、图像设备,它们与以往传统的医疗设备具有同样的诊断价值、性能与精度,患者只要拥有这些移动智能终端和一定的文化程度,就可以使用这些设施进行自身健康监测和管理,更便于患者积极主动参与自己的护理、监测和自主选择。新型医患关系更注重"以人为中心",更重视患者的主观性、环境影响因素(社会、文化、心理)、生活方式以及个人偏好,更注重用户参与和用户体验。

四、价格与支付体系

医保支付是保障群众获得优质医疗服务的关键机制,是推动"互联网+"医疗服务发展的核心要素。为满足人民群众日益增长的需求,各地正在探索建立"互联网+"医疗服务的诊疗收费政策,已经逐步将条件成熟的诊疗项目纳入医保支付范围。今后的一段时期内,仍需要聚焦临床需要、合理诊治、适宜技术,建立并不断完善"互联网+"医疗服务的支付价格体系,增强医保的激励约束作用。

五、信息系统整体耦合度

医疗信息系统的多样性和复杂性给"互联网+"医疗服务的开展带来了一定的障碍,要将这些来自不同厂商的数据整合到一个平台上,需要克服诸多困难,信息系统不能互联互通,导致当前国内绝大多数医疗卫生机构只能局部使用"互联网+"医疗服务。许多发达国家在医疗卫生系统的信息化推进中,都有过失败的教训。例如英国的"Health Space"计划和法国的"Personal Health Record"计划,它们失败的原因都是由于缺乏系统和战略的顶层设计,这也是我们需要引以为鉴的。完善各级卫生信息系统,建立和健全个人电子健康档案和电子病历,构建医疗信息大数据平台,统筹推动全国互联网医疗信息标准化工作,明确不同医疗应用端和应用软件统一的标准和规范,加快制定医疗卫生行业数据标准和接口标准,提高数据的可获得性、开放性和共享性,系统整体耦合程度,需要顶层设计与统一实施。

六、数据隐私和安全

从隐私角度而言,医疗大数据的关注度高、含有的敏感信息多,随着对这些数据的采集、利用和加工日益频繁,患者的隐私风险不容忽视。医疗数据存在网络攻击、泄密和安全隐患,对现有的存储和安全防范措施提出更高的保护要求。从数据管理角度而言,由于互联网的开放、互联,亟待在医疗健康数据的归属、安全、责任、时限、存储、可追溯性等方面制定明确法律法规和规定。

七、政策与监管

任何线上、虚拟的特性都不能改变"互联网+"医疗服务的医疗服务基本属性,同时"互联网+"技术的更新迭代又非常迅速,短时期就可能面临技术淘汰,给政策制定和政府监管带来了极大的挑战。缺乏明确的行业标准,会造成行业内成员资质良莠不齐,产品和服务质量缺乏保证,对于有关"互联网+"医疗技术的批准、认证、管辖区间许可、任务授权等存在着极大挑战。我国的相关监管部门均以行政区域作为划分其管辖范围的标准,但"互联网+"医疗服务经常呈现跨行政区域发展的特征,因此,如何确定实际行使管辖权的监管部门成为突出问题。同时法律法规的可操作性及细节性问题,需要进一步在技术层面明确化、具体化,以及对细节进行补充规定。

"互联网+"医疗服务正推动着医疗卫生事业发展从要素驱动向创新驱动转变,从基本型向发展型转变,从"以治病为中心"向"以人为中心"转变。作为一项复杂的系统工程,需要政府、医疗机构和广大医务人员多方共同努力,同时保证财政投入和价格政策等保障政策的支撑。通过政府牵头,做好区域医疗服务生态体系的顶层设计、规划顶层战略、构建整合信息系统、加强监管和规范数据治理、制定数据标准及使用原则,从而推进这一新型医疗模式的快速发展、惠及广大民众。

(沈 洁)

参 考 文 献

［1］Tuckson R V, Edmunds M, Hodgkins M L. Telehealth［J］. New England Journal of Medicine, 2017, 377（16）: 1585–1592.

［2］Mahar JH, Rosencrance JG, Rasmussen PA. Telemedicine: Past, present, and future.［J］. Cleveland Clinic journal of medicine, 2018, 85（12）: 938–942.

［3］Borycki E M, Newsham D, Bates D W. eHealth in North America［J］. Yearbook of medical informatics, 2013, 8（1）: 103–106.

［4］Becker S, Mironshatz T, Schumacher N, et al. mHealth 2.0: Experiences, Possibilities, and Perspectives.［J］. JMIR Mhealth Uhealth, 2014, 2（2）: e24.

［5］Tu J, Wang C, Wu S. The internet hospital: an emerging innovation in China［J］. The Lancet Global Health, 2015, 3（8）: e445–446.

［6］Alami H, Gagnon M P, Fortin J P. Digital health and the challenge of health systems transformation［J］. mHealth, 2017, 3: 31–31.

［7］Rodrigues R J, Risk A. eHealth in Latin America and the Caribbean: Development and Policy Issues［J］. Journal of Medical Internet Research, 2003, 5（1）: e4.

［8］World Health Organization. digitalhealth. The Seventy-first World Health Assembly［R/OL］.［2018-5-26］. http://apps.who.int/gb/ebwha/pdf_files/WHA71/A71_R7-en.pdf.

［9］World Health Organization. Global diffusion of eHealth: Making universal health coverage achievable［R/OL］.［2016-12-18］. https://apps.who.int/iris/bitstream/handle/10665/252529/9789241511780-eng.pdf; jsessionid=FF36ABB886CE9C7E157E0E87D391C219? sequence=1.

［10］Roess Amira. The Promise, Growth, and Reality of Mobile Health–Another Data-free Zone［J］. The New England journal of medicine, 2017, 377（21）.

第五章 "互联网 +"公共卫生

《"健康中国2030"规划纲要》提出"共建共享、全民健康"的战略主题,强调坚持预防为主的方针,提供预防、治疗、康复、健康促进的全程健康服务和保障,强化早诊断、早治疗、早康复,实现全民健康。以预防为核心的公共卫生具有投入产出比高、时效长、覆盖面广等优势,是实施健康中国战略的核心与基础。随着物联网、云计算、大数据、人工智能等新兴信息技术的飞速发展,在"健康中国2030"的背景下,如何运用"互联网 +"创新发展模式,将"互联网 +"与传统公共卫生深度融合,进一步强化覆盖全民的公共卫生服务,加强慢性疾病综合防控和重大传染病防控,应对国内和国际挑战,成为公共卫生发展的新方向。本章首先梳理我国公共卫生事业的发展现状和存在的主要问题,然后介绍"互联网 +"公共卫生的技术基础,包括电子健康档案和区域卫生信息平台,并在此基础上梳理"互联网 +"公共卫生服务的主要内容,最后提出"互联网 +"公共卫生面临的挑战。

第一节 国内公共卫生发展现状与主要问题

从省、地(市)、县三级卫生防疫站的全面建立至今,我国的公共卫生事业取得了举世瞩目的重大成就。2001年中国疾病预防控制中心成立,以国家、省、地(市)、县四级疾病预防控制中心为主体的疾病预防控制体系初步形成。2003年抗击非典疫情以后,党中央国务院更加重视和关注公共卫生事业的发展工作,加大对疾病预防控制工作的投入,公共卫生体系不断完善,公共卫生事业发展进步显著。与此同时,我国公共卫生发展正面临着人才流失、能力有限以及行业缺乏吸引力等严峻挑战。本节梳理我国公共卫生的体系架构和取得的成就,并提出新时期我国公共卫生事业发展面临的主要问题。

一、发展现状

我国的公共卫生体系是一个三维立体结构,按行政区域可分为国家、地方(省、市、县)和基层;按服务内容可分为疾病防控、妇幼保健、环境卫生等;按服务主体可分为起主导作用的政府与职能保障部门、具体提供服务的专业技术机构,以及提供补充服务或间接服务的其他组织,例如高校、协会等。

中华人民共和国成立以来,我国公共卫生服务体系发展迅速,现已形成较为完备的公共卫生组织架构,功能服务覆盖了主要的公共卫生问题,服务体系的管理和运行机制正逐步完善,重大公共卫生问题的统筹协调机制运转良好,相关法律规制基本健全。根据国家卫生健康委员会发布的《2019年我国卫生健康事业发展统计公报》,截至2019年底,我国的专业公共卫生机构(包括疾病预防控制中心、专科疾病防治机构、妇幼保健机构、卫生监督所)数量由新中国成立之初的数百个发展到15 924个,公共卫生机构人员数已达到89.6万余人,每万人口专业公共卫生机构人员6.41人,服务可及性和均等化水平明显提高。

传染病防控是我国公共卫生事业成效最为显著、影响最为广泛的工作之一,我国已建成全球规模最大的传染病疫情和突发公共卫生事件网络直报系统,我国甲乙类法定报告传染病发病率由1970年的7 062/10万降至2019年的220/10万,有力保障了广大居民的身体健康和生命安全。慢性疾病防治与营养改善工作经历了从无到有、从小到大、从局部到整体的发展历程,居民因慢性疾病导致的过早死亡率逐年下降,营养状况整体改善,慢性疾病综合防治效果逐步显现。此外,各级卫生部门积极落实中央生态文明建设总体部署,推进国家环境健康战略和政策落实。在居民的整体健康状况方面,和20世纪50年代相比,我国婴儿死亡率从200‰下降到2019年的5.6‰,孕产妇死亡率从1 500/10万下降到2019年的17.8/10万,人均期望寿命从35岁提升到2019年的77.3岁,居民健康水平的主要指标达到中等收入国家前列。

二、主要问题

我国公共卫生事业发展面临的问题主要包括以下四个方面:

(一)慢性疾病成为重大公共卫生问题

工业化、城镇化、老龄化以及收入水平提高带来了我国居民生活方式的改变,疾病和死亡谱也随之发生变化。和中华人民共和国成立之初相比,我国居民的传染性疾病、母婴疾病、营养相关疾病负担大幅降低,而慢性非传染性疾病负担显著增加,卒中、缺血性心脏病和慢阻肺已成为国人致死因素的前三位,慢性疾病已成为严重影响我国居民健康的重大公共卫生问题,但慢性疾病防控仍是我国公共卫生体系的薄弱环节。我国糖尿病患病率从2000年的每10万人4 206例增加到2017年的6 336例,增幅超过50%,40岁及以上慢阻肺患病率达到13.6%。我国因慢性疾病死亡人员已占总死亡人员的88.06%,2017年高血压导致250万中国人死亡,其中96%最终因心血管病死亡。

(二)服务均等化水平仍不高

由于我国不同区域间经济发展水平不同,各地公共卫生服务水平也存在显著差异,尤其是东部沿海经济发达地区的公共卫生服务资源远多于全国平均水平。我国2009年启动了国家基本公共卫生服务项目,目标是让全体居民都能平等地获得基本公共卫生服务。但在西部经济落后地区和少数民族地区,公共卫生服务的人、财、物匮乏,在山区和农牧区,居民的地理可及性非常差,这些是制约公共卫生服务均等化的因素。

(三)重大传染病的防控能力仍不足

2000年以后,一些新发传染病如严重急性呼吸综合征(SARS)、人感染禽流感、甲型H1N1流感、新型冠状病毒肺炎等曾出现大规模或局部规模流行并造成了不良后果,2020年新型冠状病毒肺炎疫情等因素导致我国第一季度国内生产总值(GDP)增速同比下降6.8%。近年来随着经济全球化和区域经济一体化的发展,一些境外输入性传染病如登革热、黄热病、寨卡病毒病、中东呼吸综合征等也给我国居民的健康带来巨大威胁。我国虽已建成全国性的传染病直报网络,但监测预警能力和网络时代所需要的危机事件中的沟通能力仍存短板。因此,必须适应新时代的新要求,提高传染病的监测、预警和应急处置能力。

(四)公共卫生体系建设仍需加强

我国的公共卫生体系依然存在若干问题,主要体现在不同部门间以及部门内部的职责分工明确程度不足、考核评价机制的落实程度不够、筹资和补偿机制不完善、经费投入和物力资源存在明显缺口、公共卫生人力资源总量不足、结构不良、素质不佳,公共卫生体系建设仍需进一步强化。

第二节 "互联网+"公共卫生的技术基础

现代科学的发展促使不同学科的交叉、渗透与融合,带来了方法技术的持续、重大变革。以电子健康档案、区域卫生信息平台为代表的公共卫生领域技术应用是公共卫生事业发展新趋势的技术保障,更是研制疫苗、消除传染病、创新防治结合模式、管控慢性疾病、推动"互联网+"计划以及引领智慧健康的内生动力。具体而言,健康大数据的积累为专业技术人员应用这些新技术和开展电子健康档案管理提供了技术支持。与此同时,医疗卫生行业的信息化程度不断提高,为构建区域卫生信息平台提供了技术基础,显著提高公共卫生技术人员对传染病疫情的识别、追踪和响应能力,对疾病早期预警信号的发现能力,以及诊断性检测方法与治疗方法的研发能力。

一、电子健康档案

电子健康档案是实施"互联网+"公共卫生的主要信息载体和基础核心内容,是健康信息化技术基础设施的构成要素。它与电子病历、个人健康档案(patient health records,PHR)不同,主要体现在信息来源、目的、归属、内容等方面。电子病历强调患者在医院就诊中所产生、以医疗为中心的数字化健康信息,目的是满足医院业务和管理的需要;个人健康档案是居民拥有、以个人为中心的健康与就诊信息终身记录,目的是满足个人健康防护和管理需要;而电子健康档案重点强调政府管理机构为实现患者与医务人员间跨机构、跨平台的信息共享与交互而建的健康信息集合,目的是增强患者就医安全、改善医务质量和降低医药费用等。

国外电子健康档案建设自20世纪末开始,21世纪初美国、加拿大、英国、日本等发达国家逐步开始实施并全面推进政策,开展电子健康档案理论和实践探索,出台适合本国特色的电子健康档案运行方案。发达国家的实践经验表明,以电子健康档案为核心的健康信息共享能够提高医疗和公共卫生服务效率、服务质量、服务可及性,降低服务成本。相比欧美发达国家,我国居民电子健康档案建设起步较晚。2009年新医改以来,我国启动了国家基本公共卫生服务项目,其中为辖区内常住居民和居住半年以上非户籍居民建立统一规范的居民健康档案排在首位。我国居民电子健康档案建设的目标是到2030年实现人人拥有规范化的电子健康档案,截至2018年底,我国电子健康档案建档率已达到84.1%。

图5-1展示了我国居民电子健康档案三维概念模型,它体现了不同生命阶段、主要疾病和健康问题、主要卫生服务活动三者之间的相互联系,坐标轴上的三维坐标连线交叉所圈定的域表示了人在特定生命时期、因特定健康问题而发生的特定卫生服务活动所需记录的特定记录项集。三维空间中的任意一个空间位置都对应着某个特定的健康记录,构成了一个完整、立体的健康记录,这些健康记录全面地反映了个人健康档案内容的全貌。

图5-2展示了我国居民电子健康档案的基本内容。其中,个人基本信息包括人口学和社会经济学等基础信息以及基本健康信息,其内容相

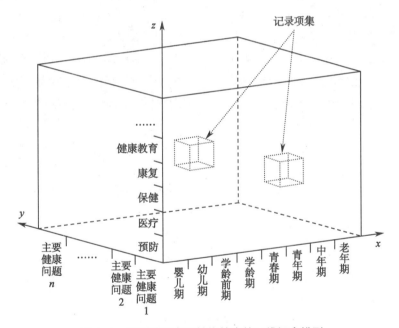

图5-1 我国居民电子健康档案的三维概念模型

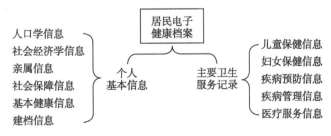

图5-2 我国居民电子健康档案的主要内容

对稳定,客观性强,主要卫生服务记录是从居民个人一生中所发生的重要卫生事件的详细记录中动态抽取的重要信息,按照业务领域进行划分。居民电子健康档案的数据来源于各类表单,例如出生医学证明、妇女健康检查表、个人预防接种记录表、各类慢性疾病患者随访表、门诊和住院病历等。

由于居民电子健康档案包含的内容很多,数据来源于不同区域、不同部门、不同系统,且具有动态时效性,因此,为保证居民电子健康档案能在各级医疗卫生机构中互联互通,需要制定科学合理的数据标准,满足各级卫生部门尤其是基层卫生部门的应用需求。根据卫生部于2009年5月颁布的《健康档案基本架构与数据标准(试行)》,相关数据标准主要包括基本数据集标准、公用数据元标准和数据元分类代码标准。其中,基本数据集标准规定了数据集中所有数据元的唯一标识符、名称、定义、数据类型、取值范围、值域代码表等标准,以及数据集名称、唯一标识符、发布方等元数据标准;公用数据元标准规定了电子健康档案所必须收集记录的公用数据元最小范围及数据元标准,目的是规范和统一档案的信息内涵和外延,指导档案数据库的规划设计。数据元分类代码标准可以为来源于各种卫生服务记录的数据元建立一个统一的、标准化的信息分类框架,使得不同数据元能根据其特性,分别定位和存储在相应的层级结构中,方便信息利用者的快速理解和共享。

二、区域卫生信息平台

区域卫生信息平台是全民健康信息化的主要构成部分,它以行政区域为基础,以居民电子健康档案、电子病历以及综合健康管理为主体,实现该地区不同医疗卫生组织和社会相关部门的运用体系中的互操作性。区域卫生信息平台建设是一项十分复杂的系统工程。相比于欧美发达国家,我国区域信息平台建造相对落后,2009年5月,

卫生部办公厅在《健康档案基本架构与数据标准(试行)》的基础上,编制并印发《基于健康档案的区域卫生信息平台建设指南(试行)》。

图5-3展示了区域卫生信息平台的总体架构,共分为区域卫生管理层和辖区卫生机构层。其中,区域卫生管理层主要提供注册服务、公共卫生和医疗数据服务、电子健康档案服务、数据仓库服务等,辖区卫生机构层是指在所管辖的区域范围内相关医疗卫生机构所有业务应用系统,这些系统生成、收集、管理和使用各类医疗卫生数据,服务于居民健康管理。两个层次之间通过区域卫生信息应用访问层来进行信息交互,实现电子健康档案的互联互通。

基于总体架构,区域卫生信息平台可实现不同的功能,大体上包括平台基础功能、便民服务功能、业务协同功能、业务监管功能四类。其中,平台基础功能包括数据规范上报和共享、平台主索引、注册服务、数据采集与交换、信息资源管理、全程健康档案服务、区域业务协同、平台管理、大数据应用支撑等;便民服务功能包括预约挂号、智能导诊、家庭医生签约、健康档案查询、健康评估、慢性疾病管理、接种免疫服务、健康教育等;业务协同功能包括疾病监测业务协同、突发公共卫生事件应急指挥协同、妇幼健康业务协同、食品安全防控协同等;业务监管功能包括卫生服务资源监管、传染性疾病管理业务监管、慢性疾病管理业务监管、国家基本公共卫生服务项目监管、基层医疗卫生机构绩效考核监管等。

我国的区域卫生信息平台建设已取得了很大进展,截至2018年,我国所有省级行政单位全部建立了区域信息化规划体系,省级区域卫生信息平台建设率为93.8%,市级和县级卫生信息平台建设率分别为66.2%和48.2%。但目前仍存在一些建设障碍,最主要的障碍是缺乏建设资金支持,这一问题在县级尤为严重,其他建设障碍还包括人力资源不足、缺乏临床指导、投资回报率无法量化等。

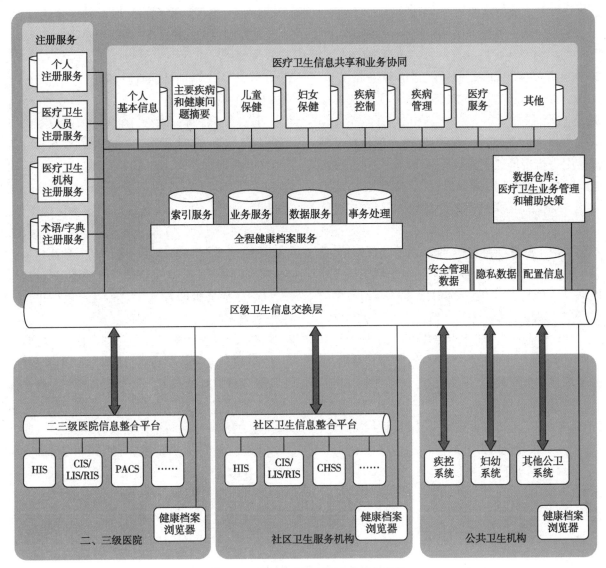

图 5-3 区域卫生信息平台的总体架构

第三节 "互联网 +"公共卫生主要内容

"互联网 +"与公共卫生各个环节的深度融合可显著提升管理效率和效果。在基本公共卫生服务层面,可发挥"互联网 +"在服务提供方、服务需求方、服务管理方的促进作用,进一步探索远程病情监测、在线健康教育、慢性疾病筛查等服务内容,构建"互联网 +"健康管理模式。在疾病预防与控制方面,可构建区域数字疾控平台,开展新技术在公共卫生监测、疾病预测、疫情识别、追踪响应,以及突发公共卫生事件应急管理等领域的应用。

一、"互联网 +"基本公共卫生服务

基本公共卫生服务是我国公共卫生制度建设的重要组成部分。原国家卫生部、财政部、原国家人口和计划生育委员会于 2009 年 7 月联合印发《关于促进基本公共卫生服务逐步均等化的意见》,明确提出实施国家基本公共卫生服务项目,使城乡居民逐步享有均等化的基本公共卫生服务,进一步提高城乡居民健康水平。具体而言,实施基本公共卫生服务项目可促进居民健康意识的提高和不良生活方式的改变,逐步树立起自我健康管理的理念;可以减少主要健康危险因素,预防和控制传染病及慢性疾病的发生和流行;可以提高公共卫生服务和突发公共卫生服务应急处置能力,建立起维护居民健康的第一道屏障,对于提

高居民健康素质有重要促进作用。

基本公共卫生服务项目和经费补助标准是国家根据社会经济发展状况综合考虑所确定的,自2009年开始实施以来,服务项目内容不断扩展,2019年底,我国基本公共卫生服务项目架构如图5-4所示。

自启动以来,基本公共卫生服务项目在基层医疗卫生机构得到了普遍开展,取得了一定成效,人均服务经费补助标准从25元提高至2020年的74元。随着"互联网 + 医疗健康"的推广,近年来各地积极探索运用"互联网 +"举措以促进基本公共卫生服务项目实施,推动项目管理创新,提升项目实施质量。部分区域依托电子健康档案和区域卫生信息平台、医疗和健康体检等相关大数据,利用物联网、大数据、云计算、人工智能等新兴技术推动信息系统的互联和数据共享,实现了基本公共卫生管理扁平化、数据一体化、督导实时化,提升了项目实施绩效、工作质量、群众知晓率和获得感。"互联网 +"对基本公共卫生服务项目的提供方、需求方和管理方的促进作用主要体现如下:

（一）服务提供方

"互联网 +"大大减轻了公共卫生工作者和家庭医生团队的工作压力,提高了工作效率和服务质量,保证了公共卫生数据的真实性和家庭医生签约服务的落地,近年来,各地积极探索运用

"互联网 +"去实现慢性疾病多病种一体化管理,实现危险因素的统一采集、风险评估和随访干预,有效缓解基层医疗卫生机构存在的医护人员少、能力不高、外出培训难等瓶颈问题。

（二）服务需求方

通过"互联网 +"模式,居民随时可以查询自己的相关信息、实时了解自己的健康状况、诊疗过程等内容,增强了患者对基本公共卫生服务的信心和主动参与的积极性,推动了公共卫生服务工作的顺利开展。部分偏远地区受限于地理条件,一直存在医疗卫生资源分散、共享性差的难题,"互联网 +"能让这些地区的居民享受到高质量的基本公共卫生服务,提高辖区百姓的健康获得感。

（三）服务管理方

完整连续的居民健康状况、诊疗信息、公共卫生的建档、随访、体检以及家庭医生签约等实时业务数据信息,能降低项目运行成本,方便了公共卫生服务项目的监管,有助于卫生管理部门及时掌握辖区进展情况,发现存在的问题和不足,便于实施网络实时督导,进行科学的绩效考核。此外,通过对数据进行分析,有助于为管理部门制定准确实用的卫生保健计划提供决策依据,也可作为政府和卫生行政部门收集基层医疗信息的重要渠道。

基于电子健康档案和区域卫生信息平台等"互联网 +"公共卫生实践,基本公共卫生服务主

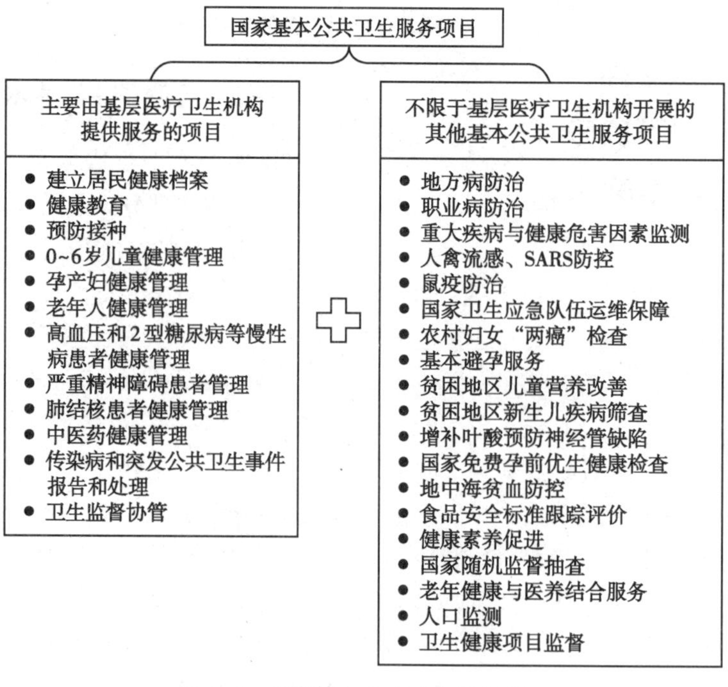

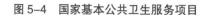

图 5-4　国家基本公共卫生服务项目

国家基本公共卫生服务项目

主要由基层医疗卫生机构提供服务的项目
- 建立居民健康档案
- 健康教育
- 预防接种
- 0~6岁儿童健康管理
- 孕产妇健康管理
- 老年人健康管理
- 高血压和2型糖尿病等慢性病患者健康管理
- 严重精神障碍患者管理
- 肺结核患者健康管理
- 中医药健康管理
- 传染病和突发公共卫生事件报告和处理
- 卫生监督协管

不限于基层医疗卫生机构开展的其他基本公共卫生服务项目
- 地方病防治
- 职业病防治
- 重大疾病与健康危害因素监测
- 人禽流感、SARS防控
- 鼠疫防治
- 国家卫生应急队伍运维保障
- 农村妇女"两癌"检查
- 基本避孕服务
- 贫困地区儿童营养改善
- 贫困地区新生儿疾病筛查
- 增补叶酸预防神经管缺陷
- 国家免费孕前优生健康检查
- 地中海贫血防控
- 食品安全标准跟踪评价
- 健康素养促进
- 国家随机监督抽查
- 老年健康与医养结合服务
- 人口监测
- 卫生健康项目监督

要有以下几类模式：

1. 电子健康档案的建立、更新与查询 辖区居民到乡镇卫生院、村卫生室、社区卫生服务中心（站）接受服务时，医务人员可通过电脑终端为其建立居民电子健康档案。在有移动建档条件的区域，尤其是入户服务（调查）、新生儿访视、孕产妇产后访视时，还可通过移动互联设备现场建立电子健康档案，或将数据实时更新或补充进区域卫生信息平台，方便快捷且大大增强了电子健康档案的真实性和及时性。应用移动互联设备来提高随访工作的效率，推动基本公共卫生服务便利化。责任医生在对高血压、2型糖尿病等慢性疾病患者进行面对面随访时，可实时录入随访信息，保证随访真实性，提高随访质量。

依托电子健康档案和区域卫生信息平台，居民可以通过网络平台、手机APP等多种形式，自主查询基本公共卫生服务项目信息记录，包括个人基本信息、体检信息、随访信息、诊疗信息、诊疗结果等。卫生服务人员也可以通过调阅电子健康档案，及时了解随访对象的健康状况，为患者提供个体化的健康教育、饮食、用药指导。公共卫生部门也可实现预防接种信息的自动核查与自动梳理及整理。

2. 信息主动推送、自动上报与统计 通过移动平台，可按设定的计划主动向居民进行批量拨打电话、发短信、发送APP提醒等智能化操作，包括发送健康检查、疾病防治、预防接种、检查结果等信息，向一般服务对象推送健康教育小知识和健康提示。

通过基于物联网的血脂仪、血压仪、血糖仪等智能设备，采集并自动上传用户的健康监测信息，例如，居民通过便携式血压计等移动智能设备定期自行测量血压，每次测量完血压后，便携式血压计能将血压值实时传送到平台，家庭医生可在线远程监控患者血压，并及时开展指导干预。

依托基层卫生网络直报信息系统平台，各单位可按照规定时限报送项目实施数据，各专业机构审核实施情况数据，及时了解项目实施进度，并对数据进行交叉比对，核实数据真实性和一致性，发现存在问题和不足，有针对性地开展技术指导。

3. 远程病情监测 通过使用装载各类传感器的移动医疗健康设备，医护人员可以更全面、频繁、持续地收集患者的健康监测信息，并借助智能平台对监测数据进行分析，实时掌握患者疾病指标的变化过程和特征，相对于以往通过患者线下佩戴检测仪、监测结束后再导出数据并进行人工分析，远程病情监控大大降低了成本，提高了工作效率。近年来，远程血糖仪、远程心电监测仪、远程胎心检测仪等移动智能设备在早期发现异常、早期健康指导、规范患者自我管理行为、减少疾病产生的不良后果等方面已展现出十分重要的应用前景。

4. 在线健康教育 相比传统的举办线下健康讲座、发放健康科普小册子、义诊等健康教育手段，基于"互联网＋"的在线健康教育运行成本更低、实际效果更明显。有些地区尝试将健康教育模块融入区域健康管理APP中，居民可以在日常健康管理的同时在线学习健康知识，并通过积分奖励机制促进居民主动学习、主动分享。另一方面，在线健康教育还包括向基层卫生服务人员提供的远程业务培训，2019年4月15日，基层卫生能力建设平台正式上线，这是首个国家层面建立的、免费向所有基层卫生人员开放的线上继续医学教育平台，为基层卫生人员提供理论和实操等课程内容。

5. 远程随访和健康咨询 可通过专门的远程随访平台或普及较广的社交网络平台对患者进行远程随访和指导，并协助其进行生活管理，改善患者康复效果。通过智能手机APP进行移动诊疗，可为居家患者提供快速可及的健康咨询服务，减少非必需的门诊就诊，便于患者跨地域寻找社区缺乏的医疗资源。

6. 慢性疾病筛查 慢性疾病筛查、癌症早诊早治项目网上填报可提高居民的风险意识和体检行为，有效促进疾病防控、提高治愈率、减轻疾病负担。同时，可大大简化工作流程，改变以往居民需要亲自到社区手工填写问卷，社区工作人员再手工录入并上传系统进行评估的工作模式，最大程度地确保信息准确和提高工作时效。此外，通过大数据和人工智能可以实现对高危人群精准定位，提高疾病筛查的卫生经济学效益，减少无效筛查。

伴随基层医疗卫生服务的不断发展，信息化建设在社区卫生服务管理中愈发得到重视。例如北京市丰台区方庄社区卫生服务中心积极探索"互联网 +"妇幼健康管理,取得了一定效果。该中心面向辖区社区居民,服务人口数近 9 万,服务对象多为孕产妇以及 0~6 岁儿童,并进一步拓展到其他接受签约服务的家庭成员。主要提供社区妇幼保健服务、慢性疾病健康管理、移动医疗、健康网站等一系列社区移动互联健康服务。

当前基层社区的妇幼保健服务涵盖孕产妇和新生儿健康档案登记、随访、疫苗接种等相关内容,数据平台通过特定程序,搜集受众人群的健康信息进行整理、汇总,为工作人员开展下一阶段健康管理工作提供数据以及技术支持(图 5-5)。

图 5-5 所示平台主要用于基层社区,出于基层卫生机构与相应医疗卫生机构的有关合作需要,特设相应的服务端。具体可探索不同类别、不同等级的相应机构之间的合作管理,以及受众人群的个性化管理,提供相应的个性化健康指导与远程医疗服务。

1. **孕产妇端** 为孕产妇人群提供医生的相应信息检索服务,主要可了解相应的医生职称与职业方向、诊疗信息,有助于促进医患双方信息沟通与交流,结合参与家庭医生签约服务,孕产妇可以提出与选择的医生签约,了解家庭医生团队的具体信息以及诊疗内容,获得个性化服务治疗。家庭成员均有机会与相应医生签约,医生可与多名用户签约。

(1)孕前管理:帮助女性获得相应的孕期健康知识,宣传孕前健康教育知识与指导。收集居民的健康信息,提供孕前检查以及孕期检测等一系列服务。特别关注健康危险因素的记录、整理与评估,并及时向责任医生进行反馈,对受众人群进行健康指导与干预。

(2)孕期管理:为孕妇提供所需要的营养膳食、合理运动、清洁卫生等一系列健康信息。医生定时及时了解孕妇的健康知识需求,提供相应健康教育与指导,引导孕妇塑造合理的孕期健康行为,及时记录孕妇健康信息,做好健康档案的管理工作。并按期嘱咐孕妇做好相应的孕期监测检查工作,做好孕期随访工作与记录。

(3)产后管理:做好产妇以及新生儿的健康管理工作。按时记录并填写新生儿健康信息,整理健康档案,做好每一阶段的新生儿预防接种工作。定时定期对孕产妇和新生儿进行随访,了解每一阶段的孕产妇和新生儿的健康状况,记录相应的重要指标,如新生儿身高、体重、是否存在黄疸等重要信息,并进行健康教育。

(4)患者管理:借助移动健康设备收集患者生命体征,上传数据平台进行汇总、整理、评估,并反馈给居民,有助于让居民及时了解自身健康状况以及变化情况,并辅以对应的健康教育,将患者纳入健康管理过程中,引导居民养成良好的健康行为,提高患者健康素养。

(5)医患互动:医患双方可借助相应的技术与平台,通过文字、语言、图片等信息及时反馈患者的健康状况,医生可以及时获取患者健康信息并调整相应的治疗与健康教育计划,做到双向互动、及时反馈,及早预防相应的产后并发症与新生儿疾病。

(6)健康教育:通过健康大讲堂、健康沙龙等活动,获得活动通知和健康教育知识,签约用户可上传自我健康监测数据、产检结果、随访结果,定期接收医务人员推送的健康教育指导、健康资

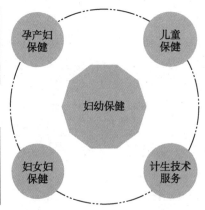

图 5-5 方庄社区"互联网 +"社区妇幼人群健康管理服务平台的功能

讯等。

2. 医生端

（1）签约管理：对家庭医生签约的具体情况进行管理，患者需要按时录入相应的健康信息以便支持医生工作，医生可针对患者不同阶段的健康信息以及其他需求提供有针对性的妇幼保健服务包，进行个性化服务与管理。

（2）建册管理：医生对患者输入的健康信息等内容进行审核评估，对一些需要特别注意的内容及时告知签约居民，对患者的基本情况、健康状况以及下一步的健康管理工作内容都有较为全面的认识与计划。

（3）健康随访：医生可以根据患者需要提前准备，定时定期保证随访工作的顺利开展，并做好随访信息记录。

（4）信息上报：通过该技术搜集的相应患者数据以及医生个人信息、诊疗内容等数据，必须经过数据平台的规范化、标准化的科学处理与使用，通过相应的信息渠道，上报至上级平台进行下一步工作，视情况进行数据共享与评估管理。

（5）医患互动：签约双方可借助移动互联技术，通过图片、视频、文字反馈患者健康信息，医生根据患者健康信息进行双向互动与健康管理。

（6）健康教育：医生为签约居民提供有关于孕产妇保健、新生儿保健与健康管理等系列内容的健康教育与咨询。

3. 管理端

（1）基础管理：做好基础管理工作，涵盖基层医疗卫生机构运行的人员基本信息、不同科室的服务内容等，在此基础上，评估妇幼保健服务质量，并根据患者满意度以及需求反馈改进妇幼保健服务质量。进行检查并发现数据平台存在的运营问题，保障数据平台的正常运行与高效管理等。

（2）系统管理：对各子系统以及对应签约团队以及居民健康信息、签约服务包等内容进行统一管理，做好系统的维护与管理工作，按时备份数据，对于版本更新提前告知各系统管理员，实现平台系统的统一、科学、规范化管理。

（3）统计分析：对不同的社区卫生服务中心与社区卫生服务站进行数据收集、汇总与整理，涵盖新生儿预防接种率、孕产妇死亡率、健康档案等重要信息，做好数据评估、管理工作，并进一步反馈调整服务内容。

该平台自运行以来，借助移动互联技术将儿童保健以及预防接种服务从社区卫生服务机构拓展到签约家庭，有助于提高服务质量与服务效率。与此同时，该平台通过信息技术和渠道将服务的两端打通，让患者通过在线的方式与家庭医生互动，包括且不限于维护自己的基本情况信息、获得个性化服务等。促进相应服务从患者被动接受向医方主动提供或双向协同发展，有助于实现卫生服务质量改善以及个性化治疗的目的，同时提升患者满意度。

二、"互联网 +"疾病预防与控制

我国疾病预防控制中心的主要职责包括开展疾病防控、突发公共卫生事件应急、环境与职业健康、营养健康等工作，开展传染病、慢性疾病、职业病、地方病、突发公共卫生事件等监测以及重大公共卫生问题的调查与危害风险评估等。目前，我国疾病预防控制中心已经成为世界上最大的两个疾病预防控制中心之一，与省、地（市）和县（区）级疾控中心一起共同构成四级疾控体系。但面对疾病谱的转变以及慢性疾病、流行病成因和传播的高度复杂性，我国的疾病防控工作需适应新形势的新要求，借助"互联网 +"带来的新机遇，对原有体系进行转型和升级。

（一）公共卫生监测

公共卫生监测的核心内容是疾病监测，活动包括对疾病相关数据的采集、分析、结论解释等。我国的疾病监测始于 20 世纪 50 年代的疫情报告，经历了从手工处理到电子化、信息化的发展过程，大体上分为以下三个阶段：

1950—1985：每月以纸质报表的形式由县（区）、地（市）、省、国家逐级报告。

1985—2003：每月以电子统计报表的形式由县（区）、地（市）、省、国家逐级报告。

2004 至今：以互联网为基础，实时的个案直报系统，覆盖数十种法定传染病。

我国的疾病预防控制信息系统（网络直报系统）于 2004 年建成并投入应用，疾病预防控制机构、县级及以上医疗机构、乡镇卫生院实现对法定传染病病例个案信息和突发公共卫生事件的实时、在线监测和直接上报。2004 年以来，我国先后建设了结核病管理信息系统、鼠疫防治管理信息系统、艾滋病综合防治信息系统、麻疹监测信息报告管理系统等多个单病监测系统等。2014年完成统一应用门户的改造,并于2020年初整合重构了传染病监测、慢病及危险因素、精神卫生、免疫规划、健康危害因素和疾控综合管理系统,形成了统一门户、统一标准应用、统一交换接口、统一业务应用、统一安全认证、统一资源管理,整合共享的全新"中国疾病预防控制信息系统"。该系统具有数据采集、实时统计分析、定时统计分析、基于地理信息系统(geographic information system,GIS)的可视化展现等功能。

法定传染病疫情和突发公共卫生事件的网络直报系统在我国实现了疫情和突发公共卫生事件的"个案、实时、在线"报告,改变了按月逐级报告的传统模式,覆盖了全国包括乡镇卫生院在内的所有卫生医疗机构,具有低成本、高覆盖、易于普及的特征,也极大地提高了对疫情和突发公共卫生事件的响应速度,为及时处理、控制疫情和突发公共卫生事件争取了宝贵时间。数据处理技术实现了对监测数据的动态快速统计分析与疾病暴发信息的早期监测,推动了公共卫生信息标准化建设的进程,统一了全国传染病与突发公共卫生事件监测相关信息标准和最小数据集,为公共卫生信息资源的共享奠定了基础。

除了疾病监测外,其他公共卫生监测还包括环境监测、食品卫生监测、疫苗安全监测等。

目前,国内许多省(区、市)已建立了生活饮用水在线监测系统,完善饮用水卫生监督监测网络的覆盖,实现水质在线监测设备(如浊度仪、氨氮仪、余氯计、有机物分析仪等)数据的查询和分析、异常数据处理、数据自动发布和上报、自动生成和打印报表等功能,卫生部门可根据该平台,组织制定饮用水安全大数据收集、管理、开放、应用等相关标准规范,为信息化建设和管理工作积累经验。

针对疫苗安全监测,国内部分省(区、市)正积极探索覆盖疫苗"生产-流通-使用-安全性评价和追踪"的全流程追溯机制,以疫苗为主体开展信息系统建设,实现疫苗流通和使用领域的全程管理、储运过程的无缝管理、冷链设备的智能管理,开发和应用全程可利用的电子追溯码,并将免疫规划信息管理系统对接电子健康档案平台,实现"人"(受种者、接种医生、法人)-"事"(疫苗计划与采购、预防接种服务)-"物"(疫苗管理、冷链管理)一体化管理。

(二)疾病预测

大数据应用的核心在于预测,通过大数据分析能够提前预知特定疾病发生、流行的规律,能有效认识传播规律,进行有效预测和防治。在2014年的埃博拉疫情控制中,美国疾病控制与预防中心(centers for disease control and prevention,CDC)的专家利用流行病学数据建立马尔可夫链模型预测发病率,强有力地向高层决策者揭示了后果的严重性,促进了资源调动与迅速的应急行动。大数据给流行病学寻找病因线索提供了新的途径,通过对电子病历与健康档案中的数据进行挖掘不仅可以对医疗产品、服务、干预效果等进行评价,改善医疗行为,支持临床决策,而且每次就诊都会给该系统注入新的信息,帮助流行病学专家进行病因探讨,揭示未知的疾病与暴露相关关系。此外,对于罕见的暴露或结局的研究,通过对患者常规健康资料的数据挖掘和监测(基于大型数据库的队列研究)可将不同来源的数据进行融合统计分析,解决随机对照试验与队列研究等前瞻性设计在探讨慢性罕见治疗不良反应上的大样本需求难以满足的缺陷,且不同来源的数据往往基本人口特征不同,使我们可以进行更全面的分析,实时监测数据则更有利于危险因素早发现与积极防控。

目前常用于疾病预测的大数据资源包括医疗大数据、互联网大数据、自然和社会大数据、病原检测大数据四类。

医疗大数据主要来自检验结果、影像数据、费用数据、基因数据等,对传染病的监测预警主要是通过症状监测模式来实现,公共卫生部门可以通过分析全国各地的患者出现相同或相似症状的信息,预测某些传染病的暴发,提前快速响应。作为传统监测的有益补充,基于医疗大数据的症状监测提高了新发传染病和暴发疫情发现的敏感性,提高了疾病防控的能力和水平。

基于互联网大数据的疾病监测预警系统具有实时、快速的特点,可以在症状出现初期或疾病发生早期进行预警。2009年,谷歌搜索引擎利用关键搜索词成功预测了流感暴发,比CDC的数据早一周以上的时间,利用同样原理在玻利维亚、巴西、印度、印度尼西亚、新加坡等建立了登革热传播模型,模型预测值与实际监测数据有良好的相关性。基于互联网大数据的疾病监测系统还适合于大量人群的数据分析,即使在一些中低收入国家,互联网来源的数据分析依旧优于传统监测系统。

自然和社会大数据的作用近年来逐渐被人们所关注,主要原因在于传染病的复杂致病因子,包括病原体变异、人体免疫力、人们的生活方式、防病意识等。大部分公共卫生决策和流行病学信息与地理位置有关,准确统计描述疾病的空间分布和周边环境要素信息能够有效地探索疾病发生及流行模式、传播规律、病因线索和传播风险等,为疾病预防控制工作提供帮助。空间流行病学应用GIS、遥感及全球卫星导航系统等空间信息技术为流行病学研究提供强大而精准的数字化分析工具,极大地拓展了流行病学可视化和量化分析方法。随着现代空间信息技术的快速发展,以及卫生健康、自然环境、社会经济生活等大数据的可获取性进一步提高,空间流行病学作为一门通用的学科方法已在各种疾病研究中得到广泛应用,并发挥着越来越重要的作用。

病原监测涉及病原体分离、鉴定、分子诊断、血清学检测,以及其他体内体外试验等,对于明确疾病的传播过程、追溯传染来源等方面能够起到关键作用。国际上,发达国家尤其重视细菌性传染病监测中的病原分析与预警工作,通过整合病原检测技术、网络实验室、现场调查和数据分析达到提前预警。美国已经建立了专门的细菌传染病监测系统和食源性疾病主动监测网,目前我国已建成细菌性传染病的实验室监测网络,这是一个以脉冲场凝胶电泳分型技术为基础、结合其他分型技术以及菌株信息和流行病学信息的网络监测平台。在为细菌性传染病的监测提供病原监测的数据交流、调查分析传染病的扩散、建立不同地区之间的暴发流行关系、追溯传染来源等方面发挥了至关重要作用。测序技术有助于发现病原体基因组的可追踪变异,通过全基因组测序技术可以确定传播途径,弥补疾病的进化动力学。

(三)突发公共卫生事件应急管理

突发公共卫生事件具有突发性和意外性、严重的社会经济危害性、群体性、事件处理的统一性和协调性以及决策的风险性和时效性等特点,其救治工作需要众多部门的共同参与。SARS暴发之后,我国颁布《中华人民共和国突发事件应对法》《突发公共卫生事件应急条例》等法律法规,推动卫生应急工作走上法制化和规范化道路。我国以疾病预防控制体系、卫生监督体系和医疗体系为基础,已初步建成了统一指挥、布局合理、反应灵敏、运转高效、保障有力的突发公共事件卫生应急体系,包括卫生应急预案体系,国家、省(自治区、直辖市)、地(市)、县四级应急管理体制,卫生应急能力评估指标体系。目前,我国公共卫生突发事件应急管理已经形成以中央应急平台为中心、地方应急平台为节点的纵向体系和协调机制。

"互联网+"综合了数据管理技术、空间流行病学、生物信息学、预测预警技术、现场流行病学、计算机可视化技术等多学科的技术和方法,能极大提升突发公共卫生事件应急管理的效果和效率。基于"互联网+"的突发公共卫生事件应急处置平台主要具有应急资源管理、事件发展态势分析、现场侦查与跟踪分析等功能。

应急资源管理包括对医疗机构、各类卫生技术人员、大型或特殊设备、药品、生物制品、血液制品以及外部资源等的管理。应急资源管理信息系统可实现对资源信息的常态化集中管理和应急状态下的组织调集,并与GIS信息相结合,从多个维度对资源分布、资源需求、资源配置等情况进行可视化展示,方便决策者进行查询、跟踪、分析、追溯和统一调配,最大限度地发挥卫生资源的价值,显著减少由于资源配置不当而造成的应急措施不力或资源浪费情况。

事件态势分析是运用各类统计方法,将不同部门、不同业务所产生的信息按照区域、内容、条件等属性分析,了解各类机构的运行状况,并通过互联互通完成突发公共卫生事件相关的多维数据交汇,借助GIS及可视化技术实现数据及其特征的立体化、动态展示。可采用机器学习方法建立定量风险评估和早期预警模型,精准预测突发事件的发展态势,例如事件中的人群特征、地域特征、扩散特征、流行病学溯源特征等,结合历史事件特征,预测可能发生的卫生事件风险并自动发布预警。

现场侦查与跟踪分析指通过搭建现场侦查和处置的信息采集和管理系统,强化现场采集数据的空间转换,与立体化监测和风险评估实现互联互补,实现任务管理、地图导航、辅助决策、资料查询、紧急报警、疫情报告等功能,例如对不同类别患者治疗和康复情况的跟踪,应急指挥中心可通过统一信息平台查询任意患者的各类健康指标状况、详细的诊疗记录和诊疗方案,并有针对性地提出诊疗建议,便于及时掌握卫生资源的使用情况并进行综合调配。

实践中,为推动医药卫生体制改革,加大疾病预防控制体系信息化建设力度,促进智慧健康目标的早日实现,探索建立高效高质、共享共通的卫生信息系统,浙江省宁波市疾病预防控制中心探索建设数字疾控平台,旨在覆盖疾病预防的全过程,涵盖传染病预防控制、慢性疾病预防控制、突发公共卫生事件应急管理、计划免疫以及公共卫生监测、大数据管理与应用等方面。

该平台作为区域性的公共卫生管理平台,核心库包括疾病档案库、接种档案库、病原识别库三类,旨在统筹疾病预防控制信息的监测、采集、评估等管理过程。在保障疾病预防控制服务以及管理工作正常运行的同时,秉持以人为本的理念,以健康为导向,全方位全生命周期保障居民健康,通过发挥区域医疗卫生系统的协同发展作用,按照

"高效高质、共享共通"的原则进行统一开发与管理,结合移动互联与大数据等信息技术,具备数据互联共享、时效性与应用价值高、方便操作、不同主体间协同性强等竞争优势。

该市疾病预防控制中心围绕智慧健康信息系统,建立统一的数据标准与功能规定,构建区域卫生信息系统。在此基础上,建立卫生信息数据共享平台。该平台旨在对公共卫生数据进行统一、高效地收集、监测、评估、存储、传输,以便及时上报公共卫生信息到上级信息平台。此外,有助于通过统筹慢性疾病、传染病、计划免疫、学校卫生等不同子系统,促进公共卫生协同发展。同时,以疾病健康档案为核心,及时记录汇总居民健康数据,促进健康档案的无纸化、智能化管理。该平台按照"平台 + 组件"的模式进行整体设计,涵盖区域传染病监测(食源性疾病、媒介生物监测、登革热监测、艾滋病管理)、慢性疾病管理、学校卫生管理等多个业务子系统(图 5-6)。

平台具有如下几个功能模块:

1. 传染病协同管理 传染病协同管理系统包括传染病监测、结核病管理、虫媒监测、食源性疾病监测、公共卫生舆情监测、实验室监测等功能模块,旨在促进公共卫生传染病数据的统一收集、汇总、评估、存储、传输及共享,避免并解决信息孤岛和重复录入等问题,推动传染病协同管理智能化,提高管理效率。

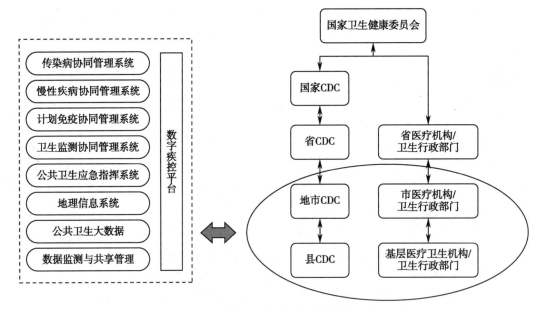

图 5-6 宁波市数字疾控平台的基本架构

2. **慢性疾病协同管理** 慢性疾病协同管理涵盖高危人群、患者及其疾病报告管理,死因、伤害的监测管理,财务统计以及地理信息系统等模块,同时与浙江省慢性疾病监测网络直报管理系统进行信息共享以及互联互通,减少报告数据信息重复录入以及重复录入工作的时间。

3. **计划免疫协同管理** 计划免疫协同管理涵盖生物制品和性能评估、追溯、使用分析、异常反应监测、预防接种数据统计、地理信息分析、健康档案记录与管理等模块。该数据平台与地理信息系统平台等对接,并将基于Hadoop的免疫预防协同管理与免疫预防信息系统进行对接,以期促进数据共享共通。具体应用方面主要涵盖预防接种与管理的相关信息的统计分析,对计划免疫预防工作进行规范化管理与干预,提高管理效率与质量。

4. **卫生监测协同管理** 主要以学校、医院、实验室为重点场所对象开展卫生监测与协同管理,具体包括学校基本情况及检测、学生健康信息、医院卫生监测、实验室卫生检测等模块,以便开展学校学生信息记录与统计、常见学校疾病的统计预测,进行数据存储、评估与上报。

5. **公共卫生应急指挥** 涵盖突发管理系统、公共卫生GIS系统、医疗机构诊断信息监测系统等功能模块,具体涉及结核病、食源性疾病、艾滋病等一系列新旧传染性疾病,辐射辖区内疾病预防控制中心、医疗机构、卫生行政部门、妇幼保健机构等相关部门,精确掌握疾病的时间分布、空间分布。

6. **地理信息系统** 借助辖区卫生信息系统平台的相应接口端,促进地理信息系统升级换代,以适应辖区内的公共卫生状况与社会经济条件,为公共卫生监测与管理、疾病信息统计与分析提供技术支撑,促进疾控数字平台的可视化,从空间上保障区域卫生信息系统的正常运行。

7. **公共卫生大数据** 涵盖健康档案、计划免疫、研究平台等模块,具体包括新旧传染病、慢性疾病、计划免疫等数据,包含儿童基本信息、健康状况及预防接种记录、生物制品数据、患者的疾病健康状况以及诊疗相关数据,为计划免疫与疾病预防控制提供了强大的分析技术以及数据支持。

8. **数据监测与共享管理** 涵盖传染病与慢性疾病数据监测与共享管理模块,相关工作人员可通过数据监测功能检索数据存储与传输情况,查询具体报告与数据,找出各项工作中存在的问题,并精确地发现问题的原因,及时、准确地进行干预并解决问题。

该平台自运行以来,服务对象数迅速增长,现已达到一千余用户数,覆盖约400万居民。数据标准层面,已制定数据标准及交换接口规范,保证数据的准确性。在统计辅助方面已实现了疾病预防控制的综合统计与辅助决策,建立数据统计查询与分析模块,满足公共卫生统计工作要求。在信息协同方面实现了辖区内疾病预防控制业务的协同,构建疾病预防控制健康档案,为居民提供卫生信息服务。

第四节 "互联网+"公共卫生的挑战

我国政府从顶层设计上大力推动"互联网+"公共卫生服务,近年来又出台了《关于促进"互联网+医疗健康"发展的意见》等一系列文件,切实发挥"互联网+"在基本公共卫生服务和健康管理中的基础支撑和便民服务作用,根据各地基层信息化和电子健康档案建设水平以及居民健康服务实际需求,通过移动互联设备、智能终端、APP、网站等形式,在保障个人信息安全的情况下,推进各类公共卫生服务的开展,方便群众实时查询自身健康信息,调动群众参与自我健康管理的积极性,提高群众获得感。随着大数据存储能力、计算能力和分析技术的不断发展,可以预见未来"互联网+"公共卫生服务将能整合协同多源大数据,包括疾病预防控制信息系统、医院病案系统、药物及销售情况、生物样本、病媒和有害生物分布、地理、地质、人口、气象、食品安全监测、有毒有害化学品的运输和销售、交通、通信等大数据,将向更智能化、便捷化、精准化的方向迈进。为实现这一目标,当前急需解决以下关键问题:

一、"互联网+"公共卫生相关标准制定

我国医疗卫生信息化建设已经发展了20余年,各地区大多是独立建设、独立发展,由于标准体系滞后,不同平台的运行规范、内部结构各不相

同。以电子健康档案为例,我国已出台了《健康档案基本框架与数据标准(试行)》《医学数字影像通信基本数据集》等标准,但大多是单一数据元、框架标准和试行的规范,标准体系仍很不完善。此外,"互联网+"公共卫生相关标准与规范制定、发布后,监管、应用、建设三方在标准与规范等管理方面职责不明确,执行监督缺乏有效的机制,标准化水平也缺乏有效的评估机制。随着"互联网+"公共卫生建设推进和发展,相关标准及其管理手段需要不断完善,可通过借鉴国际成熟标准管理及管理手段,制定本地化的、符合我国国情的标准。

二、公共卫生信息质量

我国电子健康档案数据普遍存在缺失、错误、无效、不完整、不一致、数据异构等质量问题,但数据质量评估与治理的研究相对比较滞后,应加快相关研究,弥补理论空缺,为提高电子健康档案数据质量提供指导。为确保公共卫生相关信息的质量,尤其是保证完整性和准确性,应该建立和完善相关质量管理制度,落实分级负责制,建立必要的奖惩制度,强化工作人员的数据管理责任意识。应制定和发布数据质量技术规范,促进数据的标准化,为卫生信息利用和发展提供基础。应组织研制和应用电子健康档案数据质量评估系统,采用自动化的方式来评估数据质量,做到早发现、早解决,从根本上解决电子健康档案的数据质量问题。

三、公共卫生信息安全

随着区域卫生信息平台建设的发展,公共卫生业务应用深化和公共卫生大数据的分析利用,信息安全面临新的挑战与威胁。目前,我国没有专门针对卫生信息隐私保护的法律法规,由于缺乏法律的制约,相关信息在使用过程中可能会出现侵权、滥用等行为。此外,部分地区公共卫生信息系统技术不够成熟,安全防护机制缺乏,存在很多安全隐患。因此,我国急需加强相关法规和标准体系建设,做到信息安全保障与信息化建设同步规划、同步设计、同步实施。

四、公共卫生人才培养

"互联网+"公共卫生建设对医护人员提出了更高的要求,具体表现在工作流程、模式、信息技术的掌握等方面,为此需加强熟悉公共卫生信息化的复合人才队伍建设。我国传统的公共卫生教育侧重在基础医学、临床医学、预防医学、社会医学等领域,需加强公共卫生人才信息管理与信息技术的基础理论、基本知识、基本技能的培养。但医疗卫生行业当前仍缺乏吸引优秀卫生信息人才的政策环境,相关机构需加强对现有队伍的技术培训,加快从传统工作方式到充分利用电子健康档案、区域卫生信息平台的工作方式过渡。

五、居民健康素养

居民健康素养水平已被纳入健康中国建设主要指标体系,2019年我国居民健康素养水平仅为19.17%,反映出我国居民健康意识淡薄,导致建档不积极、随访困难等一系列问题。因此,有关部门应加强宣传和教育,卫生工作者在日常工作中要提高对电子健康档案的利用率,积极宣传电子健康档案应用的意义和价值,提高群众对其重视程度,进而促进电子健康档案的有效使用,使居民形成良好的健康自我管理意识。

六、传染病防治国际合作

疾病全球化趋势迫切需要构建全球统一行动和紧密协调合作的工作框架,以有效应对包括传染病在内的突发公共卫生事件的应急处置。在加强国家层面第一道防线的基础上,还需进一步加强国际协作和能力建设。我国正在推动的"一带一路"倡议将进一步加强与非洲、中东区域的沿线国家之间的交往,未来将面临更大的感染性疾病跨境传播风险。因此,应当在拓展经贸合作的同时加强与相关国家的公共卫生合作,将全球公共卫生、传染病防控与"全球经济一体化"以及建立"人类命运共同体"纳入建设发展总体战略。具体而言,应建立多部门合作机制,将全球公共卫生作为国家安全的重要组成部分,制定全球卫生发展规划并组织实施,进一步扩大信息共享范围,建立全球信息沟通网络和公共卫生联络机制,构建中国特色的全球公共卫生合作体系和机制。

(冯占春)

参 考 文 献

［1］樊明锁,张良,纪威,等.基于全民健康信息的数字疾控平台建设与实践［J］.中国卫生信息管理杂志,2018,15（04）:432-435.

［2］FANG L, GAO P, BAO H, et al. Chronic obstructive pulmonary disease in China: a nationwide prevalence study［J］. Lancet Respiratory Medicine, 2018, 6（6）: 421-430.

［3］郝模,李程跃,于明珠,等.新时代公共卫生体系的思考与研究［J］.上海预防医学,2017,29（12）:905-910.

［4］国家卫生健康委统计信息中心.全民健康信息化调查报告——区域卫生信息化与医院信息化（2019）［M］.北京:人民卫生出版社,2019.

［5］李新华,马吉祥,吴静,等.联合国慢性病防控高级别会议对中国公共卫生事业发展的启示［J］.中华预防医学杂志,2019,53（6）:545-548.

［6］吴浩,刘新颖,张世红,等."互联网+社区卫生健康管理服务"标准化建设指南（二期）［J］.中国全科医学,2018,21（16）:1891-1909.

［7］杨俭,王旸,王若溪,等."一带一路"背景下我国面临的主要传染病风险及对策［J］.医学与社会,2019,32（03）:36-40.

［8］曾光,黄建始,张胜年.中国公共卫生·理论卷［M］.北京:中国协和医科大学出版社,2013.

［9］赵自雄,赵嘉,马家奇.我国传染病监测信息系统发展与整合建设构想［J］.疾病监测,2018,33（05）:423-427.

［10］祝丙华,王立贵,孙岩松,等.基于大数据传染病监测预警研究进展［J］.中国公共卫生,2016,32（09）:1276-1279.

［11］ZHOU M, WANG H, ZENG X, et al. Mortality, morbidity, and risk factors in China and its provinces, 1990-2017: a systematic analysis for the Global Burden of Disease Study 2017［J］. Lancet, 2019, 394（10204）: 1145-1158.

第六章 "互联网 +"健康管理

"互联网 +"为加强居民健康管理,提高居民健康素养,推进健康中国战略实施带来了新的机遇。充分发挥"互联网 +"对健康管理的变革作用,建立起覆盖全人群、全生命周期的个性化、智能化的健康管理新模式是"互联网 + 医疗"的重要组成部分。本章第一节将系统阐述传统健康管理的发展和瓶颈;第二节主要介绍"互联网 +"健康管理这一新型健康管理模式的基本概念、具体内容和发展方向;第三节讲述"互联网 +"健康管理在健康大数据、健康评估、健康预警及健康管理云平台等方面的实践应用;第四节重点辨析"互联网 +"健康管理目前存在的问题与挑战。

第一节 健康管理的发展和瓶颈

本节初步阐释了传统健康管理的概念、内容和发展沿革,并进一步分析了传统健康管理面临的发展瓶颈,为突破桎梏,将"互联网 +"的概念引入健康管理,明确了"互联网 +"健康管理这一新概念的由来。

一、健康管理的定义

《世界卫生组织宪章》将健康定义为"一种躯体、精神与社会和谐融合的完美状态,而不仅仅是没有疾病或身体虚弱"。也就是说,世界卫生组织定义中的健康不仅仅意味着躯体健康,还包括精神健康以及人与社会方面的和谐,体现了对健康的多维要求。此外,世界卫生组织在 1986 年发布的《渥太华宪章》中从"资源"的角度对健康进行了阐释,指出"健康是每天生活的资源,并非生活的目标。健康是一种积极的概念,强调社会和个人的资源以及个人躯体的能力,良好的健康是社会、经济和个人发展的主要资源"。健康在这里被定义为"资源",而资源是有限的,有限的资源需要通过有效的管理才能发挥其效用。

管理是指通过计划、组织、指挥、协调和控制等方式使资源的分配结构达到最优化。"计划"是指定义目标、制订战略以协调活动的过程;"组织"是指决定需要做什么、怎么做和谁去做的过程;"领导"是指通过指导和激励所有的个人或群体以解决冲突;"控制"是指对计划实施进行监管的过程,保障最终的结果按照计划的进度完成。也就是说,管理是指通过制订计划和目标、分配资源并对结果进行衡量的过程。此外,记录并储存相关事实和数据供以后使用也是管理的一部分。

健康管理,顾名思义是指通过管理的手段对健康进行有效管控,并针对健康的多维需求来对健康资源进行管理的过程。目前中国乃至世界对健康管理都没有统一的定义,认可度较高的定义是:健康管理是对个体或群体的健康进行全面监测、分析、评估,提供健康咨询和指导以及对健康危险因素进行干预的全过程。

二、健康管理的内容

健康管理就是要协调各方资源,充分调动居民个人、医疗机构以及政府部门的积极性,将有限的健康资源利用起来以尽可能地发挥最佳的健康效用,主要内容包括健康调查、健康评估、健康干预等。

(一)健康调查

健康调查主要是指通过调查服务对象的健康信息以及时发现健康问题,并为之后的健康评估与干预提供依据,是帮助居民整理和认识自身健康信息的过程,也是预防疾病、维护健康的重要手段。健康调查主要内容包括个人及家庭特征、行为生活方式、健康体检信息、医疗检测信息、现患病史、既往病史等。传统的健康调查主要通过问卷调查的方式，随着信息化的不断建设和数据互联互通程度的逐步加深，健康调查的方式逐步向信息化、自动化、智能化方向发展。健康档案信息采集、健康小屋自助监测、可穿戴设备监测等成为健康调查的新手段，低频的健康调查逐步演变为高频的健康监测。

（二）健康评估

健康评估是指根据健康调查收集到的数据信息，在充分考虑个人健康影响因素、体质状况、医疗信息及心理状况、社会适应情况等多种因素后，对个人健康状况做出的个性化、预测性的综合分析，总的来说是通过科学的方法对个人的健康状态及将来发生疾病概率、甚至是死亡概率进行综合评估的过程。其主要目的是帮助个体全面识别日常生活中隐藏的健康风险，对未来可能发生的影响健康的事件进行综合预测，同时为健康干预打下基础。

（三）健康干预

在健康调查与健康评估的基础之上，健康管理的第三个重要模块就是有针对性的健康干预。其目的是降低个体的健康风险、减少疾病发生率、提高个体和群体健康水平，同时减少医疗服务利用和医疗费用。健康管理的干预内容是个性的、持续的、动态的，即根据个人的健康风险因素针对性地提供健康干预处方并通过一定的手段保证健康处方的依从性。一般情况下，健康干预是由全科医生和健康管理师等专业人员进行指导并制定目标，在一段时间内动态监测实施效果，及时进行调整和改善。随着个人主动健康素养的提升和人工智能技术的发展，个人的主动健康干预和自我管理将成为新的趋势。

健康管理的三项内容环环相扣、密不可分，在互联网的发展之下，健康管理的实施将会更加科学合理，也能更有效地达到健康管理的目标。

三、健康管理发展概况

现代健康管理兴起于美国。20世纪20年代，医疗保险公司率先提出了健康管理的理念，其目的是减少疾病的发生并最终降低医疗费用。20世纪60年代，美国政府为了应对逐步加重的医疗卫生负担，开始将健康管理纳入国家医疗保障体系中并立法支持。目前健康管理已经深入到美国医疗保健系统内，医疗机构、医疗服务组织和医疗保险公司等均将健康管理作为医疗服务的重要组成部分。

英国健康管理的发展则是伴随着医疗卫生服务系统的建立和完善。第二次世界大战后，英国建立了全民医疗卫生服务系统，包含社区基础医疗系统、地区医院及教学医院。在英国发达的分级诊疗制度中，社区基础医疗系统的家庭医生专门负责社区居民的健康管理，家庭医生通过建立完善的健康档案来了解社区居民的健康状况，并为其提供个性化的健康服务，从而达成健康管理的目标。

德国的健康管理同样起步于第二次世界大战后。德国通过立法形式对健康管理进行了法律保障，此后建立了联邦健康宣传中心来专门负责健康管理的宣传。21世纪以来，德国政府进一步把慢性疾病预防和健康管理纳入社会保障体系，提倡通过改善个人生活习惯来达到疾病的预防和管理，成为将健康医疗保险与健康管理相结合的模式典范。该模式不仅有利于疾病的长期管理与预防，同时可以促进区域内各个主体发挥在健康管理方面的作用，从而形成长期、高效、稳定的健康管理机制。

日本的健康管理开始于20世纪60年代，最初以发放健康手册的方式对健康信息进行记录，并建立以家庭为单位的健康管理手册体系，手册涵盖了健康管理的各项内容，经过数十年的发展，最终形成了以健康手册为主线的全民健康管理模式。

目前，我国的健康管理正处于起步阶段。我国古代已经出现了健康管理思想的萌芽，两千多年前的中医典籍《黄帝内经》中就曾提出"治未病"的概念。20世纪90年代，现代健康管理逐步进入我国。2003年，SARS危机极大地推动了我国公共卫生体系的改革，健康管理开始进入发展阶段，以体检机构为代表的健康管理机构初具规模；2009年后随着新医改的推行及慢性非传染病疾病患病率的不断提高，慢性疾病管理逐步成为健康管理的主题；2015年后，随着家庭医生签约的全方位推行、健康档案和电子病历的逐步完善，我国的健康管理事业开始进入高速发展阶段，家庭医生负责对居民进行全方位的健康管理。2016年,《"健康中国2030"规划纲要》中提出帮助居民塑造自主自律的健康行为,进行良好的健康管理,引导国民合理膳食、开展控烟限酒行动、促进心理健康等,这也标志着我国的健康管理进入主动健康时代。上述政策有力地推动了健康中国的建设和推行,我国健康管理事业也开始进入快速发展期。

综上所述,健康管理模式主要有三种:第一类是与医疗保险机构合作的健康管理模式,健康管理与医疗保险相结合是这个模式的一大特色。投保人将保费交于医疗保险机构,医疗保险机构再将客户健康管理服务转交给健康管理公司,两者的合作可以提供更多的健康服务内容,也能节约大量的医疗费用。第二类是依赖于医疗机构的健康管理模式,这里的医疗机构指的主要是除社区外的大型公立及私立医疗机构。这种模式有利于发挥医疗机构自身的优势,为群众提供专业的健康监测与健康干预,但是由于医疗机构所提供的服务主要为疑难疾病的临床治疗,所以在其实施过程中很容易脱离健康管理的实质。第三类是与基层医疗机构合作的健康管理模式,这类模式主要是由政府负责投资设计,社区基层医疗机构负责施行。从实施效果来看,该模式对区域性人群生活方式的改善有显著的作用,对常见疾病的预防和管理也具有明显效果。但该模式的实行需要有政府稳定的资金投入和健全的制度保障,否则就难以有效的运转,无法达到长期的健康管理效果。

四、健康管理的瓶颈

通过对健康管理的发展历程进行梳理,可以看到"健康管理"的概念从无到有经历了多年的探索和实践,各国的健康管理都形成了一定的机制和模式,从健康调查、健康评估到健康干预都出台了一系列政策为其保驾护航,推动其发展。尽管如此,面对社会的高速互联网化,健康管理的发展似乎心有余而力不足,在健康管理意识普及、健康数据收集和集成、健康数据分析和利用等方面,遇到了很大的瓶颈。只有对这些瓶颈一一梳理,并找到相应解决办法,健康管理才能得到更好的发展。

(一)健康管理的意识和理念滞后

由于经济飞速发展推动生活水平上行,高收入人群对健康有了更高层次的追求,健康理念的养成和健康意识的提升促使其对健康管理的需求逐年提高。然而对于大部分群众而言,其健康意识还大多停留在"有病治病"的阶段,健康管理的理念尚未牢固树立。

究其原因,一方面受传统医疗就诊模式的影响,人们关注的重点是疾病的诊治,尚未意识到疾病危险因素排查、疾病风险评估等早期预防措施的重要性。因此多数人都选择将费用投入在治病上,多数情况下仅仅是疾病得到了治疗,而健康状况却没有得到明显的改善。另一方面,由于健康宣教的不到位和一些健康体检的误导,大部分人的健康素养欠缺,极易质疑健康管理的方式和效果,导致在目前的健康管理服务模式中,管理对象缺少主观能动性,无法真正参与其中。

因此,在对大众进行健康宣教时,需要借助新的形式和方法提高居民的健康素养,增强居民健康管理理念,提高大众的主动健康意识。

(二)专业的健康管理从业人员匮乏

我国健康管理工作主要由以全科医生为中心的家庭医生团队完成,然而目前我国的全科医生和助理医生数量远远不足。在人员配备严重不足的情况下,全科医生很难同时兼顾日常诊疗工作与健康管理工作。同时,健康管理对全科医生有较高的专业技能要求,需要全科医生对疾病的预防、干预、康复等整个过程有着全面的了解。然而目前我国的全科医生缺乏健康管理的专业理论知识和实践技能,只能对居民主要进行"格式化"的健康教育、慢性疾病随访等健康管理工作,尚无法针对居民的健康情况进行个性化的健康管理。

在短时间内,面对居民在健康管理上的庞大需求,全科医生的数量问题和质量问题都无法得到根本性解决,无疑形成了"供不应求"的尴尬局面。随着互联网技术的不断发展,"互联网＋"健康管理模式有望打破这一"僵局"。

(三)健康信息系统不完善

健康信息系统不完善主要体现在以下两个方面:

一是缺乏"主动健康数据平台",大量主动健康数据无法汇集。随着居民生活水平日益提高，居民自我监测的健康数据越来越多，血压、心率、睡眠质量、膳食结构、运动习惯等健康信息得以记录。然而这些主动健康数据仅仅被分散记录保存，缺乏一个数据集成平台将这些健康信息收集起来，难以进一步的挖掘利用，也无法用于疾病风险预测和健康风险评估。

二是医院间的医疗信息系统缺乏联系。我国目前的健康数据共享程度较差，形成了众多"信息孤岛"，导致居民电子健康档案更新滞后。囿于传统的医疗服务模式和医疗信息处理方式，不同医院之间甚至同一医院的不同部门之间，医疗信息系统均呈现相对独立的状态，医疗健康数据没有统一的标准，也无法做到互联互通，呈现"孤岛"状态。对于居民个人来说，电子健康档案的信息往往仅在建档时输入，由于缺乏专业人员的管理以及"信息孤岛"的存在，后期的健康信息很难及时录入更新，电子健康档案仍处于"固态"，利用度不高。

健康信息系统不完善所造成的健康信息收集不完全、医疗信息不能共享利用等问题，不利于实现对居民提供连续性、综合性的健康管理服务。

（四）健康信息的利用程度低

健康信息的真正价值并不在于数据本身，而在于对数据进一步的分析利用，评估个人健康状况。例如通过数据分析评估健康等级，预测个体健康状况的发展趋势，从而评估健康风险并据此制订个性化的健康管理方案，做到"精准预防"。健康风险评估是开展个性化健康管理的重要手段。然而目前健康风险评估的有关研究仍处于定性阶段，专业人员的不足、评价工具的缺乏和评估标准的不规范导致这一研究工作停滞不前。

而利用健康数据进行量化评估更是缺乏。一方面，现有评估思路主要以疾病为出发点寻找影响该疾病的危险因素，然而同一危险因素往往会引起多种疾病，无法进行危险度量化估计。另一方面，缺少基于我国疾病危险因素和相关疾病数据库开发出的科学有效的健康风险评估模型和应用软件。此外，目前健康风险评估方法存在巨大差异，有些使用单因素分析法，有些使用多因素数理分析法，还有些使用基因图谱检测法，尚无统一的评估标准。

总体而言，目前由于人员和技术的不足，健康管理在健康宣教、数据集成、数据利用等方面存在瓶颈，导致了健康管理发展滞后。近年来，国内互联网、传感、人工智能等高科技技术的发展势如破竹，在医疗等行业也有了较为成熟的应用。将"互联网＋"的概念引入健康管理，利用其强大的数据处理能力及应用，有望找到健康管理快速发展的突破口。

第二节 "互联网＋"健康管理概述

传统健康管理面临的诸多问题之一便在于其意识和理念的滞后，随着近年来"互联网＋"等新概念兴起，健康管理这一传统学科如何融入新潮流、新趋势成为新的热点话题。本节将从健康管理与"互联网＋"融合出发，从社区、医院和个人三个层面细化阐释不同主体主导的"互联网＋"健康融合运作机制。

一、概念

在互联网的大背景下，云计算、大数据、物联网、人工智能和移动互联网等技术逐步融入到健康监测、健康评估和健康干预的健康管理全过程中，突破了传统健康管理模式的瓶颈，能够充分发挥互联网在健康管理中的优化作用，实现个性化、智能化的健康管理。这种互联网技术与健康管理的融合形成了一种全新的健康管理模式，我们可以称之为"互联网＋"健康管理。这种模式可以拓展服务渠道、解放人力资源、延长服务时间、丰富服务内容，从而极大提升健康管理服务的效率和质量。同时，"互联网＋"健康管理的应用有利于满足不同层次人群的健康需求，建立以人为中心的个性化健康管理方式，有效地提升群众的主动健康理念，让其从被动接受健康管理变为主动参与自我健康管理。

二、内容

"互联网＋"这一全新健康管理模式的具体内容主要体现在传统健康管理工作模块与基于互联网的新型技术的融合。

（一）健康监测与云计算和物联网的融合

物联网以互联网为基础,作为人与互联网之间的"传播媒介"运用于健康管理,优化了健康数据监测的方式并极大地提高了健康数据监测的频率,同时增加了实用性及趣味性。智能健康可穿戴设备通过接口或无线通信网络与计算机系统相连,实现人与物、物与物之间的信息获取和传输,以达到随时、随身以及可视化的健康动态追踪。依托于物联网的个人健康监测,健康数据的获得将不仅仅局限于医院和社区。利用便携式信息采集装置,用户在家就可以实时采集基础血压、体重、呼吸、心电身体指标、体征、行为、身体活动、饮食、睡眠等并上传至主动健康管理平台,实现主动健康监测的连续性。目前市场上的"智能健康"腕带产品就具有监测用户的心率与睡眠质量的功能。

智能医疗可穿戴设备可以解决慢性疾病患者需要连续监测相关指标的问题。为对糖尿病患者进行智能监测管理,有公司创造性地开发了可以检测患者眼泪中葡萄糖含量的"智能隐形眼镜",免除了抽血测血糖的麻烦。此外,针对特殊人群生产的"智能健康腕带"不仅可以监测用户的心率、呼吸、血压、血糖和体温,还可以实时分析这些生理生化数据,预测疾病发生风险,规范用户行为。这对糖尿病、高血压、慢阻肺等慢性疾病患者以及孕产妇来说,无疑是帮助自身维持健康、防范疾病的智能小助手。

云计算技术与健康管理的融合,能够有效地整合各种类型的健康数据,打破信息的单一性和孤立性。通俗来讲,云计算提供的是一个虚拟平台,将海量的信息数据转变为计算机语言进行储存,个体的生命体征参数、临床诊疗信息、个体运动状态及人体周围环境等信息经处理转化后,传送至云端储存,形成随取随用的共享数据库。用户和医生双方均可利用智能移动终端来便捷地调取健康信息,了解个体健康状况,共同参与健康管理,并最终提高用户健康水平。

（二）健康评估与大数据和人工智能的融合

健康信息不能充分整合利用,是健康评估的一大壁垒,而大数据分析技术可以深入挖掘大量健康信息的潜在价值。大数据分析是指通过强大的机器算法,将大量杂乱无序的数据进行清洗和结构化,并实现可视化的分析。大数据和云计算密不可分,如果将云计算当作一个容器,大数据则是存放在容器里的水,需要依靠云计算技术对健康信息进行储存和计算,并运用大数据分析技术对多层次的健康数据进行清洗、质量控制和标准化入库。继而通过深度挖掘,基于大量可利用的结构化数据,利用健康风险评估模型对个体健康状态进行评估划分个体的健康状态分别为"健康""亚健康""亚临床""患病",建立模型评估患病风险,筛查健康危险因素,预测疾病危险程度及发展趋势,自动生成直观的图文报告,提出预防建议。

大数据分析是精准健康管理的基石。对于个体健康管理来说,对海量的体征信息及诊疗数据进行分析,辅助医生进行健康干预;对于群体健康管理来说,通过挖掘某种疾病的发病区域、发病时间、环境气候、患者的既往病史、家族遗传史等数据,掌握该疾病的发生发展规律,从而对特定人群采取有效预防措施,做到精准人群健康管理;利用对健康大数据的深度挖掘技术,筛选得到需要重点关注和跟踪管理的人群,帮助家庭医生团队做到精准人群家庭医生签约,提高家庭医生签约率,从而提高健康管理水平。

人工智能技术使计算机学习过往数据,进行经验积累,自动提高对任务的处理能力,模仿人的思维进行决策。在健康管理评估过程中,人工智能技术可以结合智慧健康可穿戴设备等多种方式收集主动健康大数据,并建立精准的疾病筛查及风险预测模型。针对特定慢性非传染性疾病,根据环境暴露、生活习惯、膳食结构和个体特征等关键风险因子信息,采用人工智能和大数据挖掘的方法,建立可量化的发病风险预测模型,用于高危人群筛查、个体疾病风险预测和评估等。

（三）健康管理干预过程中的人工智能和移动互联网应用

人工智能技术能够弥补健康管理专业人员的短缺。在健康管理的干预过程中,通过人工智能技术对数据进行分析处理,预判个体可能发生的疾病风险,为居民提供有针对性的饮食、运动等个性化健康管理建议并提醒督促。同时运用人工智能技术,根据性别、年龄以及用户浏览记录,挖掘用户的兴趣,向其推送精确有效的健康教育信息,并以视频、图文等多种形式进行个性化的健康管理信息推送服务,使得居民可以快速从海量的健康信息中检索到关键信息,促进用户的主动健康行为。

例如国外有互联网公司建立了普适大众的在线健康管理平台,通过监测用户的血压、血糖、心率等指标,提示用户对情绪管理、膳食控制以及血糖指标的改善。平台人工智能服务根据用户上传的健康数据,制订个性化健康管理方案,在用户保持健康生活习惯时给予实质性奖励,如分发零售礼品卡甚至现金表彰用户健康的行为选择,从而增强用户信心,提高主观能动性。

移动互联网打破了时间和地域的限制,提供可视化自我健康管理平台。简单来说,用户通过移动智能终端,如手机、平板电脑等,从健康管理网站或相关健康管理软件随时随地上传相关健康数据或获取健康管理小贴士,促进个体主动参与自我健康管理。健康相关 APP 和微信公众号平台的出现,为用户获得健康信息打开了便捷大门。此外众多健康 APP 均具备了提醒功能,可按时提醒用户运动或者服药等,这种"人机互动"的方式帮助人们记录、创造以实现健康目标。通过移动端可视化界面,用户可实时观测自身健康指标,多个互联网技术的结合,帮助用户进行自我健康管理。同样以糖尿病管理为例,在"智能血糖仪+APP+远程服务"模式中,智能血糖仪作为硬件设备提供血糖检测,结果上传至国内外糖尿病管理的 APP 平台;APP 通过娱乐、互动及游戏等手段改变用户行为信息,提醒用户进行血糖监测,提供运动饮食建议,普及糖尿病管理知识等服务;同时用户可以通过平台的"智能问答系统"进行健康咨询,或在线与医生交流,获得健康指导意见。

三、发展

"互联网+"健康管理模式是指以云计算和大数据分析为技术手段,通过智能可穿戴设备、移动健康管理应用软件等,实现动态健康监测、智能健康评估、远程健康指导、在线健康教育等健康管理服务。目前我国"互联网+"健康管理刚刚起步,并没有统一的"互联网+"健康管理模式,各地还处于探索阶段,主要有基于社区管理的"互联网+"健康管理模式、基于医院发展的"互联网+"健康管理模式以及基于个人的"互联网+"健康管理模式。

(一)社区主导的"互联网+"健康管理

1. 基本介绍 基层社区卫生服务机构承担着向居民个人提供健康管理服务的主要职责,家庭医生和社区公共卫生医师是居民健康管理计划的主要制订者和监督者,目前健康体检、健康教育、慢性疾病管理等健康管理工作已经在社区逐步开展。社区主导的"互联网+"健康管理就是利用互联网技术不断丰富和完善居民个人在社区家门口的健康管理模式,利用互联网技术,把集健康监测、健康评估、健康干预于一体的健康管理流程融入到社区中,以此提高居民的健康素养和依从性,最终实现良好的健康管理效果。

目前基层社区卫生服务机构提供的健康管理服务尚不完善。在健康调查层面存在数据采集不完全、缺乏动态监测数据、数据质量不规范等现象;健康数据挖掘和利用效率低,缺乏有效的健康评估的方法和手段,健康评估流于表面;健康干预的措施和处方主要以疾病状态的干预和管理为主,缺乏对健康状态和亚健康状态的个性化指导和针对性干预,健康干预缺乏主动性。近年来智能终端迅猛发展、移动互联网普及以及高新信息技术的出现为改善和解决上述问题提供了抓手,社区主导的"互联网+"健康管理模式逐步完善。家庭医生和社区医务人员将互联网技术与健康管理相结合,搭建社区健康管理服务网络,增加了健康数据采集的深度和广度,致力于探索建立个性化的健康评估和健康干预体系,并将其与家庭医生签约和管理服务相结合,提高居民的主动健康意识和健康素养,同时提升居民健康管理的可及性和依从性,为居民提供全面的健康管理。由此可见,探索社区"互联网+"健康管理模式是大势所趋。

2. 核心要素 社区主导的"互联网+"健康管理模式的核心要素是构建居民主动健康数据监测和利用平台。利用物联网技术实现居民个人健康信息的智能化采集、安全性传输,同时与已经完善的社区人口信息平台和社区医疗服务信息平台进行对接,建立自动化、动态化、多维度的居民健康档案,同时运用大数据和云计算技术完成居民个人健康档案数据的处理、分析、评估,将健康管理工作与社区家庭医生签约服务工作相结合,辅助家庭医生通过移动互联网技术对居民进行实时的健康干预。

3. 运作流程 首先,通过自主监测设备在社区智能采集居民数据,高频率的动态监测数据是居民管理的基础,在动态监测数据的基础上与目前现有的低频率的医疗静态数据相融合,建设并完善多维度的居民个人健康档案。以前居民可以在社区卫生服务中心测量自己的医疗指标数据,然而这是远远不够的。对于居民个人的健康的监测不仅仅包含与医疗相关的健康数据,如血压、血糖等,还应当包括个人身体技能方面的数据,如体质分析、活动、动能等,而目前在社区里的主动健康公共终端——健康小屋为这些数据的采集提供了载体,其融合了物联网技术、人工智能技术、身份识别技术等多学科复合技术,配置健康监测设备、集成体征监测模块,形成了体医融合的个人动态健康数据的采集和上传,为后续数据的综合利用奠定了基础。

然后,利用整合的多维度健康档案数据进行健康大数据分析及风险评估,通过模型模拟设定亚健康风险警戒线和患病风险警戒线,将居民健康分为健康、亚健康、患病三个等级,并精准评估患病居民的健康状态、风险等级和趋势预测。根据居民个人的健康风险定向、定期地向特定居民推送健康知识,有针对性的开出营养处方、运动处方等。同时,居民可以进行家庭医生的签约、预约就诊、查询个人健康信息、健康管理计划等。家庭医生采用移动终端、移动 APP、电脑端等数字化手段,将家庭医生签约由传统纸质签约转变为数字化签约。签约后医生可以利用互联网技术及时关注跟踪签约居民的健康状况并给予指导建议,居民可随时联系医生,通过移动端建立医患互动关系,有利于居民和家庭医生建立长期稳定的信任关系,大幅度提升家庭医生的服务质量和效果。

社区"互联网+"健康管理能够为社区居民在家门口提供个性化、智能化、多维度的健康管理服务,通过"互联网+"的技术和手段,创新社区健康管理的模式,减少社区健康管理人员的负担,提高社区健康管理的效率,提升社区居民的健康管理效果。社区主导的"互联网+"健康管理作为家庭医生服务的基础,以互联网技术为手段,服务于国家分级诊疗制度,推进家庭医生责任制,通过"互联网+"促进家庭医生签约式服务。

(二)医院主导的"互联网+"健康管理

1. 基本介绍 健康管理目前正在向智能化、个性化、服务化的方向发展,健康管理应该是对个人及群体进行全生命周期的全面监测、分析、评估和指导,而不仅是应用于疾病的预防阶段,同样应该应用于疾病治疗和管理阶段。因此为了实现健康管理作用的最优最大化,需要将健康管理融合到整个医疗服务过程中。

医院主导的健康管理更多偏向于患者预后的疾病管理,而目前广大二三级医院面临的难点是在结束诊疗过程后医院和医生难以对患者进行持续性的跟踪和管理。而基层社区机构受到技术限制,难以对预后康复期的患者实施专业有效的健康管理指导。随着互联网深入发展,连接医院、医生、社区和患者,实现信息、数据和服务的连接后,低频率医疗服务需求向高频率疾病管理需求转变。医院主导的"互联网+健康管理"模式,即在互联网大数据基础之上,在医院体系内实现疾病的筛查、治疗和康复的全流程管理,提供精准化、实时化、个性化疾病管理服务。

2. 核心要素 医院主导的"互联网+"健康管理的核心要素与特征即为"精准疾病管理"。医院对患病人群通过互联网平台对接医生,同时开展多学科联合诊疗,对疾病进行垂直管理及康复跟踪。医院实现对现有资源的有效利用和重新整合,通过数据基础与互联网技术的支撑,延伸疾病管理的触点和流程。通过自动化、智能化分析工作,由医院医生发起疾病管理的"命令",由社区医生或人工智能负责执行,为患者提供专业分析报告和建议,控制疾病并发症,降低医疗成本。医生负责整个疾病管理的方案和质控,大幅度提升疾病管理的专业性,提升工作效率及患者的满意度,形成可持续的健康管理模式。

同时,通过互联网技术连接基层医院,构建区域医联体平台,将区域内医疗资源整合在一起,进一步发挥核心医院医疗服务水平,实现医联体组织内部病患共管、信息互通、资源共享,优质医疗资源下沉,建立全方位立体化的疾病管理平台。

3. 运作流程 首先,针对需要专业疾病管理的患者,通过对医院 HIS 系统医疗健康数据的分析,构建以医院诊疗数据为核心的健康调查,针对患者疾病的发生发展情况明确后续需要补充调查的信息数据,通过互联网平台由社区家庭医生或患者自身完成信息的汇集,最终完成健康调查。

在此基础上,对健康调查的信息数据进行自动化分析,并由医院医生进行全面的审核和评估;然后,通过全面健康管理平台,以个人疾病状况评估报告为标准,设计疾病管理方案,并进行持续化跟踪管理,同时对患者进行健康教育与健康宣传等,进而完成医院通过云平台对患者开展的疾病管理服务。

医院主导的"互联网＋"健康管理被称作"定制医疗"的新型健康管理模式,该模式以医疗大数据为基础、以移动互联网为核心技术,将患者的健康管理做到个性化、实时化、精准化,能因人、因时、因病而制宜。

(三)个人主导的"互联网＋"健康管理

"互联网＋"健康管理的最终目标是要实现居民健康自我管理。个人主导的"互联网＋"健康管理是指个人充分利用互联网技术,发挥个体的主观能动性,提高个体自我健康管理意识,加强自我健康管理的过程。居民个体健康自我管理可以提升健康管理的依从性和获得感,促进主动健康理念的形成,提高居民的健康素养。

随着居民主动健康意识和健康素养的提升,居民个人有意识也有能力在居家条件下通过智能化健康监测设备对自身的健康状况进行监测,并通过大数据和人工智能技术对健康风险进行预测并提供健康干预建议。医生通过移动互联网提供辅助支持,为个体提供自我管理方案的评价、干预效果的监督和管控、必要的医疗指导建议等,进一步提升个人精准健康管理能力。

目前个人主导的"互联网＋"健康管理模式尚在探索阶段,随着可穿戴设备的不断研发和人工智能技术的广泛应用,居民健康的自我管理将逐步实现。

第三节 "互联网＋"
健康管理应用

基于"互联网＋"的健康管理概念不仅仅在于产业融合以及场景应用,得益于"互联网＋"的

丰富内涵,"互联网＋"健康管理在健康大数据、健康评估、基于"互联网＋"的健康预警和健康云平台等方面具有丰富的实践应用。

一、应用于健康大数据

现阶段日益增加的慢性疾病医疗保健、适龄人群健康管理和老年人群照顾及护理需要社会各方提供更多资源和服务,与之相适应,迫切需要形成新的健康理念,发展新兴健康服务技术和平台。新型数字化健康服务资源开发和利用将充分利用庞大的信息化卫生资源,高效地为健康管理服务。健康数据的采集由被动的纸质化记录方式向电子化记录方式过渡,逐步走向主动的智能化监测方式,引领个体由被动转向主动,由诊后治疗转向诊前预防,由疾病管理转向精准管理,迈入主动健康时代。

(一)主动健康数据采集设备研发

主动健康数据的实时动态监测有赖于新型的可穿戴式、可移动式、可携带式的健康监测设备的研究和开发,有了智能化的设备,才能采集居民的日常基础、多层次、多维健康信息和数据,并对健康管理的多参数数据进行便捷、快速地收集,用于借助"互联网＋"、局域网和蜂窝技术的数据实时、高效且安全的数据传输方案。目前国内已研发多种通过国家药品监督管理局认证主动(进行)健康数据采集的终端和设备,包括智能运动手环、身体成分分析仪、体脂称、心电贴、血糖监测仪、血氧监测仪、温度计、血压计、肺健康仪等,可对各类健康数据进行全面、安全、高效地采集。

随着主动健康设备的普及,需要进一步开发适合个体实时、主动、动态的主动健康相关信息的采集设备,提高相关设备的精准度和可操控性、实用性,并降低其生产和销售成本。

(二)主动健康数据的存储和安全访问保障

个人的主动健康监测信息是多维、动态、异构的,数据存储需要形成相关数据端口的标准化和数据转换的标准,并对异常数据进行判断和反馈,根据不同的功能模块将数据进行分层、分组处理,形成主动健康数据的处理流程和标准。同时探索和制订个人健康数据隐私保护机制、健康数据服务安全管控机制和访问技术,从而为人群健康数据的标准化、结构化和安全的访问、储存和分析提

供保障。

在云平台基础上发展区块链技术,建立健康大数据访问和健康自主管理应用的标准化技术体系,实现居民个人健康多参数数据的集成、融合、存储,并有效支持患者敏感数据"脱敏"条件下的访问控制策略成为目前的研究重点。

(三)应需而生的主动健康数据集成平台

主动健康的前提是多渠道、多维度数据的整合,亟须利用医疗、公共卫生等各条线的健康数据资源,实现医院、社区、居民健康等信息的互联互通和共享。基于医学信息学、公共卫生和商业交叉的新兴领域,整合利用移动互联网、物联网监测终端、大数据、云计算、人工智能等技术平台,通过数据收集、传输、存储和分析与应用来实现疾病预防、早诊早治以及卫生保健的信息化、数字化和电子化集成的新型健康管理模式。面对解决健康设备开发与应用之间断层的问题,通过健康设备结合大数据、物联网、云平台是必由之路。健康数据采集通过整合电子病历等医疗数据和体质与健康监测数据资源,构建以个人健康监测信息服务为主的大数据云平台,实现多层次个人健康数据的数据清洗、质量控制和数据标准化入库,形成主动健康数据云平台。

基于健康数据的大数据时代毋庸置疑将为全民主动健康的推进起到重要作用,但其技术需求也为设备开发商、数据存储方以及数据应用方带来了各种挑战,如何尽可能高效快捷地收集数据、处理数据、应用数据、反馈数据是主动健康大数据时代背景下的又一难题。

二、应用于健康评估

健康评估是开展健康管理的重要工具,主要是根据有效的健康信息,利用科学的工具和方法对个人健康状况做出个性化的综合分析,对个人的健康状况及将来患病概率、甚至是死亡概率进行综合评估的过程。健康评估已经成为家庭医生签约服务的首要工作,然而目前我国的签约居民的健康评估工作尚处于空白阶段,尽管有社区实施签约居民健康评估,但是仅限于经验决策的定性评估,专业人员的不足、评价工具的缺乏和评估标准的不规范导致这一研究工作停滞不前。随着健康与疾病相关信息的有效采集和集成,目前健康数据的可获得性已有了大幅提升,然而如何从海量的健康数据中选取对健康评估有用的信息,并对这些信息加以利用和反馈,成为目前健康评估面临的又一重大问题。目前健康评估方法和模型较为稀缺。

(一)疾病风险预测

健康评估的第一步是实现对于疾病风险的预测。对于单一疾病的高危影响因素分析及预测在方法学上都已经较为成熟,然而如何将同类疾病的高危因素综合将不同系统疾病的高危因素进行拟合却一直是重大的技术难题。目前国内学术领域常用的疾病风险评估建模方法主要分为两大类:一类是基于横断面研究结果进行的合成研究,以经典的荟萃分析为代表;另一类是结合流行病学研究结果,主要是在社区数据的基础上所进行的大型纵向队列研究,其建模方法主要有回归分析、线性混合模型及生存分析法等。

现阶段对疾病风险精准的综合评估,构建健康–疾病的综合评估体系成为健康评估的重点。在互联网大数据时代,根据各类疾病关键风险因子,采用健康风险评估模型,结合人工智能、大数据挖掘的方法建立量化的健康–疾病风险预测模型,用于对个体综合疾病风险的预测和评估成为研究重点。Rothman-Keller模型能够量化处理影响因素,明确界定各危险因素的作用强度,其不仅考虑了影响因素的独立作用,还兼顾了各影响因素之间的交互效应,实现了个体疾病风险的有机整合。

(二)健康综合评估

在疾病的预测预警之上是对于个人健康的评估和预测,即基于采集的个体生活习惯、体质、膳食因素、运动、环境暴露、家族遗传、临床检测指标、睡眠、场景识别等在内的主动健康大数据,结合人工智能和神经网络等数据挖掘相关方法,构建包含个体特征、健康风险、健康素养、健康支持在内的综合健康评分,对个体健康评分进行健康画像。这不仅包含了疾病状态的评估和预测,还包含了健康状态和亚健康状态的评估和预测,需要的数据维度更多,评价内容更复杂。需要用科学合理的方法对健康与疾病之间的健康低质量状态进行识别、表达和预测,建立综合健康评价体系。

目前常用的大数据预测模型包括特征工程与机器学习技术、多模态数据整合分析、深度学习模型分析、神经网络分析等，其中最常被采用的也是最通俗易懂的是决策树。决策树模型是将偶然事件以时间顺序排列出由此引发的所有不同结果，并以图形方式呈现，由于该图形状似一棵树干，故称其为决策树。从本质上讲，决策树是一种建模思路，通常不单独应用于模型的构建研究，而是结合其他建模方法，以决策树的思路构建混合模型。

三、应用于健康预警

（一）居民健康风险预警应用

借鉴"互联网＋"健康管理的理念，建立基于大数据及人工智能技术的健康预警、预测和评估模型与相关应用，通过采集的人群健康数据，结合医疗知识图谱，采用人工智能和机器学习等方法，形成人群健康预警及移动端的模型压缩移植，实现个人在移动端的健康预警应用。

有主动健康项目通过区域特征性分析某地区常见病、多发病，确定该地人群的敏感性疾病特征并划分系统，进而分系统进行敏感性疾病的高危影响因素及核心干预方式的荟萃分析，构建健康－疾病风险的分系统评估模型。并基于凝聚法层次聚类对各系统疾病风险进行综合评估，打通数据端口，从而最终形成主动健康云侧写系统并在区域内推广应用。利用该系统对居民的亚健康和患病风险进行预警，可以用数字化形式提高人群对自身健康状态的感知灵敏度，从而改善居民的主动健康意识及促进主动健康行为的建立。

（二）居民个性化干预应用

针对不同人群主动健康特点，收集健康动态数据，评价主动健康指数，应用于疾病预警、生活方式干预、心理和行为建议以及个性营养推荐。基于主动健康大数据，结合疾病诊疗规范、手段和相关研究进展，制订健康评估和管理推荐方案，反馈主动健康应用群体。结合最新基础和临床研究成果、国家临床医学研究中心以及疾病临床干预、管理和康复指导指南，采用人工智能方案推荐最优的主动健康干预手段和内容，为相关用户搭建实时、有效的主动健康监测和干预平台，从而达到疾病早期预警和干预的目标。

有主动健康项目在我国上海市、江苏省、北京市、天津市、河北省、广东省、四川省等地建立主动健康监测、评估和反馈应用示范区，覆盖家庭、社区和企事业单位等不同组织形式，每个地区开展40万人以上健康监测、健康评估以及主动健康相关的管理示范和应用，集合人群的健康画像定制针对性的健康干预措施，对干预措施的效果进行评价，从而提高覆盖区域人口的健康管理能力和水平。

四、应用于健康云平台

"互联网＋"健康管理平台与传统的诊疗平台和公共卫生平台不同，"互联网＋"健康管理平台更注重使用者的诊前诊后管理、个性化体验和方案干预。健康管理平台一般包含4大模块：健康档案系统、健康评估系统、健康干预系统和效果评价系统，不同平台的模块可进行增减和调整。"互联网＋"健康管理平台主要以健康档案为基础，以健康评估为核心，以移动互联网、云计算为创新点，支持多方主体之间的数据互通，实现健康数据的有效利用，形成全方位、多渠道的健康管理生态系统，能够极大地提高健康数据的使用效率和应用价值。

"互联网＋"健康管理平台并不是孤立存在的，其可以和医疗信息平台、康复养老平台、家庭医生服务平台实现无缝衔接和信息共享。在个人享受医疗服务、康复服务和家庭医生服务的同时，"互联网＋"健康管理平台将各医疗信息管理系统打通，实现健康大数据共享，便于医生诊疗时追踪疾病的"前因"，为医生在医疗过程中提供诊断依据。同时，通过健康－疾病风险评估，可以将人群划分为低、中、高风险人群。在就诊时，医生可根据个体的健康评分、运动行为、生活方式、心理疾病、既往史等多维度主动健康数据，制订不同的治疗方案和干预措施。通过对疾病过程的精细化划分，实现对个体的"精准治疗"。

第四节 "互联网＋"健康管理挑战

"互联网＋"健康管理作为一门传统概念与新兴理念结合的全新健康管理模式，势必面临各种各样的挑战。本节将梳理"互联网+"健康管理面临的挑战,以期明确问题,突破瓶颈,促进"互联网+"健康管理的持续健康发展。

一、政策法规尚不完善

"互联网+"健康管理的快速发展促使健康管理的模式和流程产生重大变化,目前的一些陈旧的政策法规无法满足新形势下的"互联网+"健康管理的要求,准入门槛、从业规范、监督管理等相关标准体系尚未确立,这极大地限制了"互联网+"健康管理的服务范围扩大和服务能力提升。

(一)健康信息法规不完善

作为"互联网+"健康管理的基础,健康大数据目前还没有健全的法律法规对其进行规范。健康数据的所有权、应用权,数据的安全性、隐私标准、责任规范和服务政策以及法律能否包容创新的错误问题都没有明确的法律依据。目前现行的《互联网医疗保健信息服务管理办法》尚未涉及"互联网+"健康管理行业。

(二)产业技术规范匮乏

由于"互联网+"健康管理尚属于新兴产业,相关的产业规范及质量标准并不健全,包括服务模式规范、支付方式规范、设备创新规范均未制定。同时,目前对于"互联网+"健康管理的应用尚未制定准入体系、质量标准、保障体系和评估体系等,也无法对健康数据算法的安全性和有效性进行验证与评估。

二、受信息化发展制约

"互联网+"能够和健康管理紧密结合,首先需要获取大量的健康数据,这些有效的健康数据是人工智能应用的基础。但是当前医疗数据结构复杂、标准化程度差,信息孤岛普遍存在。

(一)数据获取

健康管理领域内的大数据供方覆盖范围很广,不仅包括各级医疗机构、体检中心、医疗保险公司,同时还包括区域卫生信息平台及政府部门等。大量的数据资源分散在不同的数据池中,各单位的数据难以对第三方的健康管理平台开放,信息互联互通、资源共享尚不能实现,数字化流程改造较为困难,这是制约"互联网+"健康管理发展的硬件软肋。信息的阻滞首先影响了各类智能健康管理平台算法系统需要的训练,如果没有足够的数据供机器进行学习,将难以提供精准的健康管理建议。

(二)数据质量

高质量的医疗数据能够极大地提升互联网技术在健康管理领域内应用的准确性。尽管我国的医疗健康数据体量巨大,但大部分是非结构化数据,电子化及标准化程度差,数据维度、特性各不相同,质量参差不齐,不能发挥出大数据的价值。同时,由于人工智能需要使用大规模的规范化数据来进行深度学习,细微的数据误差积累会极大地影响准确性,但是我国尚未统一临床结构化病历报告标准,手写病历的不规范,临床检查、用药等细节缺失,各医疗机构的基础数据库标准也不统一,病种编码、收费代码等各不相同,清洗数据较为困难,以至于整体医疗健康数据质量低下,难以满足健康管理平台的需要。

三、缺少第三方支付支持

"互联网+"健康管理平台的建立,是一项长期而紧迫的任务,需要投入大量的研发资源。在美国,"互联网+"健康管理平台多是与商业医疗保险公司合作,依靠健康管理的模式进行盈利。如凯撒医疗模式就是通过推行"互联网+"健康管理与医疗保险的结合,将互联网、医院、保险、用户四方进行整合。在服务流程中,对费用的控制成为了各方获取经济利益的核心要素。

但我国的"互联网+"健康管理盈利模式尚不清晰,缺少支付方和有力的推动者。从国家层面,"互联网+"健康管理模式可以减缓医疗费用上涨,但是公立医院医保报销压力较大,如将"互联网+"健康管理产品纳入医保范围,医保资金压力将会猛增。从患者层面,对该类服务的接受度虽然在逐渐增加,但是付费意愿并不强烈。

同时,由于政府财政投入和基本医保的费用增长非常有限,健康服务业的发展亟须多层次的医疗保障体系提供支持。但我国的商业保险机制并不健全,如果财政对健康管理的支付机制不能尽快形成,将极大地制约健康需要转化成健康消费。

四、与传统场景尚未紧密融合

作为医院外场景的延伸,健康管理应实现对场景的打通以及对技术的串联,使用户持续性的健康监测数据与院内数据形成互补,并利用整合后的数据,通过不同的场景端实现对用户的健康管理。但是现有的健康数据以及分析后得出的健康管理建议很难获得医院及体检中心等专业医疗机构的认可。医生对各类健康管理平台上的数据信任度较低,用户最后仍需要在传统的医疗场所进行检测,造成了各个场景端之间的割裂,同时也降低了用户的主动健康管理意愿。

五、面临伦理问题的挑战

大量医疗健康信息的整合带来了"互联网+"健康管理服务的优化和变革,但网络信息安全问题则使整合后的医疗健康信息面临严重的安全隐患。此类事件一旦发生,将严重侵害群众的隐私权,同时带来巨大的伦理风险。

同时,"互联网+"健康管理平台做出的健康决策是通过机器学习大量的医疗数据并进行模拟后得出的,这些看似机器自主决策的过程,实际上在开发过程中包含了一部分人的主观判断,因此算法在分析数据过程中也会获得类似于人类偏见的思想,从而导致出现算法歧视的不良后果。由算法歧视所带来的一系列潜在的伦理问题,也是"互联网+"健康管理不可回避的挑战。

综上所述,"互联网+"健康管理应尽快完善和细化领域内的规范,建立起完整的"互联网+"医疗健康法规和政策体系。健全"互联网+"健康管理的责任主体规范体系,将符合条件的"互联网+"健康管理项目纳入医保支付范围并建立费用分担机制;完善收费与利益分配规范,制定完善的数据共享及使用规范,寻求以用户为核心的应用及商业模式;加强"互联网+"健康管理平台及各责任主体的服务质量管控体系等,引导建立健康导向型的医疗服务体系,促进健康管理服务产业的结构合理化,以支持"互联网+"医疗健康的持续健康发展。

(王 慧)

参 考 文 献

[1] Arthur S. Macnalty. The First Ten Years of the World Health Organization [J]. Medical History, 1958, 2: 316-317.

[2] World Health Organization. Health promotion: A discussion document on the concept and principles [J]. Health Promots, 1986, 1: 73-76.

[3] 陈君石,黄建始. 健康管理师 [M]. 北京:中国协和医科大学出版社, 2007.

[4] 吴浩,刘新颖,张世红,等."互联网+社区卫生健康管理服务"标准化建设指南(二期)[J]. 中国全科医学, 2018, 21 (16): 1891-1909.

[5] 金春林,何达. 人工智能在医疗健康领域的应用及挑战 [J]. 卫生经济研究, 2018 (11): 3-6.

[6] 李晓南,孙俊菲,倪小玲,等. 互联网+社区健康管理服务模式探讨 [J]. 中国卫生信息管理杂志, 2016, 13 (01): 85-88.

[7] 孟群,尹新,陈禹. 互联网+慢病管理的研究与实践 [J]. 中国卫生信息管理杂志, 2016, 13 (02): 119-123.

[8] 吴凌放,金春林,谢春艳,等. 健康服务业发展策略分析:以上海为例 [J]. 中国卫生资源, 2016, 19 (02): 149-153.

[9] 谭晓东,祝淑珍,谢棚印,等."健康中国"背景下健康管理的发展思路 [J]. 公共卫生与预防医学, 2015, 26 (06): 1-4.

[10] 李金栋,郝晓宁,秦小明,等. 我国健康管理发展的SWOT分析 [J]. 卫生软科学, 2018, 32 (05): 36-39.

[11] 严慈庆. 健康管理与健康风险评估 [J]. 健康研究, 2018, 38 (01): 1-8.

[12] 白书忠. 我国健康服务业与健康管理的创新发展 [J]. 中华健康管理学杂志, 2015, (2): 89-93.

[13] 董建成. 医学信息学概论 [M]. 北京:人民卫生出版社, 2010.

[14] 陈宪泽,詹小清. 基于全科医生的社区健康管理模式及其运行机制研究 [J]. 中国卫生事业管理, 2014, 31 (12): 897-900.

[15] 石建伟,耿劲松,肖月,等. 慢性病防控领域循证决策开展现况梳理及问题分析 [J]. 中国公共卫生, 2017, 33 (11): 1545-1547.

[16] 王朝昕,姜成华,刘蕊,等. 循证理念引入慢病防治的必要性分析 [J]. 中国全科医学, 2013, 16 (28): 2627-2629.

[17] 张振,周毅,杜守洪,等. 医疗大数据及其面临的机

遇与挑战[J].医学信息学杂志,2014,35(06):2-8.

[18] 孔祥溢,王任直.人工智能及在医疗领域的应用[J].医学信息学杂志,2016,37(11):2-5.

[19] 王海星,田雪晴,游茂,等.人工智能在医疗领域应用现状、问题及建议[J].卫生软科学,2018,32(05):3-5+9.

[20] 兰蓝,赵飞,徐向东,等.基于信息化的商业健康保险与健康管理融合研究[J].中国卫生信息管理杂志,2017,14(06):791-794.

[21] 胡建平.医疗健康人工智能发展框架与趋势分析[J].中国卫生信息管理杂志,2018,15(05):485-491.

[22] 徐勇,刘继恒,徐承中.宜昌市"互联网+健康管理"新模式[J].公共卫生与预防医学,2016,27(06):1-3.

[23] 李晓南,孙俊菲,倪小玲,等.互联网+社区健康管理服务模式探讨[J].中国卫生信息管理杂志,2016,13(01):85-88.

第七章 "互联网+"药品供应

药品是指用于预防、治疗、诊断人的疾病,有目的地调节人的生理功能并规定有适应证或者功能主治、用法和用量的物质,包括中药材、中药饮片、中成药、化学原料药及其制剂、抗生素、生化药品、放射性药品、血清、疫苗、血液制品和诊断药品等。药品供应的科学性、有效性和经济性决定了药品能否发挥其维护公众生命健康水平的作用,因此保障药品安全有效、价格合理、供应充分显得尤其重要。近年来,"互联网+"成为经济社会创新发展的重要驱动力量,对药品供应体系产生了多方位的影响,使得药品供应和流通服务由被动向主动方向转变,向智慧服务的方向转变。

第一节 药品供应概述

一、药品供应保障体系的内涵

2016年8月,全国卫生与健康大会将药品供应保障列为健康中国建设的5项重点任务之一。2016年12月,国务院印发《"十三五"深化医药卫生体制改革规划》,明确提出要建立规范有序的药品供应保障制度,要求调整利益驱动机制,破除以药补医,优先使用基本药物,建设药物政策体系,理顺药品价格,促进医药产业结构调整和转型升级。2018年3月,十九大报告也明确要求继续健全药品供应保障制度。因此,完善药品供应保障制度成为实现人人享有基本医疗卫生服务目标的一项迫切任务。

药品供应保障体系与公共卫生服务体系、医疗服务体系、医疗保障体系并列为基本医疗卫生制度四大支柱体系。基本医疗卫生制度建设的总目标是"为群众提供安全、有效、方便、价廉的医疗卫生服务",药品供应保障体系建设的目标也应服务于基本医疗卫生制度建设的总目标,即确保药品的安全性和有效性,并改善药品的可获得性和可支付性,为群众提供安全、有效、方便、价廉的药品。药品供应保障体系建设目标的实现在于加快建立以国家基本药物制度为基础的药品供应保障体系。其主要内容包括:①建立国家基本药物制度。中央政府统一制定和发布国家基本药物目录,按照防治必需、安全有效、价格合理、使用方便、中西药并重的原则,结合我国用药特点,参照国际经验,合理确定品种和数量。②规范药品生产流通。完善医药产业发展政策和行业发展规划,严格市场准入和药品注册审批,规范和整顿生产流通秩序,推动医药企业提高自主创新能力和医药产业结构优化升级。③完善药品储备制度。支持用量小的特殊用药、急救用药生产。加强药品不良反应监测,建立药品安全预警和应急处置机制。

随着经济社会发展和公众健康需求不断提高,药品供应保障已从强调药品的生产、配送和供应,深化拓展到以实现药品的可及、质量可靠、合理使用为基本目标,涵盖药品生产、流通、使用、支付、监测等各环节的完整保障体系。现阶段药品供应保障制度需要关注四个重要关系:一是市场与政府在配置医药资源方面的关系。既要充分发挥市场在配置医药资源中的决定性作用,也要更好地发挥政府引导和监管作用。二是供给侧和需求侧的关系。要提高药品供给质量和效率,优化供给结构,还应改善需求侧环境,从而更好地促进产业健康发展。三是重点人群与普遍人群用药需求间的关系。我国已经实现了基本医疗保障的全民覆盖,但恶性肿瘤和一些罕见病患者目前仍然很难得到有效的药物治疗。四是医疗服务可及与药品可及之间的关系。随着公立医院改革与分级诊疗制度的不断推进,大量患者在向基层医疗卫生机构分流,也要保障基层医疗卫生机构的医务工作者能够做到对所配备药品的合理使用。

二、国内药品供应保障制度

2016年12月,国务院发布《"十三五"深化医药卫生体制改革规划》,提出建立药品供应保障制度的总体要求,包括以下五方面的内容:深化药品供应领域改革,深化药品流通体制改革,完善药品和高值医用耗材集中采购制度,巩固完善基本药物制度,完善国家药物政策体系。以此为指导,近年来我国采取了多项完善药品供应保障制度的措施,主要包括:

1. 巩固完善国家基本药物制度 基本药物是适应我国基本医疗卫生需求,剂型适宜,价格合理,能够保障供应,公众可公平获得的药品。国家基本药物制度是对基本药物目录制定、生产供应、采购配送、合理使用、价格管理、支付报销、质量监管、监测评价等多个环节实施有效管理的制度。2018年9月,国务院办公厅发布《关于完善国家基本药物制度的意见》,对基本药物"突出基本、防治必需、保障供应、优先使用、保证质量、降低负担"的功能作出了明确定位;2018年10月,国家卫生健康委员会、国家中医药管理局发布《国家基本药物目录(2018年版)》,并于同年11月1日起在全国正式实施。基本药物品种数量由2012年版的520种增加到685种,突出慢性疾病、常见病、危害大负担重疾病和公共卫生等方面的基本用药需求,特别注重儿童等特殊人群用药,新增了肿瘤用药12种、临床急需儿童用药22种以及丙肝治疗新药。新的基本药物目录非常重视药品质量和疗效,优先纳入通过了一致性评价的药品品种,而未通过一致性评价的品种,逐步调出目录。同时,对于基本药物目录内的治疗性药品,医保部门将优先纳入医保目录或调整甲乙分类。

2. 改革完善药品生产流通使用政策 2017年1月,国务院办公厅发布《关于进一步改革完善药品生产流通使用政策的若干意见》,在药品的生产、流通、使用各个环节提出了新的要求。在药品生产环节提出:严格药品上市审评审批;加快推进已上市仿制药质量和疗效一致性评价;有序推进药品上市许可持有人制度试点;加强药品生产质量安全监管;加大医药产业结构调整力度;保障短缺、低价药品的监测预警和应对。在药品流通环节提出:推动药品流通企业转型升级;推行药品购销"两票制";落实分类采购政策,降低药品虚高价格;加强药品购销合同管理;整治药品流通领域突出问题,违法违规行为记入不良信用记录;强化价格信息监测;推进"互联网+"药品流通。在使用环节提出:促进合理用药;进一步破除以药补医机制;强化医保规范行为和控制费用的作用;积极发挥药师作用。

3. 多渠道推动抗癌药品降价 2016年以来,国家卫生健康委员会、人力资源和社会保障部针对部分专利、独家药品,组织开展国家药品价格谈判试点和国家医保目录谈判,39个谈判品种平均降价50%以上,并已全部纳入国家医保目录,其中包括17种抗癌药。自2018年5月1日起,以暂定税率方式将包括抗癌药在内的所有普通药品、具有抗癌作用的生物碱类药品及有实际进口的中成药进口关税降为零。在该政策的影响下,14个进口抗癌药平均降价4.86%。各省对已纳入医保的抗癌药开展了专项招标采购,据20个省(区、市)的数据统计,62种抗癌药平均降价3.88%;对未纳入医保的抗癌药,国家医疗保障局实行医保准入谈判降价,17个抗癌药平均降价56.7%。同时,国家科技计划也加大了对抗癌药研发的支持力度:对临床急需抗癌药,优先支持研发;鼓励新靶点、新机制抗癌药的原始创新;鼓励专利到期或即将到期的临床急需抗癌药的仿制研究,以提高药品选择性。国家药品监督管理局也通过一系列改革措施加快了抗癌药品的审批上市进程。

4. 国家组织药品集中带量采购 2019年1月,国务院办公厅印发了《国家组织药品集中采购和使用试点方案》,旨在探索完善药品集中采购机制和以市场为主导的药价形成机制,降低群众药费负担,规范药品流通秩序,提高群众用药安全。此次试点范围确定为"4+7",即4个直辖市(北京、上海、天津、重庆)和7个副省级城市(沈阳、大连、广州、深圳、厦门、成都、西安),将医保药品目录制定、医保支付价格的确定和药品采购价的谈判三者合一,以国家为单位进行药品的集中采购。各试点地区上报的药品约定采购量以过去几年该药品使用量的加权平均值为依据。有25种试点通用名药品中选（共31种），药价平均降幅52%。

5. 推动药品临床综合评价 2018年国务院机构改革，明确将开展药品使用监测、临床综合评价和短缺药品预警作为国家卫生健康委员会职能，具体由药物政策与基本药物制度司承担。该工作的深入将为调整基本药物目录、鼓励仿制的药品目录、儿童药品鼓励研发目录提供依据，实现安全合理用药以及合理控费的目标。

第二节 "互联网+"药品供应保障

医药行业作为关乎百姓健康的行业，"互联网+"医药行业可以为患者提供更加便捷、周到、个性化的服务，并可以优化医疗资源的合理配置。2018年4月，国务院办公厅发布《关于促进"互联网+医疗健康"发展的意见》，明确提出要完善"互联网+"药品供应保障服务，要求对线上开具的常见病、慢性疾病处方，经药师审核后，医疗机构、药品经营企业可委托符合条件的第三方机构配送。探索医疗卫生机构处方信息与药品零售消费信息互联互通、实时共享，促进药品网络销售和医疗物流配送等规范发展。同时依托全民健康信息平台，加强基于互联网的短缺药品多源信息采集和供应业务协同应用，提升基本药物目录、鼓励仿制药品目录的遴选等能力。文件中多次提及了"线上""药品网络销售""药品物流配送"，因此本节内容主要介绍互联网对药品电子商务和药品物流配送体系的影响。

一、药品电子商务

电子商务的迅速发展，颠覆了传统的销售模式，赋予交易双方更多的时空选择性和便利自主性。近年来，医药行业面临药品降价、成本与租金成本上升导致的盈利下降困境，而电商的优势无疑成为医药厂家与零售终端的突破口。互联网技术的应用使得医疗机构、药品生产经营企业、药品消费者之间的数据交换和信息传递畅通无阻，为医药电商提供了发展的可能。随着互联网的持续渗透，网购占比不断提高，我国医药电商市场有着巨大的增长空间。

（一）药品电子商务的概念

药品电子商务是指医药商品生产者、经营者、消费者、医疗机构、医药信息服务提供商、保险公司、银行等医药商品交易活动的参与者，通过互联网络系统以电子数据信息交换的方式进行并完成的各类医药商品的交易和服务活动。

2005年9月，国家食品药品监督管理总局颁布了《互联网药品交易服务审批暂行规定》，进一步明确了互联网药品交易服务是指通过互联网提供药品（包括医疗器械、直接接触药品的包装材料和容器）交易服务的电子商务活动。

因此，药品电子商务并不等同于网上药店。药品电子商务不仅包括医药信息的共享和电子结算，合法的医药生产企业（原料、制剂）、流通企业及医院的网上交易，也包括零售药店的网上销售。与传统流通模式相比，药品电子商务实现了信息流、物流和资金流的三流合一，是低费用、高效率的药品流通渠道。因此，我国医药行业的发展，需要通过电子商务的应用来改善药品监管效率；医药商业企业要保持竞争力，就要采用电子商务模式，以低成本提供更快更好的服务，来适应多元化和个性化的市场发展方向；药品交易中介机构的发展完善，医疗机构药品采购效率和透明度，都要依靠电子商务来实现。

（二）药品电子商务的运营模式及特点

对于开展电子商务的医药企业而言，运用何种模式关乎着企业的运营成本、效率和长期发展。目前我国医药电子商务采用的主要模式有以下几种：

1. B2B模式 企业对企业（business to business，B2B）模式指的是药品生产企业和经营企业通过互联网平台实现商业交易的模式。它主要实现的是企业与企业之间的营销活动。B2B模式又分为政府主导的B2B采购平台和药企自建的B2B平台。其中，政府主导的B2B平台主要是各地政府医药招标采购平台，是非营利性的；而药企自建的B2B平台是生产企业，批发企业和医疗机构之间的交易服务平台。目前，尽管B2B贡献了药品电子商务主要的市场份额，但还存在客户单一、客单价低、费用率高等问题。B2B也因企业之间信息化对接难,发展比较缓慢。但随着医改政策进一步落地,公立医院开始纳入药品电商供应平台,比如将药品带量采购、药品集团采购等与B2B进行整合,药品B2B的业务规模有可能暴发性增长。

2. 自营式B2C模式 自营式企业对顾客(business to consumer, B2C)模式指的是企业针对消费者个人开展的电子商务活动的总称,具体是指药品经营企业通过互联网为消费者提供药品、药品信息及服务。自营电商经营的药品包括自己生产的药品和代理其他厂家的药品,有做某一细分领域或某一特殊病种的重度垂直电商,也有做多个领域的综合型电商。自营电商通常需要深入渗透整个医药产业链,整合各方面资源,其利润来源主要是通过产品销售价差获得盈利。

3. 平台式B2C模式 平台式B2C模式是指第三方的服务机构为药品交易双方提供服务的互联网平台,提供的服务主要有药品信息的发布、电子交易订单的生成、电子结算等。平台式B2C模式又称医药行业电商第三方交易平台(third-party transaction service platform, TTSP),即提供一个相对客观公正的互联网药品交易虚拟市场。平台型电商盈利模式以收取流量佣金为主。其核心竞争力是有庞大的流量,并且有更适合各个卖家的环境。

4. 线上线下模式 近年来,在B2C模式的基础上又发展出线上线下(online to offline, O2O)模式,是指网上零售药店将线上和线下结合,消费者线上下单,区域内专业化即时配送药品,解决购买者的急需。但需要注意的是,O2O和B2C、B2B是属于电子商务中不同维度的模式,O2O强调的是购买流程的模式,B2C和B2B强调的是买卖双方的角色。O2O可以是B2C也可以是B2B,在药品电子商务领域,O2O更适用于B2C。

一直以来,通过药学服务、用药管理实现消费者的健康管理是零售药店的目标,而O2O模式,将真正推动这一目标成为现实。随着处方外流加速,网售处方药逐步放开,直接面向患者(direct to patient, DTP)的药店遍地开花,医保统筹账户有望对药店放开,并购大潮中行业集中度快速提升,线下连锁尤其是区域龙头连锁价值凸显。经过几

年的消费习惯培育,消费者对药品的"网订店送"场景已然熟悉接纳,对基于互联网技术的疾病管理、药学服务有着迫切需要。目前,比较有代表性的O2O模式主要有以下几种:

(1)全链条布局的O2O:这种O2O的运营模式是医院开出处方,患者上传到平台,药店抢单;患者根据自己的喜好,比如距离、价格和服务等来挑选,以药店配送或者自提方式拿到药品,以低于医院20%左右的价格自费支付。对于患者拿到处方后购买药品,该模式有三个优点:正规连锁药店审方保证安全性、比现行的药价便宜20%提供经济性、可以就近自取或等待送货上门提供便利性。

(2)体验店模式的O2O:早在2012年,国内某大型网上药店就提出了体验店模式。体验店并非销售所有药品,而是只专注于一部分对交易和服务有需求的业务,针对特定客户、特定区域、特定产品,开展个性化服务,提高服务质量、改善产品匹配性和增强顾客体验。这种模式希望在某一项服务上做到极致,包括专业的药学服务、特定人群的长期用药管理和门店的现场体验。

(3)强调配送时间的O2O:这种模式通常通过联合多家药企成立联盟,聚合一部分传统药企的资源,以供应链上游的联合来降低药品价格。承诺配送时间最短的平台可以实现下单之后28min送到,大型城市的核心区域能达到全天24h服务。其工作模式是根据中心药店的分布把城市划分为数个区域,每个药店可以覆盖周围的2.5公里,保证配送员可以通过空跑在28min送到周边所有的地点。

(4)基于微信服务的O2O:将送药功能整合入社交软件是O2O的另一种思路。微信开放平台上整合送药业务,一旦有用户在微信端提出用药请求,就会自动向附近的加盟药店发送用药需求,加盟药店接单后,药店服务人员与用户联系确认需求,然后药店人员上门配送,完成服务。当加盟微信送药平台的药店越来越多,就会成为一个O2O联盟药店,这个联盟将成为解决面向用户最后100m的关键。

从药品电子商务模式的发展过程来看,其价值诉求一直在发生变化。在2005—2013年期间,

药品电子商务主要是以 B2C 的模式出现的,服务的内容比较单一,以药品购买为主要模式,用户的价值诉求是价格。当 O2O 模式出现以后,服务的内容发生了变化,B2C 同 O2O 相互分离,用户的价值诉求是便利性。在今后的发展过程里,应该将线上线下相结合,把 B2C 和 O2O 相结合,用服务能力、整合竞争力使服务更加完善,建立线上线下结合的药品电子商务社区。

二、"互联网+"药品物流配送

互联网在药品物流配送体系中的应用,并不仅仅是简单的技术上的变革,也不能理解为利用互联网技术简单地替代人力,而是通过将互联网与医药流通领域的深度融合,以实现药品流通模式的转型升级。利用互联网和信息化技术,将外部需求信息与内部物流操作相结合,使企业在药品批发、物流配送等方面实现高效率操作,促进产业升级。

(一)SPD 医院物流管理系统

SPD 是英文单词 supply(供应)、processing(管理)、distribution(配送)三个英文单词首字母的缩写,它是一种全新的医院院内药品供应链管理模式,是以医院医用物资管理部门为主导、以物流信息技术手段为工具,通过合理使用社会资源,对全院的医用物资在院内的供应、加工、推送等院内物流的一种集中管理方法(图 7-1)。

SPD 模式搭建了一个供应链互联网平台,将医院与供应商之间的信息流、物流、数据流、资金流等信息高效协同,将院内的药品需求信息直接传递到供应商,提高信息交换的速率,同时也减少了药师工作量。医院药品的采购信息不需要再通过人工查询和统计,而是由 SPD 物流管理系统根据药品的历史消耗记录制定库存上下限,当药品库存量低于下限时自动产生采购计划,院方采购

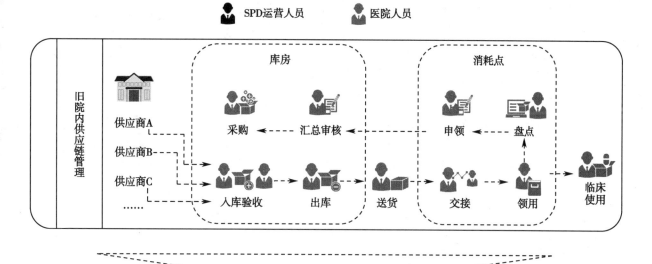

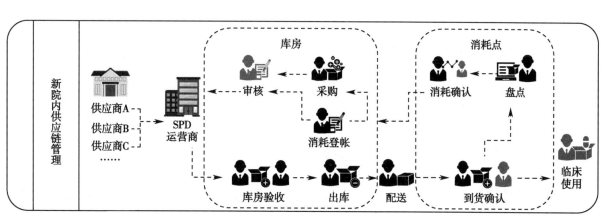

图 7-1 SPD 医院物流管理系统

员审核采购计划后便可上传至供应链管理平台，配送企业根据供应链管理平台上的采购计划进行发货，并将药品条码、物流信息、发票信息等上传至供应链管理平台，医院可随时查看采购订单的配送情况。

药品 SPD 系统能够覆盖医院药品的入库验收、在库管理、拆零配发等业务，该系统也能够与医院 HIS 系统、财务系统实现无缝对接，完成医院整体信息化良好衔接。采购药品送达医院后，可以实现以下功能：对接发药机、包药机，实现集中高效发药；对接病区智能药柜，将药品管理从药房延伸至病区，实现全程药品流通和应用的监管；全程冷链智能化，实时监控药房及药库的温湿度；全程条码化，通过条码以及无线射频移动终端进行处理；通过智能看板实现可视化管理；建立科学合理的药库、药房清/补货模型，系统自动监控品种库存；对特殊管理药品的三级库存管理与使用监控。

SPD 模式实现了医院药品流通的标准化和信息化。同时由于药品采购计划自动生成，药品流通数据全程记录在供应链管理平台，能够实现药品全程可追溯，不仅有利于保障用药安全，也有利于杜绝药品回扣现象，遏制药品流通行业的不正之风。SPD 药品物流系统的规范化、标准化操作流程，有效地提高了医院运营效率、简化了药品物流工作流程，普通物流人员即可完成原本必须由专业药师进行的药品物流管理，而药师可专心于

为患者提供药事服务。有研究统计了某医院在传统物流供应模式期间（2015 年 5-6 月）和 SPD 系统模式期间（2017 年 5-6 月）运作的相关数据（表 7-1）。

（二）药品冷链物流体系

药品质量保证是药品供应保障的重要内容。冷链药品是指对贮藏运输条件有冷藏或冷冻等温度要求的药品，温度对这类药品质量有很大的影响，温度过高或过低都会使药品变质失效。尤其是生物制品、血液制品和疫苗等药品只能储存在合适的规定温度范围内，其贮存和运输的过程都需要不间断的保持低温、恒温状态，使药品在出厂、转运、交接期间的物流过程以及在使用单位符合规定的冷藏要求而不"断链"。《疫苗流通和预防接种管理条例》《关于进一步加强疫苗流通和预防接种管理工作的意见》等政策明确要求加强冷链运输贮存质量监管。因此，药品冷链物流体系的建立意义重大。

1. 药品冷链物流的信息化 冷链管理不仅要注重物流过程，还要保证数据的可追溯性。使用冷藏车送货，要能保证到货验收时，验收员可以直观地了解药品到货时的温度，在途温度能够即时显示、追溯，也可以得到完整、客观的在途温度记录。使在途温度的记录和追溯成为冷藏药品流通环节中的一环。各个企业应该根据自身的需求，建立先进高效的现代化信息系统，确保能够迅速准确地传递数据和共享信

表 7-1 传统药品物流供应模式与 SPD 系统成效比较

相关指标	传统模式	SPD 模式
用药指导时间	几乎为 0	有一定时间进行用药指导
患者候药时间	15min（高峰期 35min）	基本无需排队（高峰期 10min）
药品存储面积	货架占地 90% 以上	约 20m³ 可储存两万多盒药品
二级药库空间	需大空间的二级库	基本取代二级库
药房空间布局	药架多，空间拥挤	可进行更合理、人性化设计
库存周转天数	10d	8d
效期管理	人工管理，有过期、失效等	可预警、提示、追溯，效期实时管理
药品库存	人工盘点得知药品库存	可实时库存管理和报警
药品盘点	盘点工作量大耗时长（每次 5h/人）	实时库存，盘点时间每次 <2h/人
人员配置	2 人/窗口	1 人/窗口
药师劳动强度	9 870 步/d	5 310 步/d

息资源。目前,多数企业采用了仓储管理系统(warehouse management system, WMS)、车队管理系统(fleet management system, FMS)、运输管理系统(transportation management system, TMS),实现整个冷链信息交换网络化和实时化。

在信息系统的建设中,要注重硬件设备与软件的有效结合,提升整体管理水平和供应链各方的协作性。在温控技术方面通过全自动远程监控系统,实现参数调节、远程故障诊断、远程报警、监视系统运行等功能;在信息设备的选用上,通过技术和功能的分析,在控制设备方面,选择电子标签、无线射频识别技术等,配合先进管理方法提高作业效率。追求技术的创新,设计电子标签的功能,作为冷链物流作业中"拆零拣货"的标准化设备和功能。冷链物流管理体系应该与物流技术和设备结合,实现药品订单处理、药品出入库和药品拣选、批号跟踪、冷链管理以及车辆跟踪等自动化、信息化操作。

2. 药品冷链物流体系的构成 典型的冷链一体化运营管理服务平台如图 7-2 所示,包括了冷链数据采集管理系统和辅助部分(机房等 IT 基础设施和文件管理体系);其中冷链数据采集管理系统又包括了冷链仓储和运输管理和冷链所需硬件(冷链仓库、冷链车辆、冷链周转箱和移动终端等)。冷链数据采集管理系统连接了物流提供方、客户与供应商、药监部门、第三方监控等冷链物流的各个参与方,能够采集运单与车辆位置数据、冷链订单数据、冷链包装与温度计信息、药品基础信息、人员车辆信息,同时对冷链硬件设

备、冷链验证数据、药品、客户、仓库、车辆、人员等基础信息数据进行管理。在此基础上实现"安全、可及、可视、高效"的冷链管理服务能力。

在实际操作过程中,冷链物流在运输、入库、验收、保管、出库全过程实施温度控制。标准化的药品冷链物流操作流程包括:

(1)验收入库:收货时冷藏车应处于冷库环境中,首先检测冷藏商品的温度,同时导出随货温度数据,包括冷藏车和冷藏箱的温度记录仪数据,温度合格后方可收货。收货后的商品存放于冷库的待验区,验收员按标准验收入库。

(2)在库储存:验收入库完毕,使用射频(radio frequency, RF)移动设备进行扫描,把冷链商品信息和对应冷库库位相关联进行储存。冷库在运行期间,温度控制和实时监测应进行连续自动的温度记录和监控。

(3)出库配送:冷藏冷冻的药品出库、装箱装车等作业,应当由专人负责,同时应当符合以下要求:车载冷藏箱或者保温箱应预冷,当达到相应的温度要求才可使用,冷藏冷冻药品的装箱封箱工作应当在冷藏的环境下完成,冷藏车辆同样要事先处于启动运行状态,达到规定的温度后才可以装车,最后药品出库要进行扫码,扫码所得的数据上传至药品追溯平台。运输过程全程温度监控,相关人员可通过电脑端和移动端随时随地对运输过程温度进行实时监控和管理。司机也可随时使用手机查看运输过程的温度情况,如有温度异常,系统将以短信方式向司机手机发送报警信息。

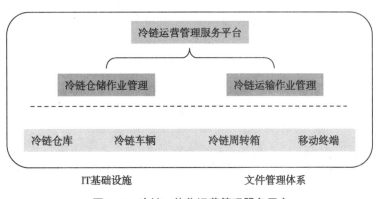

图 7-2 冷链一体化运营管理服务平台

第三节 "互联网+"
药品供应监管

药品在流通中的质量监管是药品供应保障的四大任务之一。药品供应体系和流通模式的变革给药品监管带来了新的挑战,既有管理模式上的挑战,也有管理理念上的挑战,但同时也为药品监管提供了新的方法和思路。通过互联网可获得药品生产、流通和使用过程中所有环节的实时数据,为对药品的全程监管提供了新的技术支撑。互联网条件下的药品监管,也对相关法律法规的制定提出了新的要求。

一、药品质量追溯体系

2015—2018 年,国家层面不断要求建立药品信息化追溯体系,至 2018 年 11 月,国家药品监督管理局发布《关于药品信息化追溯体系建设的指导意见》,以保障公众用药安全为目标,以落实企业主体责任为基础,以实现"一物一码,物码同追"为方向,加快推进药品信息化追溯体系建设,对建设药品追溯化体系提出更细化的要求。该指导意见确认药品上市许可持有人和生产企业承担药品追溯系统建设的主要责任,可以自建药品信息化追溯系统,也可以采用第三方技术机构的服务;经营企业、使用单位同样负有追溯义务。各市场主体应通过信息化手段及时准确记录、保存药品追溯数据,形成互联互通药品追溯数据链,实现药品生产、流通和使用全过程来源可查、去向可追,有效防范非法药品进入合法渠道,确保发生质量安全风险的药品可召回、责任可追究。逐步推进各类药品进入追溯体系,率先建立疫苗、麻醉药品、精神药品、药品类易制毒化学品、血液制品等重点产品的追溯体系;尽快建立基本药物、医保药物等消费者普遍关注的产品的追溯体系,最后逐步纳入其他药品。2019 年 4 月,国家药品监督管理局公布了《药品信息化追溯体系建设导则》和《药品追溯码编码要求》两项信息化标准,标志着药品追溯体系的建设正式启动。

药品质量追溯系统的原理是要为每一件药品生成一个唯一的、无重复的信息标签,标签同产品完美结合,形成"单件产品即信息标签、信息标签即单件产品"的一一对应关系。药品从生产制造到流通到销售这一过程中的每一个具体环节的信息,都会详细地记录存放在中央数据库中。药品上市许可持有人和生产企业在销售药品时,应向下游企业或医疗机构提供相关追溯信息,以便下游企业或医疗机构验证反馈。药品批发、零售企业要在采购药品时,向上游企业索取相关追溯信息,在药品验收时进行核对,并将核对信息反馈至上游企业;在销售药品时,则应继续提供追溯信息,或保存销售记录明细。消费者购买药品后,也可通过各种查询方式,简单快捷地判断产品真伪。对于查询出有质量问题的药品,也可以追根溯源,找到具体应担负责任的生产商和经销商。这一完整的质量追溯系统也给药品监督管理部门的工作提供了更加专业和严密的信息依据(图 7-3)。

企业对进行药品追溯持欢迎态度。一些大型药企已经在建设企业自己的药品追溯体系。所有的追溯流向信息都汇集到生产企业虽然可行,但是企业成本较高,中小企业自建追溯系统的可行性不高。由第三方建立一个强大的追溯协同云平台,各企业直接对接云平台的标准接口进行流向信息的传递,能规避企业间直接对接的难度。以第三方追溯平台"码上放心"为例,目前已经可以

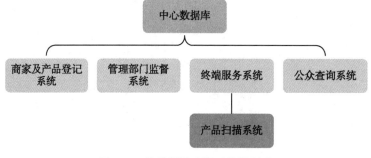

图 7-3 药品质量追溯系统的组成

实现丰富的质量追溯功能:

1. 追溯验证 根据国家追溯政策要求,药品企业需要对药品追溯信息进行验证。"码上放心"客户端推出"追溯验证"功能:上游出库核销后,下游企业即刻获取追溯信息;下游入库核注后,平台自动进行追溯验证;追溯验证报表和明细查询,方便企业和政府检查;入库药品验证结果查询;上游出库药品验证结果查询;入库药品验证统计;上游出库药品验证统计;本企业出库药品验证结果查询;本企业出库药品验证统计。

2. 药品召回 根据国家追溯政策要求,药品企业确保发生质量安全问题的药品可召回、责任可追究。"码上放心"商家后台推出"药品召回"功能:发起召回流程层层把关,最终需企业负责人批准;召回公告即刻发送全平台相关下游企业;随时查看召回进度报表;支持模拟召回(1年2次);在消费者查询被召回药品时,可提示召回。

3. 物流提效方案 为提高物流过程中的扫码效率,减少人工工作量,同时提高药品批次核对效率、效期管理能力。"码上放心"平台联合合作伙伴,为药品批发、物流、零售企业推出物流提效方案:码上放心、扫码设备、企业资源规划(enterprise resource planning, ERP)/仓库管理系统(warehouse management system, WMS)互联互通;提供可一次扫描多盒药品的快速扫码设备;输入单据号自动填充收发货单位;扫码后自动根据单据检验批号、效期单据自动上传"码上放心"和企业 ERP/WMS。

二、"互联网 +" 药品供应监管的法律制度

《全国药品流通行业发展规划(2016—2020年)》中指出"十三五"期间我国药品流通行业发展的总体目标是到 2020 年,药品流通行业发展基本适应全面建成小康社会的总体目标和人民群众不断增长的健康需求,形成统一开放、竞争有序、网络布局优化、组织化程度和流通效率较高、安全便利、群众受益的现代药品流通体系;提出推进"互联网 +" 药品流通。推动移动互联网、物联网等信息技术在药品流通领域广泛应用,鼓励企业开展基于互联网的服务创新,丰富药品流通渠道和发展模式。支持药品流通企业与医疗机构、医保部门、电子商务企业合作开展医药电商服务,向患者提供非处方药的"网订(药)店取""网订(药)店送"等便捷服务,促进线上线下融合发展。由此可见,"互联网 +" 药品供应是我国药品流通行业"十三五"规划的重要内容。

互联网作为一种新的获得药品信息、购买药品的渠道,受到广大人民群众的欢迎,而药品作为一种特殊的商品,又要求互联网药品信息和交易服务的监督管理必须更加科学严格。为此,国家制定了许多政策法规引导和监督"互联网 +" 药品供应的健康发展,监管体系的建设也在不断地探索和完善中。

1. 互联网药品信息服务管理 互联网药品信息服务,是指通过互联网向上网用户提供药品(含医疗器械)信息的服务活动。为加强药品监督管理,规范互联网药品信息服务活动,保证互联网药品信息的真实、准确,根据《中华人民共和国药品管理法》《互联网信息服务管理办法》,国家食品药品监督管理总局于 2004 年 7 月发布《互联网药品信息服务管理办法》,并于 2017 年 11 月进行了修订。

《互联网药品信息服务管理办法》将互联网药品信息服务分为经营性和非经营性两类。经营性互联网药品信息服务是指通过互联网向上网用户有偿提供药品信息等服务的活动。非经营性互联网药品信息服务是指通过互联网向上网用户无偿提供公开的、共享性药品信息等服务的活动。该办法规定了拟提供互联网药品信息服务的网站应按照属地监督管理的原则,向该网站主办单位所在地省(区、市)食品药品监督管理部门提出申请,经审核同意后取得提供互联网药品信息服务的资格,然后再向国务院信息产业主管部门或者省级电信管理机构申请办理经营许可证或者办理备案手续,并明确指出不得发布麻醉药品、精神药品、医疗毒性药品、放射性药品、戒毒药品和医疗机构制剂的产品信息。

此外,《互联网药品信息服务管理办法》还对申请提供互联网药品信息服务应提交的材料和互联网药品信息服务资格证书审批程序提出了要求,同时明确了违反互联网药品信息服务的法律规定应承担的法律责任。

2. 互联网药品交易管理 2017 年 11 月,国

家食品药品监督管理总局发布了《总局办公厅关于加强互联网药品医疗器械交易监管工作的通知》，要求各地方食品药品监督管理局从落实监管责任、加大监督检查力度、强化投诉举报处理、严厉打击违法行为、大力推进信息公开、强化监管有效衔接、督促监管责任落实7个方面严格管理互联网药品、医疗器械交易监管工作。

在第一项落实监管责任中，该办法强调"各地应按属地原则将平台网站纳入省级食品药品监管部门日常监督检查范围，监督平台企业落实入驻审查、产品检查、交易数据保存、配合检查等义务和责任，及时处理违法违规行为"，意味着想在网上开药店，也必须先满足实体药店开店的硬性要求。同时，网上药店违法售药将受到和实体药店同样的处罚，网上药店售卖假药或不按规定售药，被监管的机会越来越高。

在第三项强化投诉举报处理中，该办法强调"各地食品药品监管部门要结合本地实际，广泛利用政府网站、微博、微信公众号等媒体加大网购药品、医疗器械安全等问题的警示宣传，引导公众正确消费；畅通网络、电话等投诉举报渠道，对查实的违法违规问题依法及时处理，并及时回复举报人"，意味着顾客的举报途径更加多样化，结合食品药品违法行为举报奖励文件来看，顾客网上买到假药并举报同样可获得高额奖励，也增强了顾客参与监督的积极性。

除此之外，在第五项大力推进信息公开中，该办法强调"各地食品药品监管部门对办理的行政处罚案件的信息及时公开"，意味着网上药店违法行为将会及时被公开。

第四节 "互联网＋"药品供应的机遇与挑战

互联网技术的发展和应用对药品供应模式产生了深刻的影响。物联网技术可以即时获得并分析处理药品供应体系中各环节的数据，促成了药品供应和流通服务由被动向主动方向转变；而大数据技术可以统计分析药品供应体系的缺陷和优势，促进了药品供应和流通服务向智慧服务的方向转变。新的互联网技术不断出现，新的管理理念和方针政策不断落实，为建立和健全药品供应保障体系提供了契机。但同时，伴随而生的一些新问题，仍有待进一步的解决。

一、机遇

（一）互联网新技术的应用

物联网技术是指通过信息传感设备，按约定的协议，将任何物体与网络相连接，物体通过信息传播媒介进行信息交换和通信，以实现智能化识别、定位、跟踪、监管等功能。利用物联网技术可以将药品的信息记录到一个射频识别（radio frequency identification，RFID）标签上，并生成一个与之对应的、唯一的产品电子代码（electronic product code，EPC）。在药品生产、流通、使用的各环节出口处通过读写器发出的射频信号可以激活RFID标签，向其写入或读取其中的信息，然后将这些信息传到EPC中间件中，加工处理后将药品的信息存储到互联网中。物联网技术后续有望在药品运输和追溯领域发挥更大的作用。

大数据技术具有更强的决策能力、洞察力与最佳化处理能力。利用大数据技术分析药品的销售特征和趋势，药品经营者能够及时调整药品的库存，保障药品供求。利用大数据技术收集消费者的用药信息和医院的临床用药数据，进行分析和反馈，有助于提高药品的质量，保障患者的权益。例如，得益于大数据技术的发展，真实世界研究（real-world study，RWS）可能取代传统的临床随机对照试验（randomized controlled trial，RCT），因为RWS的研究范围更广，更具有代表性，能够真实地反映研究的情况。又例如将气象大数据和流行病大数据结合，可预估出流感的发生时间及规模，有计划地增加特定药品的供应量，对不同区域制定差异化的供应保障计划，更有效地保障临床治疗需求。

区块链具有去中心化的优点，由于使用分布式核算和存储、共识机制、加密算法等，可以确保链中信息不被篡改，数据稳定性和可靠性极高。用区块链技术可以精准地记录药品的每个生产、流通、交易过程，最后逐步形成药品数据体系。药品制造商可以更准确地预测药品短缺，并更好地进行药品召回行动。在区块链系统下，如果药品运输过程中断或药品失踪，存储在分布式账本上的数据可以为各方提供快速追踪的方法,并确定药品最后是在何处活动。世界卫生组织在2018年2月发文称区块链技术已具备彻底改变医疗保健行业的潜力,尤其是在医疗药品供应链领域。2019年2月,美国食品药品监督管理局宣布将区块链技术应用于药品供应链,将与IBM、沃尔玛、毕马威会计师事务所以及默克公司合作,建立区块链网络,共享和跟踪处方药的分销数据。

(二)药品电子商务的发展

目前,我国医药电商产业生态已基本形成,以运营方为核心,对外链接资源方、第三方服务商和用户,打通了药品的生产、流通、支付以及消费环节。2017年,药品互联网交易资格B、C证和A证相继取消,标志着我国医药电商由审核制改为备案制。随着行业的发展,医药电商从单纯的药品销售服务商转型为以药品销售服务为基础,延伸金融服务、诊疗服务、健康管理服务等系列增值服务,构建药品流通服务的产业生态,以及"医+药"医疗健康服务闭环生态。多家网上药店都推出"药+医模式",从线上问诊切入到药品导购,导流效果明显。对在线购药存在疑虑的患者,提供专业的药事服务可以提升患者的信任度,增加用户对平台的黏性。医药分开的逐步实施、处方外流、网售处方药解禁将成为趋势,将为医药电商创造新的增长点。《互联网诊疗管理办法(试行)》《互联网医院管理办法(试行)》等规范"互联网+医疗健康"的政策文件也将利好医药电商的发展。互联网医疗必然伴随互联网药品供应。尽管互联网医院尚未形成规模,更多的是以依托实体医院的"线上与线下"结合的模式为主,如由医生通过互联网医院患者为开出在线处方,经营企业将药品配送至药店,患者就近取药。上述过程中的处方流通、药品配送等环节的实现,以及患者消费习惯的培养,意义深远。

此外,药品电子商务能提升医药行业交易的透明度。以往医药行业因为产业链层级较多、零售企业较为分散,使得交易过程欠缺规范。而在药品电商模式下,医药产品、交易环节、交易双方的各类信息被保存下来,保障了信息的可追溯性,有助于监管和防止交易中不规范现象的发生。在线上完成的每一次药品交易,在未来随时随地都可以追溯到交易双方和处方医生的信息、交易发生的时间地点以及药品的整个供应链等。这样既保证监管过程拥有强有力的数据与证据支撑,也为开展更为专业的处方审核建立数据库。

(三)药品智能物流的发展

随着智能物流仓储的兴起,药品物流仓储中的许多难题正逐步得到解决。智能物流仓储可以实现全过程自动智能化;智能立体仓库的建造高度可达到20m以上,能够充分利用空间,减少仓库面积;仓库管理软件WMS能够成熟的与上位管理系统如ERP等无缝联接,数据能双向交换。从技术上来说,智能物流将呈现出更大程度上的标准化、密集化、无人化、智能化。而从用户需求角度,也会有所变化:

1. 从大批量出库或者大分销模式转变到越来越注重终端拆零 医药新政包括"两票制"、疫苗的"一票制"的引导,以及现在市场的终端化导致从原来批量出库需求到现在拆零的需求大幅度提升。

2. 服务由传统到个性化 相比传统的仓储、配送,现在出现了更多个性化的物流服务需求。例如院内药品和耗材的供应,实际上是物流的延伸。未来的个性化服务包括增值服务是物流必然需要满足的点。

二、挑战

(一)互联网销售处方药的管理

我国每年药品的销售额达上万亿元,其中80%以上来自处方药,而处方药的销售主渠道至今仍是医院与线下药店。医药电商交易的品种,仍集中于非处方药与个人医疗器械。近年来,推进医药分开、药品价格零加成、禁止医院限制处方外流、两票制、带量采购等政策相继落地,药品在医院几乎不产生利润,药品从院内转战至院外已成趋势。而网售处方药政策的制定经历"松绑"和"收紧"的数轮修改,可谓是一波三折。

2014年5月,国家食品药品监督管理总局发布《互联网食品药品经营监督管理办法(征求意见稿)》,其中提到,"互联网药品经营者应当按照药品分类管理规定的要求,凭处方销售处方药"。该项条款也被业内视为默许处方药网售的信号,但是这一文件并没有正式发布实施。

2018年2月,国家食品药品监督管理总局又发布了《药品网络销售监督管理办法》（征求意见稿）。明确禁止处方药网络销售，并且还禁止医药电商平台的处方药展示功能。因此，该版征求意见稿也被称为是药品网络销售最严监管办法。

2019年1月，国家市场监督管理总局办公厅下发《药品网络销售监督管理办法（送审稿）》，规定药品零售企业要网售处方药，应具备处方药销售信息与医疗机构电子处方信息互联互通、实时共享的条件，确保处方来源真实可靠。简单来说，企业能够打通医院HIS系统，拿到合法的处方，就可以在网上针对个人消费者销售处方药。上述送审稿对于网售药品第三方平台的权责任务也进行了明确规定，比如要配备2名以上执业药师，建立在线药物服务、消费者评价等制度。

2019年4月，《中华人民共和国药品管理法（修订草案）》提请十三届全国人大常委会第十次会议审议。此次修订草案最引人关注的就是：药品上市许可持有人、药品经营企业，不得通过药品网络销售第三方平台直接销售处方药。这意味着，通过药品网络销售第三方平台直接销售处方药，或将从药品管理法立法层面被明确禁止。

2019年8月，十三届全国人大常委会第十二次会议通过了新修订的《中华人民共和国药品管理法》，将于2019年12月1日起施行。新版药品管理法划定了网络禁售的药品范围，包括：疫苗、血液制品、麻醉药品、精神药品、医疗用毒性药品、放射性药品等，但处方药并未纳入禁售范围。新版药品管理法指出"网络销售药品坚持线上线下相同标准、一体监管的原则"，即对于网络销售的主体，必须首先是取得了许可证的实体企业，同时也要遵守新修订的药品管理法关于零售经营的要求。而对于处方药的销售有更加严格的规定，药品销售网络必须和医疗机构信息系统互联互通，要信息能共享，主要是确保处方的来源真实，保障患者的用药安全。

目前网售处方药监管政策仍未完全成熟，但有以下几种模式值得探索：①当地政府特批专病项目，药企与当地政府合作慢性疾病（例如糖尿病），为需方患者送药，依托本地药房的医保资质，完成医保结算。②与医院合作处方导流模式，与医院合作导出部分处方尤其是自费药的处方，探索配送到家模式，并提供以患者为中心的增值服务。③互联网医院模式，2019年1月，京东互联网医院宿迁分院正式上线，这也是公立医院与平台型互联网医院的首次线上线下一体化合作。宿迁市医保体系与京东实现系统性打通，药品电商平台线上医保支付第一人于当天诞生。未来，解决了处方来源和医保接入的困难后，处方药网售将为药品电子商务带来新的增长点。

（二）药品追溯体系的建设

药品追溯体系的建设，目的是达到"一物一码，物码同追"，实现药品来源可查、去向可追、责任可究，从而保证公众的用药安全。然而，这并不是我国第一次提出药品的追溯方案。早在2006年，国家食品药品监督管理总局就开始实施药品电子监管工作，2012年国家基本药品全品种全部被纳入电子监管。但是药品电子监管码系统中只有从药品生产到产品批发的数据，没有追溯到药店、医院等零售终端。这导致药品出厂后，厂商不能完全掌握流通环节的情况，存在信息空白，一旦出现药品安全事件，想要追溯到最终使用药品的患者非常难。药品电子监管码系统因种种原因于2016年停止使用。

而药品信息化追溯体系设计中，纳入了药品上市许可持有人（包括持有药品批准文号的药品生产企业）、药品经营企业、使用单位、药品监管部门、消费者等多方主体，必须考虑成本性问题。对于企业来说，要增加大量的硬件设施费用，如电脑、扫码设备、加密设备等，还需增加系统开发维护以及聘请技术人员的软件相关费用，这将造成企业的成本不可避免的提高。而且相比药品生产、批发企业，零售终端对追溯体系需求不那么迫切，很多小型药店不愿意接入系统内，增加合规成本；而大型连锁药店已经有了一套溯源系统流程。医疗机构也可能因为过大的工作增量缺乏参与药品追溯的动力。因此，如何调动各方积极参与到药品追溯体系的建设仍然是一个有待解决的课题。

（李校堃）

参 考 文 献

［1］史录文.完善药品供应保障制度［J］.中国党政干部论坛,2018,359（10）:19-22.

［2］严舒,徐东紫,欧阳昭连.新医改对我国药品供应保障的影响［J］.中国医药导报,2018,15（35）:148-151.

［3］王悦.对我国药品供应保障体系建设若干重要问题的研究［D］.沈阳:沈阳药科大学,2008.

［4］于竞进.完善国家基本药物制度,健全药品供应保障体系［J］.中国卫生,2019,401（01）:83-84.

［5］孙华君,于广军.互联网对药品供应体系影响的分析［J］.上海医药,2017,38（9）:10-13.

［6］傅哲宇.浅谈互联网技术在药品监管中的应用［J］.通讯世界,2018（8）:40-41.

［7］陈玉文.医药电子商务［M］.2版.北京:中国医药科技出版社,2015.

［8］刘秋风,田侃,沈夕坤,等."互联网＋"背景下药品流通O2O商业模式的创新研究［J］.中国卫生信息管理杂志,2018（4）:447-451.

［9］侯文华,杨丹丹.电子商务背景下我国医药供应链创新发展研究［J］.现代管理科学,2019,312（03）:5-7.

［10］李丹青.便利与担忧并存 网售处方药的"正确打开方式"是什么［J］.决策探索（上）,2019（08）:36-37.

［11］夏小燕,黄培杰,严慧文.我国医药电商将有六大发展趋势［J］.中国战略新兴产业,2016（11）:78-81.

［12］常惠礼,林杰茹,陈巧燕,等.药品物流供应链物流SPD系统在某院的应用［J］.今日药学,2018,28（8）:569-572.

［13］刘同柱.SPD模式下的医院医用耗材供应与库存管理问题研究［D］.合肥:合肥工业大学,2017.

［14］杨柴,谷玮,刘同柱.医院物流管理系统在临床科室的应用分析［J］.中国医疗设备,2019,34（02）:123-125+133.

［15］李小娟.新医改背景下医院药品物流发展研究［J］.广西医学,2017,39（9）:1459-1461.

［16］赵皎云.标准化是医药冷链物流行业发展的必由之路—访国药集团物流有限公司副总经理张世元［J］.物流技术与应用,2019（4）:53-55.

［17］李树德.药品冷链物流的信息化建设［J］.流程工业,2013（1）:26-28.

［18］刘强,蔡健,童启,等.基于物联网的药品质量安全追溯系统设计与实现［J］.企业科技与发展,2016（9）:32-34.

［19］刘传绪,文占权,张彦昭,等.关于我国药品追溯体系建设的相关思考［J］.中国医药导报,2017,14（32）:128-132.

第八章 "互联网+"医保管理

中国医疗保障制度经历了70年的发展历程，从多元分割走向了逐步整合、从单一保障走向了多层次保障、从个人缺位走向了责任分担的社会统筹、从集体管理走向了社会化管理、从部分保障到全民保障，经历了从无到有、从有到优的演变脉络。计算机技术、互联网或移动互联网技术的不断进步将人类社会带入工业4.0时代：海量信息和数据不断涌现，信息化水平不断提升，大数据、人工智能技术普遍应用，开放式医疗生态圈促进广泛参与，"互联网+"催生医疗健康的线上线下新业态、新模式。作为医疗服务市场的第三方支付者和监管者，医保体系也应随之变革，在保证医保安全可持续发展的前提下，促进"互联网+"医疗健康的有序发展。

第一节 概　述

医疗保障是现代政府职能的重要组成部分。在经历公费、劳保医疗、社会医疗等阶段后，随着1998年城镇职工基本医疗保险制度、2003年新型农村合作医疗制度、2007年城镇居民基本医疗保险等一系列国家层面的制度体系构建，以及2016年全面整合城乡居民基本医疗保险制度，我国已建立起由城镇职工基本医疗保险、城乡居民基本医疗保险构成的基本医疗保险体系，与城乡医疗救助制度、补充医疗保险共同构成覆盖全民的多层次医疗保障体系。截至2018年基本医疗保险制度的参保人数已达到13.44亿，覆盖了97%人群，基本实现了医疗保障全覆盖的目标。2010年，第十一届全国人民代表大会常务委员会第十七次会议通过了《中华人民共和国社会保险法》，标志着社会保险改革开始纳入法制化道路。2018年，我国组建成立了国家医疗保障局，进一步加强了医疗保障体系的顶层设计，为加强管理、更好发挥医保体系的作用打下了坚实的基础。"互联网+"为医保管理带来了新的机遇和挑战，医保管理的定位和内涵也随之改变。

一、医保管理体系

（一）社会医疗保险体系

社会医疗保险（social medical insurance）是现代政府职能的重要组成部分，是通过立法途径规定国家、企业和个人之间的权利与义务关系，动员全社会的医疗卫生资源，通过国家、企业、个人等共同筹集医疗保险基金，对参保人因疾病或其他自然事件及突发事件造成身体与健康损害时，提供有效的医疗服务、医疗物资，或对其医疗费用给予经济补偿，最大限度地分担社会成员的疾病风险，是医疗保障体系的核心部分。

医疗保障体系的正常运行，需包含筹资、经办、监管、管理信息四个主要功能模块（图8-1），同时向医疗服务提供系统支付费用或直接购买服务。

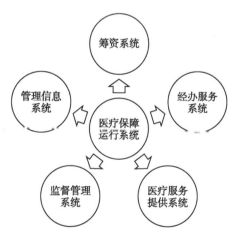

图8-1　医疗保障体系的运行系统构成

医疗保障方在医疗服务市场作为患者代理人，在其医疗服务购买中发挥第三方支付功能，通过协调和权衡医疗市场供给侧和需求侧的目标，在保障基金安全、控制医疗费用的同时尽量提高医疗服务质量，满足人民群众多元化的医疗需求（图8-2）。

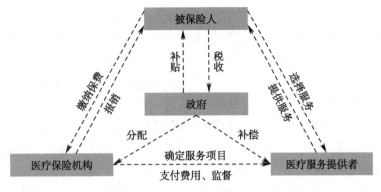

图 8-2 医疗保险运行结构

（二）商业医疗保险体系

商业医疗保险（commercial medical insurance）是我国多层次医疗保障体系的重要组成部分，指商业保险组织以保险合同约定的医疗行为的发生为给付保险金条件，为被保险人接受诊疗期间的医疗费用支出提供保障的保险，是一种经济契约关系。商业医疗保险是商业健康保险的重要组成部分。商业健康保险包括医疗保险、疾病保险、失能收入损失保险、护理保险以及相关的医疗意外保险、医疗责任保险等。

我国以"低水平、广覆盖、保基本"的社会医疗保险为主体，以商业医疗保险为补充，以满足不同群体多样化、个性化的需求。2014 年 8 月，国务院印发的《关于加快发展现代保险服务业的若干意见》中指出，要"把商业保险建成社会保障体系的重要支柱""鼓励保险公司大力开发各类医疗、疾病保险和失能收入损失保险等商业健康保险产品，并与基本医疗保险相衔接""提供与商业健康保险产品相结合的疾病预防、健康维护、慢性疾病管理等健康管理服务。支持保险机构参与健康服务业产业链整合。"2014 年 10 月，国务院办公厅印发《关于加快发展商业健康保险的若干意见》，提出要"大力发展与基本医疗保险有机衔接的商业健康保险。鼓励企业和个人通过参加商业保险及多种形式的补充保险解决基本医保之外的需求。鼓励商业保险机构积极开发与健康管理服务相关的健康保险产品，加强健康风险评估和干预，提供疾病预防、健康体检、健康咨询、健康维护、慢性疾病管理、养生保健等服务，降低健康风险，减少疾病损失。支持商业保险机构针对不同的市场设计不同的健康保险产品。"

在政府的大力推进下，商业医疗保险的规模不断扩大。商业健康保险保费收入从 2010 年的 677.47 亿元增加到 2015 年的 2 410.47 亿元，年均增长速度高达 28.90%，远远超过同期人身保险和全行业保险的增长速度。商业健康保险占人身保险和全行业保费收入的比重也在不断增加，2015 年分别达到 14.80% 和 9.93%。同时，商业医疗保险广泛的参与到了社会医疗保险的经办和代理业务中，例如河南新乡（中国人寿保险）、江苏江阴（中国太平洋人寿保险）、广东湛江（中国人保健康保险）等地就委托相应的保险公司代理新型农村合作医疗和城镇居民基本医疗保险业务。2015 年 7 月，《关于全面实施城乡居民大病保险的意见》中明确提出了"支持商业保险机构承办大病保险"。

然而，保险公司主办的商业医疗保险业务在我国所占的市场份额较小，存在规模小、覆盖率低、发展慢、控费难等问题，面临业务结构的全面转型。2014 年我国商业健康险赔付支出仅占全国医疗卫生总费用 4.49% 左右，距离发达国家 10% 的水平仍有较大差距，健康险的密度和深度都与发达国家有一定差距。

二、"互联网+"医保管理的机遇与挑战

（一）信息化水平提升

政府多年来一直努力推进医疗和医保信息化工程。从 1999 年上海的第一张社保卡发行、2002 年 10 月启动的"金保工程"，我国社保卡已经基本达到了全覆盖，多数地区已建成了统一的社保系统，覆盖登记、征缴、待遇核定、支付等全环节社保业务。政务信息逐步实现从信息的内部封闭和垄断向开放共享转变。医保系统信息化程度不断

提高,有利于医保管理部门以更宏观科学的数据为支撑做相应的医保政策调整,有利于决策的正确性,促进医保系统服务质量、基金安全、管理效率的提升。

(二)开放式医疗生态圈

"互联网＋"极大地拓展了公众的信息获取渠道,促进了信息传递的扁平化。互联网中的公众既是信息的使用者,也是信息的制造者,例如移动医疗APP在线点评、在线医疗社区的患者互动和信息交换等,大量的用户生成信息与政务信息极大地减少了医疗领域的信息不对称,也使公众更多地参与到开放式医疗生态圈,为多元互动、多元协同、多方参与的医保管理提供了信息支撑。参保者也从被动接受服务向主动参与治理转变,促使医保提升自身管理效能。

(三)大数据、人工智能技术广泛应用

大数据时代,从前沿科学研究到通信网络、互联网,再到金融、交通、文娱、医疗、保险等行业的数据量呈指数式增长。来源广泛、种类繁多、模式各异的健康医疗大数据极大地丰富了医保管理信息。大数据应用是医保发展的重要方向,是夯实医改的基础。在"互联网＋"的背景下,通过对数据的深入挖掘和人工智能分析,不仅可以实现精准识别参保、精准感知参保人诉求、精准预测预警基金风险、在线一站式结算等医保内部治理效率的提高,更重要的是,"互联网＋"促进了跨层级、跨地区、跨系统、跨部门、跨业务的协同管理和服务,有利于公共治理水平的提高,有利于全人群、全生命历程的健康管理体系优化。

(四)"互联网＋"催生医疗健康新业态

智能移动终端的普及,传感器、云计算、大数据、物联网等多领域技术在与移动互联网日益融合,促进了"互联网＋医疗健康"的跨界融合,催生了远程医疗、移动医疗,也将开启"互联网＋"医保管理的新时代。"互联网＋"实现了传统医保管理和经办服务的统一化和信息化,同时也将逐步形成和发展出更多的全新业态,例如新兴的"互联网＋"产业中,移动支付改变了消费者的支付习惯,网络社交拓展了消费者的信息渠道,改变了传统的交互方式,区块链、智能合约加快结算功能并处理清算结果。这些新的产业形态所创造的新环境、新行为必然要求医保在内的公共管理也

随之变革,使制度和管理更符合市场发展的规律,更能促进经济社会的发展,更有利于满足人民群众日益多元化的需求。

(五)六次产业催生分享与合作

信息化、知识化将人类社会带入了科技日新月异和商业模式不断迭代的创新时代。"六次产业理论"不仅关注传统产业中分工和竞争,更关注产业渗透和融合,强调合作和利益共享。体现在医保管理领域,一是"互联网＋"与传统的公共管理渗透融合;二是公共管理领域内部各部门、各职能模块、各层级的合作与信息共享;三是充分发挥政府和市场之外的第三方力量,让社会和公众更多地参与医保管理。通过以上三方面甚至更多领域的渗透和融合,促进多元化、多层次治理格局的形成,使治理对象获得更好的服务,资源更有效地配置。

三、"互联网＋"社会医疗保险管理

"互联网＋"社会医疗保险管理,是在"互联网＋"、大数据、"大健康观"等国家重大战略和创新思维下,借助我国互联网应用规模优势及数据资源优势,以提升服务水平、改善民生保障、增进人民福祉为主线,通过技术创新和理念创新引领制度创新和体制机制创新,通过服务资源、数据资源和基础设施资源平台化和开放共享机制形成公众参与、社会共建的新形态,通过"线上线下融合、服务衔接有序、规范安全高效"的"互联网＋"医保治理,破解医疗健康和医保领域的共性热点难点问题。

依据国家政策对"互联网＋"背景下医保管理的要求,以及"互联网＋医疗健康"领域的新业态特征,"互联网＋"医保管理应具备以下四个内涵:

(一)以提升便捷性为核心的医保经办流程优化

随着医保体系服务线上线下对接,互联互通的医保信息系统、在线申请医保和移动支付等工具也应与之匹配,来帮助医疗机构为患者提供医保各环节(如医保申请、参保缴费、待遇审核、费用结算)的O2O服务。基于跨地区、跨部门的信息整合平台、大数据挖掘,逐步实现异地就医结算、过程结算、一站式结算等经办流程优化,让

"数据多跑路,群众少跑路"。发展到一定阶段,可以将医保系统从医疗机构事务中抽出。例如美国格伊辛格管理式医疗公司(Geisinger Health System)的APP,患者将自己与医保相关的信息如家族病史、饮食习惯、用药行为等传到指定的APP上,APP同时收集便携式穿戴设备等物联网信息,共同上传到大数据库中与医保医疗数据库对接,实现医保信息的精准识别、在线审核、智能核对。

(二)以大数据挖掘和人工智能为核心的医保精细化治理

信息的对接和整合形成的"互联网+"大数据平台,以及对平台数据的深入挖掘、机器学习、人工智能精算等,有利于医保治理水平的提升:第一,参保人的信息整合和信息参与,有利于医保精准识别需求,提供个性化服务方案;第二,有利于精准检测、计算、预测疾病发生率、疾病转归、预后的相应费用,预测预警基金风险;第三,有利于健全基本医疗保险稳定可持续筹资和待遇水平调整机制,实现基金中长期精算平衡。

(三)以保障安全为底线的医保智能监管

互联网时代信息传递的扁平化可以有效解决医疗系统中的信息不对称问题,为医保的职能监管提供信息支撑。互联网海量信息和基于大数据平台的信息共享,使得医保部门可以更精准地分析医生和患者的行为,提高医保监管的精准度,并通过人工智能和机器学习实现实时监管、智能监管。针对互联网信息的安全性问题,医保管理中的信息利用和公开共享要符合国家法律法规定,注意医保数据与网上医疗机构、药店信息系统安全对接,保证数据安全、基金安全、账户安全、支付安全等。

(四)以大健康观医保为引领的新医疗模式

医疗保障是撬动"互联网+"背景下新医疗模式转变、实现以"促进健康为中心"的大健康观发展战略的重要抓手。第一,从经济社会全局审视定位医保功能,注重以人为本,关注全民健康,把人民健康融入全民医保的政策和举措之中。第二,整合线上线下医疗资源,实现由被动的疾病救治保险向助力预防和健康促进转变,实现医保引领的新医疗模式。第三,利用大数据技术,开展医保诊疗信息的挖掘分析,在保证信息安全和个人隐私的前提下,支持健康服务产品的个性化、定制化发展,借助云平台、物联网等实现医生辅助下的自我健康管理和康复。

四、"互联网+"商业医疗保险

商业医疗保险是我国多层次医疗保障体系的重要组成部分,是对人民群众日益多样化需求的有力补充。中国保险行业协会向各相关医疗保险企业下发的《2019年度互联网人身保险市场运行情况分析报告》显示,互联网健康保险累计实现规模保费收入从2015年的10.3亿元增长至2019年的236亿元,四年间增长了21.9倍。2019年,互联网健康保险业务在互联网人身保险中的比重也在不断提升,达到12.7%,成为保险行业新的增长点。根据《2018年中国商业健康保险发展指数报告》,"借助APP进行健康饮食管理""导医服务与重疾绿色通道""使用可穿戴设备健康相关指标进行健康管理服务"是商业健康保险下一阶段的供给重点。"互联网+"为商业医疗保险的发展带来了巨大机遇,不仅能够填补"互联网+"背景下社会医疗保险的覆盖盲点,更是促进三医联动和管理式医疗的重要着力点。

(一)填补"互联网+"背景下社会医疗保险的覆盖盲点,构建全生命周期的多层次医疗保障体系

"互联网+"带来了新型医疗模式的变革,拓展了传统医疗服务的服务手段和服务范围,如远程问诊、基于APP和可穿戴设备的慢性疾病管理等。目前以"保基本"为主要定位的社会医疗保险还没有将其覆盖面拓展到线上医疗项目,为商业医疗保险的介入开拓了空间,也是其与基本医疗保险衔接和相互补充的切入点。商业保险可以开发覆盖导医服务、重大疾病绿色通道服务、健康管理服务、海外就医保障、互联网医疗、移动医疗的保险产品,满足居民的个性化、差异化的健康保障和服务需求,探索社保商保一体化经办管理,逐步构建覆盖客户全生命周期的健康保险产品体系。

(二)医疗、医药、医保"三医联动",打造医疗O2O闭环,完成新医疗生态最后一公里

针对目前患者黏性不强、信任度不够等问题,"互联网+医疗+保险"成为众多互联网医疗机

构的新商业模式。在"互联网+"背景下发挥商业健康保险支付作用,联结健康管理产业上下游主体,构建较完整的健康生态圈,促进上下游企业有序发展,为客户提供一站式的服务体验。在线上线下共同为客户提供闭环医疗服务的基础上,完成新医疗生态的最后一公里,使商业健康保险能够通过移动互联网的方式,渗透到每个消费者。

(三)探索大健康观下管理式医疗模式

以客户为中心,以患者为中心,由保险公司与医疗机构合作,运用互联网技术、可穿戴设备、远程医疗等手段,共同对投保者进行全人群、全生命周期的健康监测与管理,为投保者提供综合性、全方位、一体化的医疗健康服务,发挥预防保健、慢性疾病管理在降低疾病经济负担、控制医疗费用中的重要作用,改善人群生命质量,推动保险公司健康发展。

第二节 "互联网+"医保信息管理

信息系统是医保管理和决策的核心系统。我国医保的信息化发展迅速,2002年10月,覆盖全国的、统一的劳动和社会保障电子政务工程——"金保工程"正式启动并于2012年6月完成一期项目竣工验收。"金保工程"通过建设统一规划、统筹建设、网络共用、信息共享、覆盖各项劳动和社会保障业务的统一电子政务工程,实现业务经办、公共服务、基金监管、宏观决策四大功能。截至2019年,中华人民共和国人力资源和社会保障部发布的《社会保障卡20年发展报告》显示,全国统一标准的社保卡持卡人数已迈过13亿,覆盖全国超过93%人口,全国超过九成的地市实现医疗费用持卡即时结算。

医保信息系统内部以及内部系统与外部系统的有效衔接,是医保系统整合的基础,通过有效的衔接整合,实现资源共享,减少信息重复录入、降低重复参保、社会资源浪费等问题的发生,节约人力、物力和财力资源,提高医疗保障的管理效益和效率。随着信息化的不断发展、"互联网+人社"2020行动计划的推进、国家医疗保障局的成

立,省级集中的多险合一系统成为社保业务系统的主要发展趋势。截至2017年底,全国已有94%地市的城镇职工医保业务建成多险合一系统。城乡居民医保系统的整合也在有序推进,部分地区在城镇职工社保业务系统的基础上扩展城乡居民医保、大病保险、长期护理险、医疗救助等其他险种业务功能,通过对基础数据的统一管理,实现不同人群多险种间的信息共享和业务协同。

一、医保信息系统

医疗保障管理信息系统(Medical Security Management Information System, MSMIS)是一个由人、计算机技术及数据信息等要素构成,通过收集、传递、贮存、加工、更新和维护信息,支持高层决策、中层控制、基层运作的集成化人机系统,是提高医疗保障信息管理效率及科学决策的有机整体。

社会医疗保险管理系统由信息源、信息处理器、信息接收者和信息管理者以及其内部组织方式构成基本结构。内部信息源是指医疗保险机构在进行内部管理活动时产生的数据;外部信息源是指医疗保险机构外部环境产生的信息和数据。信息处理器可以分为数据收集、数据转换、数据传递、数据存储等,获取数据并将其转化成信息传递给信息接收者。信息管理者是保险机构中不同层次的管理人员,负责开发运行管理工作、协调系统中各组分之间的关系,使之成为有机整体。

医疗保障的管理信息系统,通过中心系统、定点医疗机构收费管理系统、定点药店收费管理系统三个子系统,发挥数据处理功能、支持管理与决策功能(图8-3)。

社会医疗保险信息系统目前已覆盖大部分地市的所有经办流程。我国不同的医疗保险类型都分别建立了相应的管理信息系统。

(一)城镇职工医疗保险管理信息系统

城镇职工医疗保险管理信息系统主要用于城镇职工基本医疗保险业务管理和服务,包括宏观决策和业务管理两个功能模块,采用城市网、省网、国家网三级分布式体系结构。城市网用于前台服务以及职工医保管理信息的监测、采集、处理、存储、统计数据;省网用于对省内职工医保管理信息的监测、采集、处理、存储数据,建立综合数

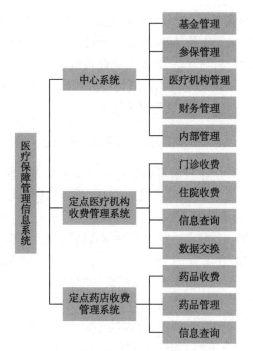

图8-3 医疗保障管理信息系统的功能结构

据库,发布全省综合数据和分析预测报告;国家网通过省网数据的汇总、处理、存储,形成宏观数据库,发布报告,支持决策。

(二)城乡居民基本医疗保险管理信息系统

城乡居民基本医疗保险管理信息系统采用以两级平台(国家级、省级)为主,多级业务网络(国家、省、市、县)并存的模式。省级建立信息平台,市级建立辖区虚拟信息网络管理信息系统,县级建立业务操作网络。业务网络覆盖到乡镇经办机构、同级的定点医疗机构以及村级定点机构,形成国家、省、市、县、乡、村多级综合管理。

二、医保信息系统内部整合

医疗保障管理信息系统中内部系统的整合是信息系统整合的第一步,信息的共享和大数据平台的建立,是实现"互联网+"医疗保险的精准识别、异地就医结算、智能监管、保险精算等功能的基础。

医疗保障管理信息系统内部各系统的衔接包括纵、横两个方面(图8-4)。横向上,是医疗保险各个险种之间的对接,包括城镇职工基本医疗保险管理信息系统与新农合管理信息系统、城镇居民基本医疗保险管理信息系统的衔接,基本医疗保险管理信息和医疗救助管理信息系统、大病保险管理信息系统、商业医疗保险信息系统的衔接配合。纵向上,是国家、省、市、县、乡、村各级医保信息系统的对接,提高信息系统的统筹层次。通过纵横两个维度的信息系统衔接,逐步建成全国统一医保信息系统,实现数据和资源的交流共享,

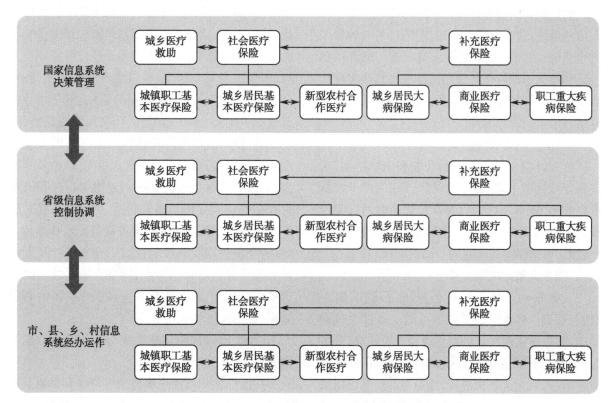

图8-4 医疗保障信息系统内部的纵横整合

完善高层决策管理、中层控制协调、基层经办运作流程和功能模块的协调统一。

搭建社保卡线上服务平台,将传统以线下应用为主的社保卡对接更多的社会服务渠道,实现缴费、结算等业务的快速办理。通过纵向整合中央、省、市三级数据资源和网络管理,以及横向整合业务经办、公共服务、基金监管、决策支持等几类功能,实现"数据向上集中、服务向下延伸"、对服务人群"记录一生、管理一生、服务一生"的目标。

(一)参保精准识别

第一,设立医疗保险互联网窗口式服务,并向手机 APP 等其他服务渠道延伸,实现参保、缴费、查询、打印服务的网络化联机业务处理。第二,构建全国统一的个人身份认证平台,与国家统一建设的用户身份认证体系实现互联互通。结合生物特征识别技术、数字证书、电子签章等线上线下综合身份认证手段,联网核验参保状态情况,防止重复参保、重复报销。第三,利用大数据技术,精准识别和定位重点人群及参保人员诉求,互联网推送参保提示信息,引导广大群众参加社会保险,推动全民参保登记。

(二)就医一卡通

制定统一的业务标准,衔接参保信息,整合各大信息系统,建设就医一卡通,利用各平台的参保人生活轨迹信息,动态掌握人员状态。患者持身份证和社保卡即可在各级别医疗机构直接实现挂号、就医、结算等各项功能,免去重复办卡、重复信息录入带来的资源浪费。

(三)一站式实时结算

拓展社保卡的线上支付功能和金融功能,实现医疗费用的本地或异地直接结算;为持卡人员提供挂号、就诊、取药、检查单及化验单的打印与查询等就医服务;实现医疗保险、工伤保险与医疗救助、大病保险等待遇的一站式结算。

(四)大数据决策支持

大数据的发展为提高信息统筹层次,解决"信息孤岛"难题提供了技术可能。通过大数据的应用,可以实现医保信息互通和资源共享,开展数据关联分析,挖掘深层次的规律,开展多维分析。第一,利用大数据技术,结合"人社电子档案袋""用卡路线图"的轨迹分析结果,形成服务需求的实时感知与预判分析能力;第二,基于大数据的决策支持体系,通过就医行为分析、医疗保险及时分析与评估、人工智能保险精算等手段,及时感知政策实施现状并进行趋势预测,寻求治理手段与路径优化,提升管理效能。

三、医保信息系统外部对接

医疗保险信息系统与医疗服务信息系统、医药流通信息系统的集成共享、业务协同、跨界融合,是推动实现医疗、医保、医药三医联动技术突破点。上海市医疗信息共享及协同服务工程(简称"医联工程")就是建立了三医联通的大数据,覆盖了上海市所有三级医院,并与所有区(县)基层医疗机构相联通,2017 年 11 月,医联工程二期项目又进一步利用大数据强化医保治理和医疗服务供给的硬件和软件支撑。目前在该项目的支撑下,能够实现四大功能:建立电子病例病史档案、跨医院诊疗信息实时交换共享、协同医疗服务及辅助管理决策技术支持。

(一)医疗保障信息系统与医院管理信息系统的衔接

医院管理信息系统,是对医院内部的人员、物流、资金进行综合管理的信息系统,在医院中的启用时间通常比医疗保险信息系统早。医保信息系统和医院信息系统的衔接内容包括医保收费标准、医保结算办法、医保药品及诊疗服务项目目录、医保患者基本信息、医保患者就医用药、费用信息等。医疗与医保大数据的集成、整合与分析具有如下优势:第一,促进医疗费用实时结算,优化结算流程,提高服务便捷性;第二,有效整合诊疗知识库、用药知识库和医保政策库,辅助临床医生诊疗,规范医生行为;第三,通过对医保和医保大数据的深入分析与高效利用,为促进家庭医生签约、分级诊疗、健康管理服务提供技术基础和支撑,为全民健康保驾护航;第四,建立医疗质量评价和按病种付费评价体系,通过大数据的实时监管和精算预测,提升医保基金和医疗资源的利用效率,提高医保基金安全性。

(二)医疗保障信息系统与其他健康数据互通共联

在医疗保障与医疗服务信息集成共享的基础上,促进其与公共卫生、药品供应、互联网医疗等应用信息系统数据的对接。第一,通过大数据的应用和科学化的管理,实现个人健康档案数据与医保信息对接,为参保人直接提供医保经办服务和就医指引服务;第二,通过数据库的数据挖掘分析,设计符合居民特点的健康管理和服务产品,促进健康服务业的转型升级。

(三)医疗系统与外部系统数据的共享对接

医疗体系的外部系统包括财政、民政、教育等其他公共部门以及来自社会机构、互联网、医保医疗相关APP的个人数据。第一,实现医疗医保数据与公安、税务、民政、教育、卫生健康等政府数据共享,探索引入社会机构、互联网的数据资源,构建多领域集成融合的大数据应用平台。第二,随着社保卡在电子凭证、信息记录、自助查询、就医结算、缴费和待遇领取以及金融支付等6类功能方面不断普及,用卡范围不断拓展,在线参保、在线结付手段的实现,实现患者数据的自动收集与医疗医保数据、公共部门政务服务数据的整合与共享,建立全人群的医疗大数据平台,从精准识别、网上缴费参保、网上支付、保险动态精算等多方面影响医保的效率。

第三节 "互联网+"医保支付

随着医保覆盖面的不断扩大,我国已基本实现全民医保覆盖。医保支付是基本医保管理和深化医改的重要环节,是调节供需双方医疗服务行为、引导医疗资源配置的重要杠杆。

一、"互联网+"需方费用支付

"互联网+"催生了医疗卫生领域的新业态,包括依托医疗机构发展互联网医院、第三方机构搭建互联网信息平台、线上药品配送平台等,在线上开展远程医疗、健康咨询、健康管理、预约挂号、开具常见病慢性疾病处方等服务,同时也是开展医疗联合体、家庭医生签约的重要手段。为了适应与配合"互联网+医疗健康"这一新兴业态的发展,2019年7月,国家医疗保障局对十三届全国人民代表大会第二次会议上关于互联网医疗建议的答复中明确表示,互联网诊疗收费和医保支付政策文件将于2019年9月底完成。在"市场决定、政府调节、社会共治"的原则下,对线上线下医疗服务实行公平的价格和支付政策,费用平摊,实现线上线下协调发展。

"互联网+医疗健康"的多数行为发生在虚拟空间,属地化管理不再适用,医保对其监管应利用好全程留痕的线上数据,积极探索和创新适合新技术、新产品、新业态、新模式发展的监管方式,明确监管底线,实行线上线下统一监管。

二、"互联网+"供方费用支付

支付制度的改革,不仅要兼顾患者、医保、医院三方的利益,确保个人负担不增加、医保基金可承受、医院运行能维持;更重要的是治理理念的升级换代,适应民众差异化、多层次的需求。

随着互联网的发展和大数据库的构建,对数据库收集的信息进行分析整合,以科学的数据为支撑进行合理规划,不仅可以对医保支付过程的管理体制、预算管理、医疗规则、审核监管进行有效控制,也可以通过公共卫生、健康档案、体检、医疗、医保的联通共享,通过大数据和人工智能算法,精准预测和分析各类疾病的发病率及相应的医疗费用,推进我国的(疾病)诊断相关分类(diagnosis related groups,DRGs)支付制度改革。进一步将互联网思维融入医保治理中,适应疾病模式从传染性疾病向慢性非传染性疾病转变的新需求,依托全人群、全生命周期大数据,探索建立"大健康观"下对家庭医生按人头付费的支付方式,促进以预防和健康管理为主的整合医疗模式的推广(图8-5)。

三、基于"互联网+"的异地就医结算

异地就医结算简称异地结算,是指参保人跨统筹区接受医疗服务时,医疗保险经办机构为其提供医疗费用结算(补偿)服务。异地结算的相关主体:一是因病情发展需转诊、转院的异地就医患者,二是长时间驻外工作者、安置在异地的退休人员及退休后随子女流动在异地患病就医人员,三是因公出差或省亲期间在异地患病就医的参保人员。此外,异地结算还涉及流出地医保机构、流入地医保机构、流入地医疗机构、政府规制

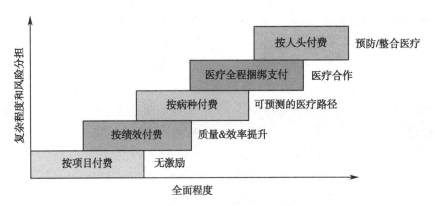

图 8-5 基于互联网和大数据的支付制度改革路径

方四个利益相关方。流出地医保机构主要负责基金的收缴、补偿、参保人信息采集；流入地医保机构负责医疗费用的监督审核、医保关系的转移接续等；流入地和流出地的医保机构都以保证基金安全、维持制度稳定运行为基本底线。

（一）跨区域医保信息系统对接

2017 年 3 月 24 日，国家异地就医结算系统正式上线运行。2017 年底系统已经全面联通了所有省份的所有统筹地区。2019 年 6 月 6 日，国家医保局、财政部联合发出《关于切实做好 2019 年跨省异地就医住院费用直接结算工作的通知》中明确，到 2020 年年底前，基本实现符合条件的跨省异地就医患者在所有定点医院住院能直接结算。"互联网+"通过线上线下渠道拓展了医疗资源分布，降低了医疗服务和医保服务的获取门槛，提升了参保者对各类医疗服务的可及性，也降低了医保信息系统对接的技术门槛。通过构建异地就医的信息平台，实现同一层级的不同地区和不同部门之间的横向对接，以及不同层级的地区和部门之间的异地就医结算系统对接。定点医疗机构在进行异地就医结算时，仅需将其他地区的 MSMIS 以及相应的医保政策、医保目录作为子系统。基于互联网云计算，将政策和目录相同的部分自动计算，不同部分自动调取参保地目录并计算可报销总额，采用 OA 系统协同交换结算信息，实现异地联网结算。

（二）扩展社会保障卡功能，开发移动终端

人力资源和社会保障部门一直致力于"就医一卡通"的实现。2011 年 4 月，人力资源和社会保障部下发了《"中华人民共和国社会保障卡"管理办法》，明确社会保障卡是持卡人享有社会保障和公共就业服务权益的电子凭证，具有信息记录、信息查询、业务办理等基本功能。2018 年 4 月，人力资源和社会保障部签发了依托实体社保卡的第一张全国通用的电子社保卡，由全国社保卡平台统一签发、统一管理。社保卡作为群众异地就医联网结算的唯一凭证，实现了跨省通用。

随着互联网技术的不断发展，可以将社保卡持有人所有的健康信息、医疗信息都存储进云端的个人账户，实现个人社保信息的可携带性。在大数据的统一管理下，不同层次、不同类型医疗（医药）系统、与不同医疗保险经办系统有效衔接，异地就医时可通过 APP 在线发起云端会诊，确定可报销项目，实现线上异地医保即时结算，为参保人员提供全程无缝隙服务。

（三）"互联网+"大数据下的异地实时监管

由于异地就医空间和时间跨度的客观存在，异地监管难统一，调节机制不完善。同时，异地结算造成了医保资金的跨统筹区流动，给医保基金的保险精算和风险预测带来了挑战，如何保证医保稳定性和可持续性成为难题。

在"互联网+"和大数据的支持下，医保经办机构可以利用信息化监管手段，将参保人、异地医疗机构和定点药店、医生、异地医保经办机构的行为全部纳入实时在线监控，对不合理的医疗行为进行智能筛查，通过异地就医数据的实时上传，利用机器学习和人工智能实时预测基金风险，解决异地跨空间跨时间监管的难题，提高医保基金的可预测性。

第四节 "互联网＋"医保监管

医保监管是保障医疗保险有效运行和基金安全的重要手段。我国目前的医保监管渠道包括内部监督、行政监督、社会监督等多种方式,监管的主体以医疗保险经办管理机构为主,监管模式以事后监管惩罚和责任追溯为主,事前提示、事中监控预警还较为缺乏,监管的主体和手段还较为单一。大数据、互联网、云计算等技术正在深刻地改变着世界,也为智慧医保提供了强大的推动力,促进医保管理向智能化、精细化、多元化、全流程方向发展。

一、医保监管的内涵及参与主体

(一)医保监管主体

《中华人民共和国社会保险法》第十章规定的"社会保险监督"包括:各级人大常委会的监督,该监督为国家权力机关的监督,属于立法权范畴;社会保险行政部门的监督,该监督为国家行政机关的监督,属于行政权范畴;财政部门、审计机关的监督,该监督也为国家行政机关的监督,属于行政权范畴;社会保险监督委员会的监督,属于社会监督范畴,应定性为公民权利;组织或者个人监督,属于社会监督,也主要是公民权利。权力机关的监督、财政监督、审计监督、个体监督都属于一般监督,其主体与范围比较明确(图8-6)。

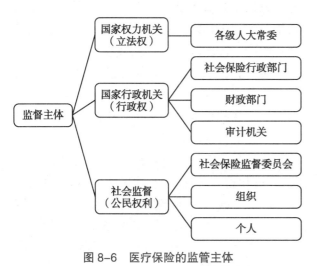

图8-6 医疗保险的监管主体

(二)医保监管的内涵

医疗保障的监管包括基金监管和对医疗服务监管两个范畴。医疗保障基金监督管理的对象是医疗保障基金管理行为;医疗保障对医疗服务的监管对象是医疗服务的供需双方。

(三)医疗保障监督的主要内容

1. 对参保单位的监督

(1)防止参保逆向选择:防止参保单位只让年老、体弱、多病的职工参保,不让年轻、健康的职工参保;防止有些单位在职工出现严重疾病时突击参加医疗保险。

(2)防止少报缴费基数:社会统筹医疗保险基金是以职工工资总额为基数进行收缴的,职工工资总额的多少直接决定医疗保险基金的稳定与安全,为此,必须对参保单位的工资总额进行审核和监督。

2. 对定点医疗机构的监督 监督的内容有不合理用药、违规用药、滥用检查、违规记账、乱收费、不坚持出入院标准、过度医疗、虚报医疗保险费金额等。

3. 对参保人的监督 参保人的过度医疗消费和超前医疗消费;为他人开药和借证给他人就医,让非医疗保险对象享受医疗保险待遇。

4. 对医疗保险机构的监督 执行医疗保险政策有无偏差;医疗保险工作是否有计划、有步骤地进行;单位参保率、职工参保率和资金到位率是否达到了预定目标;对定点医疗机构医疗费用的偿付是否合理、准确、及时;是否做到专款专用;医疗保险基金的投资是否符合国家有关规定,是否具有安全性、流动性和收益性;管理费用的提取和使用是否适当;医疗保险基金的支出是否符合国家财经纪律和财务制度;对用人单位、定点医疗机构、参保人的处罚是否公正、合理;是否切实保障了参保人的基本医疗需求,是否将医疗资源浪费降到了最低限度,是否达到了基金"收支平衡,略有节余"的目的等。

(四)医疗保障监管的目的

1. 规范供需双方行为,减少信息不对称带来的供给诱导需求和道德风险。

2. 控制医疗费用,促进基金有效合理利用。

3. 预防控制基金风险,保障基金安全。

二、医保智能监管

2012年,人力资源和社会保障部在吉林省、宁夏回族自治区、天津市等18个省（区、市）开展医保智能监控试点，2015年在全国范围内全面推开。目前，部级层面已开发医保智能监控系统，并建立了监控规则库。系统主要包括监控分析、稽核管理、移动稽核、药品信息管理等功能；数据涉及药品、诊疗项目、疾病、结算等10类信息，包括基础指标400多项，信息代码79项；规则包括监控规则和分析规则，共500多条。2018年，全国有大约380个统筹地区开展了医疗服务的智能监控工作，占到了全国地市级统筹地区的85％以上，河北、吉林等13个省份智能监控工作已覆盖全省所有统筹地区。

（一）完善医疗保险信息库，实现医保费用的智能审核

建立健全医疗保险信息库，使用全国统一标准的信息代码，实现信息标准化。医疗保险管理信息系统与定点医疗机构联网，实现定点医疗机构诊疗和用药原始数据实时上传、日常维护、系统管理，保证上传数据的真实性和完整性。结合医院、医药、医保、商业保险和患者等多方面的数据，利用机器学习、医保医学知识库、规则库等现代信息技术对医药机构在提供医疗服务以及参保人员在享受医保待遇中的相关行为和费用进行数据采集、对比分析、智能审核和智能筛查，实时分析结果，及时了解基金收支情况和医疗费用使用情况，有效监测异常的医疗费用，减少不合理医疗行为，优化医保数据监测预警能力，也为制定支付政策提供依据。

（二）事前提示、事中监控预警、事后责任追溯全周期监管

医保智能监管应用"互联网＋"大数据，形成医疗保障事前提示、事中监督、事后纠正的全生命周期监管，提高医保审核监控监管工作的自动化、精细化，提升医保基金支出的监管能力。

第一，建立健全医疗费用实时监控指标体系。第二，完善系统功能，形成涵盖基础库管理、规则管理、风险预警、监管联动、运行分析、疑点核查、自动纠错和自动提醒、稽核过程追踪等在内的较为完整的辅助决策的功能模块。第三，稽核工作信息化管理，开发移动稽核APP，实时预警疑点数据，展示可疑行为，线上实现实时监控，线下开展

巡查，推动医保监管从事后纠正向事中监督、事前提示转变。第四，利用大数据建立数学模型，为审核稽核提供疑点数据和倾向性问题，为医保制度运行做出预警，为医保决策和经办管理提供决策支持。第五，探索定点医疗机构医保医师及参保人员诚信体系建设，通过自动提醒和自动纠错，促使参保人员和医疗机构规范自身行为。

（三）社会化监管参与多元协同治理

随着信息传递的扁平化，医疗行业固有的信息不对称问题将在互联网时代得以有效缓解。一方面，医保逐步实现从信息孤岛向开放共享转变，公众可以在数据平台的任意端口登录，方便地获取诊疗信息和医保信息，跨越原有的数字围墙，作为重要的行动者参与到开放式医疗生态圈中；另一方面，数据的开放共享有利于各主体交换信息、多元互动，公众可以在信息开放和资源共享的平台以互动方式形成对医疗机构服务供给及政府部门医保管理的日常监督，参与医保治理，真正做到全民监管，有效发挥社会监管的作用，弥补政府一元化管理的不足。

（四）应用ABM监控体系，提升医保治理精细化

ABM监控体系中，A指人工智能（artificial intelligence）、B指大数据（big data）、M指医疗医保行业专家（medical expert）。通过ABM监控体系的建立，不断提升智能监控精准性、权威性。第一，通过全方位、深层次地运用大数据挖掘技术，建立医保实时监控系统和决策支持系统，利用机器学习和人工智能帮助疑点自动生成，实现医保由传统的"个案监督"向"大数据监督"的转变。第二，依托大数据、人工智能技术，利用人脸识别技术强化参保人住院身份认证，利用物联网技术和智能可穿戴设备进行实时活动轨迹监控，确保参保人就医行为的真实性，利用互联网技术实现移动稽核和智能稽核，实现从粗放式管理向精细化、标准化管理转变，提升医保治理的智能化、科学化水平。例如上海市在10家定点药店、2家定点医疗机构试点人脸识别技术，在查办骗保案件中凸显了利器作用；郑州市通过人脸识别技术进行住院患者实时监管，确保人、卡、床唯一一对应。

（贾继辉）

参 考 文 献

[1] 姚岚,熊先军.医疗保障学[M].2版.北京:人民卫生出版社,2013.

[2] 卢祖洵.医疗保险学[M].4版.北京:人民卫生出版社,2017.

[3] 张来武.六次产业理论与创新驱动发展[M].北京:人民出版社,2018.

[4] 王志刚.医疗+保险:如何构建跨界融合生态圈[M].北京:机械工业出版社,2018.

[5] 许利群.移动健康和智慧医疗:互联网+下的健康产业革命[M].北京:人民邮电出版社,2016.

[6] 仇雨临.中国医疗保障70年:回顾与解析[J].社会保障评论,2019,3(01):89-101.

[7] 顾昕.中国医疗保障体系的碎片化及其治理之道[J].学海,2017(01):126-133.

[8] 申曙光,曾望峰.互联网时代的大数据与医疗保险治理[J].社会科学战线,2018(07):224-232.

[9] 何文炯.社会保险与商业保险在医疗保障体系中互促共进[J].中国医疗保险,2013(10):23-26.

[10] 宋京燕."互联网+"与大数据在医疗保险领域中的创新应用[J].中国医疗保险,2018(06):27-30.

[11] 郑先平,傅强辉,刘雅."互联网+"背景下医疗保险异地结算路径优化[J].卫生经济研究,2017(05):63-65.

[12] 顾海,李佳佳.中国城镇化进程中统筹城乡医疗保障制度研究:模式选择与效应评估[M].北京:中国劳动社会保障出版社,2013.

[13] 李常印.完善医保智能监控实现医保精确监管[J].劳动保障世界,2018(22):66-67.

[14] 田中文."互联网+"助力医保一卡通[J].中国社会保障,2016(03):41-42.

[15] 李亚子,陈荃,雷行云,等.美国卫生信息化建设经验及启示[J].中国数字医学,2015,10(07):20-24.

[16] 丁腊春,郑湘,朱月兰,等.互联网支付平台下医保移动支付研究与实践[J].医学信息学杂志,2017,38(08):19-22.

[17] 张炜达,向春华.医保监管主体与行政职权配置[J].中国社会保障,2015(01):74-75.

[18] 李长平,崔壮,马骏.卫生信息化系统在医疗保障制度建设中的重要作用[J].中国卫生事业管理,2010,27(02):97-100.

[19] Jiajia Li, Leiyu shi, Hailun Liang, et al. Health care utilization and affordability among older people following china's 2009 health reform—evidence from CHARLS pilot study[J]. Internationally Journal for Equity in Health, 2019, 18: 62.

[20] Steinbrook R. Personally controlled online health data-The next big thing in medical care?. New England Journal of Medicine, 2008, 358(16): 1653-1656.

第九章 "互联网 +"健康传播

随着我国互联网应用的普及以及移动互联网技术的快速发展,互联网在医疗健康领域的应用日益广泛,不仅在方便大众就医、充分利用优质医疗资源、开展远程医疗、实施健康管理等方面发挥了积极作用,也成为公众获取健康相关信息、资讯的主要渠道之一,并对人们健康行为的养成发挥着不可替代的作用。

第一节 概 述

信息传播是人类社会亘古有之的普遍现象,是自然界和人类社会长期发展的产物,影响人类的生存和发展,形成特定的生产关系和社会关系。健康传播是传播学的一个分支和组成部分,也是一门交叉学科,其形成和发展的动力是人类关注健康,努力提升健康水平。互联网时代的到来,不仅仅是传统传播学、健康传播中媒介形式的改变,也对传播关系和传播效果产生影响,在新时代具有重要现实意义。

一、传播

传播是一种社会性传递信息的行为,是个人之间、集体之间以及集体个人之间交换、传递新闻、事实、意见的信息过程,表现为人们在一定的社会关系和环境中交往、交换和分享信息,交流情感、表达态度、相互影响。传播学是 20 世纪出现的一门新兴学科,是研究人类一切传播行为和传播过程发生、发展的规律以及传播与人和社会的关系的学问,研究人类如何运用符号制作、储存、传递和接受信息,进行社会信息交流的学科。

(一)传播的社会功能

1. 环境监视功能 自然与社会环境是不断变化的,通过收集、储存、整理和传递各种情报信息、数据、资料等,人们可以及时了解、把握环境的变化,认识自己所处的地位,并适应内外环境的变化,保证人类社会的生存与发展。

2. 社会协调功能 社会是一个建立在分工合作基础上的有机体,人与人之间、人与组织之间、组织与组织之间只有实现了协调,社会才能和谐发展,而信息交流与分享,信息传达与解释,是实现社会协调的基础和保障。

3. 社会遗产传承功能 人类社会的发展离不开前人的经验、智慧、知识,信息传播使得前人积累的智慧、知识、理念、价值观、行为规范等得以记录、保存并传给后代,后人才能学习知识,获得各种技能,胜任社会角色,并进一步完善、发展和创造。该功能也被称为教育功能或社会化功能。

4. 提供娱乐功能 随着社会经济的发展,娱乐成为人类生活中不可或缺的组成部分,而信息传播的内容也并不都是务实的,提供娱乐也成为传播的一大功能,在电视媒介出现后,传播的娱乐功能更加明显地显现出来。

(二)传播过程模式

许多学者对传播过程进行了阐释,其中美国著名社会学家、政治学家哈罗德·拉斯韦尔(H. D. Lasswell)提出的五因素传播模式(图 9-1),采用简化而具体的图解方式对传播过程进行了描述,即一个描述传播行为的简便方法,就是回答下列 5 个问题:

①谁(who)?

②说了什么(says what)?

③通过什么渠道(in which channel)?

④给谁(to whom)?

⑤取得什么效果(with what effect)?

1. 传播者 传播者(communicator)指的是传播信息的人或者机构,是传播活动的起点,处于传播过程中"传"的一端,如日常生活和工作中与

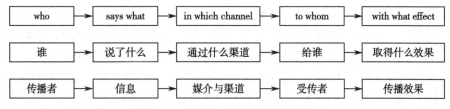

图 9-1 拉斯韦尔五因素传播模式

他人交流的每一个个体,以及报社、电台、电视台、出版社、电影公司等传媒机构,或是传媒机构的编辑、记者、导演、主持人、制作人等。传播者在传播过程中负责搜集、整理、选择、处理、加工与传播信息,是信息传播的主动发出者和控制者,也是媒体的主动使用者,他们会决定向他人传递什么信息,传递信息量的大小,信息如何表达,以及通过什么媒介(传播渠道)传播信息等,也发挥信息把关人的作用。

2. **信息** 信息(information)泛指情报、消息、数据、信号等有关周围环境的认知,反映了传播的内容,也是传播活动的核心。信息具有客观性、可识别性、可传递性、可分享性、可组合性等特点。讯息(message)是指经过一定的加工制作后可以进入传播过程的信息,由一组相关联的信息符号所构成,是信息内容的实体。符号(symbol)是人们共同约定用来指称一定对象的标志物,包括语言、表情、动作、文字、色彩、声音、图像、电码、数学符号、化学符号、交通标志等可以通过感官来察觉的全部现象。符号既是"含义"的载体,也具有能被感知的客观形式,传播者与受传者之间需要使用通用的、双方对其含义有共识的符号,才能实现有效的信息传播。

3. **媒介与渠道** 媒介(media)即中介或中介物,是事物运动过程中存在的介质或承载物,传播学意义上的媒介是指传播信息符号的物质实体。传播渠道(channel)是传递信息的路径、管道,可以是某种媒介,也可以指特定的传递信息方式。传播发展的本质是媒介的发展,科学技术的发展,使传播媒介不断丰富、进步,媒介类型的演进成为不同传播时代的重要标志。

4. **受传者** 受传者(audience)是指在传播过程中"接受"信息一端的个体或群体,也被称为接收者,当受传者人数众多或者广泛而不确定的时候,则通常被称为受众,包括报刊的读者、广播的听众、电视的观众等。受传者是传播活动希望影响的一方,是信息的接收者,也是信息再加工的传播者和传播活动的反馈源,在传播活动中占有重要的地位。

受传者虽然处于接受信息的位置,但在传播中既有被动性,也有主动性。受传者的主动性主要表现:①在人与人的面对面交流中,传播者与受传者的角色随时都在互换,即使是作为受传者接受信息,也会实时以表情、动作等身体语言,甚至语言对传播的信息给予反馈,也是一种同步的信息传播者。②受传者对于传递出的信息可以主动选择,表现在选择性注意、选择性理解、选择性记忆三个方面。

5. **传播效果** 传播效果(effect)即是传播行为产生的有效结果,一般理解为受传者接受信息后,在感情、思想、态度和行为等方面所发生的变化。传播效果有三个层面:①外部信息作用于人们的知觉和记忆系统,引起人们知识量的增加和知识结构的变化,属于认知层面上的效果;②信息的作用和自身认知的变化,会影响人们的观念或价值体系进而引起情绪或感情的变化,属于心理和态度层面上的效果;③认知和态度的变化通过人们的言行表现出来,成为行动层面上的效果。

(三)传播的类型与特点

1. **自我传播** 自我传播(intra-personnel communication)又称人的内向传播、人内传播,指个人接受外界信息后,在头脑内进行信息加工处理的过程,是不以交际为目的的个人心理活动的内在和外在表现。自我传播活动中,信息的传播者和受传者集于一身,是自己和自己的对话与交流,通常不使用传播媒介,其表现形式是自言自语、自问自答、自我发泄、自我陶醉、自我反省、沉思默想等,会影响人们对自我和世界的认识;信息处理的结果也会表现在行动上。

2. **人际传播** 人际传播（inter-personnel communication）也称人际交流，是指个人与个人之间直接的信息交流活动。这类交流主要是通过语言来完成，但也可以通过非语言的方式来进行，如动作、手势、表情、信号（包括文字和符号）等。人际传播是人类最早的、最原始的传播方式，主要通过口头语言、类语言、肢体语言的形式进行信息交流；在现代社会人际传播还包括了借助现代技术进行的人与人之间的远距离实时间接交流。人际传播具有简便易行、感官参与度高、反馈及时的优势，也有信息传递速度慢、信息的复制与保存能力差的不足。

3. **大众传播** 大众传播（mass communication）指职业传播者通过大众传播媒介（报纸、杂志、广播、电视等），将大量复制的信息传递给范围广泛、为数众多的社会大众的社会性信息传播实践活动的全过程。传统的大众传播媒介包括报刊、书籍等印刷类大众传播媒介和广播、电视等电子类大众传播媒介。随着互联网的发展，门户网站、职业网络传播者日益增加，数字媒介也具备了大众媒介的特征。大众传播具有信息公开性、信息易于保留、速度和时空优越性等优势，传统的大众传播反馈不及时，但是在新媒体的加持下，这一弊端正在改善。

4. **组织传播** 组织传播（organizational communication）就是组织之间、组织内部机构之间或组织内机构与其成员之间的信息交流和沟通。组织传播依托组织间、组织内机构间各种相互依赖的关系结成的网络，是为应付外部环境的不确定性而创造和交流信息的过程。组织传播包括组织内传播（如指挥、决策、管理）和组织外传播（如公关活动、广告宣传等）两种形式。可见，组织传播既是保障组织内部正常运行的信息纽带，也是组织作为一个整体与外部环境保持互动的信息桥梁，直接关系到组织的生存和发展。

二、健康传播

健康传播（health communication）是传播学的一个分支和组成部分，也是一门交叉学科。自1970年代关注疾病治疗中医护人员与患者的沟通交流开始，逐步发展成为汇集传播学、临床医学、公共卫生、社会学、人类学相关理论与方法的交叉学科。不同机构、不同学者曾经从不同视角提出过多个关于"健康传播"的概念，从公众和社会健康视角，健康传播指运用各种传播媒介渠道和方法，通过制作和发布健康信息与策略，帮助受众了解健康政策与资讯，树立健康观念，并通过态度和行为的改变维护和增进健康的行为和过程。

（一）特点

健康传播不同于一般的信息传播，具有自身的特点。

1. **健康传播传递的是健康信息** 当今的健康服务已经不仅仅是技术服务，还包括信息服务，健康信息也是一种宝贵的卫生资源，泛指一切有关人的健康的知识、概念、技术、技能和行为模式，健康传播就是要满足大众对健康信息的需求。

2. **健康传播以维护和改善健康状况为目的** 传播是有目的的社会行为，健康传播以健康为中心，旨在通过多种渠道和形式传播健康信息，达到改变个人和群体的知识、态度、行为，使之向有利于健康方向转化的目的。

3. **健康传播过程具有复合性** 健康传播过程是多种传播渠道的组合，包括大众传播、人际传播，甚至组织传播，也是多种传播形式的组合，表现为多种媒介的使用和信息的多级传播、多次反馈。

4. **健康传播对传播者有专业素养的要求** 健康相关信息具有较强的专业性，而健康传播的受传者为普通大众，因此开展健康传播需要传播者既能科学、准确地理解、把握健康信息，又能把健康信息转化为能够被大众理解的通俗易懂的健康讯息。

（二）要素

1. **健康传播的传播者** 健康传播的传播者即为向个体、群体或社会大众传递健康信息的任何个体或机构，主要包括两大类：①经过专业教育和专门训练的健康服务从业人员，如医生、护士、健康管理者、健康教育者、心理学家等；②专业传媒机构或媒体人员，如电台、电视台、门户网站的健康频道或栏目，健康类报纸杂志，以及上述机构的记者、编辑、制作人等。作为健康传播者，需要具备一定的医疗卫生知识和技能，具备传播技术和沟通能力；同时健康传播关乎人的生命与健康，直接影响家庭幸福和社会稳定,健康传播者还需具有高度的社会责任感。

2. 健康传播信息 健康传播中的信息是与人的健康有关的信息,泛指一切与躯体、心理、社会适应有关的知识、观念、技术、行为、服务、环境等信息。健康信息的特点:

(1)科学性:科学性是健康信息的生命,是实现健康传播效果的根本保障;不科学的信息不能产生维护和增进健康的效果,有些情况下还会危害健康。

(2)针对性:应根据健康传播的受传者的健康需求以及受教育程度、对信息表达方式的偏好,采用符合目标人群特点的符号对信息进行编制,更好地满足受传者的需要。

(3)适用性:健康传播的信息,要与社会经济发展水平、不同地区的社会文化相适应,与地方文化相融合。

(4)指导性:健康信息不仅传递健康知识,还包含技能和行为指导,能够帮助受传者将健康信息落实在日常生活中,形成有益于健康的行为。

3. 健康传播途径 健康信息可以通过多种途径传达至受传者。主要的健康传播途径包括人际传播、大众传播、自制传播材料、互联网与新媒体等。

(1)人际传播:健康传播中最为多见的人际传播,是医务人员直接面对面向各类人群进行的健康传播,包括诊疗过程中的答疑解惑、诊疗方案介绍、健康指导等。

(2)大众传播:长期以来,电视、广播等大众传播媒介是社会大众获取健康信息的首要来源,而传媒业的发展,也为大众提供了更为丰富的健康节目和栏目,满足不同类型受众的需求。

(3)自制传播材料:由开展健康传播的机构,根据健康传播项目或活动的需要,专门为特定目标人群设计制作的健康传播材料,常见的健康传播材料包括健康读本、小折页、小册子、招贴画、标语、健康教育处方等印刷类材料,也包括音频、视频、电子屏滚动信息等电子传播材料。

(4)互联网与新媒体:随着互联网的快速发展与普及,门户网站、搜索引擎成为大众特别是年轻人获取健康信息的主要渠道。微博、微信、应用小程序(APP)等新媒体形式,也在近年来快速发展,成为新型健康传播渠道。

4. 健康传播的受传者 所有人都是健康传播的受传者,但是人们的社会人口学特征不同、健康状况不同、健康素养差异,呈现出对健康信息的关注程度、理解能力、记忆能力的差异。同时,传播者对受传者上述特征的了解情况也有差异,对受传者了解越深入,越有可能提供更具有针对性的健康传播。为此,将健康传播的受传者分为特别受传者和一般受传者,但二者的划分不是一成不变、截然分开的,而存在两类受传者的相互转化。

(1)特别受传者:特别受传者指的是在健康传播开始前,已经对受传者的基本情况、健康信息需求有比较清晰的了解,可以有针对性地向受传者提供健康信息的受传人群。如某社区居民、某学校学生,通常会先进行需求评估,传播的健康信息也能够更符合目标人群的需求及对信息和传播途径(材料)的偏好;再如医生接待的患者,医生会根据患者的具体情况进行问题解答、提供诊疗意见和健康指导。

(2)一般受传者:一般受传者指在健康传播活动实施前,尚不能明确受传者具体情况和需求,只能进行普适的健康信息传播的人群。一般受传者人数众多但又不确定,不便于组织和管理,通常为各类大众传播媒介的受众。

5. 健康传播效果 健康传播效果是指受传者接受健康信息后,在情感、思想、态度、行为等方面发生的反应,按可达到的难度层次由低向高依次分为四个层次。

(1)知晓健康信息:这是健康传播效果中的最低层次,指人们获知健康信息的内容。知晓健康信息的程度,主要取决于人们对健康信息的可及性、信息传播的强度、对比度、重复率、新鲜度等。

(2)健康信念认同:受传者接受所传播的健康信息,能理解信息中倡导的健康信念,并能产生认同感,是由认知形成个人价值观的过程。形成信念认同,有利于受传者态度、行为的转变。

(3)态度向有利于健康转变:健康传播可以使受传者获得健康知识,促进态度从不利于健康的方面向有利于健康的方向转变。态度具有较强的稳定性,成为一种心理定式,有利于健康行为的形成。

（4）采纳健康行为和生活方式：这是健康传播效果的最高层次。受传者在知识增加、健康信念认同、态度转变的基础上，改变其原有的不利于健康的行为和生活方式，采纳有利于健康的行为和生活方式，这是健康传播的最终目的。

以倡导食用低钠盐的健康传播为例，健康传播效果表现在：①了解低钠盐有利于健康；②相信食用低钠盐可以预防高血压的发生；③偏好低钠盐、愿意购买低钠盐；④购买和使用低钠盐，进而养成食用低钠盐的生活习惯。

三、"互联网 +"健康传播简介

随着社会经济的发展和人民生活水平的提高，人们越来越关注自身健康，对健康信息的需求日益增长。长久以来，健康讲座、健康咨询等人际传播方法和电视、广播、报纸、杂志等大众传播媒介，以及专门开发的健康传播材料成为公众获取健康信息的主要来源。如前所述，"互联网 +"的本质在于充分发挥互联网在不同行业中的优化和集成作用，将互联网的创新成果与社会各领域进行深度融合，为产业智能化提供支撑，增强新的经济发展动力，促进国民经济提质增效升级。在此基础上，"互联网 +"健康传播，即为互联网在健康传播领域的应用，是互联网与健康传播的深度融合，互联网为人们打开了获取健康资讯的新天地。

自 2011 年起我国传媒产业已经形成平面媒体、广播电视、互联网和移动互联网"四分天下"的格局。《传媒蓝皮书：中国传媒产业发展报告（2019）》显示，2018 年移动网络及增值业务、网络广告、互联网视听节目三项内容占整体传媒市场份额的 55.4%，较 2017 年净增 4.4 个百分点，传统大众传媒的市场份额进一步下降，广播电视、平面媒体分别仅占市场份额的 7.34% 和 5.95%。由此可见，互联网、移动终端已经成为重要的信息传播媒介。

此外，根据中国互联网络信息中心第 45 次《中国互联网络发展状况统计报告》，截至 2020 年 3 月，我国网民规模达 9.04 亿，互联网普及率达 64.50%；手机网民规模达 8.97 亿，网民使用手机上网的比例达 99.30%。截至 2019 年 4 月，我国互联网医疗行业用户规模达到 4.5 亿人，占全体网民规模的 52.9%。2018 年我国互联网医疗市场规模为 491 亿元，增长率达到 50.94%。基于互联网的医疗服务包括临床医疗卫生服务相关的挂号、缴费、检查结果查询、远程医疗等，以及医药电商、健康管理、健康知识与信息获取。新型冠状病毒肺炎（COVID-19）疫情防控中，互联网更是成为百姓了解国家和地方疾病防控政策、疾病预防措施和疫情相关数据的重要来源。可见，随着互联网自身的发展、移动互联网的普及，基于互联网的健康信息传播在健康传播中发挥着重要且不可替代的作用。

（一）特点

1. **汇集健康信息**　传统的健康信息传播，无论是通过大众传媒还是人际传播，在同一时间只能获得一个途径传递的健康信息，如听健康讲座只能得到来源于讲者的信息，看某电视台的健康节目则只能获得该节目提供的信息，健康信息的传播者为某个体或机构。通过互联网搜索某方面健康信息，可以从网络获取关于某健康问题的一系列来自不同传播者的信息，搜索引擎汇集了多渠道、多来源的信息，成为超级媒体平台。

2. **健康信息海量化**　互联网汇集大量健康信息的同时，能够实现相关信息的延伸，如公众希望了解某疾病而进行信息查询，这个过程中不仅可以查阅到这个疾病的病因、症状、治疗手段相关信息，进而基于相关症状，还可以查询到有类似症状的其他疾病，如此往复，海量的健康信息被关联在一起涌现。

3. **健康信息获取方便快捷**　传统健康传播的形式对公众获取健康信息的时间、地点有更多的限制，如广播、电视健康节目播放有固定的时间，如果人们希望从医生那里获取健康信息，则需要花时间、跑路程到达医院。基于互联网的健康传播，首先打破了时空限制，公众可以在网络上看视频、在数字电视看回放，或通过互联网平台与医生直接对话、远程咨询。此外，网络上的健康信息也呈现碎片化态势，满足了公众利用碎片化时间获取健康信息的需求，上述种种都极大地增加了公众获取健康信息的便捷性。

4. **分众健康传播时代来临**　加拿大学者麦克卢汉曾提出"媒介即讯息"的著名论述，认为媒介本身才是真正有意义的讯息，不同的社会时代，真正有意义、有价值的"讯息"不是各个时代的媒体所传播的内容，而是这个时代所使用的传播工具的性质。传播媒介的多元以及分众传播趋势在互联网时代被前所未有的强化，各种知识背景、各个年龄阶段、各种兴趣爱好相似、关注特定健康问题的用户组成一个个社群，使受众能直接关注自己感兴趣的健康信息；另一方面，互联网以及依托互联网的新媒体也更容易实现细分受众和定位受众群体，有利于有针对性地提供健康信息，达到更好的传播效果。

5. 健康信息传播的影响力强大 大众传媒的传播效果经历了二十世纪三四十年代受众对信息毫无抵抗力的"银弹论"时期、二十世纪四十至六十年代的"有限效果论"时期、二十世纪六七十年代的"适度效果论"时期和1980年至今"强大效果论"时期，这种变迁一方面源于广播、电视等大众传媒的普及，与受众的媒体可及性极大提高有关，另一方面也与传媒的多元化、传播者的多样性有关。互联网的快速普及，已成功覆盖至社会各个角落，把千千万万分散在各处的人联系起来，人人都是健康信息的受众，同时人人也是健康信息的传播者，健康信息确切或错误，都将影响规模庞大的受众，并产生巨大的社会影响。

（二）意义

1. 提高居民健康素养 健康素养（health literacy）指的是个体获得、理解和处理基本健康信息或服务并做出正确的健康相关决策的能力。国际国内研究表明，低健康素养的人自我报告健康状况较差，疾病的发病率和患病率更高，自我报告的住院和急诊更多；此外，低健康素养者较少选择健康的生活方式、不能有效利用卫生服务。WHO认为，通过健康教育有效提高公民的健康素养，是实现降低产妇、儿童死亡率，防治艾滋病，改善营养状况，加强烟草控制和改变不健康的饮食习惯等千年发展目标的重要策略。《"健康中国2030"规划纲要》明确提出到2030年中国居民健康素养水平达到30%，而2019年监测结果显示我国居民健康素养水平为19.17%。"互联网＋"健康传播以其方便、快捷、分众等优势，极大提高了公众对健康信息的暴露水平，必将在提高居民健康素养中发挥重要作用。在实践中，基于网络的健康素养学习系统、健康素养监测系统正在推广运用，已经显示出"互联网＋"健康传播在提高居民健康素养方面的巨大潜力。

2. 促进健康行为的养成 众所周知，行为生活方式是影响健康的重要因素，一方面吸烟、缺乏运动、不合理膳食是众多非传染性疾病的危险因素，另一方面对预防接种、疾病筛查等保健服务的利用，关系到传染病预防和疾病的早期发现，遵从医嘱用药、按时复诊有助于疾病治疗及提高卫生服务体系的效率。传统的健康传播仅仅能够提供健康知识、技能，在影响行为生活方式方面有明显的局限性，而"互联网＋"健康传播则从多维机制促进了健康行为的养成。

（1）深刻理解健康知识：健康知识是人们健康行为形成的基础，以数字技术支撑的三维图形、动画等，相较传统的文字、平面图能够更加生动、具象地展示健康知识、疾病发生发展的机制，帮助公众深刻理解健康知识，为行为改变奠定更坚实的基础。

（2）实时行为指导：使用应用程序（APP）以示范的方式指导用户健身；购买食物时通过扫描二维码，帮助用户了解食物的营养成分，实时指导用户选择健康食品；运用虚拟现实技术进行运动锻炼、康复训练等，"互联网＋"健康传播可以实现行为的实时指导，弥补了传统传播媒介在实时指导健康行为方面的不足。

（3）健康行为督促：多种APP的"打卡"功能，运动、测量血压、服药等行为记录与监测功能，可以提醒和督促人们采纳健康行为，转变了在传统健康传播中需要靠人们的自省和他人提醒督促行为的模式。

（4）健康行为激励：微信朋友圈、微博"粉丝"打破空间壁垒，构成了一个人线上的同伴圈子，在朋友圈、微博"晒"健康饮食、运动步数等被"点赞"、鼓励，与日常生活中同伴支持作用相同，能在人们采纳健康行为后得到正向强化，激励人们继续保持健康行为。

3. 满足多元化、个性化健康信息需求 传统的人际健康信息传播，主要是医务人员面对面向有限个体传播健康信息，而大众健康传播则面向广大受众传播健康信息，内容大多局限于疾病预防、诊疗，难以顾及公众日益增加的多元化、个性化的健康信息需求。基于互联网的健康传播，传播者的多元化,分众传播的实现,可以为不同社群提供更具针对性的健康信息,而基于大数据对用户"画像",可以实现基于用户特点的健康信息推送,都可以更好地满足公众的健康信息需求,达到更好的健康传播效果。

综上,基于五因素传播模式,结合"互联网+"健康传播的特点和意义,可以用图9-2概括互联网+健康传播的过程。与大众传播、人际传播相比,不仅是传播途径的变化,更包含了由此带来的传播者、信息形式,以及传播效果的改变。

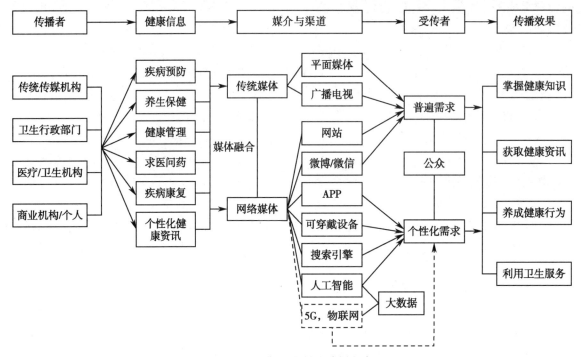

图 9-2 "互联网+"健康传播示意图

第二节 类 型

"互联网+"时代,健康传播的类型不再适合基于传播媒介进行划分,即传统上分为大众健康传播和人际健康传播的模式,因为基于网络,特别是移动互联网的健康传播,兼具了大众传播和人际传播的众多特点。为此,从健康传播效果视角,可以将"互联网+"健康传播分为健康信息搜索、健康知识传播、健康技能与行为指导等三个类型。

一、健康信息搜索与推送

主动获取健康信息是大众关注自身健康的重要体现,传统上人们需要通过咨询医疗卫生人员、购买专门的书籍才能搜寻到自己需要的信息。"互联网+"给人们提供了搜索、获取健康信息的平台,同时也大大地节约了搜索健康信息的成本,搜索引擎网站成为公众健康信息的重要传播工具。截至2019年6月,我国搜索引擎用户规模达6.95亿,使用率为81.3%;手机端搜索引擎用户规模为6.62亿,占手机网民的78.2%;查询医疗/法律等专业知识场景应用位列第二,为70.5%。搜索健康相关信息成为人们使用搜索引擎的主要目的之一。

搜索引擎原本的功能是帮助人们查找所需信息,具有专业、灵活、多元化的特征,但搜索引擎在执行其功能的过程中可以依据自身设定的规则进行排序、分类,已然突破单纯信息检索工具的属性,成为一种多渠道信息汇总的超级媒体,融合了健康知识、百科字典、实况地图、定向广告等多重功能,在运作中掌控信息、掌控话语权、掌控监督权,其实质就是作为一种媒体在传播信息。

搜索引擎网站不断开发健康相关信息的聚合与推送功能,日益成为公众获取健康信息的重要途径之一,发挥着网络门户的作用,通过对客观现实(健康知识、医院、大夫等)的选择与加工,影响着受众能够获取什么样的健康知识、对健康、疾病、医疗卫生服务的感知,无形中履行着媒介对现实的策略性重构。搜索引擎网站通过帮助受众辨别信息真伪、对信息实施优先排序等方式，控制信息的流向，间接对社会舆论及公众获取健康相关知识形成引导。如在国内不同的主要搜索引擎分别键入"gaoxueya（高血压）"，即可获得众多有关高血压不同方面的信息，在其中一个搜索引擎可以搜到相关信息多达5 400万，在另一个搜索引擎进一步点击高血压标准，则呈现1.2亿条相关信息。就读者的阅读习惯而言，大多数情况下会首先点击阅读首页呈现的信息，而搜索引擎通过决定将哪些信息排在首页，发挥着"推送信息"的功能。

二、健康知识传播

基于互联网开展健康信息传播的形式、载体众多，包括医疗卫生机构官方网站、官方微博、微信公众号，门户网站、社会组织运行的微信公众号、应用程序（APP）等。

1. **网站** 基于互联网开展健康传播起始于网站这种传播途径，健康传播者主要包括医疗卫生机构官网和门户网站的健康相关频道，其开展健康传播的特点类似于传统的大众传媒，网站提供的健康信息内容丰富，力图满足大众各方面的健康需求，但受众接受健康信息较为被动。

（1）医疗卫生机构网站：包括各级卫生行政部门官网、疾病预防控制机构官网、医院官网，几乎全部都在首页设置健康科普专栏，如中国健康教育中心官网中国健康教育网，在首页即设有"健康知识"板块，提供慢性病、传染病、职业病、精神卫生、预防近视、健康环境等知识与技能。医疗卫生机构网站发布的健康知识科学可靠，成为"互联网+"健康传播的信息可靠来源和主渠道。

（2）门户网站：门户网站指通向某类综合性互联网信息资源并提供有关信息服务的应用系统。在全球范围中，最为著名的门户网站是谷歌以及雅虎，而在中国，最著名的门户网站有中国四大门户网站（新浪、网易、搜狐、腾讯），其他还包括新华网、人民网、凤凰网等。上述门户网站在健康、医药、母婴、育儿、食品等频道提供各方面的健康信息。

2. **微博** 即微博客（microblog）的简称，随着Web2.0而兴起的一类开放的互联网社交服务，是一个基于用户关系的信息分享、传播以及获取平台。据微博财报数据显示，2019年9月微博的月活跃用户共4.97亿，平均日活跃用户数为2.16亿，月活跃用户数中约94%为移动端用户。微博既是一种信息传播渠道，也是一个交流平台，人们能够在第一时间获取自己关心的各类资讯，每一位参与者也可以自由表达、分享、传播自己的知识、观点及意见，所以，每一个微博的参与者既是信息的受传者、也是信息的传播者。此外，微博的内容简洁、主题明确，更符合当前人们生活节奏快、时间碎片化状态下在获取信息方式方面的要求。也正是由于微博在信息传播中具有传播信息的时效性、开放性和广泛性特点，充分调动了每一个参与者的积极性和互动性，成功地吸引人们成为微博用户，并对各式人群均具有巨大的黏性，同时也推动人与信息的互动。

当前，微博已经成为公众获取健康信息的途径，也是进行健康相关交流的平台，多起健康相关舆情事件（如疫苗、医患冲突等）相关信息传播中，微博是首要的传播渠道。微博健康传播的特点包括：

（1）健康传播主体多元化：在微博健康传播中，传播者呈现多元化的特征。以某门户网站微博账号为例，健康信息传播者不仅包括医疗机构、传统媒体、政府部门、科普和医疗网站、疾病防治公益机构、医疗企业等机构，也包括专业医务工作者、媒体从业者、政府官员、明星类意见领袖等个人。专业医务工作者在微博健康传播中发挥着重要作用，由于其有较强的专业优势，健康信息的科学性也更高，且医务人员专业领域分布广泛，具有丰富的临床经验，能更好地满足微博用户的需要；而明星类意见领袖，具有粉丝众多、观点受到高度关注的特点，他们对健康问题的关注，以及就健康问题发表的观点，能得到更为快速且广泛的阅读和转发。

（2）获取健康信息的个性化：健康类微博内容涉及多领域的健康知识，如生理保健、心理情感、疾病常识、就医用药和饮食营养，也向人们提供日常工作相关的健康指导、医疗现状及科技发展、国家健康政策解读等。微博健康传播者可以根据自身的专业特长开展特定专业领域的健康信息传播，而微博用户也可以根据自身的需求从海量的微博账号中选择符合个人需求的账号添加"关注"，进而形成类似于"私人订制"式的订阅方式，能更好地满足人们对于个性化健康资讯的需求。

（3）传播者与受众的多维互动性：微博的形式形成了一个基于互联网的社区，与现实社会比较，既满足了人们通过现实社区人与人交流获得情感和社会支持的需要，又较现实社会更为平等、包容、尊重个性，更有助于用户进行自我表达、社会分享与参与。此外，某门户网站微博推出的粉丝群功能，实现了用户细分，博主集聚关注特定健康问题的粉丝就关注的问题展开讨论、分享、互动，粉丝也可以根据需要和兴趣自建粉丝群私信群聊，更好地体现了亚人群的特点，也增加了用户黏性。微博群也为用户提供了向专业医疗工作者咨询各自健康问题、获取专业有效健康指导的机会。同时，关注某健康问题的用户之间互动，也为人们提供了情感支持，使具有某些健康问题的患者有了心理归属感。可见，微博健康传播具有较强的真实性、贴近性和教育性，还可以满足用户的心理健康需求。

（4）具有健康舆情导向性："意见领袖"指的是具有较多信息来源，能够及时获取信息、表达信息，并且对周围的人有重要影响的人。他们由于人格魅力、社会影响力或其他原因，在人群中具有较高的威望，进而所传播的信息更容易得到受传者的认可。意见领袖通过传播健康相关信息、表达个人观点等方式主动参与健康议题设置，可以引导舆论走向。当微博中出现健康相关不实信息（谣言等）时，意见领袖的观点具有重要作用，而微博用户的互相补充、纠错、印证和延伸也可以产生新的传播内容，有助于使健康信息接近事实真相。但是健康信息的专业性较强，对于谣言等不实信息、具有争议性的健康话题，还需要依靠政府、专业医疗卫生机构、微博中具有专业医疗知识的专家、医疗工作者等意见领袖，澄清事实，设置和引导健康议题的传播，通过权威信息源对虚假信息及时纠错，修正及二次传播，引导舆论走向，提高健康教育和健康干预的效果。

3. 微信 腾讯公司开发的微信具有操作的便捷性、人际交流的高时效性、内容推送的丰富性、消息推送的精准性、使用成本低廉等特点。

《2019 微信数据报告》显示，截至 2019 年 9 月，微信的月活跃人数为 11.5 亿，稳居新媒体使用排行榜榜首，微信公众平台自 2012 年推出以来，公众号数量不断增长，已经成为重要的信息传播平台，不仅是传统新闻媒体的重要转型发展路径之一，而且也成为自媒体从业者的重点集中领域。微信作为使用人数极多的新媒体，官方微信公众号已经成为了各级卫生行政部门、医疗卫生机构、商业性健康服务公司、医务人员个人传播健康信息的主要方式之一，在倡导健康理念、疾病预防、提高患者依从性和促进医患和谐等方面取得了良好的效果。

微信群聊、微信朋友圈也是开展健康传播的途径，用户可以阅读、收藏、转发健康信息，也可与运营者、用户在微信公众号平台、微信群、朋友圈进行健康信息交流。衡量一个微信公众号在健康传播中的作用，重要数据是粉丝数量、推文阅读量、转发量、收藏量等。另一方面，微信群与微信朋友圈除了是健康知识获取、发布的平台外，还能发挥行为监督和激励的作用。如爱好运动的好友建立微信群，相约线下一起运动；在微信群、朋友圈展示自己的健康行为，微信好友点赞可以激励人坚持健康行为。《2019 微信数据报告》显示，孕产育儿是中年人阅读的首选，垃圾分类入选年度 10 大热搜词，而微信运动则显示日人均步行6 932 步。

通过微信平台进行健康信息传播的公众号种类繁多，运营主体包括卫生行政部门、健康教育机构、各级疾病预防控制机构、医院、社会机构和个人。不同的微信公众号运营主体具有各自的特点：

（1）卫生行政／疾控部门运营微信公众号是提供公共卫生服务的官方公众平台，向用户传播健康知识、发布国家卫生相关政策、疾病预防信息和公布突发疫情为主。此类公众号采用"领导主管、各科室投稿、专人维护"的运营模式对数据进行整理分析随后平台发布。专家团队势力雄厚，为大众提供科学、权威的健康教育知识。对于公众号发布的信息，阅读数、点赞和转发数最高的文章绝大多数为具有"疾控特色"的传染病与慢性疾病防治的文章。

（2）医院运营微信公众号主要功能是方便

用户就诊,提供科室和专家信息,有助于患者选择适合自己的医生,在线上完成预约、挂号付费,省去排队的时间;也是医院开展健康信息传播的一个重要途径,患者通过进入公众号,可以随时阅读健康科普推文,也可与医生护士在线互动。上述健康信息传播,既可以提高服务质量和患者满意度,也充分发挥了医务人员开展健康传播的独特优势。对患者而言,微信平台具有私密性,通过微信平台对患者进行健康指导,有助于患者对健康知识的掌握、对负性心理的改善、对医院满意度的提高,也有利于改善患者的遵医行为,改善医患关系,提高临床疗效。

（3）社会机构运营微信公众号可以分为专注健康传播的微信公众号和综合科普微信公众号,卫生科普是其重要内容之一。这类微信公众号发布的内容形式活泼、内容贴近生活、文笔轻松幽默、语言大众化,加上吸引眼球的标题,受到广大网民的关注,也成为开展健康传播不可忽视的社会力量。但运营微信公众号的社会机构与个人众多,存在的主要问题是健康信息的科学性和准确性差,也成为健康相关谣言传播的主体,可能与信息发布者自身的健康素养与专业背景有关,也与其盈利目的有关,需要在鼓励其承担健康传播社会责任的同时加强监管。

三、健康技能与行为指导

（一）应用程序

在我国公共卫生领域中,智能手机及其搭载的应用程序(APP)是健康传播的重要载体,APP通常免费或只收取少量费用。截至2019年12月,我国国内市场上监测到的移动应用程序(APP)数量达367万款,生活服务类APP为31.7万款;人均安装APP总量增至60款。

1. **具有健康传播功能APP的分类**　按照主要功能目的及服务形式,可以将我国目前实现移动健康的APP分为以下三类:

（1）以提供健康相关服务为主要功能的健康类APP:主要功能包括健康知识传播、健康数据记录与监测、健康信息咨询、健康生活行为方式养成、交流健康相关信息等,如指导运动行为的APP,以提供健康知识信息为主要功能的医学百科APP,和以疾病管理为主要功能的血压管家APP等。

例如,以糖尿病、高血糖、降血糖、糖尿病管理、血糖管理、血糖控制六个关键词在各应用商店中检索,排除主要目的不是糖尿病健康管理的APP,并去除重复后合并安卓(Android)和IOS系统的APP,截至2018年12月31日,糖尿病自我管理相关APP多达384款,其中35款下载量在10万次以上。在上述下载量10万＋的APP中,80%以上具有血糖监测、健康教育功能(图9-3、图9-4)。

（2）搭载在微信的健康类APP:平台上的各类应用功能,主要包括公众号(细分为服务号、订阅号和企业号三类)、小程序、微信群等。新型冠状病毒肺炎(COVID-19)疫情期间,微信搭载的"健康宝"APP,在实现疫情精准防控中发挥了重要作用。

（3）主要功能非健康相关的APP:众多类型的APP并非直接以健康传播、行为指导、健康管理为主要目的,其功能各异,但有一部分如微博、短视频、新闻客户端等,也有健康相关信息,也是

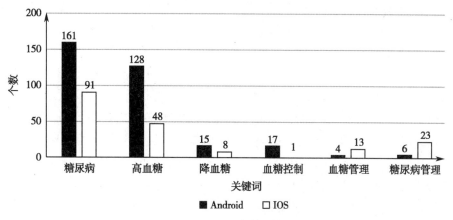

图9-3　糖尿病自我管理类APP数量

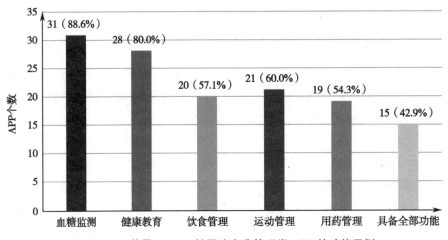

图 9-4 下载量 10 万＋糖尿病自我管理类 APP 的功能示例

健康传播的载体之一。截至 2020 年 3 月,我国网民搜索引擎、网络新闻、网络视频（含短视频）应用程序的使用率分别为 83.0%、80.9%、94.1%。由于这些 APP 大多数具有一定的娱乐功能,对大众更具有吸引力,更易形成"寓教于乐"的局面,吸引了更多的年轻用户,有助于使健康传播辐射年轻受众,扩大健康传播覆盖面。例如,某短视频平台的一个 APP 账号,以发布健康知识技能的短视频为主,截至 2019 年 3 月 1 日,拥有 488.8 万粉丝,发布作品 385 个,共获赞 2 071.9 万,平均每个作品获赞 5.38 万;某门户网站 APP 的"人民日报"账号,是传统权威媒体《人民日报》在该门户网站微博开通的官方认证账号,于 2019 年 2 月 24 日发布的一条关于心理健康的微博／图文信息／视频信息,截至 3 月 1 日,不到 6 天即获得总数超过 1.6 万的转发、评论和点赞。

2. APP 在健康行为养成的功能 尽管 APP 可以用于医疗服务,为患者提供挂号、加号、导诊、药品出售、医生远程咨询等一系列信息与服务,也具有传播健康知识的功能,但其在健康行为养成方面,具有其他基于互联网的健康传播所不能比拟的优势。

（1）行为养成:以运动类 APP 为代表的行为养成 APP,不是单纯地提供健康信息,而是提供健身课程、运动教学,进行直接的运动示范,记录本人运动情况;有的健康 APP 还可以帮用户实现记录和分析饮食、运动、体重,为用户推荐健康食谱和运动训练计划,APP 内有减肥健身交流社区,绑定对应的智能体脂秤可以实现体重和体脂数据

在 APP 内的自动上传和同步。这类 APP 在健康传播中,并不是侧重于健康信息传播,而是运用了监督、提醒、群体压力等机制,更有助于用户健康行为的养成和健康生活方式的建立。

（2）个性化行为指导:智能手机都搭载有先进的感应设备,可以测量人体的一些基本数据,如心率、血压,人们也可以主动上传个人生理生化指标,如饮食、运动、体重、血糖、孕周等,不同类型的 APP 根据个体特征,给出个性化、针对性的健康行为指导,促进健康行为的形成。

（3）行为提醒与行为强化:APP 可以实现服药、测量血压等行为提醒,也可以在个人采纳健康行为后,以积分、弹出激励性语言等方式对健康行为进行强化,鼓励人们保持健康行为。微信运动可以将个人运动情况向微信好友展示,好友的点赞行为也是一种正向强化。

3. APP 在健康传播中的特点

（1）工具性与实用性:健康相关 APP 具有记录、监测、行为指导等具有实用性和工具性的功能,不是单纯传播健康信息,更有助于行为改变。

（2）个性化定制:不同于微信公众号向所有用户推送的信息均相同,用户下载 APP 时有自身的选择,更符合个人需求;APP 健康管理功能可以根据个人信息监测（如运动、体重指数、血压、血糖等）,提供个性化的指导,并能保留个人的健康相关档案资料,如运动资料、体重资料、血压资料等。

（3）互动性与趣味性:可以在随时更新（上传或监测）个人健康相关数据后获得及时反馈,

实现人机互动;同时也可以与他人互动、分享,增加了学习健康知识、形成健康行为的趣味性。

（4）健康资讯更新及时:资讯类健康APP可以在很大程度上取代报刊书籍,随时更新,及时提供健康资讯,更快捷地使受众了解健康信息与服务,而传统健康资讯类媒体与新媒体的融合也成为未来的发展趋势。

（二）可穿戴设备

可穿戴设备是可以直接穿、戴,或是整合于服饰中的便携式设备,通过软件支持以及数据交互、云端交互来实现多种功能。目前市场上与健康相关的可穿戴设备主要包括以手腕为支撑的智能手表和腕带、以脚为支撑的智能跑鞋和袜子、以头为支撑的眼镜和头带,以及服装、配饰等产品形态,大多具有监测运动、心率、睡眠功能,部分还可以进行卡路里计算、血压监测、血糖监测等,可以实时监测、记录数据、提醒用户,也可以实现数据传输,如传输给用户的医生、医疗机构,或者传输给用户的家属(图9-5)。这些具有环境智能感知性、服务连续性、实时性和微环境(情感)感知性等诸多优势的设备,主要目的在于监测大众身体健康指标、对人们在不同环境中的行动提供有效协助等,相关产品已经逐步进入医疗、养老、健身、娱乐等行业。

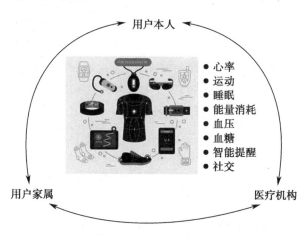

用户本人
- 心率
- 运动
- 睡眠
- 能量消耗
- 血压
- 血糖
- 智能提醒
- 社交

用户家属　　　　　　　　医疗机构

图9-5　可穿戴设备功能示例

可穿戴医疗健康设备改变了用户健康数据的采集和获取模式,能够为用户提供实时健康监测数据,让用户实时了解个人身体健康状况。可穿戴医疗健康设备节省了用户去医院检查和测量的费用,同时也降低了用户的使用成本和时间成本。而监测数据又可以成为人们调整自身行为的重要

依据。当前穿戴设备主要通过以下两个路径帮助人们建立健康行为生活方式:

1. **提示、激励**　绝大多数可穿戴医疗健康设备内置低功耗蓝牙模块,可以与手机、平板、PC客户端进行连接,可以随时随地设置身高、体重、步幅等信息和上传运动数据。另外,智能手环还具备社交网络分享功能,比如用户可以将睡眠质量、饮食情况和锻炼情况以及心情记录等通过绑定微博等社交网络端进行分享,利于用户坚持或得到激励。

2. **提醒、指导**　可穿戴医疗健康设备可对用户进行监督和提醒,如久坐提醒、服药提醒等功能可以帮助用户坚持有益健康的行为。同时客户端还可以根据用户的生活行为方式进行针对性的健康知识推送、训练指导和食谱推荐,为用户提供健康相关知识。

当前市场上可穿戴设备种类有限,消费者对于可穿戴设备的认知度不高。2013年我国只有约32.1%的受访消费者听说过或者了解过可穿戴设备,67.9%的消费者则从未听说过可穿戴设备。数据同时显示,在了解过可穿戴设备的用户中有52.5%是通过网络浏览了解到的相关信息。

数据监测是目前可穿戴设备的主要功能,可穿戴设备必须不间断佩戴才能记录完整健康相关的数据,监测精密度存在较大误差;平价的智能手环,运动记录的种类、开始与结束的时间需从客户端设置,不能通过手环直接设置,便捷度低;客户端的操作需要手机、平板和PC机等,对于老年人群来说操作困难,增加了在全人群中普及的难度。

第三节　应　　用

基于互联网的各类技术和产品运用于健康传播,尽管其在传播媒介和途径方面独有特点,其目的仍然是获取各类健康资讯、增加公众健康知识,形成有益于健康的态度和行为生活方式,进而促进健康。要使"互联网+"健康传播达到预期的传播效果,一方面有赖于传播者,包括医疗卫生部门和机构、专业媒体机构和人员,以及商业健康传播者做好健康信息传播者,充分发挥各类基于互联网和移动互联网的新媒体及新技术的优势,进

行分众传播,满足公众、各类亚人群及不同个体个性化的健康信息需求;另一方面也取决于公众,即健康传播中的受传者如何选择和利用"互联网+"健康传播的各类媒介与技术。

"互联网+"作为一种新媒体、新技术,如何能够被公众接受和利用,是"互联网+"健康传播重要的研究课题之一。为此,有必要研究和理解创新技术成果被用户接受和使用是其发挥预期效果的前提,用户接受领域的重要课题之一就是研究用户对某项创新技术成果的使用行为及行为意向,探索影响其行为及行为意向的影响因素以及它们之间的关系。研究这些问题,早期依据的理论模型主要为社会认知理论(social cognitive theory, SCT)、理性行动理论(theory of reasoned action, TRA)、计划行为理论(theory of planned behavior, TPB)和创新扩散理论(innovation diffusion theory, IDT)等单一研究人们的行为及行为影响因素的心理行为理论,而后期更倾向于结合运用多个单一理论,同时考虑新技术的特点,演化发展形成复合的理论模型,如整合技术接受模型。

一、新技术应用行为相关理论概述

(一)常用单一理论

1. 社会认知理论 该理论认为人的认知、行为与环境因素相互作用,并对人类的行为产生影响,人们的行为是可以通过自己的行为表现被正向强化或负向强化的直接经验,以及观察、学习、模仿他人的行为等间接经验习得的。如自己感知使用新媒体新技术的需要,使用后有良好体验,或者看到朋友使用及其益处,能促使人们使用某款健康类 APP。

2. 创新扩散理论 描述了一项新事物(新思想、新工具、新发明、新产品)通过一定的传播渠道在整个社区或某个人群中扩散,逐渐为社区成员所了解与采用的过程。该过程包括创新形成、发送、采用、实施和维持五个步骤。该理论同时指出,创新能够被扩散开来,得到人们的认可和采纳,需要具有相对优势、兼容性、结果可见、简便易行等特点,也与传播渠道、扩散时间和社会系统有关。此外,对新事物敏感的人更愿意尝试新事物,愿意尝试新生事物的人的引领和示范作用及

媒体传播共同推动新事物的扩散。该理论强调了作为创新事物,健康类微信、APP、可穿戴需要更好地呈现其优势、兼容性,且结果可视、使用方便,才能被公众接受和使用;愿意尝试新事物的人率先使用,可以成为周围人的"示范"。

3. 理性行动理论和计划行为理论 理性行动理论认为人们的行为是有理性的,人的行为意向是影响接受行为最重要的因素,而行为意向既受个人对该行为态度的影响,也受主观规范(即对周围人支持程度的判断)的影响;计划行为理论则在理性行动理论的基础上,增加了感知行为控制这一要素,认为感知行为控制与行为意向共同影响行为本身。上述两个理论都将个人对新技术新产品的态度、周围人的影响作为影响人们采用该技术或产品的因素,而计划行为理论则指出人们自身的决断力、自信心也是影响其使用新技术、新产品的因素之一。

上述每个理论都可以用于从不同视角分析公众使用"互联网+"健康传播技术、产品、服务的行为,但是各个理论纳入的影响因素各有局限。

(二)整合技术接受模型

技术接受模型(technology acceptance model, TAM)在计划行为理论的基础上,考虑了新技术有用性和易用性对人们是否使用的影响,增加了感知有用性和感知易用性,能更合理地解释用户接受新技术的行为。之后有学者又进一步在模型中纳入社会认知理论的元素,通过增加社会影响过程和认知作用过程对感知有用性和行为意向的解释,提出了第二代技术接受模型(technology acceptance model 2, TAM2),而第三代技术接受模型(technology acceptance model 3, TAM3)是对TAM2的进一步扩展和补充,对感知有用性和感知易用性的影响因素进行了进一步探索,分别为个体差异、系统特征、社会影响和便利条件。

整合技术接受模型(unified theory of acceptance and use of technology, UTAUT)则更加有机合理地将技术接受模型3以及其他相关理论共计8个理论模型中的变量再次进行整合,形成绩效期望、努力期望、社会影响和便利条件4个影响人们采纳新技术意向及行为的核心变量,以及性别、年龄、经验和自愿使用等4个调节变量(图9-6)。

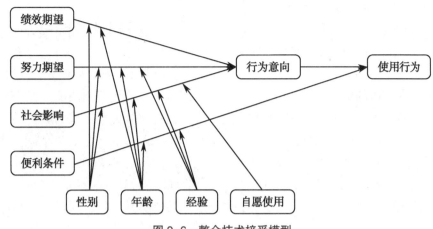

图 9-6　整合技术接受模型

在 UTAUT 的基础上，Venkatesh 等于 2012 年在对消费者、用户进行进一步研究的基础上，将愉悦动机、性价比和习惯纳入 UTAUT，并更加具体地定义了原有的 4 个核心变量，发展形成扩展的整合技术接受模型（extended unified theory of acceptance and use of technology，UTAUT2），认为人们采纳新技术的意向受绩效期望、努力期望、社会影响、便利条件、愉悦动机、性价比和习惯 7 个变量影响，而采纳新技术的行为受便利条件、习惯和行为意向 3 个变量影响，不同的影响路径受性别、年龄和经验的调节（图 9-7）。

二、整合技术接受模型的应用

（一）在国际范围的应用

技术接受模型已经在多个国家被用于研究人们对于移动健康产品和技术的利用情况及其影响因素，有助于帮助"互联网+"健康传播的传播者，特别是 APP、可穿戴设备等研发者设计更符合目标人群需求的传播模式和产品。

一项在意大利非高血压人群的研究，运用技术接受模型（TAM）探索用户采用和消费心血管预防 APP 意愿的决定性因素，结果显示有用性和易用性起决定作用，社会影响、技术的速度和创新及预防意识也是重要影响因素。某研究团队以 TAM 为理论框架开展的研究了解到，孟加拉国公立和私立大学年轻人更注重新技术、新媒体的有用性，而易用性在年轻人选择新技术的过程中作用微弱；该研究团队对孟加拉国 60 岁以上老年人的研究采用了整合技术接受模型（UTAUT），结果显示对用户采用移动健康的行为意向有显著影响的因素包括绩效期望、努力期望、社会影响、技术焦虑和抵抗变化等，而便利条件则无显著影响。一项针对医疗保健专业人员的系统综述将影响接受移动健康的因素总结

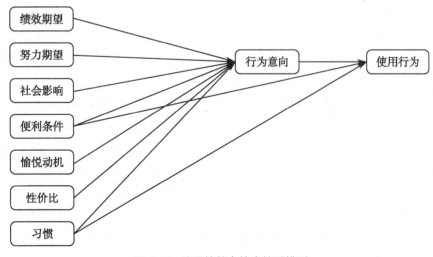

图 9-7　扩展的整合技术接受模型

为与移动健康特征相关的因素,其中感知有用性、感知易用性、兼容性、成本、隐私及安全问题都是影响医疗卫生专业人员使用新技术的重要因素。

(二)中国 12 个城市的研究

2018 年一项在全国 6 省(东、中、西部各 2 省)12 个城市职业人群中开展的调查,涵盖 6 861 名调查对象,以青壮年为主,本科及以上文化程度者占全部被调查对象的 1/3;调查对象在东、中、西部分布均衡,在事业单位、服务业、生产企业分布均衡。

该研究显示,职业人群使用微信获取健康信息的比例为 83.4%,使用健康类 APP 的比例为 60.1%,以微信、APP、可穿戴设备或其他任何一种移动健康形式接收健康信息比例为 89.4%,可见,"互联网 +"健康传播在职业人群中有较高的利用率。其中,男性使用率(84.4%)低于女性(92.6%),年轻者使用率高于年长者,大专及以上文化程度者的使用率更是高达 93%。在地域分布方面呈现出东部职业人群使用率高于中部,而后者又高于西部,事业单位员工使用率高于服务业员工,又高于生产企业员工的特点。

基于扩展的整合技术接受模型(UTAUT2),采用结构方程模式分析发现,人们认识到健康的重要性,对健康信息有明显的需求,以及服务或产品的技术吸引力是人们通过互联网、特别是移动互联网获取健康信息和服务的最重要影响因素,其中技术吸引力包括以下要素:

(1)期望绩效:指人们认为使用"互联网 +"健康传播带来好处的程度。

(2)努力期望:指人们学习使用"互联网 +"健康传播时愿意付出的努力程度。

(3)便利条件:个体相信存在支持其使用"互联网 +"健康传播的基础设施和外部条件的程度。

(4)社会影响:指周围人使用"互联网 +"健康传播技术和产品对人们的影响。

(5)愉悦动机:指人们使用"互联网 +"健康传播新技术能获得的乐趣。

(6)习惯:指人们以往使用其他新技术、新产品的习惯。

第四节 前景与挑战

互联网技术的快速发展,给健康传播带来了前所未有的机遇与挑战,主要表现在媒介形式的变化对健康传播模式的影响,如传播者与受传者的界定及二者关系;对传播效果的影响,如直接干预人们的健康相关行为、提供健康支持环境等。同时,未来的健康传播在"互联网 +"的大背景下,面临着健康信息科学性和数据安全的巨大压力。

一、前景

(一)媒体融合

互联网技术在传播成本、兼容性、加载能力、互动性等方面的优势,倒逼传统的纸媒和广播、电视与网络对接与整合,进行横跨广播电视和电信两种业务的媒体融合(media convergence)。2014 年中央全面深化改革领导小组第四次会议曾审议通过了《关于推动传统媒体和新兴媒体融合发展的指导意见》,2019 年 1 月中共中央政治局在人民日报社就全媒体时代和媒体融合发展举行第十二次集体学习,强调"推动媒体融合发展、建设全媒体成为我们面临的一项紧迫课题",提出"加快构建融为一体、合而为一的全媒体传播格局"。媒体融合的实现和发展,可以使大众通过不同平台获取健康信息,实现各类媒体健康传播的优势互补。例如,抗击 COVID-19 疫情中,新浪新闻利用 AI 技术与人民日报、新华社等传统权威媒体深度融合,帮助用户实时了解疫情动态、对用户进行疫情防护科普、进行谣言甄别,发挥了健康传播中媒体融合的积极作用,也展示了媒体融合的广泛前景。

(二)5G 与健康传播

5G 具有网络多元化、宽带化、综合化、智能化的特点。我国《"十三五"国家信息化规划》和《新一代人工智能发展规划》的发布,标志着国家 5G 顶层设计基本完成。5G 在信息传播中快速便捷的显著特点也将对健康传播产生重要影响,表现在:①更加丰富、立体、多视角呈现的健康信息得以快速传输和下载,满足人们多元化的健康信息需求。②移动云计算能够更为快速运行海量信息,并使人机对话、机器学习的速率提升,使"互联网+"健康传播更为"智慧"。③情境感知技术可以使个性化、定制化的健康传播成为常态。④5G网络支持智能手表、健身腕带、智能家庭设备,还将延伸至物联网、智慧城市、无人机网络,从结构上改变人们的生活模式,影响人们的行为生活方式。

(三)物联网

物联网(IoT)是让所有能够被独立寻址的普通物理对象实现互联互通的网络,将实物、硬件环境、服务设施、食品、超市、交通设施连接在一起,打破了以往物理环境与互联网各成一体的传统思维。物联网的到来,可以实现健康传播的全时空提供。物联网在健康传播中的应用前景包括①通过智能家居,在居家环境为大众提供实时的、全方位的健康信息、行为指导、居家环境监测、保障等。②基于智慧交通,向人们提供交通安全提示、不安全驾驶行为的限制,交通安全事件发生时根据相关数据决定是否同步启动急救系统的呼叫,并且向急救系统发送定位等。③在工农业生产中,对生产流程重组再造,优化劳动者作业环境和条件,提示劳动生产或者相关操作中存在的健康风险是什么、健康风险大小,以及需要采取什么样的措施进行进一步防护。④将个人、家庭成员的健康数据加载至个人或家庭的购物习惯数据,引导消费者选择适合本人、家庭成员健康需求的食物,给出各类食物配比的建议,协助做出有益于健康的食物选择。⑤通过物联网解决方案,可穿戴设备的广泛使用,可实时监测自身健康状况,远程监控老人、儿童健康,给出用户需要的健康知识、技能、行为建议与指导,提高健康传播信息的针对性、时效性、实用性,进而提高大众的健康素养水平,促进健康行为的形成。

(四)大数据

大数据(big data)指规模大到在获取、存储、管理、分析方面大大超出了传统数据库软件工具能力范围的数据集合,具有海量的数据规模、快速的数据流转、多样的数据类型和价值密度低四大特征。医疗卫生是大数据应用技术创新与落地的重要领域之一,大数据应用于健康传播,可以为更加高效、针对性地开展健康传播提供广阔前景。具体包括:①利用医院、气象、环境大数据,以及某些产品(如香烟、酒、糖、盐等)的销售大数据,预测健康信息需求。②基于烟草、盐、糖、酒等的销售大数据、交通部门的大数据等,发现健康支持性环境中存在的问题,有效动员社会各部门承担健康责任。③实现受众细分、实现不同类型受众健康信息获取路径细分,指导医疗卫生机构、媒体、健康产业等进行"市场定位",优化健康传播内容和健康传播流程。④基于多维数据,如健康状况数据、电商平台购物数据、网约车数据等,精准画像个体特点、健康状况以及健康传播需求,实现精准健康传播。

(五)人工智能

人工智能(artificial intelligence, AI)是研究、开发用于模拟、延伸和扩展人的智能的理论、方法、技术及应用系统的一门新的技术科学。大数据和机器学习为人工智能的快速发展奠定了基础,通过快速对海量信息进行分析,反复的机器学习训练,能够模拟人脑进行分析思考和判别,在医疗卫生领域中辅助诊断、影像智能分析、精准医疗等环节中已有运用。人工智能运用于健康传播,首先可以基于大数据对个体进行更为精准的画像,例如汇集个人网购数据、手机支付数据、每日上下班的路径和位置数据、健康问题搜索数据等,能够对个体进行"画像",描绘个体性别、年龄段、职业、经济收入、健康状况等,进而可以精准推送用户需要的健康信息、进行行为指导,以及食物、运动装备等实用物品的推送。其次,人工智能可以服务于提高医疗卫生人员的健康传播能力,如辅助医务人员确定医患沟通内容、健康信息传播内容与方法,以及帮助社会大众提高批判性健康素养,有能力评判健康信息的质量,更好地为我所用,促进大众健康。

(六)虚拟现实与增强现实

虚拟现实(virtual reality, VR)是一种可以创建和体验虚拟世界的计算机仿真系统,该技术可以利用计算机生成一种模拟环境,使用户沉浸到该环境中。增强现实(augmented reality, AR)技术是一种将虚拟信息与真实世界巧妙融合的技术,运用多媒体、三维建模、实时跟踪及注册、智能交互、传感等多种技术手段,将计算机生成的虚拟信息模拟仿真后,应用到真实世界中,两种信息互为补充,从而实现对真实世界的"增强"。VR 和 AR 模拟了现实中肉眼可见和不可见的景物,可以在无实物场景下,感受病菌的繁衍、人体器官工作机制、体验打羽毛球、游泳等不同运动项目,使人们在"真实"的环境中学习健康知识,练习健康技能,实践健康行为,提高健康传播效果。

综上,"互联网＋"背景下,媒体技术快速发展,已经使社会大众感受到了"互联网＋"对传统健康传播手段、功能、传播效果的影响;未来,"互联网＋"还将带来哪些机遇与挑战值得卫生部门、每一位医疗卫生工作者关注,我们相信未来有无限可能!

二、挑战

截至 2020 年 3 月,我国网民人数达到 9.04 亿,占全国居民的 64.5%,手机网民占比达 99.3%,中国网民数量巨大,全球互联网和移动互联网用户也快速增加。互联网、移动互联网已经进入人们生活的方方面面。互联网在健康传播中发挥的作用越来越重要,但也面临着诸多挑战。

(一)健康传播者与信息控制

传统的大众健康传播者为专业的健康传播机构或媒体人员,如电台、电视台、门户网站的健康频道或栏目、健康类报纸杂志,以及上述机构的记者、编辑、制作人等,从业经验以及审查制度的把关,在较大程度上确保了健康传播信息源头的可靠性。"互联网＋"的社会背景下,网民也可以拥有自己的传播平台,作为传播主体,向其他人传播信息。"互联网＋"健康传播亦表现为"人人都是健康信息的传播者",传统信息把关人制度失灵。然而,很多"健康传播者"并不具备开展健康传播的素养和能力,微博的匿名性与开放性都弱化了传播者在健康信息传播中的社会责任感,导致依托互联网传播的信息中充斥着大量不科学、不全面、甚至虚假信息,严重影响"互联网＋"健康信息传播的质量,给广大民众带来困扰甚至健康、生命损失。

(二)信息内容与大众需求

"互联网＋"健康传播中,一方面,微博大量的信息转载造成了网络上的健康信息同质化明显,原创健康文章有限,有效信息不足,形成有"热度"的健康话题信息高度聚焦、同质的现象,而"小众"话题在一定程度上被忽视;APP 开发数量过多过快、功能近似,操作相对复杂,服务跟不上发展要求,质量良莠不齐。另一方面,信息量过大、过于庞杂,其后果是导致新媒体用户注意力分散和选择困难,加之信息碎片化、不完整,健康传播效果被削弱。

反观大众健康需求,随着人们生活水平的提高,健康需求多元化、个性化趋势日益凸显,造成"互联网＋"健康传播中提供的信息与大众健康需求落差和错位的现状。同时,老龄化社会的到来,老年人群的健康需求巨大,但适宜于老年人群需求的"互联网＋"健康传播载体、技术甚至信息还不能与老年人群的特点相适应。

(三)媒体技术发展与实用性

媒体技术发展日新月异,人民的健康需求也在变化,且不断丰富和扩展,甚至包括媒体技术发展本身带来的健康需求,如手机使用导致的颈椎健康、视力保护、手腕健康需求。媒体技术运用于健康传播,既需要硬件设备作为载体,也需要通过一系列的操作实现其健康传播的多种功能。媒体技术在实际运用中面临的挑战既包括如何使网站、微信界面更友好,也包括如何使 APP、可穿戴设备等操作更加简便,以及如何将媒体技术用于健康传播更为广泛的领域。对全国 6 省 12 城市近 7 000 名企事业单位员工的调查结果显示,技术吸引力,包括使用便捷、满足需求,是促使职业人群使用移动健康技术和产品的重要因素,而操作复杂、成本过高则是阻碍职业人群使用移动健康产品和技术的因素。

(四)跨部门合作的必要性与可能性

"互联网＋"时代,健康传播更需要在传统的卫生部门与广电/新闻出版部门合作的基础上,进行涉及更多部门的跨部门合作,如 5G 基础运营商、电子商务平台、交通部门、商业部门等,这样才能有效发挥大数据、人工智能、物联网的作用,但目前各机构已经意识到"数据资产是企业核心资产"，同时也有信息安全和使用权限的要求，导致行业间、部门间存在"数据壁垒"，给基于"互联网＋"开展健康传播的实现造成困扰。

（五）"互联网＋"健康传播的法律问题

互联网、移动互联网、新媒体快速发展，相关法律法规尚不够健全、发展滞后。如搜索引擎网站行使媒体的权利，但没有明确的媒体身份，在法律层面上只是技术公司；广告、竞价排名、关键词销售等网站盈利模式，容易导致对健康相关信息控制不严，出现虚假不实广告和信息的情况；健康传播信息的大量转载，如何保护原创者的知识产权；"互联网＋"健康传播的传播者身份多重且相互矛盾。

基于互联网的新媒体业态已经成为健康传播的重要力量，健康传播者分布广泛，需要建立健全相关法律法规，对自媒体账号实施分级分类管理、属地管理和全流程管理，加大对网络版权的保护力度，促进"互联网＋"健康传播的科学、有序发展。

（常　春）

参 考 文 献

［1］余家宏.新闻学词典［M］.杭州：浙江人民出版社，1988.

［2］（美）哈罗德·拉斯韦尔.社会传播学的结构与功能［M］.何道宽，译北京：中国传媒大学出版社，2012.

［3］（美）威尔伯.施拉姆，威廉.波特.传播学概论［M］.何道宽，译北京：中国人民大学出版社，2010.

［4］北京医科大学.健康传播学［M］.北京：人民卫生出版社，1993.

［5］常春.健康教育与健康促进［M］.2版.北京：北京大学医学出版社，2010.

［6］常春.健康传播与风险沟通［M］.北京：国家开放大学出版社，2019.

［7］Rogers, Everett M. The Field of Health Communication Today: An Up-to-date Report［J］, Journal of Health Communication, 1996, 1（1）：15-23.

［8］中共中央网络安全和信息化委员会办公室，中华人民共和国国家互联网信息办公室，中国互联网络信息中心.第45次中国互联网络发展状况统计报告［EB/OL］.（2020-04-28）. http://www.gov.cn/xinwen/2020-04/28/content_5506903.htm

［9］崔保国.传媒蓝皮书：中国传媒产业发展报告（2018）［M］.北京：社会科学文献出版社，2018.

［10］中国互联网络信息中心.2019年中国网民搜索引擎使用情况研究报告.［EB/OL］（2019-10-25）. http://www.cnnic.cn/hlwfzyj/hlwxzbg/ssbg/201910/P020191025506904765613.pdf

［11］Dimmick J., Chen Y., Li Z. Competition between the internet and traditional news media: The gratification-opportunities niche dimension［J］. Journal of Media Economics. 2004：23-28.

［12］Young S D. Social Media as a New Vital Sign: Commentary［J］. Journal of Medical Internet Research, 2018, 20（4）：e161.

［13］武楠.社交媒体环境下健康传播发展机遇与挑战——以微博为代表展开讨论［J］.今传媒，2015，23（08）：13-15.

［14］池慧娟，微信公众号健康谣言的传播与治理［J］传媒观察，2018，5：27-30.

［15］王安安.传播学视阈下健康类微信公众平台的发展研究［J/OL］.新媒体研究，2018（22）：101-103［2018-12-15］. https://doi.org/10.16604/j.cnki.issn2096-0360.2018.22.038.

［16］Shan L C, Panagiotopoulos P, Regan A, et al. Interactive communication with the public: qualitative exploration of the use of social media by food and health organizations［J］. J Nutr Educ Behav, 2015, 47（1）：104-108.

［17］李杰，张峰，薛艳雯.微博等新媒体在健康传播中的应用［C］// 中国健康教育与健康促进大会暨中法健康教育论坛.2011.

［18］Venkatesh V, Davis F D. A Theoretical Extension of the Technology Acceptance Model: Four Longitudinal Field Studies［J］. Management Science, 2000, 46（2）：186-204.

［19］Venkatesh V, Thong J Y L, Xu X. Consumer acceptance and use of information technology: extending the unified theory of acceptance and use of technology［J］. MIS quarterly, 2012, 36（1）：157-178.

［20］Webb TL, Joseph J, Yardley L, et al. Using the Internet to Promote Health Behavior Change: A Systematic Review and Meta—analysis of the Impact of Theoretical Basis, Use of Behavior Change Techniques, and Mode of Delivery on Efficacy［J］. J Med Internet Res, 2010, 12

（1）: 4.

[21] 张利. 浅谈传统媒体与新媒体的融合发展[J]. 科技传播, 2018（23）: 24-25.

[22] 王旭. 物联网技术及在智慧城市建设中的应用[J]. 通讯世界, 2019.3: 242.

[23] 谭铁牛. 人工智能的创新发展与社会影响[J]. 中国人大, 2019.3: 36-43.

[24] 戈黎华, 郭浩, 王璐璐, 等. 大数据产业研究综述[J]. 华北水利水电大学学报（社会科学版）. 2019, 35（3）: 1-7.

[25] 陈沅. 虚拟现实技术的发展与展望[J]. 中国高新区, 2019（01）: 231-232.

[26] 李良志. 虚拟现实技术及其应用探究[J]. 中国科技纵横, 2019（03）: 30-31.

第十章 "互联网＋"医学教育

第一届世界互联网大会于 2014 年 11 月在浙江省嘉兴市桐乡乌镇举行。大会以"互联互通、共享共治"为主题。李克强总理出席大会时强调，互联网作为中国经济体制增效升级的"新引擎"，在我国经济发展中发挥重要作用。2015 年 3 月 5 日，李克强总理在十二届全国人大三次会议政府工作报告中首次提出了"互联网＋"行动计划。而在同年 7 月 4 日，国务院印发《关于积极推进"互联网＋"行动的指导意见》，其中重点提及了对于在线医疗卫生新模式的推广，以及对于新型网络化教育服务的探索。互联网为探索新型教育服务供给模式提供了崭新的思路，医学教育同样可以通过互联网获得更加高效、便捷的渠道。

第一节 概 述

"互联网＋"医学教育作为一种新型的医学教育方式，使传统的医学教育供给方式以新型的互联网为载体，实现了医学教育与互联网的深度融合。其内容涵盖广泛，并具有广泛性、灵活性、丰富性、自主性的特点。但是"互联网＋"医学教育模式出现时间短，仍存在许多问题需加以完善。在"互联网＋"医学教育时代下，实现新兴模式与传统教育模式的有机结合成为目前需要探索的新方向。

一、"互联网＋"医学教育的概念

医学教育体系存在终身性与个体性的特点。首先，医学教育贯穿在医务工作者的职业生涯中，承担着完善、更新从业人员理论知识、专业技术、业务工作能力的职责。相较院校教育时间，临床医学教育是从业人员持续时间最长的教育。因而在临床从业阶段如何科学、高效地获得医学教育资源对医学从业人员自身的职业素养、医疗卫生机构的整体水平有着重要的影响。其次，受到我国医疗卫生行业现状的影响，从业人员的研究领域、工作强度、工作环境等状况存在显著差异，传统的模式化教育方式无法广泛适用于大部分从业人员。因而探索个性化、多元化的医学教育方式成为医学教育体系发展中值得关注的问题。

结合"互联网＋"的崭新思路，"互联网＋"医学教育的教育模式应运而生，它是一种新型的医学教育方式的总称，它将传统医学教育供给方式搭载在新兴的互联网载体上，将互联网与医学教育进行深度融合，其内容涵盖了通过互联网构建线上医学教育平台，为教育者提供更为便捷的授课方式，为学习者提供丰富的教育资源；提供更为新鲜的国内外权威医学资讯，及时更新科学研究进展和疾病诊疗进展，使学习者及时获取先进的医学知识；共享医学影像、电子病历等医疗信息，为从业人员提供更为丰富的病历资料。

二、"互联网＋"医学教育的特征

（一）广泛性

相较于传统的医学教育模式，互联网平台的建立使教学资料的储备大量增加，获取信息的渠道更加广泛。现代网络和信息载体为现代医学教育的求学者提供了更加便捷的学习平台，无论地理位置是否便捷、知识储备是否丰富，任何求学者都能够获得平等的学习机会。尤其是对于身处经济相对落后区域的求学者，这种全新的远程学习共享平台打破了地域的限制，为他们提供了与发达地区学生相同的学习机会。

（二）灵活性

由于个人终端的普及，求学者可以充分利用

碎片时间进行学习,避免了传统线下课程的冗长和烦琐;随意暂停、重复观看的模式,满足了不同程度学生的需求。对于在临床工作的医师来说,更加灵活的个人终端使高负荷的临床工作与繁重的学习任务间的冲突得到一定程度的缓解。

(三)丰富性

传统医学教育的内容局限于课堂上文字、静态图片和视频。长时间的学习往往令求学者疲惫不堪,而互联网医学教育利用最新科技,将 3D 技术、AI 交互技术和 VR 虚拟现实技术等前沿科技与医学教育相结合,更为直观、立体地将解剖结构和手术术式等无法通过传统模式表现的内容完美呈现。

(四)自主性

"互联网 +"医学教育还具有极大的自主性,丰富的多媒体教学内容以及优质课程资源不仅能为求学者提供海量的学习内容,还能让求学者依据自己的意向和兴趣灵活选择合适的内容进行学习。在这种新兴的课程模式下,求学者成为了学习过程的中心,而非传统教学模式下的"填鸭式"教学。这种新兴课程模式与求学者的学习需要相互促进,使互联网医学教育平台发展更加完善。医学课程的教与学延伸到课堂外,教师的角色也发生实质性的改变,不再是单向传授与知识灌输,而是有效地引导学生利用"互联网 +"模式中各类优质教学资源自由探索,继而在课堂上有针对性地深入探究,并进行积极的交流互动,使知识更有效地吸收与消化。同时教师与学生也可以通过软件即时互动,为求学者针对性地解决学习中的疑问,使求学者脱离了以往被动接受信息的状态,在师生交流互动关系中得到更大的参与感与获得感。

"互联网 +"医学教育出现时间短,是一种崭新的教育模式,存在一些的问题需要不断完善。"互联网 +"医学教育与传统医学教育的结合是目前正在探索的方向。"互联网 +"医学教育的时代下,任何单一的教学模式都是不完善的。将新兴模式与传统教育模式进行有机结合,才能为医学教育提供更加先进的互动平台以及丰富的教学资源,为求学者开辟一条便捷、高效的学习途径。不仅如此,"互联网 +"带来的大数据时代可以通过对海量数据的归纳统计将针对每位求学者提供更

加个性化的教学方式、更加均衡的教育模式、更加精细化的管理模式以及更加科学化的决策。提高求学者的学习效率,同时也促进终身教育体系的构建,实现信息时代人才培养目标。

三、"互联网 +"医学教育的理论进展

互联网学习的研究理论,也随着互联网的飞速发展不断成长更新,逐渐趋于成熟。从最开始的远程学习(distance-learning, D-learning),发展至数字化学习(electronic-learning, E-learning),再完善为移动学习(mobile-learning, M-learning),直到如今的泛在学习(ubiquitous-learning, U-learning)的理论共识,研究理论不断进步不断全面的过程中,也将发展过程中资源、终端、平台及时间等各方面的研究成果纳入其中。

(一)远程学习

远程学习指远程教育系统中的学生一方的活动和行为。19 世纪中叶由于工业革命带来的巨大技术进步,交通和通信技术开始快速发展,在这些技术的支持下,远程学习这种崭新的教育和学习模式成为可能并得以实践。到 21 世纪初,远程学习已经成为一种并不新奇的接受教育的方式。

1. **教育者与受教育者的分离** 教育的本质是教育者和受教育者之间的主体交互关系,这种关系使得教育这一动作得以发生。而在远程教育中,这种行为活动必须在时空分离的状态下重新整合和产生。远程教育需要为受教育者开发学习材料和提供学习支持服务,使得他们能在任何地点学习,而不局限于传统教育的固定时间和地点。

2. **高度工业化** 在远程教育中,教育和学习都是高度工业化的。一个领域的专家能利用相同的学习资料,传授知识给不同需求的学生。将这些学习材料以工业化方式包装加工,就能进行批量复制和生产。而来自不同国家、种族、宗教信仰的受教育者都能用相同的学习材料进行学习,不再需要过多的人力、物力投入。

3. **普适性** 远程学习的受众非常之广,不仅仅局限于传统意义上的学生,还有不同年龄、不同岗位、不同学历的各类学习者,他们可能同时承担着工作、家庭及社会的责任和义务,远程学习对于

需要在相关领域进行学习的人而言,都是适用的。

(二)数字化学习

数字化学习又称电子学习、网络化学习,由互联网基础设施、数字化学习内容和管理平台三部分构成,它是指依赖计算机网络平台进行学习,这种学习方式需要相应学习环境的支持,常见的如多媒体网络学习资源、网络技术平台等。更宽泛的意义是指所有借助于电子媒体进行的学习,除了计算机网络系统,还包括所有的其他电子媒介如音频、视频会议系统、卫星电视系统等。

1. 学习进度可控性 利用网络平台,受教育者可以调控学习的进度,适当跳过已知的内容,在未知、疑难的信息上放慢脚步,反复学习。E-learning 让不同起点、接受能力和学习速度的学习者找到适合自己需求的学习模式,适用面广。

2. 协作学习 于学习而言,人和人之间的交流互动是提高学习效率和深度的重要环节,被孤立的学习者很难发现和解决自己存在的问题。利用好互联网社交平台,能密切教师和学生、学生和学生之间的交互关系,实现共同学习、共同进步。

3. 培训机构和培训者受益 网络模式降低了培训机构培训成本,同时能缩短受教育者培训时间,学习者在获得专家传授知识同时,有时还能获取学业证明。

E-learning 发生的关键是互联网的发生发展,在信息更加共享的时代,E-learning 弥补了 D-learning 中教育者与受教育者、学习者与学习者之间无法面对面发生交互的问题,并使得远程集体教学得以实现,教学系统从个体化变为集体化,受众面得到扩大。

(三)移动学习

移动学习或称移动教育,它涵盖了所有在移动计算机设备协助下,发生于任意时间及地点的学习,除了设备所能提供的学习内容外,还应有教师与学习者借助移动计算机设备进行的互动交流。移动学习常利用如智能移动电话、掌上电脑、Pocket PC 等无线移动通信网络技术以及无线移动通信设备获取教育信息、教育资源和教育服务。

1. 便利性 移动学习的任何人,无论何时何地,都能进行任何信息的学习。其独特优势能极大满足如今总是使用互联网的人们的学习需求,充分利用碎片化时间进行学习。

2. 及时性 由于在互联网环境下,学习时间和空间毫不受限,当学习者需要在某一时刻进行某些领域知识的学习时,立刻就能实现,并可实现知识的即时交流、解惑和深入。

3. 个性化 M-learning 使得学习者能根据自身需求,获得个性化和针对性极强的教育支持,完美实现自主学习。

M-learning 发展的契机是移动设备的不断革新和普及。对比于 E-learning,M-learning 的进步关键在于学习自由度的极大提升,只要有移动设备和无线通信连接,学习者接受教育将不受时间、空间的限制。

(四)泛在学习

泛在学习又称无缝学习、普适学习。泛在学习的概念源于泛在计算,泛在计算中设备与使用者之间是"多对一"的关系,就如同泛在学习中,所有学习者都能多台嵌入式设备交互,使得学习者的学习实现不受身份、时间、地点、设备的限制,更加自由和便捷。

1. 泛在性 灵活性的学习环境,可以随时随地的学习。泛在学习更像一种生存方式,使得学习者在一生中从不停止学习,为终身学习创造更大的可能性。

2. 情境化 泛在学习的优势在于,将无线宽带技术与应用服务如识别定位技术、环境感知等紧密联系,使学习者可以通过任何设备,同步或异步获取相关信息,学习活动更具有真实的情境性。

3. 更个性化的学习方式 基于移动学习,网络学习系统强化了学习的个人针对性,它通过追踪学习者位置,同时评估学习者个人能力,筛选出合适的信息,主动将其呈现给学习者。

U-Learning 弥补了在网络环境和智能终端上移动学习存在的缺陷。在无线网络和智能微处理器的支持下,泛在学习创建了一个无缝的智能空间,在这样的环境基础下,学习逐渐转变成一种潜意识行为,这也无疑为终生学习提供了有利的条件。

如今 U-learning 也与新的教学模式如以问题为基础的教学模式（problem-based learning, PBL）相结合，U-learning 环境下 PBL 教学不会受限于时间、地点，而是可以随时发生，这在增加学生学习机会的同时，也能促进模式下的协作。同时，学生的学习、教师的教授都能被记录，以供后期学生和老师评价和共同改进。

第二节 模式及方法

"互联网+"教育作为国家战略"互联网+"的重要组成部分，为中国高等教育发展提供了新的契机。我国历来重视教育信息化发展，曾出台多项政策对教育信息化建设进行规划。2013 年 11 月，中共十八届三中全会更是将教育信息化写入了《中共中央关于全面深化改革若干重大问题的决定》，而"互联网+"教育则是目前教育信息化的重要体现方式。"互联网+"教育通过努力探索医学教育理念和培养模式改革等问题，及时接轨"健康中国"战略，发挥高校首创精神，积极探索和推动新医学学科建设，全力促进医学人才的培养，以期为我国未来的医学发展储备具有国际视野、交叉融合思维和创新精神，能够运用学科交叉知识解决医学领域前沿问题的高层次医学领军人才。

一、线上线下联合

针对医学生而言，在传统课堂学习前后配套使用相关资源共享课，其中不同资源类型如图片、视频、Flash 虚拟操作等的多样性和生动性，能有效加深对学习内容的理解。针对疑难点和易混淆点，可选择性、针对性地反复查看或查阅相关内容或提问交流讨论。教师也可利用网站优质资源加强教学内容的更新、进行教学方法的探索，以提高医学生学习参与的积极性和教学效果。

传统 PBL 教学模式，以培养学生能力为目标，倡导以讨论式和启发式教学为主，强调以学生为主体，教师引导、提出问题，其后进行小组讨论的学习方式。"泛在 PBL 教学模式"是将问题自然的泛化在整个的教育教学过程中，教师不预设问题，学生个体在学习过程中自然而然地发现问题并通过多渠道解决问题。在此基础上，进行泛在问题的线上线下的翻转课堂式现代教学和学习模式。

近年来，最令人熟知的"互联网+"医学教育的典范便是慕课（massive open online courses, MOOC）。慕课将课程视频、文档、资料上传于网络，其大规模、开放性的特点使得参与课程的人数少则几百多则过万。2013 年，MOOC 正式进入中国。2014 年"人卫慕课"平台搭建完成，标志着 MOOC 已正式成为我国医学教育的重要方式。"人卫慕课"涵盖临床医学、药学、护理、中医中药、基础医学、公共卫生、医学检验、口腔医学等 8 个类别的专科内容。相较于精品资源共享课，MOOC 的主体由简短、活泼的小视频搭建，医学生只需要一些碎片化时间就可以学完相应内容，同时贯穿测验环节，能及时检测学习效果。但是，也由于 MOOC 门槛低、规模大、在线学习的特征，学习者持续参与度不高、无法检测学习诚信度。

后 MOOC 时代，针对 MOOC 实践中存在的诸多问题，一种更为小巧精致的在线课程形式小规模限制性在线课程（course online private small, SPOC）出现。有专家更提出"SPOC=教室（classroom）+MOOC"。SPOC 强调将优质 MOOC 课程资源与课堂教学有机结合，注重学习者学习体验的深入和完整，同时融入课堂各类教学方法，变革教学结构，以期提高教学质量。这些新兴的在线教学模式给医学教育注入了新的活力，尤其在实现手术同步直播教学、医院带教师生评价、医学研究生科研资源共享与能力培养等方面都提供了新的思路。

二、开源课程多方互动

"互联网+"医学教育的施行可以有效降低教育者和被教育者对教科书或图书馆的依赖。据统计，医学教科书和专著的平均半衰期为 7 年，医学文献期刊的半衰期为 5 年。临床医生平均每天需要阅读 19 篇专业文献才能跟上医学发展的速度。"互联网+"医学教育背景下的各类在线教育平台可以提供优质的医学教学资源，帮助教育者和被教育者在第一时间获得高质权威的教学资源和一线科研成果，从而杜绝接收到良莠不齐、莫衷一是或缺乏科学性的医学信息。

我国高校教育资源有限，使得人才培养模式

单一、同质化现象明显,不能发挥学生的个人专长,没有差异化教学的基础。随着教育信息化的发展以及教学改革参与主体的多样化,政府、教育集团、教师、学生都能很便捷地参与进来,把教育资源这块大蛋糕越做越大。随着云课堂的开展,付费学习也逐渐流行,一些著名的学者、教授,将自己的研究成果、学术思想放到网上,面向公众开放。教育集团、实训机构集结了大批精英,汇总了大量真实案例,为学生提高实践能力、快速与社会融合做好准备。此外,网上在线互动,通过云平台,可以十分便捷地进行学术交流和资源共享。

全球范围内开源的教育资源可以帮助医学生在短时间内获取最新最全面的学习资料。不仅限于教材的更新,视频期刊的出现可以帮助医学生更加直观地学习、模仿以及改良实验手段和技术。

三、医学教育资源一体化

数字信息时代下,医学教育的传统课堂"教师讲、学生听"已然出现局限性和被动性。面对医学课程繁多枯燥且书本知识相对滞后,医患环境不容乐观但病种手术素材需求量高等问题,亟须一个新的突破口来适应医疗科技的迅猛发展。医学教育"互联网+"的出现,精品资源共享课、MOOC、SPOC、手机APP等众多新元素的加入,使传统枯燥的医学教育转变成多元化教学,能为医学生提供更丰富多彩的学习环境和有效的学习工具。尤其医学作为集形态学、实践技能、逻辑创新于一体的综合性课程,各类格式的海量优质教学资源能为学生提供更直观、更生动的讲解与引导分析。互联网平台能实现随时随地共享、更新与交流,有利于医学生对知识的深入理解,有利于医学生掌握医学前沿动态,更有利于调动学生的学习兴趣,培养主观能动性和创新能力,最终能促使教学模式由传统的静态灌输向自主共享的动态模式转变。

教材一直都是医学教育的核心标杆,在数字化信息时代的背景下,如何使教材内容变得生动、直观、全方位,打造基于互联网的立体化教材成为医学教育的灵魂工程。国内数家大型出版社正在着手推进医学立体化教材的建设工作。目前,国内有出版社构建基于医学知识库的知识框架体系管理模式,将多种形式的教学资源,如文字、视频、图片等碎片化,根据框架重新定义各类资源的逻辑关系并进行关联管理;某一具体内容的演示可以链接到所有相关知识的多类资源查询,有利于学习者更深层次的理解,也有利于教师教授知识时融会贯通。规范化教材的电子书同步设计了移动APP查阅功能软件,医学生可按照自身实际情况选择性阅读资源,更加便捷与人性化。

医学教育是终身持续的教育,要成为优秀的临床医生,不仅需要学校中书本的教育,同时也需要临床实践的支持。与此同时,简单的被动接受知识无法满足医疗信息发展的进程,优秀的临床工作者必须要成为学习过程中的主体,掌握高效的学习技能,依托互联网的优势,加强自身网络在线学习能力,及时掌握医学发展动态,丰富知识体系,提升个人修养。

"互联网+"强调弹性的教学环境,要求将医学课程的教与学延伸到课堂外,使医学生成为学习的主角。教师的角色也发生实质性的改变,不再是单向传授与灌输知识,而是有效地引导学生利用"互联网+"模式中各类优质教学资源自由探索,继而在课堂上有针对性地深入探究,并进行积极的交流互动,使知识更有效地吸收与内化。这就要求教师必须遵循认知规律和培养计划来科学组织教授内容并合理策划教学环节,必须将信息技术与学科教学有效融合,加强现代信息与互联网电子技术的学习,加强自身教学组织能力的培养,转变传统教学思维,以"互联网+"为手段,利用其多种元素来丰富与迁移教学资源,将传统医学教育课堂与"互联网+"有机结合。

第三节 机遇与挑战

"互联网+"在推动医学教育革新中具有显著优势,为医学教育带来新的机遇与挑战,为医学生提供了就业创业的新模式。

一、机遇

(一)"互联网+"推动医学教育革新

与传统教育模式相比,"互联网+"医学教育模式具有显著优势,"互联网+"教育课程相对灵活,可以很好地平衡学习时间与工作压力之间的矛盾。线上课程时间较短,且可以重复播放、随时停止,灵活的学习模式使医学生能够利用碎片时间学习,提高学习效率的同时,也带来了诸多的便利。"互联网+"教育的另一巨大优势在于只要有网络和信息载体,无论求学者身在何处、知识储备是否充足,都有机会参与到学习中来。在互联网尚未普及的年代,对于经济落后的山区、乡村学习者而言,分配到优质的教育资源简直是天方夜谭。然而在"互联网+"的大数据时代背景下,只要在配置有计算机和网络的地方,就可以随时随地享受远程教育共享平台带来的便利。无论身处经济发达的城市,还是在偏远的山村,都能享受到无边界的教育条件和同等学习机会,这便是"互联网+"教育模式的魔力。

（二）"互联网+"背景下就业、创业新模式

在"互联网+"的大背景下,各大电商平台相继推出医疗健康平台,这些新兴的智能健康平台亟须大量互联网和医学知识兼备的人才,自然给医学生的就业创业提供了更多的机会。其次,"互联网+"时代的医疗模式已经从原来单纯的线下模式转变为"线上+线下"模式。线上诊疗、线上挂号、线上售药等,在实现就医需求的线上分流,医疗资源的合理分配的同时,也带来了一大批线上就业、创业新岗位。在"互联网+"大健康的背景下,新的就业、创业模式为我国医疗卫生事业提供了大批劳动岗位。它不仅是医学生教育体制改革的重要保障,也是社会发展的必然趋势。

（三）虚拟现实技术为医学教育带来的良好机遇

在传统的医学教育中,由于医疗资源有限,解剖课、外科实践课等主要通过视频教学、教师口述等间接方式来授予学生知识。即使有的学校资源配置较好,每7~8名学生可以分配到一具人体模型进行实验和学习,效果仍然差强人意,无法引起学生的兴趣。而当今的虚拟现实技术,就可以完美地解决这些问题。它可以利用感觉手套技术、头盔显示器技术等,让学生在脱离实物的情况下,通过虚拟构建的模型,来感知了解人体结构的各个器官。同样地,在外科手术训练中,学习者可以利用虚拟显示技术模拟的人体模型、器官和外科器具,以及感觉手套技术、头盔显示器技术等来进行外科手术的反复练习。虚拟现实技术对于受环境和器具限制的医学学习者,无疑是一项重大的福利。因为它不仅节省了大量的医疗资源,而且随时随地可获取的便捷途径增加了学习者的练习机会,使其更容易获得该方面的技能。

二、挑战

（一）"互联网+"背景下医学人文教育面临的挑战

目前我国医学院校的人文教育仍然停留于形式,利用人文学科成绩来评价学生对于人文精神的理解,这种传统的形式既枯燥乏味无法引起学生的兴趣,又难以使人文精神的内涵深入人心。其次,当前的人文教育存在很多误区。例如,许多高校将人文教育与思想道德相混淆,思想道德教育重点是道德修养和政治理论,帮助学生树立正确的人生观、价值观,而人文教育是从心理、精神层面上对学生进行熏陶,以期加强医学生的内在修养,使其怀着一颗仁爱、怜悯、共情的医者之心投身到国家的医疗卫生事业当中。尤其是在当今"互联网+"背景下,大数据、云计算、移动互联网等先进信息技术已经与大众的生活密不可分,高校人文教育也必须借助"互联网+"的平台将传统教学模式进行改革和拓展,并且建立健全完整的教学体系和模式。只有这样,才能吸引学生的关注和兴趣,从而实现我国医学人文教育在"互联网+"背景下的完美蜕变。

在"互联网+"的信息时代,医疗行为已经不仅仅局限于面对面的形式,"屏幕后医疗"在给公众生活带来极大便利的同时,也带来了极大的弊端。在功利主义的驱使下,网络上出现了很多不负责任的远程医疗行为。一些匿名注册的医疗人员为了提高诊断速度,获取更多利益,在网络上随意留下不负责任的言论或者错误的诊断,可能因此给被指导者产生不可估量的负面影响。正是这种"屏幕后医疗"的隐藏性,给医疗人文带来了极大的挑战。其次,在医疗大数据背景下,医疗工作者或医学生需要与时俱进,学习相关网络知识,熟练运用各种医疗数据库,随时更新自身的知识储备,打破桎梏,积极培养自身的发散思维能力。

（二）"互联网+"背景下医学生就业、创业教育面临的挑战

医学教育往往时限长、学生压力大、任务重。面临繁重的专业学习任务，医学生往往需要投入大量精力在学习专业知识上，外加上家庭、社会等外界的指引，传统就业观念的影响，医学生的就业目标往往是大型公立医院。此外，许多医学院校仅开设了就业、创业课程，创业教育内容也仅仅停留于形式和概念，内容单调乏味，再加上往往是学分不高的选修课程，得不到医学生的重视，导致我国的医学生就业、创业仅仅停留在表面上，并没有建立系统健全的就业、创业新模式。"互联网+"背景下，要求医学院校师生积极建立各种就业、创业孵化平台，迎合新医改的发展趋势，充分发挥主观能动性，在平台中实现自我就业、创业的锻炼。

（三）"互联网+"虚拟现实技术给医学教育带来的挑战

虚拟仿真实验中心和"互联网+"虚拟技术平台建设的不完善为实验者带来了极大的不便，大大延缓了实验的进度。网络资源建设的不完善会降低实验效率，降低学生的学习效率，不利于医学教育的发展。此外，目前全国医学院校相关师资力量较为薄弱，"互联网+"虚拟技术平台操作不成熟，大大影响医学教育的推进发展，师生整体素质也得不到保障。"互联网+"教育背景下要求高校老师系统掌握计算机知识，信息检索能力。因此，高校需要投入大量的精力和资金来建设强大的师资队伍，这将对其教学结构、教学形式和教学投入提出极大的挑战。

（颜 华）

参 考 文 献

［1］陈丽娜."互联网+医疗"背景里的医学生就业创业教育模式［J］.文教资料，2018（18）：161-162.

［2］杜婧子，刘烜塽.互联网+背景下的虚拟现实技术［J］.电子技术与软件工程，2018（16）：13.

［3］丁勇."互联网+"背景下医学教育中人文精神的培养［J］.中国医学伦理学，2017，30（06）：684-688.

［4］丁钢.无所不在技术与研究型大学的教学发展［J］.清华大学教育研究，2008（01）：46-48.

［5］李舒愫，顾凤佳，顾小清.U-learning国际现状调查与分析［J］.开放教育研究，2009，15（01）：98-104.

［6］李忠玉，刘彦，赵飞骏，等."互联网+"背景下虚拟现实技术在卓越医生培养中的应用［J］.基础医学教育，2018，20（09）：799-801.

［7］刘俊玮，马勇.互联网教育崛起的原因及发展趋势探究［J］.教育理论与实践，2017，37（12）：15-17.

［8］李子璇，李勇，白彩娟，等."互联网+"时代医学免疫学教育模式探索［J］.医学教育研究与实践，2018，26（01）：77-79.

［9］李重，张民省.从人力资源角度论"医联体"和大专家.COM医学教育平台的作用［J］.卫生软科学，2018，32（02）：3-7.

［10］刘新建，陈新世."互联网+"背景下对互联网+教育的浅析［J］.中国新通信，2017，19（23）：142.

［11］彭小青，沈守荣，张浩，等."互联网+"模式在医学教育中的应用研究［J］.中华医学教育探索杂志，2017，16（8）：846-851.

［12］乔锐，陈云虹，程红阳.探讨移动互联网技术在医学教育中的应用［J］.科技视界，2014（06）：157-158.

［13］邱武奎，温小利.E-learning发展及现状研究［J］.信息技术与信息化，2014（07）：26-28.

［14］孙琳婧，刘希欣，杜伟，等."互联网+医疗"背景下医学生就业创业情况分析及教育对策［J］.教育现代化，2018，5（39）：44-45.

［15］孙淑娟."互联网+"背景下继续医学教育模式革新［J］.中西医结合心血管病电子杂志，2018，6（08）：14.

［16］陶莹，伍勇.医学教育慕课的现状及可持续发展［J］.现代医药卫生，2015，31（07）：1108-1110.

［17］殷怡岚.U-Learning理念及LMS环境下PBL教学模式初探［J］.读写算：教育教学研究，2012（74）：87-88.

［18］曲大为，赵福政.基于SPOC下大学网络教学资源的设计与开发探索-以吉林大学《妇产科学》课程为例［J］.中国医学教育技术，2015，29（06）：622-626.

［19］第42次《中国互联网络发展状况统计报告》［R］.中国互联网络信息中心，2018-08-20.

［20］徐帅，王温，黄璟，等.论"互联网+"时代下医学人文教育的挑战与对策.中国医学伦理学［J］，2017，30（11）：1419-1422.

［21］徐帅，于冠宇，黄璟，等."互联网+"时代医学院校人文教育探讨［J］.医学与社会，2018，31（04）：

74-76.

［22］许竹萍,原宝华,耿成燕,等."互联网教育"生态下"泛在PBL"教学模式研究[J].中国医学教育技术,2018,32(06):601-603+606.

［23］张其鹏,罗德刚,暴海燕,等.打造基于互联网的医学学习环境–北医出版社"立体化教材"计划[J].现代出版,2010(06):62-63.

［24］左娜,王祖源,吴天刚.SPOC–对MOOC模式的创新与反思[J].中国教育信息化,2016(02):6-9.

［25］BREWER ZE, FANN HC, OGDEN WD, et al. Inheriting the learner's view: A google glass-based wearable computing platform for improving surgical trainee performance[J]. Journal of Surgical Education, 2016, 73(4): 682-688.

第十一章　远程医疗平台

本章对远程医疗平台进行系统、深入地介绍，首先从远程医疗的定义、范畴、基本特点、作用等方面阐述远程医疗的定义和内涵，介绍国内外远程医疗平台的最新进展，同时总结远程医疗平台建设运营及服务涉及的主要模式；对远程医疗平台基础支撑及关键技术从平台建设、网络通信、数据安全与视频会议四大块进行全面分析；结合互联网医院、物联网、大数据、人工智能等新兴事物与技术对远程医疗平台的前景进行了展望；深入剖析远程医疗应用中的主要挑战，如系统互操作性、患者可及性、数据安全与法律保障等。

第一节　概　述

本节第一部分从"远程医疗"的基本概念切入，从广义、狭义及国家政策文件这几个层面对其定义进行了概括，阐述了远程医疗可及性、专业性和创新性三个基本特征，以及远程医疗的用途和意义；第二部分则聚焦国内外远程医疗平台的发展演进，同时对当前远程医疗平台的建设运营、服务模式进行归纳总结。

一、远程医疗

（一）定义

随着计算机网络信息技术的迅猛发展，远程医疗正以惊人的速度和影响力带动着现代医疗保健技术向跨越"空间"、超越"时间"的更广泛、更深入的领域发展，开拓了医疗服务的新模式与新境界。远程医疗可以满足跨医院、跨地域乃至跨国家的医疗协作需求，打破了传统医疗对"天时、地利、人和"等诸多条件的限制，可在最大范围内实现医疗卫生资源共享，从而更好地对接患者需求。远程医疗使医疗保健服务更加贴近人民大众，有利于提高人民生活质量，我国正将远程医疗作为一种优化医疗资源配置、实现优质医疗资源下沉、建立分级诊疗制度和解决群众看病就医问题的重要手段积极推进。

远程医疗（telemedicine）的定义在不同时期，从不同角度有多种表述。通常从广义和狭义两个方面对远程医疗进行定义：从广义上看，更应该叫远程医学，即使用现代通信技术和计算机新兴技术提供医学信息和医疗服务，包括远程咨询会诊、远程护理照护、远程教育培训以及远程医学信息服务等远程医学活动，属于医学与信息学的交叉融合学科；从狭义上看，通常指突破时空限制的远程会诊、病理、影像、查房、护理等医疗活动。远程医疗本质是医疗活动，因此国家要对远程医疗进行严格监管。

为了规范和引导远程医疗发展，国家在相关政策文件当中，从远程医疗服务的角度对远程医疗进行了如下定义："远程医疗服务是发起方医疗机构借助通信、计算机设备及数字化技术邀请其他医疗机构为患者提供技术支撑的医疗活动，具体领域涵盖远程医学影像（如CT、超声、核医学、心电图、脑电图等）远程监护、远程会诊、远程病理诊断交流及省级以上卫生计生行政部门规定的其他项目。"这个定义明确了远程医疗只能在医疗机构之间开展，因此某个医疗机构直接为某位患者、某位知名医疗专家来提供远程医疗服务都是不被允许的，而且目前众多的非医疗机构开办的互联网医疗、远程医疗企业（第三方）也不能够单独开展远程医疗业务。

（二）远程医疗的特征

1. 可及性　借助互联网、卫星、微波、毫米波等远程通信技术，不论是在繁华都市还是偏远地区，也不论是在陆地还是海洋，甚至是在外太空，患者都可借助远程医疗手段获得所需的医疗服务。因此远程医疗服务是提高基层医疗卫生服务能力及服务水平，解决基层就医难和群众看病贵等问题的有效途径。

2. 专业性 远程医疗专业性主要体现在以下三个方面：

（1）专业的平台：国家对远程医疗平台建设有统一规范的要求，采用的都是医用级、工业级的专业设备设施，建设投入大，保障措施严。

（2）专业的人员：远程医疗业务的开展，两端都是专业的医务人员，其中受邀方一般都是高年资医疗专家。

（3）专业的监管：国家对远程医疗实施严格的监管，从事远程医疗服务的医疗机构一般都建立有完备的工作管理机制和运行保障措施。

3. 创新性 远程医疗的生命力在于借助信息化技术实现对传统医疗服务模式的创新拓展，从而达到提高运行效率、降低运营成本、提升服务质量的目的。远程会诊、远程病理、远程查房等远程医疗活动都是对相应传统医疗模式的创新，通过这种创新，让优质医疗资源的利用效率显著提高，让更多的患者（包括边远地区的患者）能够享受到及时优质的医疗服务。

（三）远程医疗的用途

1. 远程医疗可有效缓解人口分布差异大、专家资源不均衡的现状 我国大部分人口分布在县以下医疗卫生资源相对不足地区，而优质医疗卫生资源（三级医院、医疗专家、高精尖医疗设备）又集中分布在大、中城市。医疗资源与就医需求的不匹配促使大量基层医院患者涌入大型三甲医院，导致大型医院超负荷运转而基层医院人员设备闲置，加剧了医疗服务供需矛盾。利用远程医疗系统可令基层患者更好地享受便捷、优质的医疗健康服务，同时远程示教等先进技术手段也有助于提高基层医院医师的业务水平。

2. 远程医疗可有效解决偏远地区转诊率及转诊成本过高的问题 偏远地区的患者，由于当地医疗条件无法满足患者需求，疑难危重患者常需送上级医院施行专家会诊，由此产生的交通费、家属陪护费、外地就诊住院费等增加了患者的经济负担，旅途颠簸、舟车劳顿也给患者身心带来了诸多不适，最佳治疗时机的延误更是常有发生。远程医疗系统可让患者在当地接受大型医院同质化的医疗服务，大大降低了治疗成本。

3. 远程医疗的基本应用包括远程会诊、远程预约、双向转诊、远程放射（影像）诊断、远程心电 诊断、远程 B 超诊断、远程教育等，高级应用则涵盖远程监护、远程病理诊断、远程手术示教等。

二、远程医疗平台

（一）远程医疗平台发展历程

1. 美国 美国是最早开展远程医疗的国家，目前 50% 以上的美国医疗诊所采用远程信息技术提供医疗健康服务，约二百个远程医疗网络服务于三千五百多家医疗机构。美国于 2012 年开始启动了新一轮医疗改革，开始实施《患者保护与平价医疗法案》，旨在降低医疗支出并将大部分美国人纳入医保。随着美国医疗改革的开展，美国医疗行业开始推行按效果付费的激励模型，伴随着深刻的医疗机构整合，降低医疗成本成为医疗机构、保险机构、政府及个人的共同目标。目前远程医疗等医疗信息技术在降低医疗成本、提升医疗服务质量方面得到了充分认可，美国联邦医疗保险计划也正在稳步扩大远程医疗服务的覆盖范围。目前已经有 20 个州要求商业保险公司支付远程诊治费用。联邦医疗董事联合会向其 70 个董事成员发布了远程医疗指导方针，建议医生采用视频技术与患者首次远程医疗接触。

2. 欧洲 欧洲总人口 7.5 亿，是全球老龄化问题最突出、最严峻的地区，在这样的背景下远程医疗在欧洲得到了充分重视。法国电子信息行业协会与国家卫生信息化合作署为了成功推进远程医疗的发展，于 2011 年对欧洲远程医疗行业进行了调研评估，评估认为欧洲卫生系统正逐步引进远程医疗，远程会诊和远程护理正逐步发展。德国有两个跨地区的心血管疾病远程诊断系统，可远程监护心血管疾病患者，分别有 7 000 名与 9 000 名患者。德国、丹麦、挪威在一些区域内进行跨地区 / 医院合作项目（研发、统一标准等合作），地区医疗保险机构负责监督，对医疗结果及费用进行评估。德国综合性卒中治疗远程医疗项目在跨院脑血管疾病远程协作诊疗方面进行了积极探索，两个大型专家中心帮助其他机构开展脑血管疾病远程会诊并持续跟踪治疗效果，使相关疾病得到了及时诊疗，降低了后遗症风险，也减少了住院治疗及跟踪护理的费用。

3. 日本 医生的短缺及人口老龄化促使日本 20 世纪 90 年代就开始推动远程医疗。1996

年日本厚生劳动省举办了远程医疗的首期培训班，1999年日本旭川医科大学病理科实现了与42家基层医院的连接。2011年日本大地震之后政府认识到远程医疗信息技术的重要价值，开始加速推进远程诊疗系统的建设并推动电子病历（EMR）、个人电子健康档案（PHR）与远程医疗中信息系统的应用集成。日本远程医疗以远程放射、影像诊断和远程病理应用为主，据厚生省统计，2011年全国共进行了2 400项远程放射科检测，此外远程病理、远程家庭医疗、远程护理等在日本都得到了很好的推广应用。

4. **中国** 目前，我国卫生资源分布不均和信息化高速发展的现状给远程医学的发展提供了广阔的前景。大型综合性医院作为远程医学服务提供方，以患者、疾病分类等为需求导向，认真着手市场调查，进行盈亏平衡分析，充分发挥专家资源丰富、学科门类齐全的优势，扩大市场，完善运营模式。远程医学效益的衡量，在考虑远程医学持续发展所产生的经济效益的同时，也要考虑远程医学所产生的广泛社会效益。通过降低成本，提高效益，壮大远程医学的生命力。

随着大数据、云计算、物联网等高新技术的快速发展，远程医疗服务应用高速发展，国家卫生部门充分意识到远程医学工作的开展对卫生事业建设的重要性和必要性。2011年初，卫生部医政司下发了《远程医疗服务管理办法（试行）》（征求意见稿），首次将远程医疗服务分为一般远程医疗服务和特殊远程医疗服务两大类，并明确了其资格申请、审核流程及医疗机构的执业规则。2014年8月，国家卫生和计划生育委员会印发了针对远程医疗活动而制定颁布的文件——《卫生计生委关于推进医疗机构远程医疗服务的意见》。2018年4月，国务院办公厅印发《关于促进"互联网＋医疗健康"发展的意见》，积极推动远程医疗服务发展，完善省－地市－县－乡－村五级远程医疗服务网络，推动远程医疗服务覆盖所有医联体。

2010年，中央财政投入资金支持22个中西部省份和新疆生产建设兵团建立了基层远程医疗系统，并安排12所原国家卫生部部属（管）医院与12个西部省份建立高端远程会诊系统，共纳入12所原部属（管）医院、98所三级医院、3所二级医院和726所县级医院，有力推动了远程医疗的发展。根据2020年6月国家卫生健康委员会规划发展与信息化司发布的《2019年我国卫生健康事业发展统计公报》，截至2019年底，全国二级及以上公立医院中共有59.1%开展远程医疗服务。远程医疗已经成为当前互联网技术在医疗领域应用的主要形式，包括远程病理诊断、远程影像诊断、远程监护、远程会诊等。截至2018年，全国已有22个省份建立省级远程医疗平台，覆盖1.3万家医疗机构、1 800多个县，包括所有国家级贫困县。2017年远程医疗服务总例次超过6 000万，发展面向边远贫困地区的远程医疗协作网5 619个，有效促进了优质医疗资源下沉，提升了基层医疗服务能力。

（二）远程医疗平台建设运营服务模式

1. 建设运营模式

（1）政府统一建设运营：在比较长的一个时期，包括远程医疗平台在内的我国区域医疗信息化主要以政府投入为主导。远程医疗平台建设按统一规划、分层次、分阶段建设的原则，由政府主导，有效推动了各级医疗机构间合作和医疗资源共享；采用统一标准，建设开放体系，实现了各级远程医疗系统之间信息、资源和业务的互联互通；同时鼓励社会力量积极参与，共同推进远程医疗的建设和应用。

宁夏远程医疗平台是政府统一建设的典型模式。为更好地解决区域卫生资源分布利用问题，进一步提高卫生服务质量，在政府部门的统一规划和推动下，宁夏建立了"国家－自治区－市－县－乡"五级联动的远程医疗服务体系，完成了远程医疗服务平台建设。截至2019年5月，区内已有7家自治区级医院、22家市县综合医院、196家乡镇卫生院、100个村卫生室（社区卫生服务站）实现了院内系统与远程平台的无缝对接，同时通过该平台还实现与中国人民解放军总医院、中国医学科学院北京协和医院等30家国家级医疗单位的远程互联互通。区内各级公立医院已逐步开展并推广应用远程医疗，共完成远程会诊328例、远程手术指导和远程教育50多次，累计完成75万份心电图、15万份影像的远程诊断，同时开展远程授课，万余名基层医务人员获得业务能力提升。在运营模式上，宁夏远程医疗的开发及运营采取完全外包模式，参与远程医疗的各级医院设备购买由政府出资，并通过招标确定第三方负责宁夏远程医疗服务平台的运营，进行平台建设、远程医疗政策落实和后期运营维护工作。

（2）医院自建：根据自身发展战略，由医院筹资建设远程医疗平台，通过该平台搭建与区域基层医院沟通协作的桥梁。通过与医院信息系统的对接，能够实现医院与医院之间的医疗数据互通，实现远程医疗、教学、联合患者管理与服务、科研合作等医疗业务协作的高效开展。医院对远程医疗平台享有独立的所有权。该类平台一般由大型三甲医院主导建设，可充分利用医院拥有的优势医疗资源，也可实现远程医疗平台与医院各医疗、信息系统的深度整合。

（3）第三方建设运营模式：远程医疗平台建设是一个不断投入的项目，仅仅依靠政府公共投入难以满足其规模扩张和更新的资金需求，走市场化建设之路是必然选择。国务院办公厅《关于促进"互联网＋医疗健康"发展的意见》中明确指出：支持医疗卫生机构、符合条件的第三方机构搭建互联网信息平台，开展远程医疗、健康咨询、健康管理服务，促进医院、医务人员、患者之间的有效沟通。目前，已经有社会资本采取各种方式进入远程医疗服务领域，主要有以下几种方式：其一，以社会力量办医的方式建设远程医疗服务系统，并通过自己配备或与大型医疗机构合作的方式获得医疗资源，面向一定区域和人群提供远程医疗服务。这种形式的远程医疗系统建设运营主体明确，建设速度快，运营效率高，但高质量医疗资源相对缺乏。其二，采取与公办大型医疗机构合作的形式投资建设远程医疗系统的基础设施并配备软硬件，依托大型医疗机构的医疗资源面向一定区域和人群提供远程医疗服务。这种形式的远程医疗系统存在投资主体和医疗机构之间的利益诉求差异，社会资本的效力受到一定制约。其三，医疗机构与社会资本组建法人主体，建设远程医疗平台并提供远程医疗服务。

2. 服务模式 在远程医疗蓬勃发展的大潮下，国内远程医疗平台不断激发创新活力，积极把"云大物移智"等新技术融入进来，涌现出不少新思路、新方案和新模式，代表性表现形式有如下三种：

（1）"省－市－县－乡－村"五级联动的远程医疗服务体系：中部地区一知名医院构建了"省－市－县－乡－村"五级联动、数据交换和视讯会议双驱动的远程医疗服务体系，理清"五级服务，省、市两级管理"的架构，实行统一管理、分级协同，实现五级联动的医疗信息通道和患者流转通道，以远程医疗为导向的健康咨询在村、健康管理在乡镇、常见病治疗在县市、疑难杂症在省级医院的分级诊疗五级联动的医疗服务格局初步形成，较好契合了国家"落实分级诊疗"的政策导向。

网点覆盖范围有①省内：覆盖全省18个省辖市的30余家市级医院、108个县的160余家县级医院、200余家乡镇卫生院／社区卫生服务中心和村卫生室／社区卫生服务站，基本实现医疗信息互联互通、医疗资源共建共享。②省外：联通新疆、山西、四川、山东、湖南、福建、贵州等省份的800余家医疗机构。③中国境外：与美国、俄罗斯、欧洲、非洲、部分一带一路沿线国家的部分兄弟医院，如赞比亚大学教学医院（University Teaching Hospital, UTH）、赞比亚恩多拉教学医院等，进行跨国远程医疗互通。

（2）电子健康卡和家庭签约服务相融合：2019年初，在国家卫生健康委员会指导下国家远程医疗与互联网医学中心暨国家卫生健康委远程医疗管理与培训中心建立了"国家基层远程医疗发展指导中心"，在远程医疗方面进行了积极探索，帮助基层医疗机构建设医共体远程医疗和互联网诊疗体系，推动互联网医院健康有序发展，帮助家庭医生签约服务更加高效有益，支持各地提升健康扶贫的质量和效果。实现了覆盖全国的远程医疗平台与电子健康卡的系统整合，实现在线发卡、用卡和管卡，推动电子健康卡与居民健康档案的融合发展，使患者能够管理自己的就诊数据，推动信息便民惠民措施，提升患者获得感。一期试点工程预计惠及人群超过一千万人，二期推广工程将面向全国开放。

（3）连接国内外一流医院实现全球医疗资源共享：国内中南地区一大型三甲医院搭建的远程医疗平台在积极向下发展为基层医院提供优质的远程医疗服务的同时，也积极向上扩展寻求与国际、国内知名医院建立远程医疗业务协作关系。通过远程医学平台连接国际、国内一流医院，加入全球医疗资源共享网络。在提升医院自身医疗服务能力的同时，也为医联体成员单位提供了更前沿、更先进的技术支持。在优势临床专科发展战略项目支持下，已与北京、上海、成都、武汉、广州等国内七家顶尖医院实现了远程互联,并定期开展远程疑难病例讨论活动。2015年1月成功开展了全国首例七家医院联合远程疑难病例研讨会,截至2020年7月已经连续开展了12期。

2015年7月,由该医院和美国匹兹堡大学医学中心(UPMC)合力打造的省大型公立医院首家国际医疗部隆重开业,双方开始合作共建并优化"国际远程医学会诊平台"。2016年5月10日,通过国际远程医学会诊平台为一名70岁的晚期宫颈癌患者进行了远程会诊,并为其制订了个性化的治疗方案。

第二节 建 设

本节主要介绍远程医疗平台在建设和运营过程中涉及的关键技术和框架,从远程医疗系统总体规划出发,依次涵盖网络通信、数据安全、视频会议等相关内容,最后描述了"统一标准、统一网络、统一平台"从而更有利于互联互通和多方协同的远程医疗综合服务体系。

一、平台建设

远程医疗平台是我国医疗卫生信息、分级诊疗的重要组成部分。平台由硬件、软件、网络等共同构成基础设施,服务于远程医疗患者、远程医学教育受众。

(一)平台体系

远程医疗平台是一个面向服务的体系架构,是集远程预约、病历资料采集、远程会诊、远程心电、远程教育、远程病理、远程手术示教、远程影像、双向转诊和院前急救等多元化应用为一体的远程医疗服务平台(图11-1),具有开放、易拓展、区域资源共享等特点。

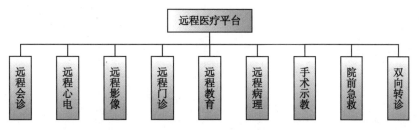

图11-1 远程医疗平台业务分类

远程医疗平台主要由数据采集与交换、业务系统、EHR系统、对外门户、数据存储及灾备等系统组成,硬件一般包含数据库服务器、备份服务器、应用服务器、交换机、路由器、防火墙、虚拟专用网(VPN)等网络设备,存储及灾备设备包含磁盘阵列、磁带库等;软件一般包括远程会诊系统、视频会议系统、远程病理、远程心电、院前急救系统等子业务系统。

(二)平台及应用系统框架

系统平台框架设计采用B/S模式结构,根据应用环境的不同,以网络最优化方案进行系统部署,实现业务与数据相分离,建立一个易于集成、易于扩展、易于维护的开放性远程医疗系统平台。

客户端:要求通过浏览器使用地址进行访问,如果客户端需要安装硬件驱动,可以通过浏览器页面从服务器上下载,然后安装到相应的位置即可,不需要作参数配置。

服务器端:搭建远程医疗视频会诊系统数据库,作为数据交换中心。

平台系统总体规划如图11-2所示,远程医疗系统总体架构由基础网络、软件即服务(SaaS)、平台即服务(PaaS)、基础设施即服务(IaaS)、业务应用五个主要部分组成。

基础网络层为系统功能实现提供网络传输、视频通信、视频录制、数据安全、数据传输、可靠存储等设备保障。业务应用则包括远程会诊系统、远程专科诊断系统、远程监护系统、远程教育系统、视频通信系统、双向转诊及远程预约系统等,以Web网站、手机客户端等方式为联网医疗卫生机构开展远程会诊、远程诊断、远程监护、双向转诊及远程预约、互动式远程教育、远程学科合作、医学影像、心电实时传输和交互式操作、虚拟化病理切片等远程医疗业务提供信息化支撑服务。

(三)统一架构

国内一代表性远程医疗平台坚持强化技术支撑,自主研发建设"统一标准、统一网络、统一平台"的远程医疗综合服务云平台,支持与国家平台、他省平台互通,也支持与远程急救、区域卫生信息平台互联互通,实现跨部门、跨领域的多方协同。

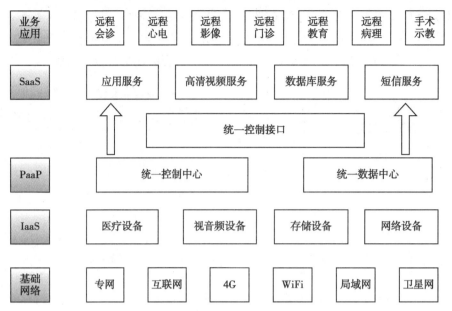

图 11-2 远程医疗系统总体规划图

为保证医疗数据传输速度和质量,可建立远程医疗专用网络(VPN 专网),同时 VPN 专网采用隧道技术、密钥管理技术和身份认证技术等技术,使信息安全得到有效保障。

典型远程医疗系统技术架构如图 11-3 所示,具体包括应用层、服务层、资源层、交换层、接入层。

典型远程医疗系统功能架构如图 11-4 所示,具体包括基础功能、服务功能和监管功能。

典型远程医疗系统安全架构如图 11-5 所示。

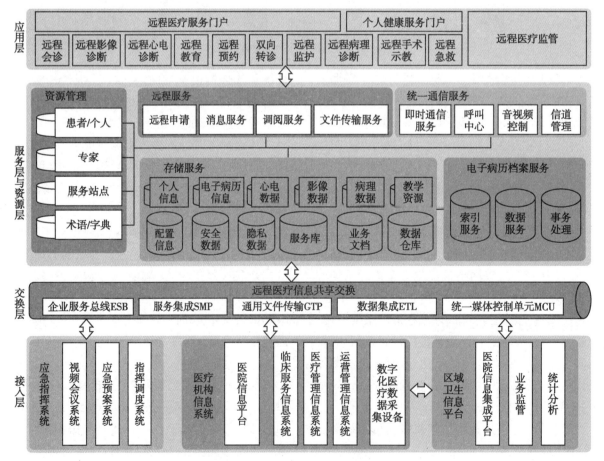

图 11-3 远程医疗系统技术架构

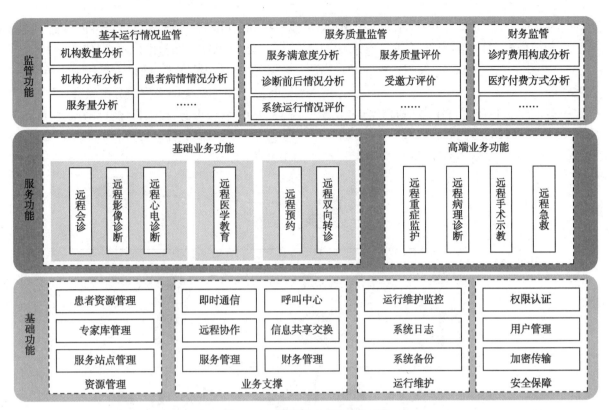

图 11-4　远程医疗系统功能架构

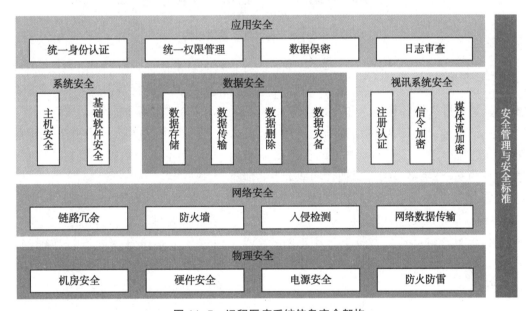

图 11-5　远程医疗系统信息安全架构

二、网络通信

稳定可靠的通信网络系统支撑是远程会诊业务有效开展的前提保障。远程医疗活动的实施需要有足够的网络线路带宽来提供支撑,网络线路的选择对远程医疗系统会产生很大的影响,网络如何选择与规划就显得尤为重要。

通常情况下远程会诊系统要求的网络带宽应该是在 10Mbps 带宽以上进行。只有保证了会诊系统的应用带宽速率足够快,才能够在实际的会诊系统应用中实现会诊的稳定进行。在网络建设发达的同时,我国的互联网传输速率已经达到了 100Mbps 或者是更高的传输速率。高速率的宽带资源有力保证了我国的远程医疗会诊系统建设得以完善。

音、视频及相关数据质量和通信的可靠性、

稳定性的要求较高,尤其是用于高端远程会诊、远程手术指导时,对视频图像的质量要求达到1 920×1 280全高清分辨率,音频达到32kHz高保真效果。

稳定、可靠的网络支撑平台是远程会诊业务开展的必要保证。远程医疗业务开展过程中具有参与会诊的医院分布范围广、数据传输量大、交换频繁、呈现效果要求高、网络承载压力大等特点。远程医疗信息系统网络按照分层设计原则,分为国家中心、省级中心、接入机构三部分(图11-6)。

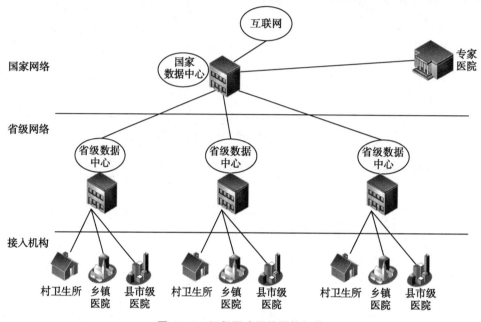

图 11-6 远程医疗通信网络架构

三、数据安全

数据安全是通过采用各种技术和管理措施,使网络系统正常运行,从而确保网络数据的可用性、完整性和保密性。数据安全有两方面的含义:一是数据本身的安全,主要是指采用现代密码算法对数据进行主动保护,如数据保密、数据完整性、双向强身份认证等;二是数据防护的安全,主要是采用现代信息存储手段对数据进行主动防护,如通过磁盘阵列、数据备份、异地容灾等手段保证数据的安全。

远程医疗服务过程中,数据的大批量处理,比如数据查询、数据分析,应提供匿名化处理功能,模糊化或隐藏敏感信息来保护隐私。远程医疗的数据包括患者信息、诊断信息、医疗影像、系统管理数据,是远程医疗的关键性数据,必须保证数据的安全,因此平台的建设应从数据本身安全和数据防护安全方面进行考虑。

1. 数据本身安全 包含数据来源、用户权限访问、数据加密传输等。

(1)数据来源:对数据交换的参与者双方进行有效的身份认证,提供专用的认证模块对访问平台系统的用户进行身份鉴别,并对鉴别数据进行保密性和完整性保护。

(2)用户访问权限:严格按照用户的角色分级,授权访问不同的数据及资料,避免医疗数据泄露。

(3)数据加密传输:关键敏感的医疗数据要进行加密处理。对传输过程中的整个报文或会话过程敏感信息字段进行加密,应支持基于标准的加密机制:采用公钥基础设施(public key infrastructure, PKI)密码技术或采用具有相当安全性的其他安全机制实现。采用安全外壳(secure shell, SSH)、安全套接字层(secure socket layer, SSL)等方式为维护管理提供数据加密通道,保障管理信息安全。

2. 数据防护安全 包含数据存储、数据备份与恢复等。

(1)数据存储:采用碎片化分布式离散存储技术保存医疗信息资源,本地应有多余两份以上的数据副本,数据强制分片后存储于不同机架上;创建对于数据存储访问的权限控制;创建相应的访问制度和设定专门人员管理数据存储权限。

（2）数据备份与恢复：数据本地备份与恢复，完全数据备份至少每天一次，备份介质场外存放；以异地实时备份为基础的高效、可靠的远程数据存储。当火灾、地震这种灾难发生时，一旦生产中心瘫痪了，备份中心将会接管生产，继续提供服务。灾难情况下支持灾备应急切换，保持业务连续运行；支持基于磁盘的备份与恢复。

四、视频会议

视频会议系统是利用多媒体技术和数据通信技术通过网络实现异地会议的一种通信手段，它能够实时向对方传播视频、音频、图像、文字等信息，使在不同地方的人们实现即时互动交流。由于大多数人习惯于面对面交流获取信息，而通过视频会议则可以实现这种效果，它可以使处于不同地方的人仿佛在同一个地方面对面真实的交流，可以使人们最大化的获取信息，促进感情交流，相对于传统的电话、邮件、语音等通信手段，视频会议更加直观。近年来，随着医院医疗学科领域的发展，医院经常要进行各种手术演示、学科学术交流、特殊病例远程会诊，但有时候由于时间、距离等各方面的因素，导致很多时候医院并不能很好地开展这些活动，视频会议系统的出现恰巧解决了其中的各种矛盾，有效地促进了医院的发展建设，加快了医疗行业的步伐。

（一）视频会议组成

常规的视频会议系统由流媒体服务器、视频终端、视频通信网关这几个部分组成。在整个体系中流媒体服务器是核心，其能够为用户提供群组会议的连接服务，该服务器以多点控制器（multipoint control unit, MCU）为主，MCU的使用管理应当尽可能简单，便于用户操作。视频终端则是必不可少的重要组成部分，常规视频终端指配备摄像头的桌面电脑或笔记本，随着移动互联网的崛起，智能手机也可通过APP接入到视频会议中，会议室终端则可通过视频集卡来实现。

（二）视频会议系统建设要求

1. 实现院外上级部门与院内各会议室的多方视频会议。

2. **实现院内多方会议、行政会议** 方便各科室、帮扶医院、海内外学术机构进行即时交流。支持领导、专家在外地通过移动终端接入。

3. **实现手术直播、示教功能** 即进行手术示教时，观摩的专家或学员可以在学术报告厅、科室示教室、帮扶医院、甚至在家或学校使使笔记本同步观摩，在手术示教观摩的同时，可以与其他分会场或其他教学会场进行互动交流。

4. 在保证网络安全的前提下，实现内网信息系统电脑屏幕展现病历内容，并通过视频或其他方式对外发布。

5. **系统可以进行实时会议录制** 包括视频、音频以及交互协同内容，并且提供基于点播回放服务，便于没有参加会议和培训的人员查看录像资料。

6. **系统能够支持移动视频接入** 即外出的专家、医生使用安装软件视频终端的PC或手机、平板电脑能够接入视频系统，进行远程会诊或参加会议。

7. **支持不少于50个点（会场）同时在线的交互式远程培训讲座** 能将院内的手术示教、教学查房、讲座培训、学术报告等教学培训现场向院内和院外会场进行同步直播（至少支持200路直播），并能进行同步录制，提供视频点播服务。

8. 视频会议系统提供软件开发接口，可由远程医学平台调用，能通过软件来实现根据会诊预约自动创建会议、一键入会、自动录制会诊过程、计时计费等相关功能。

9. 整套系统需要支持H.239 1080P双视频的发送及接收，整套系统应支持灵活的会场接入能力，具备全高清会场、高清移动会场、智能手机或平板电脑、IP语音等不同速率、不同协议、不同分辨率同时接入的兼容能力，且MCU处理资源可以进行预设置。

10. 整套系统应具有较高的稳定性，具备$7d \times 24h$无故障运行能力，满足会议24h不间断、随时随地召开的需求。

11. 系统具备平滑扩容能力，后期只需要通过增加终端和MCU接入容量就可以扩展更多会诊中心；系统应具备兼容性和开放性，能够与其他医疗单位视频会议系统互通。

（三）视频会议实现效果

1. **高清晰图像** 采用H.323协议框架技术，支持H.264等主流音视频协议，支持业内领先的1080p以上高清图像处理，处理能力达8Mbps，通过对图像色彩、对比度、锐利度等参数的智能处理确保图像更加生动、鲜艳和逼真。

2. 高保真音频 支持主流音频编解码协议，包括 G.722.1 Annex C/Polycom® Siren14TM、G.719、MPEG4-AAC 等宽音频协议，采样频率可达 48kHz，同时支持双声道宽频语音编码，从而实现高保真立体声效果。自动回声抵消、背景噪声抑制、自动增益控制等语音处理技术则可使声音更加清晰饱满。系统支持全向麦克风技术，抗干扰特性和拾音表现出色，从而满足不同会场的部署需求。

3. 极致数据共享 系统支持国际标准的 H.239 双流协议，主视频 1080p60 帧情况下，辅视频可达到 1080p30 帧或 UXGA（1600×1200）30 帧/s，实现无失真将高清主视频和全动态辅助视频同时传送给远端会场，使远程培训、资料共享等场景下的远程协作更加便捷。

第三节 机遇与挑战

本节主要讲解远程医疗平台的发展前景与严峻挑战。前景部分主要分析了远程医疗平台与互联网医院的关系，并从多个角度揭示了远程医疗平台与医疗物联网、医学大数据及医疗人工智能等的融合趋势；挑战部分则重点关注制约远程医疗平台进一步发展的威胁和挑战，系统互操作、患者可及性、数据安全、标准法规政策等都有可能成为其短板和瓶颈。

一、机遇

（一）远程医疗平台与互联网医院建设

1. 互联网医院发展简介 互联网医院的发展经历了快速兴起、加强监管、规范发展这三大阶段，如图 11-7 所示：2015 年下半年国务院接连发布两项与医疗改革密切相关的文件，即《关于积极推进"互联网+"行动的指导意见》和《国务院办公厅关于推进分级诊疗制度建设的指导意见》，鼓励医疗机构积极探索互联网延伸医嘱、电子处方等网络医疗健康服务应用，初衷是解决分级诊疗和贫困地区医疗资源缺乏的问题。2015 年底，全国首家互联网医院在乌镇正式成立，标志着互联网医院进入快速兴起阶段。2017 年 4 月，国家卫生和计划生育委员会发布《关于征求互联网诊疗管理办法（试行）（征求意见稿）和关于推进互联网医疗服务发展的意见（征求意见稿）意见的

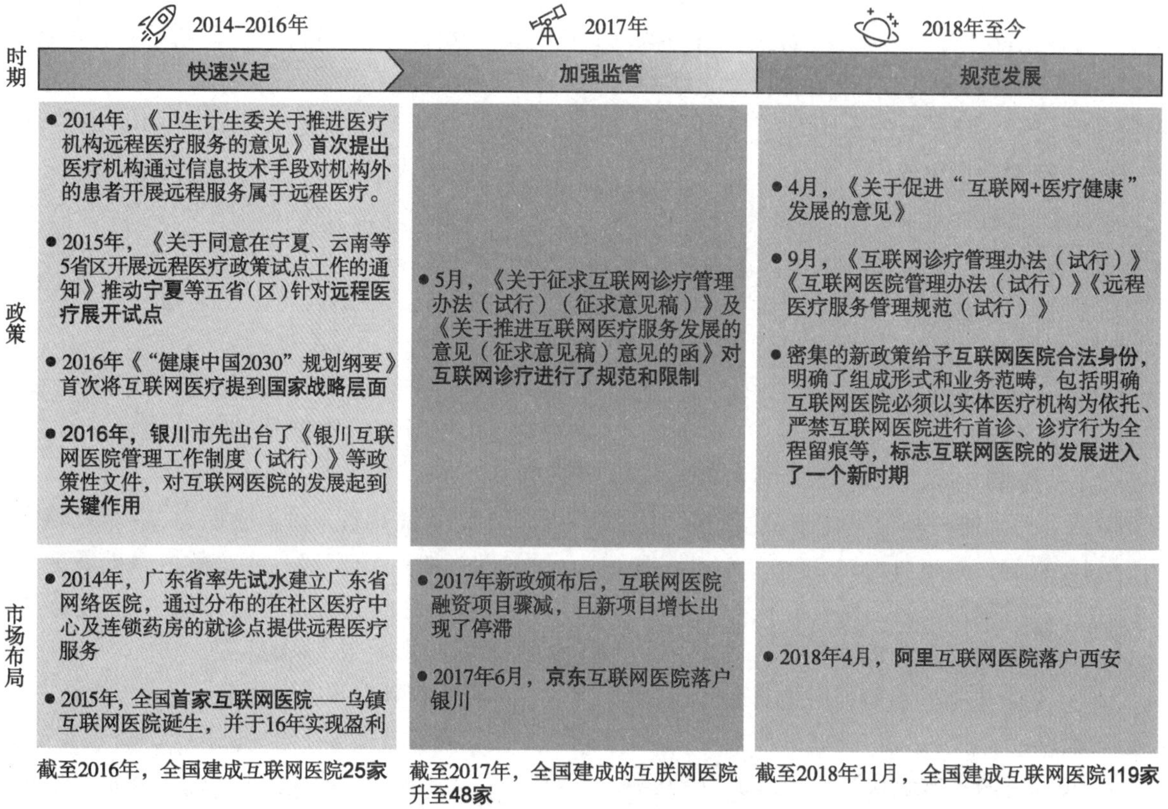

图 11-7 "互联网+"医院三大发展阶段

函》，加强了对互联网诊疗的监管力度。2018年4月，国务院办公厅发布了《关于促进"互联网＋医疗健康"发展的意见》，推动互联网医院的星星之火形成燎原之势，文件提出了两种互联网医院模式：第一种模式是以医疗机构为主体，利用互联网信息技术拓展服务时间和空间，把互联网医院作为医疗机构的第二名称；第二种是一些互联网公司和企业已经申办了互联网医院，利用互联网公司提供的平台，为患者提供服务。同年，国家还出台了《互联网诊疗管理办法（试行）》《互联网

医院管理办法（试行）》及《远程医疗服务管理规范（试行）》等一系列新政策，推动互联网医院进入规范发展的新阶段。

2. 远程医疗平台与互联网医院相互促进　随着互联网医院的快速发展，其内涵及功能也在不断地丰富和拓展。远程医疗平台已成为成互联网医院的重要组成部分，远程诊疗、诊断等服务没有远程医疗平台的支撑就无法顺利开展，图11-8描述了新形势下互联网医院和远程医疗平台（虚线框所示）的协同架构。

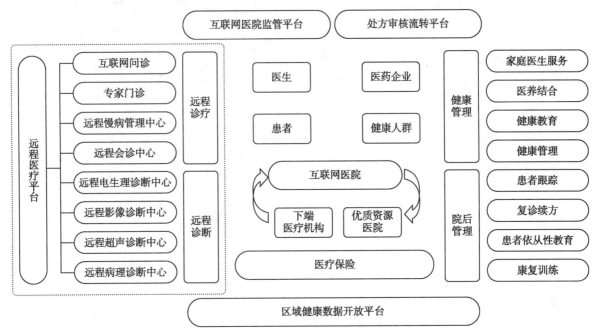

图 11-8　新形势下的互联网医院与远程医疗平台

随着国家监管政策的放开及"互联网＋"医院的发展，越来越多的线下服务被搬到线上，互联网医院的服务范围随之扩大，由于互联网医院与远程医疗平台密不可分，可以想象未来几年远程医疗平台承担的功能也会进一步拓展，如图11-9所示。

具体体现在：

（1）辅助实现多场景、多形式的互联网诊疗。比如智能导诊、定位名医、直接开药、医患沟通等场景和环节，远程医疗平台都能有用武之地。

（2）互联网公司和企业申办的互联网医院开始尝试将医、药、险形成闭环，远程医疗平台在完成远程诊疗的同时在用药教育和指导方面也大有可为。

（3）互联网医院在远程医疗平台助力下的发展演进。国务院办公厅发布《关于促进"互联网＋医疗健康"发展的意见》为"互联网＋医疗健康"

正名后，同年7月，国家卫生健康委员会和国家中医药管理局联合发布《互联网诊疗管理办法（试行）》《互联网医院管理办法（试行）》《远程医疗服务管理规范（试行）》，意味着"互联网＋医疗健康"即将进入实操阶段，10多个省（区、市）相继出台了促进"互联网＋医疗健康"发展的具体实施文件。

另一方面是互联网医疗服务省级监管平台建设，《互联网医院管理办法（试行）》明确：实施互联网医院准入前，省级卫生健康行政部门应当建立省级互联网医疗服务监管平台，与互联网医院信息平台对接，实现实时监管。国家卫生健康委员会于2019年4月1日就"互联网＋医疗健康"举行专题新闻发布会，宣布山东、浙江、广东、四川、云南、宁夏等6个省份已经建设完成省级互联网医疗服务监管平台。

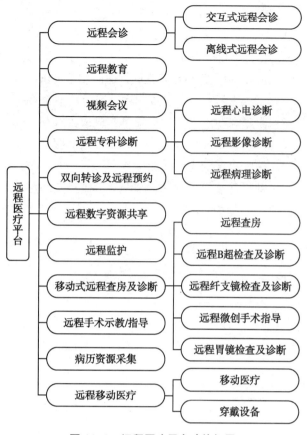

图 11-9　远程医疗平台功能拓展

2018 年 6 月 22 日召开的首届中国远程医疗与互联网医学大会上获悉：国家级远程医疗协同平台正式启动，该平台旨在建立各地区的远程医疗协同机制，发挥各省（区、市）医院在远程医疗中心建设过程中的主导作用和协同作用。国家级远程医疗协同平台由国家远程医疗与互联网医学中心暨国家卫生健康委远程医疗管理与培训中心启动，旨在整合优势资源，以专科医联体和专病协作组的形式组建专科、专病专家委员会，以各省（区、市）远程医疗中心为依托，形成区域性协同中心，优化资源协同调配机制，形成线上线下相结合的协同机制，并实现与已有远程医疗平台数据接口互通。在提升安全防护的基础上，将促进医疗数据互联互通，建立规范有序的"互联网＋健康医疗"模式，增强用户互联网就医体验，通过远程医疗实现互联网复诊，有效降低整体医疗费用。

远程医疗平台正协助部分三级医院从"互联网＋"患者服务向"互联网医院"全面升级，同时由于远程医疗平台大量涌现，为避免资源浪费，需要考虑远程医疗平台的整合与集约化问题，区域与单点相结合的建设、分布与运营模式可能会获得更多认可。

近年来，在农业、工业、服务业三大传统产业的基础上开始拓展、做实第四产业、第五产业和第六产业，其中第四产业是互联网♂（"♂"是公理化系统中的运算符号，可代表任何运算规则，实质上就是指融合与创新），第五产业是文化创意♂，第六产业则是一二三产业综合再融合。可以预见：在六次产业理论体系中，远程医疗必将为大健康产业带来更多发展机遇。

（二）远程医疗平台与物联网和大数据应用的融合

1. **远程医疗平台与物联网的融合**　当前的远程医疗平台存在不好实时监测患者体征变化、急救不及时、医务人员服务不到位、慢性疾病远程管理难等问题，这恰好为医疗物联网的应用和发展带来了契机。医疗物联网通过 WiFi、射频识别（radio frequency identification, RFID）、4G/5G、紫蜂协议（ZigBee）和医疗遥测网络等多合一的网络体系，在医院的各种物品上集成多种电子标签、传感器并建立网络链接，或通过可穿戴设备，对各流程进行精细化管理。通过医疗物联网可实现医生、患者、药品、器械等的互联互通，以建立信息交互，实现他们的可感知、可互动、可控制。借助"医疗物联网"可以实现智能设备互联互通，实现患者生命体征数据监测、急救调度、医务人员管理、床旁智能交互等功能，从而更好地辅助远程医疗平台医务人员、管理人员开展工作，改善患者的就医体验，有效缓解医疗健康行业供需失衡的痛点，助力提升远程医疗服务水平。

物联网在远程医疗服务中，主要作用体现在以下几个方面：

（1）患者体征数据实时监测：远程监护平台利用智能物联网医疗设备能够自动采集心率、血压、血糖、睡眠等多项生命体征数据，周期性同步到远程医疗平台，医生可实时监测用户的健康数据并提供高血压、糖尿病等慢性疾病管理、运动健康管理、健康指导、随诊随访等系列服务，从而提高远程医疗与健康管理的时效性。

（2）远程平台设备精细管理：利用物联网传感设备及智能设备协同技术可以感知设备的位置和使用情况，实现对设备的全生命周期智能管理，优化资源配置，改善远程医疗平台的运作效率从而降低运作成本，提升医疗服务的社会效益和经济效益。

2. 远程医疗平台与大数据的融合 2018 年 7 月,国家卫生健康委员会印发了《国家健康医疗大数据标准、安全和服务管理办法(试行)》,对医疗健康大数据行业从规范管理和开发利用的角度进行规范,从医疗大数据标准、医疗大数据安全、医疗大数据服务、医疗大数据监督四个方面提出指导意见。互联网医院要求诊疗过程全程留痕,必然会在其远程医疗平台沉淀大量与诊疗相关的数据,包括患者病历数据、问诊数据、检查检验数据、治疗方案数据、处方数据等,将这些多源异构数据整合到医疗大数据平台的业务需求促成了远程医疗平台与大数据的深度融合。医疗大数据平台一般基于 Hadoop 实现,包括数据源、数据采集、数据存储与计算、数据应用四个层级,图 11-10 是中部某大型医疗机构设计的医疗大数据平台基本架构。同时,远程医疗平台作为关键信息基础设施的重要组成部分,国家对其数据采集、传输、存储等各环节的管理也提出了较高要求。因此,数据管理已成为远程医疗平台工作的重中之重,图 11-11 给出了一种典型的远程平台数据管理框架。

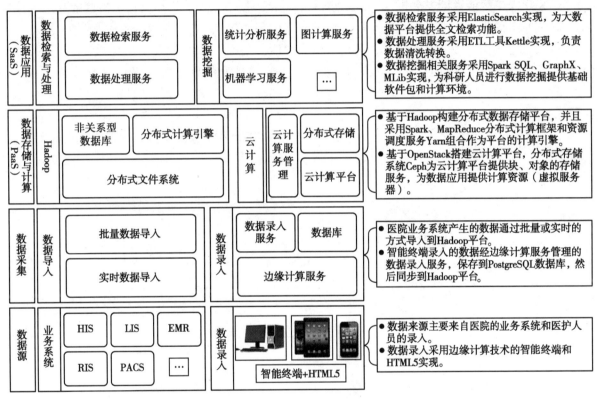

图 11-10　医疗大数据平台基本架构

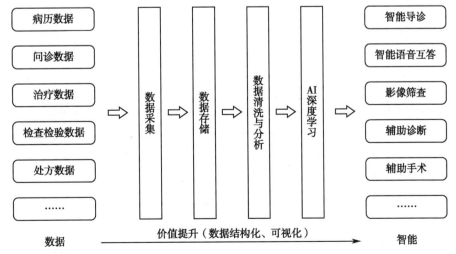

图 11-11　远程平台数据管理框架

做好数据的管理,即在保证数据安全的前提下将数据的价值最大化。通过对相关数据的采集、存储、清洗与分析,实现数据的结构化、可视化,为 AI 进行深度学习奠定基础。提升数据价值的关键在于如何将 AI 运营到互联网医疗服务的各个环节,需要将 AI 技术与医疗服务场景进行深度融合,实现智能导诊、智能语音互答、AI 医学影像筛查、AI 辅助诊断、AI 辅助手术等,最终实现数据化向智能化的价值提升。

(三)远程医疗平台与人工智能应用的融合

1. 医疗人工智能近期发展概况 人工智能(AI)正在经历暴发式增长,给许多行业带来了深刻变革,也正为医疗健康行业带来一场全新革命。"医疗人工智能"指的是人工智能通过机器学习、表征学习、深度学习和自然语言处理等各种技术,利用计算机算法从数据中获取信息,以协助制订临床决策为目的,实现辅助诊断、疗法选择、风险预测、疾病分诊、减少医疗事故和提高

效率等一系列功能。国际层面,IBM 的 Watson 及 Google 的 DeepMind Health 是医疗人工智能领域的代表;国内层面,阿里的"ET 医疗大脑"、腾讯的"腾讯觅影"也在探索和助力医疗服务升级。

2017 年 5 月,我国科技部、国家卫生健康委员会等六部门联合发布《"十三五"卫生与健康科技创新专项规划》,为推进医学人工智能的技术发展指明了具体方向:开展医学大数据分析和机器学习等技术研究,开发集中式智能和分布式智能等多种技术方案,重点支持机器智能辅助个性化诊断、精准治疗辅助决策支持系统、辅助康复和照看等研究,支撑智慧医疗发展。2017 年 7 月,国务院正式印发《新一代人工智能发展规划》,包括:推广应用人工智能治疗新模式新手段,建立快速精准的智能医疗体系;研发人机协同临床智能诊疗方案,实现智能影像识别、病理分型和智能多学科会诊(图 11-12)。

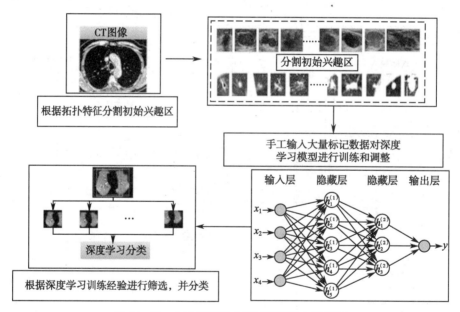

图 11-12 人工智能技术在远程影像中的应用

人工智能辅助诊断技术应用在某些特定病种领域,有望代替医生完成疾病筛查任务,这将大幅提高医疗机构和医生的工作效率,减少不合理的医疗支出。

2. 人工智能为远程医疗平台赋能 医学人工智能在虚拟助理、病历与文献分析、医疗影像辅助诊断及药物研发等方面进展显著,但以深度学习为代表的医学人工智能对硬件、算法的要求都

比较高,远程医疗平台对接的乡村诊所在资源设施方面刚好比较匮乏,因此这些应用部署到远程医疗平台上后必然能够为这些资源欠缺的医疗机构带来很大的提升。

3. 远程医疗平台为人工智能提供更好的数据来源 人工智能中,数据挖掘与分析的前提是有大量数据的支持。远程医疗平台作为线下医疗服务的延伸,在数据采集、标准化方面与线下

医疗服务相比有天然优势,数据质量的控制也相对较好,因此当远程医疗平台发展到一定阶段后将为人工智能的进一步发展提供基础数据材料。

二、挑战

(一)远程医疗的系统互操作性

为避免信息孤岛,远程医疗需要和其他系统实现交互整合,如 HIS、电子病历、预约挂号系统、统计分析系统等,以实现远程医疗和其他系统的信息共享和工作流转。系统的交互整合有助于实现内部组件和外部系统协同运转,还可推动接口的统一、完整与开放。高性能和高可靠接口是保障远程医疗系统互操作顺利开展的前提。

远程医疗需要交互整合的功能模块,大体可以分为三类。一是数据层面的整合,这类整合没有界面,系统间底层数据的访问与功能调用主要通过数据接口来实现;二是展示层面的整合,系统间的主要接口是独立成体系的全功能调用,这类系统一般可以采用 BS 页面调用的方式进行链接;三是流程层面的整合,系统间的主要接口是流程性工作在各节点的流转过程。

交互式远程医疗具有以下特点:

1. 汇聚大型医院专业医疗团队。
2. 给予最及时的医疗救治。
3. 数据实时传输。
4. 交互性使专家、医生、患者"面对面"。

(二)远程医疗的患者可及性

远程医疗可以充分利用计算机技术和网络通信技术延伸医疗服务的范围,患者可跨越时空地域的限制,选择远方的知名专家问诊,这种医疗服务的新模式为患者提供快捷、方便、经济和高效的医疗服务,更为危重症患者带来福音。

远程危重症会诊是指大型医院专家第一时间会同合作医院患者主管医生,共同探讨患者病情,进一步完善并制订更具有针对性的诊疗方案,为危重症患者争取到最佳的救治时机,必要时组织专家组联合会诊,有效地提高病情的诊断符合率与救治成功率。

基层医院在诊断、治疗过程中遇到困难无法独立处置时就会出现与大型医院专家进行会诊的需求,远程会诊系统可以节省边远地区患者大量时间和精力,还可令患者得到及时救治。远程会诊过程中,医疗专家可以像亲临现场那样及时获取检验报告和影像数据等患者信息,也可与现场医生、患者便捷交互,同时还能观察、指导现场医生进行医疗操作,保障最优诊断治疗方案的构建与执行。

远程医疗可有效缓解疑难杂症患者因医疗条件限制而面临的就医困难,其规模应用和推广对提高患者可及性有积极意义。

针对患者可及性,远程医疗需要进一步在以下方面改进完善:

1. 确保患者及时得到专家救治。
2. 减少医疗费用,降低远程医疗门槛。
3. 实现病史资料的共享。
4. 给市民提供接受健康教育的便捷机会。
5. 方便患者就医;
6. 实现医疗信息的共享。

(三)远程医疗的数据安全

远程医疗体系庞大,涉及业务系统众多,在兼顾其他系统安全性的同时,本身的安全也存在特点,既有与医院内网业务的数据交互安全,也有在无线网络区域的数据安全,更有对外网提供服务的数据安全,为保证业务的稳定性和数据的可靠性,需要构建完善的网络和数据安全体系。

1. **安全建设原则** 在远程医疗的实际建设过程中,首先需要依托一个高可靠性、高可用性、高扩展性、高安全性的网络,因此,安全的建设应始终坚持以下原则:

(1)重点保护原则
(2)先进性原则
(3)开放性原则
(4)可维护管理原则
(5)需求、风险、代价平衡的原则
(6)综合性、整体性原则
(7)适应性、灵活性及可扩展性原则
(8)多重保护原则

2. **个人信息保护** 健康医疗数据中包含了大量的个人信息,包括患者健康管理信息、患者联系人信息、医护人员信息、转诊相关人、第三方机构人员信息。对这些个人信息的脱敏是保障健康医疗数据安全最重要的技术方法。常用的脱敏技术和模型有统计技术、密码技术、抑制技术、假名化技术、泛化技术、随机化技术、数据合成技术、差分隐私模型、K-匿名模型等。具体的患者、患者联系人、医护人员的个人信息去标识化,如姓名、身份证号码、地址、银行卡号、电话号码、住院号、医保号、地理位置等,可参考国家标准《信息安全技术个人信息去标识化指南》及《信息安全技术个人健康医疗信息安全指南》。

3. **网络安全防护** 为保障数据和应用安全访问,将网络隔离成多个区域,与远程医疗应用相关的网络区域包括互联网应用区(也称为DMZ区)、数据区、互联网区,其中互联网应用软件主要部署在DMZ区,与互联网区通过防火墙、入侵防御设备、流量清洗设备、Web应用安全防护设备实现安全访问控制,与数据区通过防火墙或物理隔离网闸实现IP端口级的单向网络控制。

为保障外网关键网络设备(防火墙、流控等)的业务处理能力满足体系建设的实际安全运行要求,可配置足够的冗余(如双设备负载均衡),同时,链路采用多链路冗余方式部署。

4. **数据库安全** 主要目标是保护数据库的完整性、保密性和可用性,防止非法用户越权使用、盗取、篡改或破坏数据。

(1)身份鉴权与访问控制:标识是实体身份的一种计算机表达,每个实体与计算机内部的一个身份表达绑定,身份鉴权就是要确保验证者获得对声称者所声称事实(实体身份)的信任。鉴别方法一般是基于"你所知道的"(What you know,如知识、口令)、"你所拥有的"(What you have,如钥匙、令牌)和"你的个人特征"(What you are,如指纹、虹膜)。访问控制则是在身份鉴别的基础上,依据某些控制策略或权限对主体访问客体进行授权管理,常见访问控制模型有自主访问控制、强制访问控制以及基于角色、属性、风险等的访问控制等。对于数据库,就是要实现库、表、字段等的细粒度授权管理。

(2)审计机制:审计就是对指定用户在数据库中的操作进行监控和记录,审计数据要单独存放,只有专职审计员才能访问,数据库系统还要能够对安全入侵事件做出自动响应,当系统检测到有安全事件发生并达到预定阈值时,要能给出报警信息,同时还可自动断开用户连接,终止服务器端对应线程并阻止该用户再次登录。

(3)数据备份:应具备数据备份机制、数据备份记录、在线存储备份功能,对备份数据定期进行恢复测试,提供本地数据备份与恢复功能。完全数据备份至少每周一次,条件允许的情况下,考虑异地数据备份功能,将关键数据定时批量传送至备用场地。

5. **应用系统安全**

(1)数据加密:为确保医院数据和远程医疗应用数据传输过程的安全性,数据在传输的过程中应进行加密处理。数据加密传输一般借助非对称加密技术和数字签名技术实现签名验证、标识鉴别、数据加密等,保证数据及链路的安全,提高系统安全性。

(2)应用权限管理:建立严格、规范的应用系统权限管理办法,基于角色的访问控制(role-based access control,RBAC)构建完整、严谨的用户角色体系,将应用系统权限分为"应用功能权限"和"业务数据权限"两大类,前者负责建立完善的业务功能及功能权限描述体系,明确用户与具体业务功能的关系;后者则负责建立完备的业务数据及数据权限描述体系,规范用户与具体业务数据的权限关系,权限变更及临时权限的处理等均应遵从安全管理规定。

(3)数据安全审计:为保障数据访问的安全性与可靠性,平台应提供数据访问操作的全方位安全审计功能,针对异常情况进行警告和提示,管理员可按需对表现异常的终端进行访问拦截、账号封禁等操作,以提升整个系统的安全防护水平。异常警告门限可手工设置,也可参考历史数据采用态势分析等方式由系统智能确定。

(4)外网数据交换安全管理:与外网数据交换共享安全策略应遵循以下三方面:第一,以网闸或防火墙作为内外网数据交换共享的必经通道;第二,严格按照省信息保密和安全规定,严格论证、精细确定对外网发布信息的数据内容;第三,严格审批数据信息发布流程,谁审批谁负责,未审批不得发布。

(四)远程医疗实施中的法规保障

1. **战略规划** 中共中央国务院向社会公布

的《中共中央国务院关于深化医药卫生体制改革的意见》，在第四部分的第十四条意见中指出，利用网络信息技术，促进城市医院与社区卫生服务机构的合作。积极发展面向农村及边远地区的远程医疗。

"十二五"期间，国家陆续出台《"十二五"国家政务信息化工程建设规划》《国家基本公共服务体系"十二五"规划》，明确提出要建设"全民健康保障信息化工程""推动远程医疗试点"。

2. 政策文件　为保障远程医疗工作健康有序发展，规范各医疗机构医疗行为，维护医患双方权益，国家陆续出台了一系列远程医疗相关文件。1999年1月，卫生部颁布《关于加强远程医疗会诊管理的通知》，规范了开展远程会诊的医疗机构/人员的资质、知情同意权及会诊医师与申请会诊医师间的关系等；2009年7月颁布的《互联网医疗保健信息服务管理办法》要求开展远程医疗会诊咨询、视频医学教育等需遵循卫生部相关规定；卫生部2011年初下发《远程医疗服务管理办法（试行）》（征求意见稿），将远程医疗服务分为一般服务和特殊服务两大类，确立了相关资格申请、审核流程及执业规则。2014年8月，国家卫生和计划生育委员会发布了《卫生计生委关于推进医疗机构远程医疗服务的意见》，强调要以积极推动远程医疗服务发展为宗旨，不断完善服务流程，持续加强监督管理，确保服务质量安全。

3. 标准规范　远程医疗信息系统建设还需遵循相关卫生信息技术规范和标准，主要包括以下内容：《远程医疗信息系统基本功能规范》规定了远程医疗信息系统的功能构成、功能要求以及系统总体要求，适用于系统的规划、设计、开发、部署和应用。《远程医疗服务管理规范（试行）》明确了开展远程医疗服务的基本条件和服务流程，确立了管理及监管要求。《远程医疗信息基本数据集》界定了远程医疗信息系统数据集中数据和数据元的描述规则、分类编码及内容结构。《远程医疗信息系统技术规范》则给出了远程医疗信息系统总体技术架构、技术路线、信息基础设施、信息资源、安全、性能等方面的要求。

（胡建中）

参 考 文 献

[1] 曹辉,尤健,郑蕴欣,等.基于物联网的区域性医疗设备云管理平台的实践与探索[J].中国医疗器械杂志,2018,42(05):332-334.

[2] 崔楠,顾海,景抗震.新医改背景下远程医疗发展的SWOT分析[J].卫生经济研究,2018(5):44-46.

[3] 代涛.健康医疗大数据发展应用的思考[J].医学信息学杂志,2016,37(2):2-8.

[4] 郭薇,薛澜.互联网医疗的现实定位与未来发展[J].探索,2016(6):142-148.

[5] 蒋璐伊,王贤吉,金春林.人工智能在医疗领域的应用和准入[J].中国卫生政策研究,2018,11(11):78-82.

[6] 金春林,何达.人工智能在医疗健康领域的应用及挑战[J].卫生经济研究,2018(11):3-6.

[7] 刘琦,肖勇,田双桂.基于医联体的远程医疗服务模式探讨[J].医学信息学杂志,2018(02):18-21.

[8] 刘婉姬,刘庆,鲍玉荣,等.远程医疗与"互联网+"一体化发展现状与前景展望[J].海南医学,2017,28(5):805-806.

[9] 李昕梅,肖亚茹,汤优佳,等.远程医疗平台运营中的相关法律问题研究[J].中国卫生事业管理,2016,33(4):283-285.

[10] 栗征.六部门联合印发《"十三五"卫生与健廉科技创新专项规划》[J].中医药管理杂志,2017,25(11):189-190.

[11] 吕晋栋,任晓强,陈莉,等.基于互联网的医院信息安全体系探讨[J].中国医院建筑与装备,2018,19(3):28-30.

[12] 牟岚,金新政.远程医疗发展现状综述[J].卫生软科学,2012,26(6):506-509.

[13] 汪晓珊.喀什地区远程医疗的社会经济效益分析研究[D].石河子大学,2014.

[14] 徐川川,赵宁宁,马国栋,等.宁夏远程医疗现状及对策研究[J].卫生经济研究,2018(11):10-12.

[15] 张宇锋,张更路.医疗物联网应用综述[J].物联网技术,2019,9(01):91-94.

[16] 张学军.远程与移动医疗的起源,现状及前景[J].中国医学文摘:皮肤科学,2016(1):3-7.

［17］张芝子,李伟,吴洋,等.互联网＋健康医疗服务新模式分析［J］.价值工程,2017（8）: 56-58.

［18］赵杰,陈保站,李陈晨,等.面向区域医疗协同的远程医疗综合会诊系统设计与应用［J］.医学信息学杂志,2016,37（5）: 23-45.

［19］赵人行,李晓龙.互联网医疗发展环境、目标及展望［J］.学术交流,2018（2）: 127-132.

［20］周英,张曼,何萍.医疗数据全生命过程中安全威胁分析及防护对策研究［J］.中国卫生信息管理杂志,2019（01）: 18-21.

［21］朱劲松.互联网＋医疗模式:内涵与系统架构［J］.中国医院管理,2016,36（1）: 38-40.

［22］WoottonR,CraigJ,PattersonV. Introduction to telemedicine［M］. Boca Raton: CRC Press, 2006.

第十二章　可穿戴医疗设备

随着低功耗芯片、柔性元件、微型电池、无线传输等多项关键技术的快速发展，可穿戴设备在智能化、小型化等方面得以更新发展。而今可穿戴医疗设备可实时监测用户身体的各项指标，协助用户与医护人员完成疾病的预防、诊断、治疗等过程，提高医疗服务质量及效率。相信随着可穿戴医疗设备的广泛推广应用，将逐步推动"互联网+"医疗服务的发展与升级。本章将对可穿戴医疗设备的定义、分类、发展历史、在医疗领域的应用现状以及未来的发展方向等方面进行阐述。

第一节　概　　述

本节将概要介绍可穿戴设备产生发展历程，简要描绘目前已存在的设备种类及形态，进而初步了解可穿戴设备的历史脉络。

一、可穿戴设备定义

目前，可穿戴设备在国际上并没有公认、严谨、统一的定义。麻省理工学院媒体实验室将可穿戴设备定义为电脑科技结合多媒体和无线传播，以不凸显异物感的输入或输出仪器如手饰、眼镜或衣服等，进行连接个人局域网功能、侦测特定情境或成为私人智慧助理，进而成为使用者在行进动作中处理信息的工具。

目前广泛认可的定义，可穿戴设备是指借助电脑科技的嵌入并融合各类集成传感器、电子零件及芯片于传统的衣物、配饰上，具备有独立的计算能力、设备功能以及配套的应用程序，设备通过无线信息模块接入互联网，能够实现用户与物、物与物之间长时间、连续地连接和数据的监测、记录和传输等功能的一种设备，具有便携性、可交互性、集成性、可持续性、智能化等特点。但可穿戴医疗设备不仅是一种硬件设备，更是在融合无线通信、微传感、云服务、数据交互等技术的基础上，通过整合软件、硬件、云平台，来实现用户的运动健康管理、疾病的筛查与诊疗、社交娱乐的一种物联网。

二、可穿戴设备分类

随着可穿戴技术的快速发展，目前市场上可穿戴设备的种类、形态、数量如雨后春笋般蓬勃发展，通过不同的方法可以将设备划分到不同的类型中，下面将根据不同的分类方式对可穿戴设备进行分类：

（一）按功能/应用领域分类

如果将可穿戴设备按主要的功能以及应用领域来划分的话，主要可以分为：运动健康管理类、医疗保健类、娱乐类、军事工业类。

1. **运动健康管理类**　运动健康管理类的可穿戴设备是目前市场上较为热门的产品，主要满足人们的健康需求。可穿戴设备通过监测用户在运动过程中的身体数据，并通过蓝牙或数据网络传输至手机或运营商服务器，再经过数据分析对比后得出相应的结果报告，为用户提供运动质量评分、运动分析与建议。目前市场上常见的产品形态主要是智能运动手环、智能运动鞋、智能鞋垫等。

2. **医疗保健类**　在"互联网+"医疗健康大背景下，可穿戴医疗设备在医疗领域中迎来了快速发展，并在其中扮演着"硬件转换接口"的角色。一方面，可穿戴医疗设备通过提供长时间、实时的人体数据监测，获取所需医疗数据并传输到相应的医疗服务平台，由医疗人员进行查看，实现用户健康的远程监控、分析诊断；另一方面，医疗人员在医疗服务平台上分析医疗数据后，可以通过可穿戴医疗设备辅助患者进行治疗性干预，为用户提供更为便捷的医疗服务。

3. 娱乐类 在互联网娱乐的时代,可穿戴设备的到来为娱乐领域注入了一剂"催化剂",它通过再创造媒体数字提供全新的体验方式,构建人与计算机全新的交互方式,为娱乐领域带来了一场狂欢。其中虚拟现实、增强现实眼镜以及体感控制类游戏设备是目前市场上的主流产品,人们可以通过虚拟现实以第一视角体验沉浸式的影视、游戏,或是通过佩戴便携式的感应设备,来监测用户的肢体动作,实现用户与虚拟环境间的交互,提供身临其境的感觉。

4. 军事工业类 随着可穿戴产品应用范围的不断延伸,可穿戴设备在军事工业领域中的应用范围也逐步扩大。在工业方面,可穿戴设备主要通过利用无线耳机实现员工之间的实时沟通,或是利用智能眼镜、便携式计算机、智能扫描仪来辅助工人更为便捷地执行工作任务,以此来改善工业公司的生产力与效率,减少员工的劳动负担。在军事方面,可穿戴外骨骼、头盔、智能作战服、手环、眼镜等产品更是层出不穷,这些设备能够通过帮助士兵更快速准确地感知和获取战场信息,提升士兵的身体功能,监测保护士兵的生命安全。例如,通过智能作战服或可穿戴机器人,可以增加士兵的机动、负重、综合防护、持续作战等方面的能力;通过穿戴式生理体征监测与医疗辅助设备,可以实现士兵生命安全的实时监测并提供紧急的医疗辅助。

（二）按穿戴位置分类

若以穿戴位置作为分类依据,可穿戴设备可分为四大类:

1. 头颈部 主要以智能眼镜、智能耳环等设备为主,可以为用户提供虚拟现实、增强现实的体验,或是内置智能助理,用于协助用户生活工作。

2. 上肢部 主要以智能手环、手表、臂环等设备为主,主要通过监测用户的活动、生命体征,协助用户进行自我健康管理。

3. 躯干部 主要以智能服装类为主,可以监测人体的呼吸、脉搏、体温、心电数据,实现自动调节温度与远程看护的作用。此外,也有设备将传感器集成到衣服中,用户可以借此来控制通话、播放音乐。

4. 下肢部 主要以智能脚环、智能运动鞋、智能运动鞋垫等设备为主,主要是监测用户的活动情况或跑步等运动过程中的人体运动数据,为用户提供日常生活或运动的管理与监测。

三、可穿戴设备发展历程

可穿戴设备虽是近些年才开始逐步兴起,但早在 20 世纪 60 年代,就已提出了可穿戴设备的概念,起源于当时的美国麻省理工学院媒体实验室所提出来的一项创新技术:可穿戴技术,该技术通过把多媒体、传感器、无线通信等技术嵌入到衣物中,支持多种人机交互模式,具有低负荷、可移动操作、使用简便、支持长时间连续工作和无线数据传输等特点。整体而言,可穿戴设备的发展历程,从雏形的出现到现今的快速发展,可以分为以下几个阶段:

（一）可穿戴设备的成形:20 世纪 70 年代

1975 年,由于计算器所需的电子设备的小型化,各大科技公司纷纷将小型的计算器内置到手表之中,研发制造计算器手表。到了 1981 年,史蒂夫·曼恩将一部搭载了 6250 处理器的计算机放置到带有钢架的背包里面,利用相机的取景器作为显示屏依附于头盔之上,以便能更方便地控制摄像设备。此外,第一款商用数字助听器在 20 世纪 80 年代研发成功,该助听器包括一个体戴式的处理器以及一个耳挂式的传感器,二者之间通过硬连线连接,但是由于体积和续航的问题导致该设备的实用性较弱。

在这一阶段,涌现了不少可穿戴设备的原型,如:智能手表、智能手环、头戴式摄像机以及数字助听器,但受限于当时的科学技术水平,大多数产品都处在研发阶段,未能进入市场。这些设备的缺点也十分明显,例如:手表的计算性能过弱,背包计算机的重量过大,数字助听器的体积过大、续航差、用户的使用体验感较差等问题。但是这些设备的出现,提高了公众对可穿戴设备的认识程度,为后续可穿戴设备的发展打下了基础。

（二）可穿戴设备的应用:21 世纪初

时间推移至 2006 年,众人将目光集中到了运动健康领域,各大公司纷纷推出运动可穿戴设备,用以追踪记录用户的步数、移动距离、热量消耗量、活动强度或是睡眠情况,便于用户了解并管理自身运动。

也有部分智能手表设备则是通过连接到手

机,显示用户的来电、短信、邮件等信息,运行各种专门开发的可穿戴应用,为用户提供便利服务。截至2012年4月,配备有光学头戴显示器的穿戴式智能眼镜面世,用户可以通过小巧的智能眼镜实现声控拍照、视频通话、辨明方向,同时还具有上网、文字信息处理,以及电子邮件阅读等功能。

在这一阶段,由于互联网技术、微传感器技术、无线通信技术的发展,可穿戴设备迎来了快速发展的一段时期,可穿戴设备也真正从实验室步入到市场之中。

(三)可穿戴设备的快速发展：2014年至今

到了2014年,可穿戴产品的更新迭代速度加快,更多的设备实现产品化,许多公司也纷纷发布了可穿戴产品。可穿戴设备名声鹊起,引起了用户的广泛讨论,各大公司纷纷开始研发布局可穿戴设备的产品线。

在这一阶段,可穿戴设备的发展突飞猛进,主要有赖于可穿戴软、硬件技术、用户认识度等因素的推动。

1. 软、硬件技术的发展 可穿戴设备不仅仅是一种硬件,其软件、数据处理等信息技术也是其实现特定功能的重要组成部分。因此,随着相关技术的不断发展,可穿戴设备也随之脱胎换骨。

在硬件方面,低功耗、低频率、低噪声、高集成的芯片的研发,为可穿戴设备提供了更低功耗、更小体积、更高性能的"大脑"。微机电系统的发展和应用,不仅使得传感器的种类更加多样,如:血氧、心电、血糖等传感器,还使得传感器具有了更低的成本、更小的体积、更精确的测量等优势,为可穿戴设备提供了更为强大的感知能力。在此种情况下,相同体积的设备能够集成更多类型的传感器,所具有的功能也愈加丰富。

软件方面,低功耗蓝牙与WiFi等关键技术的发展,为可穿戴设备提供了一种可靠的、低功耗的通信方式,满足了可穿戴设备与用户的智能手机、互联网之间的数据传输与连接需求。多种交互技术的发展与成熟,也使得可穿戴设备突破了传统的按键、多点触控交互等应用的局限性,使得可穿戴设备的用户体验更为友好。虽然目前这些交互技术还不够成熟,但是相信随着技术的不断发展,这些技术将会为用户带来更为便捷、自然的交互

体验。

此外,各大厂商为可穿戴设备定制的操作系统,也为可穿戴设备带来了更为良好的用户体验和更为完善的软件生态体系。目前市场上的可穿戴系统主要分为两大类,一类是实时操作系统,对硬件要求较低、数据处理响应速度快,是手环等基础可穿戴设备的主要操作系统;另一类则是各大厂商基于自身的设备所设计的操作系统,如:Android Wear、Watch OS、Tizen等操作系统,具有较为为完善的生态系统和更多样化的功能,主要是智能眼镜、手表等设备的主要操作系统。

2. 产业化的形成 早期的可穿戴设备行业进入门槛较高,所研发的产品不仅数量少、用户体验较差,其成本以及售价也更为昂贵,使得普通大众对可穿戴的认识和接受程度都普遍较低,也影响了可穿戴行业的进一步发展。如2014年发售的智能眼镜,售价高达1 500美元,产品的产量也十分有限。但是,随着可穿戴设备的快速发展和产业链的逐渐成熟和整合,可穿戴行业的入门要求明显降低,使得可穿戴设备成本大幅度下降,售价也逐渐变得易于人们接受。随着互联网科技公司在可穿戴领域的逐步拓展,发挥其鲇鱼效应,促进各类产品间的良性竞争,将会使智能可穿戴设备的价格进一步下降,从而让可穿戴设备真正大规模进入到普通人的日常生活,为普通大众所接受。

3. 民众对可穿戴设备的认知提高 一方面,随着各大厂商不断涌入可穿戴行业以及各类可穿戴设备的研发上市,人们对可穿戴设备的认识也更加深入,接受度也更高;另一方面,随着人们生活水平的不断提高,对于自身的身体健康也愈发关注。2017年,针对我国消费者的问卷调查显示,消费者们对于可穿戴设备的健康管理功能的需求大于日常辅助功能,并且消费者对于可穿戴设备的前景持乐观态度。此外,在"互联网+"医疗大背景下,智慧医疗、互联网医疗等新概念也在逐步获得人们的认可,可穿戴医疗设备以其可穿戴、智能化、便捷化等特点,成为了新医疗技术、产品中具有代表性的一股力量,推动着医疗健康领域的发展。

整体来看,目前可穿戴设备已经逐渐成为产业与学术的热点领域,在运动健康管理、医疗、娱

乐等方面发展迅速。相信随着互联网、人工智能等技术的不断发展,可穿戴设备将会成为互联网时代的下一个浪潮,成为未来智能设备发展的趋势与潮流。医疗领域作为可穿戴设备发展的重点领域,通过将可穿戴医疗设备应用于医疗领域,能够更为便捷地帮助用户进行健康管理、疾病的监测、评估、治疗等过程,对传统医疗领域产生极大的影响。

第二节 应　　用

随着可穿戴医疗设备的快速发展,新型设备已具备了便携性、交互性、集成性、可持续性和智能化的特点,实现贯穿于整个医疗诊疗流程的应用场景,更好服务于“互联网+”医疗的应用模式。

一、可穿戴医疗设备应用特点

(一)便携性

可穿戴医疗设备区别于传统医疗设备的重要特点就是便携性。传统医疗设备的体积和重量较大,且大多数设备只能在固定的状态下接通电源进行工作,设备主要应用于医疗场所,由医疗人员进行操作。而可穿戴医疗设备则将众多的功能集中在一个较小体积的设备内,具有很强的便携性,使它较少受到人体运动状态和周围环境的影响,即便处于户外、运动状态下也可工作。这方便了使用者随时随地便捷、独立地使用可穿戴医疗设备而无需专业人员的协助。此外,低功耗蓝牙、WiFi等无线技术的融入,也使得可穿戴医疗设备无需连线即可实现各项数据的传输,增加了设备的灵巧性、可移动性。

(二)交互性

可穿戴医疗设备还具备良好的交互性。通过可穿戴医疗设备不仅能够准确、实时地监测并记录用户的血压、血氧含量、血糖、心电、脉搏、体温等人体生理指标,还可以针对这些数据进行处理,并通过图表、量化数值、语音等方式直观地为用户提供反馈,让用户实时了解自身身体健康情况。除此之外,用户也可以通过语音、手势、触摸等多种方式进行操作,与可穿戴医疗设备形成良好的人机交互。

(三)集成性

可穿戴医疗设备需要外形小巧、便于携带,而人体上的佩戴空间是有限的,需要在有限的体积内拥有更多的功能,这就需要可穿戴医疗设备具有很高的集成性。因此,可穿戴医疗设备需要以用户为中心,设计在有限的空间内集成多合一、具有丰富的功能,真正使得设备能够满足用户的需求,为用户提供优质、多样的医疗服务。

(四)可持续性

可穿戴医疗设备还具有可持续性的特点,可持续性主要指可穿戴医疗设备的续航时间需要足够长久。在实际使用中,需要通过可穿戴医疗设备进行长时间、实时地监测用户的活动、生命指标,并通过无限传输功能与用户手机、互联网进行数据交互。这就要求可穿戴医疗设备需要一直处于备用,甚至是处于使用状态,保证能够随时为用户提供服务,因此对可穿戴医疗设备的续航能力提出了十分高的要求。

(五)智能化

除此之外,可穿戴医疗设备还应具备智能化的特点。一方面,可穿戴医疗设备不仅需要记录、传输、反馈监测到的生理病理数据;还应该能够在一定程度上智能分析医疗数据,为用户提供更为通俗易懂的分析结果,以及干预治疗建议。目前可穿戴医疗设备的智能化发展仍然难以满足相应需求,但是这正是可穿戴医疗设备在医疗领域极具开发潜力的重要特征。另一方面,智能化也体现在设备的操作使用上,从监测、记录传输人体数据到对数据进行分析总结,最后反馈数据结果。在这整个过程中,可穿戴医疗设备可以智能处理运行或是传输到云端进行分析处理,而无需用户进行任何复杂的操作。

二、可穿戴医疗设备应用模式

(一)健康管理与疾病监测

1. **日常健康管理**　在传统的医疗模式中,人们主要通过到医疗机构进行检查或是定期体检来获取个人的身体健康指标,以实现对身体健康的管理。因此,体检报告是人们常见的健康数据的展现形式。但是医院的体检是间断式的,并非长时间持续性的监测,它仅能获取患者一段时间或是当下的健康信息,对于长期身体健康的管理以及疾病的预防方面的帮助较小。再者,各个医疗机构内的体检报告、医疗信息之间是不能互通的,也导致了健康信息的割裂,不能形成完整的有效的临床诊疗参考数据,对于个人的长期医疗健康管理的价值并不大。而长期、有规律地记录自身的身体健康指标,对于用户自身的健康、慢性疾病的管理具有积极的促进作用,也有助于临床疾病的诊断与治疗。

因此,可穿戴医疗设备的应用正好为用户的健康管理提供了一个更为便捷的方法。通过可穿戴医疗设备中内置的传感器,可以帮助用户实时监测人体24h的脉搏、血压、血氧饱和度、活动状态、睡眠状态等信息,让用户能够直观量化地了解到身体的健康状态、睡眠以及运动情况。

2. 健身运动　随着人们生活质量的逐步提高,人们的自我健康意识也不断提升,越来越多的人加入全民运动健身热潮中,人们通过跑步、游泳、高尔夫、网球等运动来锻炼身体、放松身心。但是人们的运动认知并未跟上,缺乏专业的知识及指导,只能够通过自身的感受以及运动体验来了解自身的运动情况。这些都增加了人们运动损伤的风险。

可穿戴医疗设备在运动健身领域的发展使得人们可以更为直观量化地了解锻炼时的自身情况,通过内置加速度传感器、陀螺仪、地磁计、压力等传感器,来监测用户在特定运动中特定部位的三维运动轨迹、受力情况,进而分析用户的运动表现,为用户提供相应的评分、成绩、运动评价,以提高用户的运动成绩、减少运动损伤风险。目前,可穿戴医疗设备已经对运动医学的监测方面产生了巨大的影响。它为医生、教练以及运动员提供了一种新型的监测方式,能够实时监测运动人员的生理和运动参数,给出运动分析报告,以此筛选出潜在的受伤风险并设计特定的训练程序,优化运动员的运动能力。

3. 疾病的监测预防　随着经济的飞速发展,人们医疗卫生服务的需求日益增长,人口老龄化、医疗资源不足等因素也进一步增加了医疗卫生的负担。目前人们的主流观念依旧停留在对已有疾病的治疗上,对于疾病的预防与监测方面的认知不足,也缺乏相应的设备手段来监测、预防疾病的发生。而疾病的早期发现、早期诊断对于疾病的治疗具有重要意义。很多患者都是在出现了明显的临床症状之后才入院就诊,往往错过了最佳的治疗时间,不仅影响了治疗效果,还对患者的生命健康造成极大的威胁。

通过可穿戴医疗设备的传感器,实时监测用户的身体生理数据、疾病的诊断指标的变化,并将这些数据传输到数据库进行数据分析,或是传输到医疗机构,由专业人员根据患者的数据指标以及智能设备的分析,进行初步的诊断,有利于疾病的早期诊断治疗。

（二）疾病诊疗

1. 疾病的评估　在医疗领域,特别是康复诊疗过程中,常需进行人体功能状况的评估,一般采用主观评估的方法或是利用半定量的评定量表。而这些评估方法不仅受评估人员主观因素、环境因素等多方面影响,对疾病诊断和功能评定敏感度欠佳,评估量表也容易受到其自身的天花板效应与地板效应的影响。出于对时间、医疗成本的考虑,临床上极少出现每次治疗后对患者功能进行重新评估,在治疗前期、中期和后期进行评估了解患者近期治疗进展情况。这些情况降低了医疗人员对患者康复进展的把控,不能够及时根据病情调整治疗措施。

而将可穿戴医疗设备应用于疾病的评估,其评估流程与操作简单便捷,可以直接由患者自己操作,实现自我评估,降低医疗人员的工作负担。另一方面,通过可穿戴医疗设备给出的客观量化指标,使得患者和医疗人员直观了解到疾病的康复进展,实现精确的评估。在临床的步态分析应用中,已可通过佩戴于下肢和腰部的可穿戴传感器,收集患者在步行过程中的步行周期、步长、步数、步行、足偏角、步宽、步速,下肢关节的屈伸、旋转角度等数据,并提供相应的实时三维动画以及步态分析报告。

2. 疾病的治疗　传统的医疗服务常规由医疗人员实施,但我国存在医疗资源不足、分布不均等问题,导致患者"看病难,看病贵"。得益于便携式医疗设备技术的发展,各种传统医疗器械也逐渐向着便携、智能等方向发展,而可穿戴医疗设备就是其中一个重要的发展方向。可穿戴医疗设备使得一些疾病的治疗方案开始变得常规化、便携化,患者可以随时随地自我干预治疗疾病而无需入院,从而减轻了患者的医疗负担。

此外,可穿戴医疗设备还可以通过为医疗人员在治疗、手术的过程中进行监测并提供相应的生理指标,来辅助医疗人员更为安全地为患者提供治疗服务。例如手指式超声波探测仪,可用于局部成像以及协助医疗人员进行超声引导下的神经阻滞、活组织检查等手术操作的进针。

(三)远程医疗与慢性疾病管理

很多发达国家都采取社区家庭医生首诊负责,为服务对象实行全面的、连续的、有效的、及时的和个性化的医疗保健服务。然而,在我国不论是家庭医生还是社区医生,在数量和质量上都存在短缺的问题。随着我国人口老龄化、亚健康人群发病率的逐年增长,人们对医疗的需求越来越高,对我国医疗卫生服务系统提出了严峻的考验。

将可穿戴医疗设备和互联网医疗连起来,医生可以通过可穿戴医疗设备对患者的身体情况进行监测,并提供相应的报告与反馈,实现远程诊断治疗或术后的监护。目前市场上已有用于心脏监测的可穿戴医疗设备,它通过利用可穿戴传感器来分析提取心脏、血压等多种生理参数,通过蓝牙传输到移动设备,然后传输到云端进行进一步分析。在出现诸如心律失常、低血压、体温过低等异常情况的时候,程序就会向医生发送警报信息,以便于及时干预。

针对一些病程长、需要长期干预治疗的慢性疾病,可穿戴医疗设备则提供了一种便携化、家庭化的解决方案帮助慢性疾病管理。例如,一些远程的康复训练系统,通过佩戴在患者身上的传感器,收集患者的运动数据以及心率、血压等生命体征,患者可以在安全的情况下通过游戏来进行运动训练,而医疗人员则可以通过互联网来查看患者的训练情况并提供个性化的训练方案。

第三节 前景与挑战

一、可穿戴医疗设备前景

随着我国人口老龄化、慢性疾病患病率的增长,国内对医疗资源的需求越来越大,但国内的医疗资源供给却无法匹配需求的增长。在这种情况下,可穿戴医疗设备的发展和应用,将会为医疗卫生行业的发展带来一股崭新的驱动力,在一定程度上缓解我国医疗资源短缺的问题。根据目前的行业发展情况,未来可穿戴医疗设备将会从以下几个方向发展:

(一)以用户为中心

对于可穿戴医疗设备的设计与研发来说,设备的良好用户体验至关重要,要实现以人为本、以用户为主的思想。目前,可穿戴医疗设备的发展如火如荼,但是至今没有一款设备能够获得市场上的一致好评。出现这种情况的原因,除了目前可穿戴医疗设备的核心技术尚未满足市场的发展需求之外,还缺乏对于用户需求的调查,以及对于设备的打磨。

时至今日,用户在市场中的角色以及地位越来越重要,一件产品要想获得成功,首先要有明确的定位,明确自身产品的目标用户,以用户为中心,对其需求进行深入分析,最终才是根据调查结果进行产品的设计研发。而可穿戴医疗设备的目标人群是寻找健康医疗服务的用户,针对此类用户,应重点调查他们的临床需求,并将临床需求作为研发可穿戴医疗设备的目标之一。

因此,未来的可穿戴医疗设备除了需要以用户为中心、功能设计贴合用户需求之外,还需要以临床需求为导向,满足用户的需求,真正扮演好一个随叫随到的"家庭医生"的角色。

(二)精准、多样的数据

目前可穿戴医疗设备所能够收集的数据种类相对较少,并且数据收集容易受到诸如穿戴的位置、身体汗液、人体活动状态,周围环境等多种因素的影响,使得监测记录的数据不够准确。准确、持久的数据监测是可穿戴医疗设备所必须具有的功能。因此,未来可穿戴医疗设备的发展一方面要加强传感器、芯片等硬件设备的研发,另一方面也要开发、优化更为严密的算法,加强可穿戴医疗设备感知的精准度、稳定度。可穿戴医疗设备还需要集成更为丰富的传感器,如:惯性传感器、心率传感器、体温传感器等,并在此基础上,对数据进行合理分析使用,实现多样化的功能。各个功能以及收集的数据之间不再分割独立,而是相互补充,在可穿戴医疗设备的帮助下,实现整合统一,协助用户全面监测管理身体各个方面的健康情况。

（三）统一化、规范化的数据格式

目前,可穿戴医疗设备行业内,呈现着百家争鸣、百花齐放的局面。即便是相同功能的设备,其所产生的数据都不尽相同,并且各个公司平台之间或是公司与医疗机构之间的数据是不相通的,形成了数据孤岛,用户的健康大数据是分散开来的,不能有效地统一分析利用,造成极大的浪费。未来的可穿戴医疗设备的数据标准将会得到统一,使得各个平台的数据格式、指标和单位具有一致性。在此基础上,各个公司平台之间、公司与医疗机构之间的数据平台能够实现对接、使得用户的数据能够实现整合与统一分析。

（四）智能化

可穿戴医疗设备最大的核心价值不在于其硬件设备,而在于其对通过硬件设备收集的人体健康数据进行分析后所提供的医疗相关服务。而目前的可穿戴医疗设备还仅停留在基本阶段,单纯为用户提供所收集的数据。事实上,这些数据对于用户的意义并没有想象中那么大,因为用户不懂得数据背后的意义,也不懂得如何对这些数据进行综合分析,得出对自己有用的信息。因此,这些设备对用户的吸引力较低。

未来的可穿戴医疗设备将会朝着智能化的方向发展。一方面,可穿戴医疗设备将会依托人工智能算法对数据进行更深入的总结分析,通过表格、图片等通俗易懂的方式更为直观地将数据展示给患者;另一方面,可穿戴医疗设备还会智能分析数据背后所隐含的意义,为用户提供行之有效的建议,帮助用户进行干预治疗。例如:在发病前,可穿戴医疗设备可以智能分析用户的身体数据、健康习惯,及时给予饮食、锻炼等方面的建议,帮助用户管理健康;在疾病的诊疗阶段,可穿戴医疗设备可以利用所收集的健康数据,智能分析诊断患者的疾病,为患者的就诊、疾病的评估和诊断提供参考依据;可穿戴医疗设备还可以智能监测疾病的康复进展,为用户的康复保驾护航。

（五）娱乐化

目前,可穿戴设备发展较为迅速的领域,就包括了游戏娱乐领域。相比于利用可穿戴医疗设备进行治疗干预、运动训练康复,人们似乎更热衷于利用可穿戴设备进行游戏娱乐。这一点,在康复领域、慢性疾病管理中显得格外突出。目前,在临床上针对一些运动损伤的患者,康复治疗师们会让患者进行一些运动训练。而由于部分疾病的病程较长、恢复缓慢,要求患者长期进行运动训练,但是常规的运动训练往往较为枯燥,患者的积极性不高,导致治疗的效果不好。然而,如果能够将可穿戴医疗设备与娱乐游戏相结合,患者通过运动训练来进行游戏操控或者娱乐,使得患者更为积极主动地进行治疗,将会对患者的康复起到积极的作用。因此,未来的可穿戴医疗设备不会通过单一语音指示来管理患者的健康,而是会将娱乐和治疗有机结合起来,让用户在娱乐中改善自身的健康状况。

（六）大数据的结合

可穿戴医疗设备要想有一个很好的发展,离不开大数据的支持。目前的可穿戴医疗设备一方面由于缺少前期的顶层规划,没有对数据的收集种类等方面进行规划;另一方面也缺乏对收集的数据进行大规模处理、多维度分析、深入挖掘的能力,只能为用户或是医疗人员提供单薄的数据。未来的可穿戴医疗设备能够通过收集、整理用户的年龄、性别、心率等各个维度不同种类的信息,经过大数据的分析整理,构建不同年龄、性别等因素的不同层次的完整评估与干预体系,通过将用户的数据与体系内的大数据进行比对、判断、分析,从而在一定程度上进行评估并提供干预性的意见,回馈给用户,让大数据能够更好地为用户进行服务。此外,可穿戴医疗设备所形成的医疗大数据也能够通过对大数据的整合分析,分析临床上疾病的病因,验证干预手段的疗效,为临床医疗的诊疗路径提供反馈。

（七）安全规范

可穿戴医疗设备本身的安全性以及所监测数据的准确性、有效性也是用户们所考虑的一个重要方面,特别是在医疗领域,监测数据的准确性是设备价值的核心所在。因此,未来可穿戴医疗设备的上市,必须要通过设备的安全性检测、设备监测数据的准确性、信度效度的检测以及临床的验证等一系列的检验之后才能够进入市场。另一方面,对于设备个人数据的隐私安全,未来的可穿戴医疗设备将会通过个人关键信息模糊化、数据的传输提取加密等方式进行保护,确保用户能够安全放心地使用设备。

二、可穿戴医疗设备挑战

目前,可穿戴医疗设备在医疗领域的发展已经进入到一个崭新的发展阶段,逐渐从实验室研究走向了市场应用。正如每个创新行业一样,在发展过程中遭遇了各种各样的困难与挑战,但逐步解决这些挑战之后,该行业必将迎来快速发展。而可穿戴医疗设备行业如何突破这些困难与瓶颈,迎接"可穿戴新时代"的到来,要先从认识自身问题与发展瓶颈开始。

(一)政策环境

1. 政府政策引导与监管 早在 2015 年 3 月,国务院办公厅印发的《全国医疗卫生服务体系规划纲要(2015-2020 年)》中提到,要"开展健康中国云服务计划,积极应用移动互联网、物联网、云计算、可穿戴设备等新技术,推动惠及全民的健康信息服务和智慧医疗服务,推动健康大数据的应用,逐步转变服务模式,提高服务能力和管理水平"。2016 年 10 月,中共中央、国务院印发《"健康中国 2030"规划纲要》,再一次强调要"发展基于互联网的健康服务,鼓励发展健康体检、咨询等健康服务,促进个性化健康管理服务发展,培育一批有特色的健康管理服务产业,探索推进可穿戴设备、智能健康电子产品和健康医疗移动应用服务等发展"。

2017 年 5 月,科技部、国家卫生和计划生育委员会、国家体育总局、国家食品药品监督管理总局、国家中医药管理局、中央军委后勤保障部联合印发的《"十三五"卫生与健康科技创新专项规划》着重提出,要"开发一批新型医疗器械、康复辅具、可穿戴设备、生物医用材料等健康产品"。此外,规划还提出要"基于可穿戴设备和移动通信等获取的健康相关数据,构建以不同人群健康状况为基础的全生命周期健康状态评价指标体系,开发中国人群健康指标和常用检验指标、整体多维度健康测评、低负荷/动态连续人体参数测量及健康状态辨识与评估产品""利用移动诊疗技术、健康物联网技术、大数据云计算技术和可穿戴信息采集终端,加快推进"互联网+"模式下的新型诊疗、医养结合、个性化健康保障、中医'治未病'等服务的新模式、新业态的发展"。

中央政策性文件的发布,支持可穿戴医疗设

备的快速发展,使得可穿戴医疗设备一时间炙手可热。但是,随着可穿戴医疗设备行业的迅速发展,可穿戴医疗设备的配套产业规划、行业标准、政策法规的缺失也为发展中的可穿戴医疗设备行业带来了许多问题。

(1)尚未完善的法律法规:目前国内还没有专门针对可穿戴医疗设备的相关应用标准,对于可穿戴医疗设备的监管主要依靠医疗器械领域的相关标准和规范,通过国家食品药品监督管理总局颁布的对各产品的分类界定通知来进行监管。例如,2007 年 7 月,国家食品药品监督管理总局医疗器械司发布的《关于征求胶原蛋白等产品分类界定意见的函》:"便携式心电记录检测仪:由信号采集、放大、处理、分析、输出、显示单元组成,用于对心脏病患者及亚健康人群的心电信号的监测。分类编码代号 6821。"中,便携式心电记录检测仪是拟作为Ⅲ类管理的医疗器械产品,但是这些领域的体系标准并非为可穿戴医疗设备量身定制的,因此,其评估测试方法很难适应可穿戴医疗设备产业的需求。而对于起步阶段的可穿戴医疗设备行业来说,无论是空白的还是不适用的政策标准,都会给这个行业的繁荣以及正确的发展带来极大影响。因此,应该尽快解决行业与产品的标准,解决可穿戴医疗设备行业法律法规未完善的缺陷。

(2)缺乏行业的应用监管:除了正确引导可穿戴医疗设备行业发展以及完善法律法规,对可穿戴医疗设备进行监测,严格市场准入标准之外,还需要政府加强对企业以及产品有效监督。对研发企业的医疗器械生产资质、服务范围等方面进行严格的审查与监督;还要对可穿戴医疗设备的市场应用进行严格的监管,明确不同风险的可穿戴医疗设备的监管机构、监管方法,防止不规范的企业或是产品进入市场,保证整个行业始终处于政府的严格监管之下。

针对可穿戴医疗设备缺乏行业标准、规范的情况,中国可穿戴计算产业技术创新战略联盟于 2014 年 10 月 30 日正式成立,该联盟致力于我国可穿戴计算技术创新和产业化,建立产业上下游、产学研信息、知识产权等资源共享机制,建立与政府沟通的渠道及人才培养、国际合作的平台,推动标准、评价、质量检测体系的建立,促进成员单位的自身发展,提升我国可穿戴计算产业的整体竞争力。该战略联盟的成立,对于可穿戴医疗设备标准体系的建立有着极大的促进作用,希望在将来,政府相关机构能够以此为契机,完善可穿戴医疗设备行业的标准体系。

2. **医疗服务标准** 目前,许多可穿戴医疗设备仍然处于研发的早期阶段,所提供的医疗服务能否真正应用于医疗领域,并无太多的研究进行佐证。并且相同种类的、不同公司研发的设备与服务各有差异,尚未有统一的标准进行参照。可穿戴医疗设备让患者可以随时随地接受医疗服务,但是相比于医院的检查和治疗方案,可穿戴医疗设备所提供的医疗服务的权力和责任分界尚不明晰,极易引起医疗纠纷。此外,可穿戴医疗设备所提供的医疗服务的收费标准又该如何界定,是否应该纳入国家的医疗服务收费标准以及医疗保险服务范围中,也需要进一步制定相关的标准、规范来明确,以维护可穿戴医疗设备行业的发展。

(二)医疗数据

作为监测和记录传输用户的生理病理指标、行为习惯的终端设备,可穿戴医疗设备每天都产生着海量的医疗数据,通过对这些数据进行整合分析、深入挖掘,将会产生极大的价值。但是,这些数据的收集、处理、应用以及保护时可穿戴医疗设备行业面临的诸多挑战之一。

1. **准确性问题** 在医疗行业,对诊疗所需要的各项病理生理指标数据的准确性要求相当高,而可穿戴医疗设备在医疗领域中的主要作用就是佩戴于用户身体各不同部位,实时对人体的各项数据进行监测,汇聚成个体的健康大数据,用于智能分析或是为医疗人员的临床诊疗提供参考意见。所以,一款合格的优秀的可穿戴医疗设备,必然需要具备精确的数据收集能力。但是,目前可穿戴医疗设备仍然处于起步阶段,市场上的硬件设备、软件算法尚不能满足这种需求,容易出现错误的分析,减少用户对设备的信任。

2. **专业性问题** 可穿戴医疗设备产生的医疗数据除了准确性问题之外,还面临专业性的问题。可以说,目前市场上可穿戴医疗设备所监测到的数据既存在专业性过强的问题,也存在专业性缺乏的问题。一方面,对于用户来说,目前市场上的可穿戴医疗设备所提供的都只是对于用户生理指标的测量,且将测量结果直接反馈给用户,未对监测的信息进行整合分析,并给出用户易于理解的报告、说明,而一般的用户对这些专业的数据所代表的意义并不了解,于是对用户的吸引力就逐渐下降;另一方面,目前可穿戴医疗设备的开发都是由科技公司独立研发,较少具有医疗专业知识的人员参与开发,这就导致了部分可穿戴医疗设备所产生的数据结果专业性不足。例如,目前市场上大部分的可穿戴手环所监测的深度睡眠时间是通过监测用户睡眠中的活动幅度以及活动时间来判断的,而在医学领域,一般对睡眠深度的判断是通过脑电波、肌电波以及眼球活动等表现和特征进行判断,而通过睡眠运动情况来判断,显然得出的结论并不准确,仅能作为一个参考。

3. **安全性问题** 在互联网大数据时代,数据不再仅仅是一种符号,其背后也隐藏着巨大的价值。用户大量的健康与行为数据,例如各种生理指标、行为习惯等方面的数据都由可穿戴医疗设备进行监测、记录与传输。在这过程中,无论是可穿戴医疗设备和手机之间的数据交互协议被破解,还是公司的数据库被黑客攻击、盗取,甚至设备的丢失和损坏,无论哪一环节出现问题,都会导致个人隐私数据的泄露。因此对于医疗数据的保护而言,除了需要用户在自我隐私保护意识方面,公司在数据传输协议的安全性、数据库的安全保护方面做出努力之外,也需要国家政府在这一方面完善相关的法律法规,以保护用户的数据安全。

(三)用户体验感

可穿戴医疗设备行业能否繁荣发展很大程度取决于用户的体验感。可穿戴医疗设备除了要提供优质的医疗服务,还需要舒适的佩戴感、优秀的设计、好看的外观,为用户提供更好的体验感,满足用户的需求。

1. **用户接受度** 除了数据准确性以及其专业性之外,用户对可穿戴医疗设备的接受度也是影响可穿戴医疗设备发展的重要因素之一。用户无论是对设备的安全性,还是设备提供的医疗服务的质量等问题的疑虑,都会极大影响用户对可穿戴医疗设备的接受度。因此,需要在研发、推出优质医疗设备的基础上,加强可穿戴医疗设备的科普与宣传,增强用户的接受度以及改变医疗消费观念。这是一个漫长的过程,但也是可穿戴医疗设备实现广泛推广与应用的必经之路。

2. 工业、外观设计 可穿戴医疗设备是佩戴在人体上的,与人共为一体。这就需要做到在用户佩戴感觉舒适的情况下,其外观造型不能够显得过于笨重、突兀,并且也不能够对用户的日常活动造成影响,真正做到"如影随行";在内部的工业设计方面,可穿戴医疗设备也需要合理设计传感器的种类、电池的大小、整体的布局,使得设备的性能、功能以及使用体验得到一个最大化的提升,真正实现美学与科技的统一。而目前的可穿戴医疗设备在外观方面仍然较为保守,以实现功能为主,还需要进一步发展具有应用价值的设计。

3. 设备续航 续航是可穿戴医疗设备重要的、关键的问题之一。用户们不希望一天的时间内,有大半天时间佩戴着没有电的可穿戴医疗设备,或是一天内需要多次为设备充电。除此以外,可穿戴医疗设备也需要用户长期使用,以获得更为完善的数据以及更为舒适的体验。一方面,可穿戴医疗设备的便携性要求产品需要尽量具有较小的体积和重量;另一方面,为了实现更多的、更完善的功能,导致可穿戴医疗设备的功耗越来越高,这是可穿戴医疗设备绕不开的一个门槛。因此,如何在保持可穿戴医疗设备的外观设计与体积重量的情况下,提高设备的电池容量是一个需要突破的问题。

(四)设备安全性

可穿戴医疗设备作为一种电子产品,不仅需要长期佩带在身上,而且经常需要直接接触皮肤以监测生理数据,使得用户长期暴露在设备的辐射之下,而这些辐射是否会危害人体健康是我们需要考虑的安全问题。另一方面,产品的制造材料、工业设计是否具有安全隐患也需要我们重点关注。例如一些可穿戴的智能手环就出现过安全问题,部分用户在使用手环之后出现了皮肤红肿瘙痒甚至是溃烂等皮肤过敏的情况,最后该公司下架了相应产品,并无条件召回该产品。在这种情况下,用户不免对可穿戴医疗设备的安全性提出质疑。作为一种医疗设备,如果在设备自身的安全性上都不能保证,那又何谈为用户提供让人放心的医疗服务呢? 在这一方面,除了可穿戴医疗设备公司需要加强对医疗设备设计、生产等方面的监管,制定严谨的安全性测试之外,还需要政府颁布相关的监管法律,制定健全完善的行业标准。

虽然目前可穿戴医疗设备行业仍然存在着许多困难与挑战,但是相信随着未来可穿戴医疗设备的不断发展进步,可穿戴医疗设备将会真正步入到老百姓的日常生活中,为人们的身体健康保驾护航。

(黄国志)

参 考 文 献

[1] 陈根. 可穿戴设备:移动互联网新浪潮[M]. 北京:机械工业出版社,2014.

[2] 雷瞬东. 可穿戴医疗设备:智能医疗突破口[M]. 北京:电子工业出版社,2018.

[3] 栾相科. 国产可穿戴设备点线面联动布局[J]. 中国战略新兴产业,2014(18):42-43.

[4] 屈峰,王旭辉,谢爱荣. 可穿戴设备及其应用概述[J]. 科技广场,2015(05):112-115.

[5] 夏平. 移动可穿戴医疗设备的应用发展研究[J]. 无线互联科技,2017(17):60-61.

[6] Iqbal M H, Aydin A, Brunckhorst O, et al. A review of wearable technology in medicine[J]. J R Soc Med, 2016, 109(10):372-380.

[7] Majumder S, Mondal T, Deen M J. Wearable Sensors for Remote Health Monitoring[J]. Sensors (Basel, Switzerland), 2017, 17(1):130.

[8] Wen D, Zhang X, Lei J. Consumers' perceived attitudes to wearable devices in health monitoring in China: A survey study[J]. Computer Methods and Programs in Biomedicine, 2017, 140:131-137.

[9] Li R T, Kling S R, Salata M J, et al. Wearable Performance Devices in Sports Medicine[J]. Sports health, 2016, 8(1):74-78.

[10] Mardonova, Mokhinabonu & Choi, Yosoon. Review of Wearable Device Technology and Its Applications to the Mining Industry[J]. Energies, 2018, 11(3):547.

[11] Wen D, Zhang X, Lei J. Consumers' perceived attitudes to wearable devices in health monitoring in China: A survey study[J]. Computer Methods and Programs in Biomedicine, 2017, 140:131-137.

［12］颜延,邹浩,周林,等.可穿戴技术的发展［J］.中国生物医学工程学报,2015（06）:644-653.

［13］Swan M. Sensor Mania. The Internet of Things, Wearable Computing, Objective Metrics, and the Quantified Self 2.0 ［J］. Journal of Sensor and Actuator Networks, 2012, 1（3）: 217-253.

［14］栾相科.国产可穿戴设备点线面联动布局［J］.中国战略新兴产业,2014（18）:42-43.

［15］Tarnita D. Wearable sensors used for human gait analysis ［J］. Rom J Morphol Embryol, 2016, 57（2）: 373-382.

［16］翟万江.汇聚创新力量推动中国可穿戴产业大发展 中国可穿戴计算产业技术创新战略联盟成立［J］.中国科技产业,2014（11）:73.

［17］Preejith S P, Dhinesh R, Joseph J, et al. Wearable ECG platform for continuous cardiac monitoring［J］. Conf Proc IEEE Eng Med Biol Soc, 2016, 2016: 623-626.

第十三章 医疗健康大数据

随着信息技术的广泛应用，医疗健康领域积累了大量数据。这些数据的有效使用为医疗健康服务的创新和发展带来更多可能，进而为居民提供更为个性化、智能化的医疗服务，为医疗机构和管理部门提供更为丰富的信息资源以及科学的决策支持，最终为我国现阶段的医疗健康管理问题提供解决方案。

本章从定义、分类和特点入手，概括了医疗健康大数据的内涵，随后介绍了医疗健康大数据的技术基础，基于医疗健康大数据的平台构建与应用，最后介绍医疗健康大数据发展的机遇与挑战。

第一节 概　　述

医疗健康大数据是医学信息数字化的产物，深入理解医疗健康大数据的内涵，有利于居民个性化医疗，有利于医疗机构科学决策，有利于政府部门合理施政。

一、定义

医疗健康大数据是指通过多种来源积累的，与医疗和健康相关的极大量数据。医疗健康大数据除了继承一般大数据的海量性（volume）、高速性（velocity）、多态性（variety）、价值性（value）（简称4V）外，还具有精确性、隐私性、封闭性、冗余性等特点。

二、分类及来源

根据不同领域学者对医疗健康大数据的认识与理解，医疗健康大数据主要可以分为生物信息学数据、医学影像学数据、临床医学数据和公共卫生信息学数据等四类数据。

（一）生物信息学数据

生物信息学数据是指依靠生命科学和计算机技术获取的生物数据，如基因组学数据、蛋白质组学数据等，主要来源于荟萃数据库（融合多来源的数据，多针对某种特定疾病和组织）、核酸数据库（包含脱氧核糖核酸、核糖核酸测序数据及表型数据）、蛋白质或氨基酸数据库（包含蛋白质测序数据、蛋白质结构数据、蛋白质模型数据、蛋白质互作数据、蛋白质表达数据等）、信号转导通路数据库（包含人类生物学通路和代谢过程相关数据）和代谢通路与蛋白质功能数据库（包含人体内分子代谢相关数据）等。

随着第二代高通量测序技术、质谱技术、蛋白质晶体衍射技术、冷冻电镜技术等在生命科学领域的广泛应用，基因组学数据的产出能力呈现暴发式增长。目前，全球每年产生的生物信息学数据总量多达艾字节（exabyte，EB）级。

（二）医学影像学数据

随着医学影像技术的不断发展，医学影像学数据在基础医学和临床医学中得到了广泛应用。医学影像学数据主要来源于医院影像科、医学影像研究机构和其他相关科研机构，放射线照相术、磁共振成像、核医学成像、超声成像、弹性成像、光声成像、X射线断层摄影术和超声波心动描技术等均可产生医学影像学数据。相较于其他类型的数据，医学影像学数据具有内容复杂、客观性强、复用性强和获取成本高等特点。

（三）临床医学数据

临床医学数据主要包括电子病历数据、标准化临床数据、患者全流程就医记录等，主要来源于医院信息系统、电子病历系统、实验室信息系统和临床信息系统等。隐藏于临床医学数据中的医学信息在个性化诊疗、临床决策支持、疾病关联因素分析等方面都有较大应用价值。

（四）公共卫生信息学数据

公共卫生数据能够集中反映群体性健康问

题,主要包括人口统计学数据、社区卫生服务记录和流行病学统计数据等。公共卫生数据的主要来源有人口统计学数据库、循证医学数据库和政府机构支持下的公共平台。近年来,在线医疗社区为患者带来了更便捷、更友好的医患交互体验,成为公共卫生数据的新来源。

三、特点

(一)海量性

医疗健康大数据的海量性体现在数据的规模上。经计算,1个计算机体层成像(computed tomography,CT)图像约150MB,1份标准病理图约5GB,一个社区医院数据量在数太字节(terabyte,TB)至数拍兆字节(petabyte,PB)。随着物联网技术的发展,除传统临床和检验中产生的数据外,医疗卫生机构还能够收集物物相连所产生的数据(如手环、起搏器、眼镜等可穿戴设备收集的各种人体体征数据),这些来源增加了数据体量。如何分析和处理海量数据已经成为医院和相关机构关注的重要议题。

(二)高速性

医疗健康大数据的高速性是指数据创建、处理和分析的速度快且频率高。患者的发病和就诊过程以及医学检测的信号都与时间密切相关,大量的数据在患者就诊中和就诊后产生,包括挂号、化验、确诊、开药、取药、账务结算、上传健康信息等。此外,医保部门和医院还要不定期调整报销比例和药品报价,这些行为都使患者、医院和医疗卫生服务机构可以在短时间内生成大量数据。与此同时,各种可穿戴设备的出现,实现了血压、血糖、心率等的实时监测,提高了医疗健康数据产生的速度,使其从按"天"计算发展到按"秒"计算。

(三)多态性

多态性指医疗健康大数据的组成类型多样,具体表现为数据源的多样及采用标准的多样。数据源的多样体现在医学数据表达形式上,主要包括文本型、数字型和图像型。文本型数据包含患者的身份记录、医嘱、药物使用等数据;数字型数据分为生理数据、生化数据、生命体征参数等;图像型数据包括B超、CT、MRI、X线等各种影像检查产生的图像资料。数据源的采用标准是多样化的,由于缺乏统一的医疗数据标准,医疗机构根据其自身的发展特征自行选择合适的标准。

(四)价值性

医疗健康大数据的价值性可以体现在公共疾病防控、精准诊疗、新药研发、医疗控费、顽疾攻克、健康管理等方面。医疗健康大数据是一种基础资源,利用智能分析和计算机技术整合,对数据进行二次利用,可以使单个数据的潜在信息发挥更大价值。例如,对于发病率低、患病人数很少的罕见病,相关研究人员可以通过计算机集中整合小规模的临床数据,研究罕见病新的药物靶点、探索成熟药物在罕见病领域新用法、分析药物不良反应并实现个体化用药,从而实现罕见病的精准诊断和治疗。

(五)精确性

医疗健康大数据的精确性主要体现在数据的质量、相关性、可靠性和预测值的准确程度上。医疗健康大数据与人们生命健康息息相关,不精确的数据可能会导致医疗决策存在偏差。另外,随着医疗健康大数据精确性的提高,人们可以更容易地找到导致疾病的原因和治疗的靶点,从而为患者提供个性化诊疗。

(六)隐私性

医疗健康大数据属于敏感数据,数据的使用者有责任和义务确保数据不被泄露,保证患者的隐私不被侵犯。隐私保护主要关注两个方面:一是对原始数据的处理,避免个人信息(如身份、姓名、地址)的泄露;二是对通过数据挖掘得到的敏感信息给予保护。目前,隐私保护的主要方式是使用适当的方法对原始数据进行处理。例如,对个人数据使用高级加密算法和伪匿名化,从而保证数据和信息的隐私性。

(七)封闭性

医疗健康大数据来自不同行业,相应的数据资源分散在医院、医疗厂商、医学研究机构等不同场所,但彼此并没有太多联系,数据难以共享,进而形成了医疗健康大数据的封闭特性。未来的目标是制定统一的数据结构标准,或采用某种统一的方法对其进行封装,最终实现系统之间的互联互通。

(八)冗余性

我国医疗信息系统体系建设尚有提升空间,医疗机构内部、医疗机构之间的数据尚无法实现全部互联互通,同一患者的医疗数据往往被存储于不同医疗机构的信息系统中,这将导致相同医疗健康数据被多次重复记录,造成数据的冗余,浪费宝贵的存储空间。

第二节　技术基础

医疗健康大数据蕴含巨大的价值,如何运用技术手段进行充分挖掘,是当今社会面临的重要科技难题。本节主要介绍从医疗健康场景中采集数据,并对数据进行处理和分析的技术过程。

一、采集

医疗健康大数据的采集要在保证数据安全的前提下,克服其封闭性,在短时间内实现跨系统、跨平台的集成采集,输出满足应用需求的数据。

(一)医疗健康大数据的形式

医疗健康大数据按照形式可分为结构化数据、半结构化数据和非结构化数据。

结构化数据是指二维表形式的数据,可以使用关系型数据库对其进行表示和存储。二维表中的每一行数据都代表一个患者的基本情况,而每一列代表患者的各项指标(例如血压、血脂、高脂蛋白等)。

半结构化数据是指非关系型并且具有固定结构的数据,该类数据不能直接表现为二维表形式,但各自具有固定的结构。例如,从社交媒体、在线医疗社区中获取的可扩展的标记语言(extensible markup language,XML)、JavaScript 对象表示法(JavaScript object notation,JSON)等形式的数据。

非结构化数据是指没有固定结构的数据,例如医院信息系统中的图像音频数据、用户访问日志等。

(二)医疗健康大数据的预处理

医疗健康大数据的预处理包括数据去隐私化和数据清洗(图 13-1)。

1. 数据去隐私化　在医疗健康大数据中,很多涉及患者个人隐私的信息对于实际的应用分析并不是必需的,因此有必要对数据进行去隐私化。最常用的去隐私化方式是去标识,主要包括隐私信息的泛化和抑制。泛化的目的是降低衡量精度,

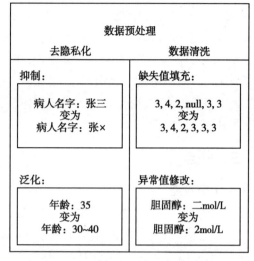

图 13-1　数据预处理

例如患者的实际年龄为 35 岁,系统用"30~40 岁"来表示。抑制则是指直接删除信息,例如患者的名字为"张三",系统直接用"张 *"来表示。实际操作过程中还会有其他去隐私化方法,从技术上确保患者的个人隐私不被侵犯。

2. 数据清洗　针对医疗健康大数据的缺失、异常、不一致等情况,可以使用数据清洗对其进行标准化处理。对于数据中缺失比例不高的指标,可以选择中位数、平均数或者众数等来填充缺失值。对于缺失比例过高的指标,可以根据指标的重要性选择是否删除。对于异常值的处理,可以选择删除这一处理方式。例如,某条数据中显示高压为 250mmHg 或者低压为 20mmHg(人体的正常血压在 120/80mmHg 左右浮动),这样的异常值就可以删除。对于数据的不一致问题,例如某条数据中的尿潜血应为"+++",但实际数据中可能表现为"三阳",可以将数据改为标准的数据形式。

二、处理

医疗健康大数据处理主要包括实时流式处理、批处理和混合处理三类模式。针对需要高速处理的数据,可以采用实时流式处理模式来保证数据处理的实时性;针对海量数据的处理,可以使用批处理模式来保证大规模数据处理在可接受的时间内完成;若在大规模数据处理的同时还要求具有一定的实时性,则可以采用混合处理模式。三类大数据处理模式及其代表性框架如表 13-1 所示。

表13-1　三类大数据处理模式及其代表性软件

大数据计算模式	解决问题	代表框架
实时流式处理	针对动态数据的实时计算	Apache Storm Apache Samza
批处理	针对大规模数据的批量处理	Apache Hadoop
混合处理	低延迟流处理,同时可支持传统的批处理任务	Flink Apache Spark

(一)实时流式处理

实时流式处理是为了保证高速产生的数据得到及时处理而形成的一种高实时性计算模式,能够满足实时响应的需求,避免高速数据的堆积和丢失。在该模式下,实时数据被切分为细粒度的数据单元,发送至实时处理集群,集群中的各节点可以并行处理不同的数据单元,从而实现高速处理(图13-2)。处理的数据如流水一样连绵不断,但每次只有一小段数据得到处理,因而形象地称为流式处理。在医疗健康领域,采用实时流式处理可以对日常变动做出及时响应,满足患者等待时间、就医序列等时间序列指标的分析需求。

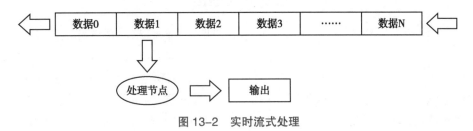

图 13-2　实时流式处理

(二)批处理

批处理是一种一次处理完批量数据的计算模式,这里主要对最常用的 MapReduce 计算模式进行介绍。该模式是一种成熟的大数据批处理模式,主要面向分布式存储的海量数据,可以把数据处理抽象为 "map" 和 "reduce" 两个操作。其中, "map" 负责把数据处理任务拆分为多个子任务, "reduce" 负责合并多个子任务的结果。

以医院信息系统为例,首先从医院数据库中读取 10 条数据,将该数据集拆分成 10 份分发给 10 个处理节点。每个节点只对 1 条数据进行计算处理,然后在不同分区进行排序,处理完的结果按照分区分给下一层的节点进行汇总和组合,最终形成输出文件(图13-3)。

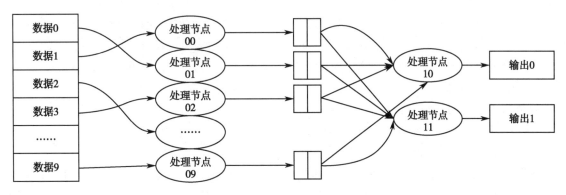

图 13-3　批处理

(三)混合处理

混合处理是批处理和流处理相结合的处理模式。例如, Apache Spark 是一种包含流处理能力的新一代批处理框架,侧重于通过完善的内存计算和处理优化机制实现混合处理。Apache Spark 的数据处理工作全部在内存中进行,只在读取和存储结果时与存储层连接。在此基础上, Apache Spark 将批处理中每一批数据看作数据流的一部分,从而实现了流处理,加快批处理运行速度(图13-4)。但随着处理数据量的提升,等待清空临时数据会导致处理时间增加,这意味着 Apache Spark 不适合对处理时间有较高要求的任务。

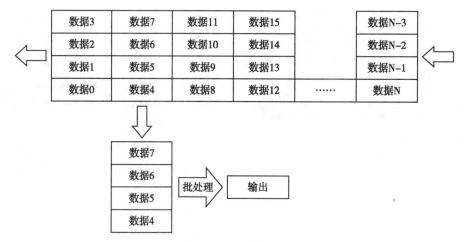

图 13-4　混合处理

三、分析

在医疗健康大数据分析领域,主要采用统计分析方法和机器学习方法对各类数据进行处理。统计分析方法具有可解释性高的优点,但其使用的范围相对较小,主要针对数值型的变量和一些简单的分类变量。而机器学习方法可以处理更丰富的医疗健康大数据,比如医疗文本数据、医学影像数据等,能够拟合的信息也更加复杂。因此,机器学习方法是一种实用性很高的分析技术,但是其可解释性较弱。在医疗健康大数据的分析中,机器学习和统计分析方法之间的使用目的也有所区别:机器学习旨在提高预测的精确度,而统计分析方法多被设计用于推断变量之间的关系,同时兼备一定的预测能力。因此,实际应用过程中,通常需要将统计分析方法和机器学习方法相结合。

(一)统计分析方法

医疗健康大数据的基础分析有赖于各类统计分析方法。其中,描述性统计分析是所有分析任务的第一步骤,其目的是得到对数据集的初步认识。具体的分析内容包括数据的频数分析、集中趋势分析、离散程度分析、分布检验,以及绘制一些基本的统计图形。在描述性统计的基础上,可进行假设检验和统计推断,从而为医疗决策提供依据。

(二)机器学习方法

医疗健康大数据分析的数据挖掘和知识挖掘过程通常需要使用机器学习方法,用以处理非结构化的数据。机器学习方法能够从大量的原始变量中提取特征,从而进行预测。其中常用的机器学习方法包括监督学习、半监督学习、无监督学习、强化学习以及深度学习。

1. **监督学习**　监督学习是使用已知标记的数据进行模型训练,其常见的任务是分类。分类是基于已知类别的数据,对未知类别数据进行类别预测的过程。在传统医学分析领域,通常将患者的检查结果分为患病和健康,而有监督的机器学习可以通过学习带有分类标签的样本进行智能诊断,为医生提供决策。例如,决策树是一种常用的基于树状结构进行决策的分类算法(图 13-5)。一棵决策树包含一个根节点、若干个内部节点、若干个叶节点以及连接这些节点的决策枝。根节点是初始分裂节点,内部节点对应着分裂的条件,叶节点则对应着决策结果。每个节点包含的样本集根据属性测试的结果被划分到子节点中,从而形成了从根节点到子节点的判定路径。

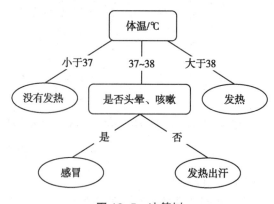

图 13-5　决策树

2. **半监督学习**　半监督学习是使用大量不带有标记的数据和少量带有标记的数据进行模型训练。在医疗健康大数据领域,对训练数据进行标记常要求标注者具有丰富的专业知识,这导致对海量数据进行专业标注往往需要耗费巨大的成本。收集带有标注的训练集变得十分困难,而未标记数据的获取则相对容易,因此,半监督学习具有很大的实用价值。

3. 无监督学习　无监督学习是使用不带有标记的数据进行模型训练,其常见的任务是聚类。聚类又称为群分析,是将未知类别数据划分到不同的簇的过程。聚类分析以相似性为基础,将数据集中的样本划分为若干个通常是互不相交的簇(子集),使得簇内相似度高,簇间相似度低。聚类分析既能作为单独的分析过程,用于寻找数据的内在关联信息,也可以作为分类等其他分析过程的前置步骤。其中,层次聚类算法是一种常用的聚类算法,它基于数据的联接规则,通过自底向上的方式反复对数据进行聚合,将 n 个样本点逐渐凝聚成 m 个簇(m<n);或者通过自顶向下的方式反复对数据进行分裂,将一个样本集逐渐分裂成 m 个簇。数据点的分裂或者聚合取决于其与簇之间的距离。这样一个层次序列的聚类问题解,可以探索出有价值的信息。例如,对患者进行聚类分析形成患者簇,并通过分析不同患者簇的特性细化诊治方案。

4. 强化学习　强化学习主要由智能体、环境、状态、动作、策略、奖励组成,不要求预先给定训练集,而是通过接受环境对动作的奖励迭代更新模型。智能体执行了某个动作后,环境将会转换到一个新的状态,基于这个新状态环境会给出奖励(正奖励或者负奖励)。随后,智能体根据奖励信号,按照一定的策略执行新的动作。通过不断地根据环境给出的奖励进行试错,智能体可以调整优化自身的状态信息,最大化累积奖励。强化学习的过程和医学领域探究治疗策略有相似之处。事实上,强化学习在医疗健康大数据领域的很多应用都和寻找最佳的治疗策略有关,例如在医疗设备、药物剂量等临床试验中的应用。

5. 深度学习　深度学习也是机器学习的一种。传统的机器学习方法中,算法的性能在很大程度上依赖于数据的特征提取。例如,通过选取患者的若干项指标数据,基于回归分析能够得出患者患某种疾病的概率,但如果将患者的磁共振扫描结果直接输入,回归分析将不再奏效。深度学习则可以自动找出所需的重要特征,不再依赖人工选取。例如,深度学习算法可应用于医疗影像识别领域和医疗文本分析领域。

第三节　平　台

医疗健康大数据平台是指各参与方对多源医疗健康数据进行集中关联、分析应用的系统。该平台的建设,使得医疗健康大数据可以被高效使用,并为相关参与方带来价值。

一、建设

医疗健康大数据平台的建设以分析和挖掘为导向,平台架构可分为数据资源层、分析应用层和业务展现层(图 13-6)。其中,数据资源层负责底层数据处理;分析应用层负责数据分析与挖掘;业务展现层负责分析结果的交付与展现。

数据资源层是医疗健康大数据平台的"土壤"。开发人员运用大数据技术对不同来源、不同格式的数据进行治理,包括转换、集成、存储、调度等,实现医疗健康大数据的集中管理,以满足不同参与方的数据调用需求。

数据挖掘层依靠大规模计算对治理良好的数据进行挖掘分析。由于底层数据来源丰富且易于调度,分析人员可以有目的地针对不同应用方向进行挖掘,犹如在数据土壤上"开枝散叶"。

业务展现层通过交互友好的界面将数据分析挖掘的结果交付给不同参与方。在业务展现层,平台将结果对接主流的商务智能系统进行可视化展示,用于支持决策分析;或者将结果回传到相关业务系统(如医院信息系统、医疗影像系统等),支持医疗业务开展。

二、服务

医疗健康大数据平台服务,是指运用数据处理和分析技术,为各参与方提供安全可靠的交互服务。这些服务涵盖生活保健、疾病诊疗、资源配置、疾病防控等诸多方面;其服务对象包括居民个体、医疗机构及其工作人员、医药生产企业、卫生管理机构、医疗保险机构等。以下主要介绍医疗健康大数据平台为居民个体、医疗机构及其工作人员、卫生管理机构这三类参与方提供的服务。

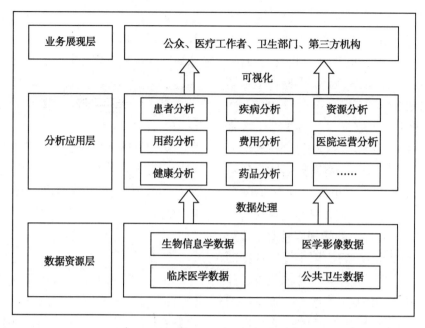

图 13-6 医疗健康大数据平台的架构

（一）居民服务

1. **生活保健服务** 医疗健康大数据平台存储着大量的居民生理指标和行为数据，涵盖居民体征、膳食、运动、用药等方面，这为开发生活保健服务系统提供了数据基础。首先，平台开发者可以通过可视化展示等手段，帮助居民直观地了解自己的身体状况并进行自我管理。其次，分析人员可以利用智能算法针对居民个体制订饮食、运动方案，并根据居民的数据及时调整。此外，居民的生活行为、身体、疾病的关联数据，可以为疾病诊疗提供参考，帮助构建居民健康知识库。

例如，一个面向糖尿病患者的生活保健大数据平台，其主要用户为糖尿病患者、看护人及医生（图 13-7）。平台通过实时收集糖尿病患者的医疗健康数据与社交媒体数据，实现病情的追踪及可视化；同时使用患者数据进行患病风险预测，为改善患者健康状态提供建议，促进其进行自我健康管理。

2. **精准医疗服务** 医疗健康大数据平台上的海量数据和分析工具，为个性化医疗服务提供了可能。精准医疗服务是平台结合用户的治疗经历、遗传基因、生活环境、个人行为等信息，通过数

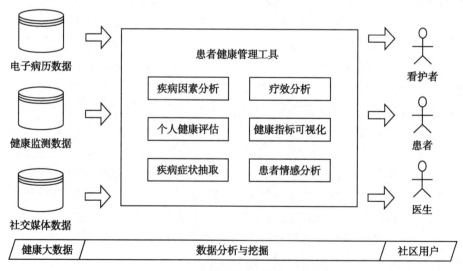

图 13-7 糖尿病患者保健平台架构

学模型为患者提供个性化的诊疗方案,辅助用户进行病前预防、病中治疗、病后康复。例如,面向癌症患者的精准医疗大数据分析平台。该平台结合遗传基因库和临床数据源,使用肿瘤分析工具和针对癌症特异性的电子病历分析工具,实现了对肺癌患者的精准医疗。

(二)医院服务

医疗健康大数据平台提供的多维综合分析工具,能够辅助医院管理层进行决策,提高医院的管理水平;同时,智能算法的运用能为医务工作者提供临床决策支持,提升医院的诊疗质量,改善患者的就医体验。

1. 医院精细化运营　医院精细化运营是指对医院挂号、就诊、用药、缴费等业务流程进行精准规划和科学管理,实现医院的高效运转。例如,管理人员通过分析医疗健康大数据平台上的就诊人数、就诊时长、住院时长等数据,了解各科室工作效率,进而有效制订人员及药品材料计划,提高医院对未来工作的调控水平。此外,对病历、处方等数据进行质量检测,可评估医生工作质量,进行绩效管理。

2. 临床决策支持　在医疗健康大数据平台出现之前,临床决策支持系统主要利用历史数据,借助逻辑推理的方法,对医生的诊疗提供决策支持。医疗健康大数据平台的出现,拓宽了数据来源并提升了数据分析处理能力,进一步从更多维度支持临床决策的实现,如在医学知识获取、临床问诊、用药等环节发挥价值。

在知识获取方面,挖掘医疗文献数据和历史诊疗数据,可以建立医学诊疗知识库,为医生提供诊断依据。在临床问诊方面,结合电子病历等信息可以构建疾病辅助诊断模型;使用图像分析技术,可以识别医疗影像数据。在用药方面,结合药物信息、处方信息、患者不良反应等数据,建立模型发现药品和不良反应之间的关系,辅助医生合理用药。

例如,A 医疗科技公司借助大数据和人工智能技术为医务工作者提供了智能辅助诊疗工具,实现癌症筛查和风险预警,提升了肺癌的诊断率,缩短了诊断时间。该公司的医疗健康大数据主要由个体健康数据、医院临床数据和离院随访数据组成,其数据主要来源如表 13-2 所示。

表 13-2　A 医疗科技公司的智能辅助诊疗的数据来源

数据类别	数据指标	数据来源
临床医学数据	结构化临床诊疗记录 病情恢复情况 饮食生活状况等	临床诊疗数据 离院随访数据
医学影像学数据	胸部 CT 数据集	医院影像数据集

该公司对医疗健康大数据的应用实现主要包含两个方面,一是癌症筛查;二是辅助诊疗。癌症筛查方面,该公司基于海量影像数据和医疗检验指标,使用深度学习等技术,构建癌症早期诊断模型,对肺部肿瘤的良、恶性实现智能化的鉴别,并且能够精准定位病变细节,从而提高疾病的早期诊断率。辅助诊疗方面,该公司依据临床知识库和临床医生经验,通过使用自然语言处理方法和机器学习算法挖掘治疗方案和患者健康状况之间的关系,为患者制订精准化治疗方案。同时,基于结构化临床诊疗数据,该公司结合患者的人口学特征和饮食生活状况,构建风险预测模型,为医疗服务人员和患者提供治疗方案和风险预警。截至 2018 年上半年,该大数据平台的肿瘤单病种渗透率已达 60%,使肿瘤药物的临床试验成本降低近三成。该公司建立了肺癌 AI 辅助诊疗平台和基于 AI 的肺结节智能诊断系统,诊断准确率提升了 20%,同时平均诊断时间缩短了 25%。

(三)卫生管理服务

医疗健康大数据平台为卫生管理部门提供了数据驱动政策制定的新思路。持续积累、动态更新的医疗健康大数据,有助于卫生管理部门系统的管理卫生资源,持续的监测公共卫生、卫生服务及居民健康。

1. 卫生资源管理　医疗健康大数据平台分布储存、集中调用的特点,推动了医疗资源的共享及医疗信息的互通。依托于区域内联通的多方数据源,卫生管理部门能够通过对医疗过程中涉及的诊疗信息、物资信息、人员信息进行采集处理,实时获取卫生指标,实现对资源的动态监测和异常捕捉。

例如,2015 年,美国缅因州已实现州内医院信息互通。其区域医疗信息交互平台包含了缅因州近 130 万居民的信息数据,健康管理部门可以集中调度联合州内绝大部分急救医疗中心以及药品供应商。

2. **公共卫生监测**　在医疗健康大数据平台上,卫生管理部门能够基于下属医疗机构实时监测的疫情信息,结合历史疫情大数据以及其他外部数据,建立敏感特异、科学实用、适用基层的传染病与流行病公共卫生监测体系。

例如,2020 年新冠肺炎疫情期间,我国依托大数据,构建公共卫生追踪系统,帮助排查人员流动信息,分析实时疫情变化。以甘肃省为例,省卫健委开发使用的"来甘返甘人员摸排手机APP",至同年 5 月,累计追踪采集往返甘肃省人员 236.62 万人,进行大数据对比 2 800 万次。系统追踪并分析重点人群流动轨迹,从而针对确诊患者、疑似病例和与其密切相关人员绘制图谱画像。其为加强疫情动态追踪,及时发现疑似病例,指导民众规范就医,消除由于信息不透明而产生的恐慌,降低疫情交叉感染风险提供了强有力的支持。

3. **卫生服务监管**　通过区域医疗健康大数据平台,卫生管理者能够监管下设机构,及时评估医疗费用的合理性和卫生服务工作的质量,为区域卫生规划、卫生政策的制定以及突发公共卫生事件的应急指挥提供科学的决策支持。

例如在 2018 年,成都市开始利用大数据平台对医生用药进行智能监管。基层医生、药品和诊疗项目均被分配了编码,并与医疗过程信息数据、医保结算互联互通。用药医生一旦违反了平台上的监控、审核和分析规则,就会被智能审核系统监测到,并追踪到当事人。

4. **居民健康监管**　区域医疗健康大数据平台上存有居民健康档案,卫生管理部门可以据此系统地掌握居民的身体状况,筛选疾病高危人群并实施有针对性的防治措施。特别对于慢性疾病,卫生管理部门可在平台上构建慢性疾病防控体系,形成由疾控机构、医疗卫生机构等共同构建的网络。

例如在 2016 年,辽宁省启动了以医保为入口的健康管理数据共享平台,连接体检和健康数据,为区域居民提供大病风险筛查、健康评估、健康管理等服务。此外,青岛、深圳、珠海、南宁、贵阳等城市也开启了区域居民健康管理平台建设。同时,医疗科技公司借助大数据技术提供健康解决方案,助力地方政府疾病防治工作。国内相关医疗科技公司以人工智能技术为核心,提供个体慢性疾病预测、智能随访追踪等医疗解决方案。该公司与多家地区医院进行合作,构建的慢性疾病预测模型可对心脑血管疾病、糖尿病等疾病进行预测。以心脑血管类疾病为例,慢性疾病预测模型可以在五分钟内,对冠心病、脑卒中、房颤、心衰和心梗进行预测。疾病预测系统精准定位高危人群,做到早发现、早治疗,降低发病率从而减少整体的医疗支出。

第四节　机遇与挑战

医疗健康大数据的迅速累积和大数据技术的高速发展促使医疗健康大数据的相关应用不断涌现。本节主要从对医疗健康大数据应用的角度,分析其快速发展过程中并存的机遇与挑战。

一、机遇

医疗健康大数据以海量数据为核心,以不断发展的数据分析技术为驱动,将为医疗健康产业带来诸多机遇。

(一)医疗服务个性化趋势

在个体层面,传统医疗主要利用循证医学理论分析医院数据,制定预防措施和治疗方案。多源的医疗健康大数据为个性化医疗服务提供了数据支持;同时,大数据分析技术为个体医疗决策提供科学依据,使更有针对性的诊疗模式成为可能,实现从"以疾病为中心"到"以人为中心"的转变。

医疗健康大数据通过分析个体健康状况,有助于预测个体的疾病易感性,实现精准的个性化医疗。2016 年的宫颈癌筛查大数据分析结果显示,我国人群感染率最高的人乳头瘤病毒(human papilloma virus, HPV)类型分别是 52 型、16 型和 58 型,不同于全球 HPV 数据中心报道的感染率最高的 16 型和 18 型。因此,充分利用我国人群特征的医疗健康大数据,将有利于开发更适合本国人群的医疗手段和药物,进而推进个性化医疗的发展。

(二)医疗流程智能化趋势

在医疗机构层面,由于其体系相对封闭,传

统医疗流程在诊前、诊中、诊后各环节均存在一些瓶颈：如患者排队等候时间长；医生的决策取决于自身经验判断，缺少海量病例的支持；患者就诊结束后医院后续跟进不足，无法给予及时反馈等。依托信息化成果与大数据技术，可优化现有医疗服务流程，对医疗模式进行创新，推进各环节的智能化，从而大幅提升医疗效率，提高居民就医体验。

就诊前，医疗服务机构可借助在线预约诊疗系统中的大数据进行智能医患分流，实现"医患减负"。就诊中，大数据支持下的临床决策支持系统通过全面整合多源临床医疗数据和医学动态知识库，能够为医生提供更为智能的医疗决策支持。在就诊后，诊后随访系统将利用大数据技术全面掌握院后依从性，为患者康复提供帮助。例如，最佳临床实践（british medical journal best practice，BMJ）是在我国首个全面本地化的循证医学临床决策支持工具。该系统包含一万多个专题、上万种诊断方法、三千多项检测、七千多篇国际指南及三千五百多张图片，这样庞大的临床知识库将辅助医务工作者优化诊疗流程、提高诊疗效率、降低误诊风险，从而提升医疗质量。

（三）医疗监管科学化趋势

在医疗监管层面，现有的医疗监管体系及法规尚不完善，监督力度不够，缺乏科学指导，往往使得责权无法明晰。而医疗健康大数据的发展将不断丰富科学医疗监管的内涵，在传统监管的基础上，相关部门通过成立专业的大数据分析中心，有助于推进医疗保险、药品使用、医疗行业等方面的科学监管。

在医保监管方面，医疗健康大数据结合大数据算法优势，支持按单病种或按疾病诊断相关分组等的支付标准进行测算和评价，将有助于推进多元复合式的医保支付方式改革。同时，医疗健康大数据结合人工智能技术，将有助于提高医保监控的精确度。在药品监管方面，药品监管部门借助医疗健康大数据及分析技术，能够不断推进药品价格的统一和合理化，同时还可以监管药品的流通和销售，分析药物使用情况，并进行事后药物监管等。在医疗行业监管方面，相关部门可以运用医疗健康大数据资源和信息技术手段，合理构建医院评价体系，并优化全国医疗卫生资源布局。

二、挑战

医疗健康大数据发展过程中存在许多阻力，在数据处理技术、数据使用、管理机制、人才培养等方面面对着诸多挑战。

（一）数据处理技术迁移困境

尽管大数据处理技术不断发展，但医疗健康领域具有较强的专业性，如何将二者结合进而推进医疗健康大数据应用的发展将是一个重要的挑战。

以数据存储为例，除了需要从技术方面解决与传统的存储系统相似的问题（例如安全性、可用性、可靠性、可扩性及高效性），更需要从医疗应用的角度思考解决方案。一方面，医疗健康数据基数大、增速快，如何使用分布式数据存储方式以满足临床对于数据的实时处理和应用分析的需求，亟待探索。另一方面，医疗健康大数据的数据形式多样，如何从文本、图像、视频等数据中提取出有用的信息为疾病预测等提供支持，仍有待解决。

（二）数据开放与隐私的权衡

医疗健康大数据涉及的数据共享与隐私保护之间存在矛盾。因此，二者之间如何权衡已成为医疗健康大数据应用发展的一个重要挑战。

医疗健康大数据的共享是推动相关医疗健康服务应用发展的重要前提。但是，在推进数据共享的过程中，不合理的技术使用和不规范的数据管理，将导致数据使用的安全问题。2018年，挪威一半人口的健康数据被泄露；同年，新加坡近150万人的医保资料被泄露。类似大规模的医疗健康数据泄露，可能长时间、大范围地影响居民的隐私权益。例如，诈骗者可以通过低廉的价格购买到这些医疗健康数据进行网络营销甚至网络诈骗，从而危害居民的身心健康及财产安全。更有甚者，不法分子通过分析大数据得到更为隐私的个体和群体健康信息，将会对居民甚至政府造成巨大的伤害。由于这种情况的存在导致了在实际医疗健康大数据共享中，很多数据所属方（包括企业和个人）不愿意进行数据共享或对共享持观望态度。

因此，如何通过大数据相关法律法规的确立，实现在保证医疗健康大数据的隐私保护的基础上,鼓励和推进医疗健康大数据的共享,仍需要进行不断探索。

(三)数据管理机制亟待变革

科学的医疗健康大数据管理需要政府、医疗机构等相关部门创新管理思维、合理制定法律法规并积极推动多方联动。但由于各方目的、规则不一致,医疗健康大数据的管理机制亟待变革。

政府和医疗机构作为医疗健康大数据发展的重要推手,对该领域的发展有着重要的作用,然而目前"被动推进"式为主导的数据管理模式在一定程度上限制了医疗健康行业的发展,因此政府和医疗机构在大数据管理方面需向"主动推进"式的管理模式进行转变。

同时,医疗健康大数据相关立法和行业标准制定相对困难。具体表现为部分行业和地区的规则标准存在缺失、数据的共享和使用受到较大制约等。

(四)人才储备不足

医疗健康大数据发展及应用需要跨学科、跨领域的复合型人才。然而,我国目前对相关人才的培养力度不足,难以满足医疗健康大数据发展的人才需求。因此,如何加快培养该领域内的复合型人才,是政府有关部门、高校及相关单位亟须解决的问题。

尽管近年来高校与各类教育机构都在开设数据类教育项目,但医疗领域所面临的数据问题明显区别于其他行业,仅依靠现有的数据科学教育很难满足医疗健康大数据发展的人才需求。这既需要国家出台有效的鼓励性政策,又需要在保证政府有效激励的前提下,引导社会各方共同参与。

（郭熙铜）

参 考 文 献

[1] 董诚,林立,金海,等. 医疗健康大数据:应用实例与系统分析[J]. 大数据,2015,1(2):78-89.

[2] 俞国培,包小源,黄新霆,等. 医疗健康大数据的种类、性质及有关问题[J]. 医学信息学杂志,2014,35(6):9-12.

[3] 丁凤一,刘婷,陈静. 医疗健康大数据研究进展剖析[J]. 信息资源管理学报,2017,7(04):5-16.

[4] 刘义,王霄英. 大数据概念在医学影像中的应用探索[J]. 放射学实践,2016,31(12):1124-1126.

[5] 马天有,胡曦,王丽娜,等. 公共卫生大数据研究进展——生物信息的新领域[J]. 生物信息学,2017,15(04):255-262.

[6] 薛志东. 大数据技术基础[M]. 北京:人民邮电出版社,2018.

[7] 何小朝. 纵横大数据[M]. 北京:电子工业出版社,2014.

[8] 张国明,陈安琪. 基于区域健康信息平台的医疗大数据利用探索[J]. 中国卫生信息管理杂,2016,13(3):290-294.

[9] 张振,周毅,杜守洪,等. 医疗大数据及其面临的机遇与挑战[J]. 医学信息学杂志,2014,35(6):2-8.

[10] 胡新平. 医疗数据挖掘中的隐私保护[J]. 医学信息学杂志,2009,8:1-4.

[11] 戴明锋,孟群. 医疗健康大数据挖掘和分析面临的机遇与挑战[J]. 中国卫生信息管理杂志,2017,14(02):126-130.

[12] 汪鹏,王飞,王毅琳,等. 医疗大数据临床应用的探索与实践[J]. 中国数字医学,2016,11(9):8-10.

[13] Schatz MC. Biological data sciences in genome research[J]. Genome research, 2015, 25(10): 1417-1422.

[14] Metzker ML. Sequencing technologies—the next generation[J]. Nature reviews genetics, 2010, 11(1): 31.

[15] Chen H, Sherri C, Owen H. Diabetic Link: a health big data system for patient empowerment and personalized healthcare[C]. International Conference on Smart Health. Springer, Berlin, Heidelberg, 2013: 71-83.

[16] Dwork C, Roth A. The algorithmic foundations of differential privacy[J]. Foundations and Trends® in Theoretical Computer Science, 2014, 9(3-4): 211-407.

[17] Mitchell T M. Machine Learning[M]. New York: McGraw-Hill, 1997.

[18] Price W N, Cohen I G. Privacy in the age of medical big data[J]. Nat Med, 2019, 25(1): 37-43.

[19] Priyanka K, Kulennavar N. A survey on big data analytics in health care[J]. International Journal of Computer Science and Information Technologies, 2014, 5(4): 5865-5868.

[20] Servadio J L, Convertino M. Optimal information

networks: Application for data-driven integrated health in populations[J]. Sci Adv, 2018, 4(2): e1701088.

[21] Witten I H, Frank E, Hall M A. Data Mining: Practical Machine Learning Tools and Techniques[M]. 3rd edition. San Mateo: Morgan Kaufmann. 2011.

[22] Zhang J, Zhang Y, Hu Q, et al. A Big Data Analysis Platform for Healthcare, on Apache Spark[C].

International Conference on Smart Health. Springer, Cham, 2016: 32-43.

[23] Olson D R, Konty K J, Paladini M, et al. Reassessing Google Flu Trends Data for Detection of Seasonal and Pandemic Influenza: A Comparative Epidemiological Study at Three Geographic Scales[J]. PLoS Computational Biology, 2013, 9(10): e1003256.

第十四章 人工智能在"互联网 + 医疗健康"中的应用

2015 年,在中国卫生信息技术交流大会上国家卫生和计划生育委员会首次定义了"互联网 + 医疗健康",即以互联网为载体,以信息技术为手段,与传统医疗健康服务深度融合而形成的一种新型医疗健康服务业态的总称。2018 年国务院办公厅印发《关于促进"互联网 + 医疗健康"发展的意见》指出,要健全"互联网 + 医疗健康"服务体系,并推进"互联网 +"人工智能应用服务。

在医疗健康领域,很多需要解决的问题具有涵盖范围广、专业性强、影响因素复杂等特征,而人工智能的核心是学习和推理,即通过算法使得机器从复杂海量的历史数据中学习规律,生成经验模型,进而对新的样本进行智能识别,对未知问题实施有效预判。也正是由于此,人工智能在推动"互联网 + 医疗健康"服务深度融合方面有着巨大的应用潜力,必将对医疗健康领域产生深刻的影响。

本章首先简要回顾人工智能在医疗健康领域中的发展历程,随后对人工智能在医疗健康领域的应用现状进行分析,最后对其面临的挑战和发展前景进行展望。

第一节 人工智能在"互联网 +
医疗健康"中的发展

一、人工智能的发展历史

人工智能的概念诞生于 20 世纪 50 年代,包含了研究用于模拟和延展人类智能的相关理论、技术、方法及应用开发等内容。人工智能的一个主要目标是开发与人类智能相关的计算机功能,如因果推理、自学习和决策优化的能力,其研究领域包括机器人、语音识别、图像理解、自然语言处理、专家系统等。近年来人工智能应用实践表明,

它在数据分析、逻辑推理、深入挖掘潜在信息等方面具有独到的优势。人工智能从诞生以来,经历了从表面繁荣到相对沉寂,再到大发展、大繁荣的曲折前进历程,其发展阶段大体上可归纳为"早期发展、专家系统和深度学习"三个阶段。

(一)人工智能早期发展阶段

1956 年,马文·闵斯基、约翰·麦卡锡、克劳德·香农和内森·罗切斯特等科学家在达特茅斯会议上提出论点"学习或者智能的任何其他特性的每一个方面都应能被精确地加以描述,使得机器可以对其进行模拟",也正是在这次会议上,人工智能的名称和任务得以确定。

人工智能概念提出后,研究人员相继取得了一批令人瞩目的研究成果,其中以"符号主义"为代表的机器证明、通用人工智能机等进步比较快,这为人机交互的实现奠定了基础,从而掀起人工智能发展的第一个高潮。1957 年,弗兰克·罗森布拉特提出感知器(perceptron)这一概念,成为后来许多神经网络算法模型的基础。1958 年,约翰·麦卡锡开发编程语言 Lisp,成为人工智能研究中最流行的编程语言。1959 年,亚瑟·塞缪尔创造了"机器学习"一词。1969 年,马文·闵斯基被授予了年度图灵奖,成为首位获此殊荣的人工智能学者。

人工智能发展初期取得了令人瞩目的进展,在很大程度上提升了人们对人工智能的期望。20 世纪 60 年代后期,人们开始尝试更具挑战性的人工智能任务,但是受制于当时计算机的硬件能力,人工智能的发展遇到了瓶颈。

(二)专家系统阶段

1972 年,美国斯坦福大学成功研发出用于传染性血液诊断和处方的知识工程 MYCIN 系统,标志着人工智能进入"专家系统"时期。专家系统是一个智能计算机程序系统,它可以模拟人类专家的知识与经验,从而用于解决特定领域内的实

际问题。专家系统实现了人工智能从理论研究走向实践应用的转变,它在医疗、农业、地质等领域相继取得成功,从而推动人工智能走入应用发展的新高潮。

但是随着人工智能的应用规模不断扩大,专家系统本身存在的应用领域狭窄、推理方法单一、知识获取困难等问题逐渐暴露出来。1984年国际人工智能协会会议上,罗杰·尚克和马文·闵斯基发出警告,他们认为"AI之冬"即将到来。此后三年,人工智能研究再次走入低谷。

(三)深度学习阶段

20世纪90年代,伴随着网络技术的快速发展以及计算机软硬件的不断完善,推动了人工智能更深层次的研究、创新与实用化。1997年IBM公司制造的计算机"深蓝"(Deep Blue)战胜了国际象棋大师加里·卡斯帕罗夫,这是一次具有里程碑意义的成功,同时它也引发了全球对人工智能技术的关注。

随着大数据、云计算、物联网等信息技术的发展,以深度神经网络为代表的人工智能大幅跨越了科学与应用之间的技术鸿沟。2006年,杰弗里·辛顿等人提出了一种深度置信网络快速学习算法,使当时计算条件下的神经网络模型训练成为可能,自此深度学习开始广受关注,也为后续人工智能的发展带来了重大影响。

2016年,基于深度学习开发的人工智能系统阿尔法围棋(AlphaGo)程序以4:1的比分战胜韩国围棋冠军李世石,AlphaGo的出现将世人对人工智能的期待提高到了前所未有的高度。在此期间,诸如计算机视觉、自然语言处理、人机协同等人工智能技术实现了从"不能用""不好用"到"可以用"的突破,成为了人工智能最为热门的产业应用方向。

二、人工智能在医疗健康领域的发展历程

医疗行业的数字化程度和数据集中度越来越高,为人工智能及相关技术在医疗健康领域应用奠定了良好的基础。国外最早在医疗领域进行人工智能探索可追溯至20世纪70年代初期。1972年,由利兹大学研发的AAPHelp是医疗领域最早出现的人工智能系统,主要用于腹部剧痛的

辅助诊断以及手术的相关需求。1974年,匹兹堡大学研发的Internist-I系统问世,主要用于内科复杂疾病的辅助诊断。1976年,斯坦福大学研发了MYCIN系统,能对感染性疾病患者进行诊断并开具抗生素处方。

20世纪80年代,一些商业化应用系统陆续出现,如哈佛医学院开发的基于多种疾病与症状知识库的DXplain,能够结合临床表现提供诊断方案。20世纪90年代,计算机辅助诊断(computer aided diagnosis,CAD)系统问世,CAD被称为医生的"第三只眼",实践表明,CAD在提高诊断准确率、减少漏诊、提高工作效率等方面起到了积极的作用。

进入21世纪,医疗人工智能逐步向精准诊断方向发展。2011年IBM Watson以医疗人工智能领域的探路者身份正式面世,Watson作为认知计算系统的代表,包含了信息分析、自然语言处理和机器学习领域的大量技术创新,可以有效地帮助决策者从海量复杂数据中找到解决问题的途径。Watson在临床应用中取得了不俗的成绩,例如在肿瘤治疗方面,该系统能够在很短的时间里完成数十年癌症治疗历史中的上百万份患者记录的筛选,并为医生提供可供选择的循证治疗方案,其诊断准确率达到了70%~80%。

与此同时,人工智能在医疗健康领域的应用越来越受到世界各国的广泛重视,尤其是拥有技术优势或应用实践较为成熟的国家及地区均对人工智能的发展有着敏锐的反应。如美国的《国家人工智能研究和发展战略计划》、欧盟的《人工智能时代:确立以人为本的欧洲战略》、加拿大的《泛加拿大人工智能战略》、法国的《法国人工智能战略》等,这些国家及地区均基于自身国情制定出相应的人工智能发展规划。

我国人工智能在医疗健康领域的研究始于20世纪70年代末期。1978年,北京中医医院关幼波教授与计算机领域的专家第一次将医学专家系统应用到传统中医领域,合作开发完成了"肝病诊疗程序"。此后,相继出现了"中医肾系疾病计算机诊疗和咨询系统""妇科专家诊疗系统及医学智能通用编辑系统""乙型肝炎专家诊疗系统"等。

进入21世纪,我国相继发布关于健康医疗大数据、全国人口健康信息化、互联网医疗等相

关的政策,将健康医疗列入重点发展领域。2015年国务院《关于积极推进"互联网＋"行动的指导意见》将人工智能作为"互联网＋"的十一个重点布局领域之一。2016年国务院《"十三五"国家战略性新兴产业发展规划》将人工智能写入"十三五"规划纲要,提出要加快人工智能支撑体系建设,促进人工智能在健康医疗等经济社会重点领域的推广应用。2017年,人工智能写入了十九大报告,要求推动互联网、大数据、人工智能和实体经济深度融合,并在《新一代人工智能发展规划》提出了"三步走"的人工智能具体发展目标。

在国家相关政策的推动下,我国人工智能在医学影像、辅助诊断、药物研发、健康管理等医疗应用领域取得了长足的进步。医疗影像大数据及图像识别技术,在世界范围内有一定的发展优势,在医学影像处理领域有广泛的应用,在肺结节、眼底、乳腺癌、宫颈癌等肿瘤和慢性疾病筛查方面已有较为成熟的产品。

第二节　人工智能在"互联网＋医疗健康"中的应用

在我国面临医疗资源供给不足、分布不均衡的背景下,通过"互联网＋"赋能医疗健康行业,从而更好满足人民群众医疗卫生健康需求。与此同时,以机器学习为代表的人工智能进入行业应用快速落地和商业化时期,在医疗健康各细分领域得到广泛的应用。其中主要涵盖智能辅助诊断、疾病风险预测、辅助医学科研平台,其他应用还包括医学影像、健康管理、虚拟助手、药物挖掘、医院管理等。

一、智能辅助诊断

现有的医学诊断方式多是以患者的各种检查结果为依据,结合医生掌握的专业知识和从业经验,对患者的病情进行分析判断,最后给出诊断结果和治疗方案。这种诊断方式和医生的业务水平密切相关,诊断过程存在一定的主观性,可能导致误诊。

为了协助医生有效避免误诊,提供更加准确、客观的诊断,推进人工智能技术与行业应用相结合实现智能辅助诊断成为近年来的一个研究热点。智能辅助诊断基于强大的硬件计算能力,综合运用自然语言处理、因果推理、机器学习等新兴技术对电子病历、医学专业文献等历史数据进行学习,形成医学知识库;对海量临床数据进行系统训练和优化,建立疾病预测诊断算法模型;通过对比人类专家真实的诊断数据,还可以不断优化算法模型,从而持续提高智能辅助诊断水平。

智能辅助诊断中最常采用的一种算法是决策树。决策树是用树形结构进行分类的算法,它包括节点和有向边,节点包括根节点、内部(中间)节点和叶节点,内部节点表示对某一特征的检测,有向边表示对特征的检测结果,叶节点表示类标签。

一个基于决策树算法的疾病辅助诊断如图 14-1 所示,根据患者的特征表现,从根节点"腹泻表现"开始进行条件判断,根据其判断结果,分配给其中一个子节点,如"水量丢失占体重比"继续进行判断,若子节点为叶节点,此时获得对应的类别标签,若子节点为内部节点,则按以上步骤递归向下移动,直到达到叶节点,如"轻度脱水",即为该疾病的判断类别。

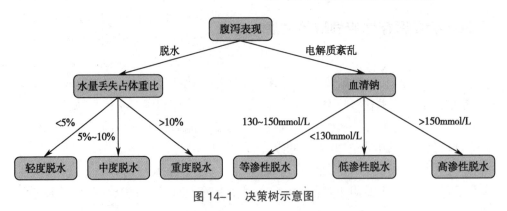

图 14-1　决策树示意图

决策树形式直观,易于理解和实现,基于样本数据产生一颗泛化能力强的决策树是应用的关键所在。常用的决策树算法有 ID3、C4.5、CART 等,算法的一般步骤如下所示:

输入:训练集 $D=\{(x_1,y_1),(x_2,y_2),\cdots,(x_m,y_m)\}$
　　　属性集 $A=\{a_1,a_2,\cdots,a_d\}$
输出:决策树
过程:函数 TreeGenerate（D,A）

生成节点 node;
if D 中样本全属于同一类别 C then
　　　将 node 标记为 C 类叶节点;
　　　　return
end if
if A=∅ or D 中样本在 A 上取值相同 then
　　　将 node 标记为叶节点,其类别标记为
　　　D 中样本最多的类;
　　　　　return
end if
从 A 中选择最优划分属性 a;
for a 的每个值 a^i do
　　　为 node 生成一个分支;
　　　令 D^i 表示 D 中在 a 上取值为 a^j 的样本子集;
　　　if D^i 为空　　　then
　　　　将分支节点标记为叶节点,其类别标
　　　　记为样本最多的类;
　　　　　return
　　　else
　　　　以 TreeGenerate（D^j,A\a）为分支节点
　　　end if
end for

智能辅助诊断能够协助医务人员减少重复、机械性工作,快速有效地进行疾病初筛,同时也可以帮助临床医生和医疗服务管理者提前预判各类问题,从而提高医生诊断的准确率和可靠性,改善医疗服务的效率及质量。

二、疾病风险预测

随着生活水平的逐渐提高,人们对于自身的健康越来越关注,也正是由于此,及早识别疾病的潜在风险与发展趋势,针对具体的预测目标提前进行预警并采取有效的干预措施,能够显著降低相关疾病发病率,减少疾病发展带来的家庭和社会负担。

以心血管疾病为例,现今心血管疾病常用的风险预测模型是基于队列研究的方法来跟踪患者的状况,从而实现风险预测。但是这类方法耗时耗力,方法本身多基于某一权威的评分标准来进行预测,导致预测性能容易受到主观因素的影响。将人工智能技术与医学大数据结合,通过利用机器学习方法对患者整体样本数据进行分析,对风险因素进行建模,对数据之间的关联进行拟合,进而实现疾病的风险预测,最终使得医务人员可以更快、更早地对患者进行及时有效的干预性治疗。

在使用机器学习方法进行疾病风险预测应用中,神经网络是其中非常重要的方法之一。神经网络（neural networks）是模拟生物神经系统结构,通过多个具有适应性的神经元组成广泛并行互联的网络,进而形成一个非线性拟合动态系统。

一个常见的神经网络结构如图 14-2 所示,它通常包含一个输入层,一个或多个隐含层,一个输出层。每层由多个神经元组成,通过带有权重的连接与下一层神经元发生关联,输入层神经元接收外界输入,经过隐含层神经元层层递进对信号进行处理,最终由输出层神经元输出结果。

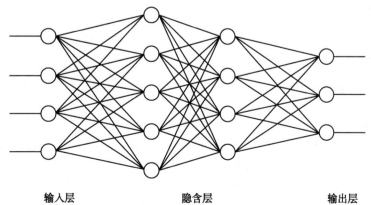

　　输入层　　　　　　隐含层　　　　　　输出层

图 14-2　神经网络结构示例图

神经网络模型众多，以最常使用的反向传播神经网络（back propagation neural networks），即BP神经网络为例，它可以拟合复杂变量间的任意非线性关系，具有较好的泛化能力，无论变量是否满足正态性、独立性等条件均可用于BP网络建模。疾病的发病过程本身就是一个受到众多复杂因素影响的不确定过程，利用传统的统计方法预测疾病风险的发生具有很大的局限性，而BP神经网络的优点恰恰适合预测疾病的发生过程，现有的研究成果已经表明，将BP神经网络应用于医学领域进行疾病的风险预测具有重要的意义。

设计BP神经网络建立疾病风险预测模型，建立有效的模型结构是其中的关键，一般而言，包含一个隐含层的三层BP神经网络便可以实现输入与输出之间任意的非线性拟合，从而较好地用于疾病风险的预测。

在使用BP神经网络的过程中，需要通过学习训练样本来构建一个可用于预测的网络模型，BP神经网络是建立在梯度下降法的基础之上，其学习训练过程由正向传播和反向传播两部分组成。输入信息由输入层正向传递处理，并经输出层输出，如果输出层输出与期望输出误差较大，此时BP神经网络进入反向传播，通过修改各层神经元的权值，使得误差信号逐渐变小，这个过程不断循环迭代，最终使得误差信号符合预期。

神经网络学习完成后，将符合规范的观测数据输入神经网络，输出层的结果就是预测结果。需要注意的是，利用真实医疗健康数据进行疾病风险预测，目前还面临着数据质量差、维度高、时序性和不均衡等问题。此外，诸如神经网络这类预测模型从数据出发，虽然可以提供较好的预测准确性，但是这些模型的计算过程不透明，模型的可解释性较差。如何有效地融合机器学习方法和医学领域专业知识，从而构建可解释性强的预测模型并应用于疾病风险预测领域是未来研究的一个重要方向。

三、辅助医学科研平台

高水平医院要承担医疗、教学和社会服务等方面的工作，还需要立足科研，勇于创新，解决更多疑难复杂疾病和临床重大问题，从而能把相关的研究成果更好地应用于医疗健康领域。

随着信息技术在医疗行业的应用，医疗机构积累了大量的数据，而且这些数据信息时时刻刻都在增加。然而由于数据和人员等多方面的原因，目前这些数据尚缺乏足够有效的分析和利用。首先，对于这些医学数据的收集、整理、统计等各方面，需要投入大量的人力、物力和财力；其次，这些数据类型多样，这其中既包括临床诊疗、疾病检测等医疗数据，蛋白质组学、基因组学等生物信息数据，也包括移动终端、可穿戴设备等健康监测数据，还包括专业文献数据库、医疗类社交媒体等外部互联网数据，这些数据的规模、维度、复杂度极高，为数据的高效处理带来了巨大的挑战；再次，这些海量数据大都存储在各自不同的应用系统数据库中，在机构内外都缺乏有效的互联互通，形成了一个个的数据孤岛，而医疗领域内进行科研分析既需要对当前低延迟的业务数据进行实时判断，也需要对海量级的历史数据进行深入性的探索，使得数据的分析和利用十分困难；最后，医学科研工作者的专业知识虽然很丰富，但是科研投入的时间和精力有限，而医学研究影响因素复杂，研究周期长，如果缺乏专业的数理计算和数据挖掘能力，对数据进行有效的科研分析极其困难。

上述因素严重制约了医院高水平科研工作的开展，降低了科研工作者的积极性。为了克服这些不利因素，辅助医学科研平台应运而生。辅助医学科研平台以自然语言处理、机器学习等人工智能技术为支撑，能够实现海量数据的规范化采集、整合、存储和管理，凝练高质量的医学科研数据；平台同时集成统计分析、大数据计算、可视化分析等功能，能够提供各种高效的大数据分析方法和便捷的科研计算服务。

辅助医学科研平台基础架构如图14-3所示意，通过构建一套标准规范体系和安全认证体系，确保实现一个高效、可靠、安全的辅助医学科研平台。其业务模块通常包括基础软硬件系统、数据治理、数据分析和数据应用四部分。

（1）基础软硬件结合提供了数据存储、处理、计算的环境。

（2）数据治理基于医学数据的业务来源、业务规则、分类标准、安全性等维度构建数据标准体系，并对数据一致性、有效性、完整性、及时性等问题进行校验和优化，实现数据全生命周期的管理，也为后续实现应用系统整合与数据共享提供建设规范。

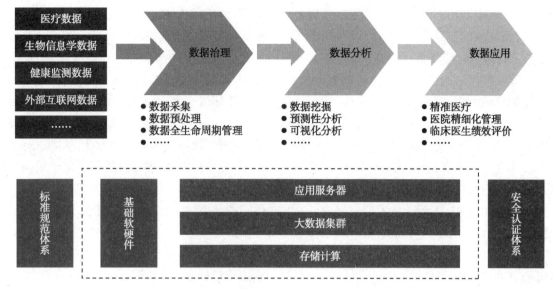

图 14-3　辅助医学科研平台基础架构图

（3）数据分析提供全链路的大数据工具集，降低科研人员进行数据分析挖掘所需的技术要求；通过数据的理解、分析和挖掘，找出有价值的关键数据，帮助科研人员进行更好的管理和预测；通过可视化分析，提高科研人员对数据隐藏信息的洞察力。

（4）数据应用：实现精准医疗、医院精细化管理、临床医生绩效评价等高水平应用服务。

辅助医学科研平台的出现使得医务工作者及医学科研人员能够聚焦自己熟悉的研究内容，将他们从烦琐的数理计算中解放出来，从而提升科研的效率与质量；同时，不同学科领域的医生、专家、学者也可以通过平台实现数据共享、科研协作，从而充分发挥数据的价值，为开展更高水平的医学科学研究，加快高水平科研成果的产出奠定良好的基础。

四、其他

（一）医学影像

在医疗健康领域的众多应用场景中，人工智能和医学影像的结合受到广泛关注。医学影像数据包含了丰富的人体信息，影像数据标准化程度较高、数据量也很大，对其专业化的解读需要长期工作经验的积累，因此如何正确解析医学影像数据已成为临床诊断中一项繁重且极具挑战性的工作。有统计表明，我国医疗数据有 80% 来自医学影像，并且医学影像数据的年增长率在 30% 左右，远高过放射科医师的年增长率。影像拍片需

求量的显著上升与放射科医生数量不匹配使得医学影像市场快速发展；与此同时，单纯依靠影像医生与临床医生的配合对医学影像数据进行解读也暴露出一些缺点，如受诊断医生认知能力限制、主观因素干扰产生误判、无法识别关联性深度诊疗信息等，从而在医学影像的检测效率和诊断精度两个方面受到限制。

近年来随着深度学习、模式识别、计算机视觉等人工智能领域应用技术的突破，图像处理的性能得以迅速提高，这为人工智能在医疗影像领域的应用提供了重要基础。目前，应用人工智能技术可以实现医学影像自适应分析，为医生阅片和勾画提供参考，因此能够较大程度上节约医生时间，减少人为操作误判率，提高诊断效率。

（二）健康管理

中国国家统计局数据显示，截至 2018 年年底，我国 60 岁以上老年人口达 2.49 亿，占总人口比重达 17.9%。中国正加速进入老龄化社会，预计到 2050 年前后，我国老年人口数将达到峰值 4.87 亿，占总人口的 34.9%。随着我国人口老龄化程度日益加深，现代社会的生活工作节奏越来越快，这使得人们对健康管理的关注度和对优质医疗资源的需求越来越高，但是现阶段我国医疗卫生资源分布不均衡，优质医疗资源匮乏等问题始终存在。

将人工智能技术与医疗健康数据进行深度融合，通过开发可穿戴健康产品、创新医疗辅助器械等智能设备，动态监测用户各项生命体征信息并

进行分析,针对不同用户制订精准的健康管理方案,可以实现高效的健康干预管理。通过对各类疾病信息进行规范化搜集整合,利用深度学习、神经网络等算法模型进行疾病的分类与预测,识别疾病发生的风险并提供降低风险的措施,为保持患者身心健康提供保障。通过打造医疗健康大数据分析平台、搭建各类便捷的健康管理应用软件,使得个人健康状况预警、个性化健康分析、远程医疗以及突发公共卫生事件的预警等各项健康管理服务的实现成为可能,从而满足人们对健康管理的个性化、精准化的需求,并为提高医疗健康服务质量、解决医疗资源配置不均衡和布局结构不合理等问题带来了新的途径。

(三)虚拟助手

医疗健康领域中的虚拟助手将依托于专业领域的知识系统,通过人机交互,利用智能语音和自然语言处理等技术,来为医生、患者和健康人员提供实时和持续的诊断治疗和健康维护,从而实现诸如语音电子病历、推荐用药、精准监测等智能需求服务。

语音电子病历方面,虚拟助手可以帮助医生将主诉内容实时转换成文本信息并生成电子病历,录入医院信息管理系统中,从而节约填写病历时间,提升医患沟通效率,使其能投入更多时间和精力到与患者交流和疾病诊断中。同时虚拟助手还可以分析、分享与患者相关的诸如基本信息、检查指征和病史等大量的相关数据,从而辅助医生利用这些信息改善治疗。

推荐用药方面,虚拟助手通过搜集患者的过往病史、生活习惯、服药规律等个人信息,利用人工智能技术进行分析,评估患者整体状态,帮助患者规划日常健康安排,提供药物推荐和测试提醒。

精准监测方面,虚拟助手借助先进的传感器和大数据技术,密切跟踪监测人体的个性化生物特征信息并收集环境变量数据,通过关联分析可以帮助独立生活的患者,为他们提供健康咨询建议。

(四)药物挖掘

药物挖掘主要完成的是新药研发、药物筛选、药物相互作用等方面的内容。大数据情况下,药物研发工作者会利用高通量筛选的方式不断扩大筛选对象、不断试错,以期提高早期药物发现的

机率,这使得传统药物研发周期长、成本高、成功率低。不断提升的硬件计算能力和持续改善的人工智能算法为药物研发过程中减少人力、物力的投入,降低研发的成本带来了可能,因此越来越多的药物研发企业开始引入人工智能开发技术,基于机器学习、深度学习、大数据和云计算等技术基础,利用图像与文本识别等方法,辅助进行新靶点确认、筛选标志物,通过分析药物化学结构与药效的关系,预测小分子药物晶型结构,从而提高化合物筛选效率、优化药物研发流程、降低失败风险并控制研发成本。

与此同时,随着医疗水平不断发展,人们健康意识持续提高,很多人都选择使用药物或者保健品来维持自身良好的身体状态,但是由于患者体质差异较大,药物种类繁多,给药方法不同,混合用药概率激增,这不可避免地会诱发药物不良反应。通过计算机模拟,可以对药物活性、安全性、副作用及药物相互作用等进行预测分析,从而有助于药物使用安全,促进生物医学技术进步。

(五)医院管理

在"互联网＋医疗健康"背景下,现代医院管理的主要目标是在物联网、移动通信、云计算以及人工智能等技术手段不断进步的基础之上,通过医疗质量监控、医院运营管理优化等方面,实现诊疗质量和管理效率的全面提升。

现有的医院医疗质量监控是建立在业务信息化的基础上,采用关键词搜索、上下界阈值设置、时间范围限制等基本的数据处理方式。如医院不良事件监测系统一般通过监测病程记录中是否出现不良、意外等人工预先设定的关键词,或者监控医生在某个时间点之内开出的非常规医嘱信息就可以判断该患者可能涉及不良事件,从而提醒医生及时处理,这种不良事件监测方式准确率低,且只能事后监管。而人工智能可以通过监督学习,从历史事件中不断学习训练,拟合样本和其目标变量之间的关系,随后结合患者实时发生的相关信息进行计算,能够对即将发生的不良事件进行预判,从而做到提前预防。

现有的医院运营管理一般都是参考历史数据,进行简单的规律统计,然后依此进行工作安排。比如门诊医生的排班是根据往年同期历史门诊量进行估算,药房的药品采购数量也是按照过

往数据进行推测。而人工智能中的马尔科夫链、动态贝叶斯网络模型以及自适应神经网络等技术，能够对相关历史时序数据进行分析建模，利用模型进行预测，可以得到更趋于实际情况的计算结果，从而可为后续高效准确地安排医院管理工作提供有价值的参考。

随着社会经济的快速发展，人们对高质量医疗健康服务的需求不断提高。将人工智能融入"互联网＋医疗健康"，从而推动现代医疗向智慧、精准、个性化方向发展，对改变优质医疗资源配置不均衡的现状、降低医疗成本、提高医疗效能都具有重要的现实意义。

第三节 人工智能在"互联网＋医疗健康"中的挑战与前景

在健康中国战略下，"互联网＋医疗健康"是必选项，通过与人工智能的深度融合，其在优化资源配置、改善就医体验、提高诊疗质量等方面取得了长足的发展，但它仍然面临一系列挑战。本节将对这些挑战进行总结概括，并对下一步的发展前景进行展望。

一、面临的挑战

（一）现实需求与目标不匹配

人工智能在医疗领域中的成功应用是建立在对海量医疗数据规范化的采集分析基础之上。而目前我国医疗健康数据的应用还处于初级阶段，医疗健康数据处于比较严格的管制状态，缺乏合理的数据共享和有效的数据流通机制，再加上人工智能的应用是一项跨学科的研究问题，这就使得数据的获取、整合难度较大。同时从病历、影像、各项检验报告里采集到有限的非结构化数据，如何转化成机器可以识别的规范化结构化数据，用于后续人工智能算法实现，从而进一步认识、挖掘医疗健康数据的价值仍有待于探索。

算法是实现人工智能的核心，它能够提升数据使用的效率，加快从数据到知识的转化过程，进而成为制定决策的有效依据。但是目前国内医疗卫生机构投入使用的人工智能系统，普遍还是基于比较初级的机器学习算法，往往与医院实际需求并不匹配；为了配合人工智能应用，两者强行结合，反而可能使得医疗卫生机构丧失自己的传统诊疗优势，得不偿失。同时医疗数据自身固有缺陷和软件开发人员对算法的主观设计选择，使得人工智能算法本身无法做到绝对客观，从而产生"算法歧视"。

人工智能的应用涉及密集的计算，对计算机的算力有较高要求，这就需要医疗卫生机构投入大量的预算购买物理硬件设备。长期以来，由于条块分割、部门所有的管理体制，导致医疗机构的建设缺少统一规划，各个机构之间缺少实现资源共享的保障机制，这导致医院盲目购买硬件设备搭建平台，建设层次低、同质化严重，造成了极大的资源浪费。同时医院还要负担算法使用、算力托管、应用安全、技术人才与运维团队支出等方面的经济成本，在难以明确预期收益的前提下，这些都明显降低了医疗单位引入人工智能的热情。

（二）医疗健康数据质量不高

人工智能算法往往对初始值的使用较为敏感，数据误差会对算法结果产生负面影响，因此需要使用高质量的医疗数据进行训练。现阶段的医疗健康数据还存在一些有待解决的问题，主要集中于四个方面：

1. **数据收集未能实现全自动化** 虽然很多医疗机构已经建设完成电子化的医疗流程，但是仍存在部分数据还依赖手工传统模式进行采集，获取成本高、效率低。此外，对互联网上散布超高维、海量的医疗健康数据目前仍缺少足够有效的采集手段。

2. **数据标准缺失** 由于数据标准的缺失，不同医疗机构的数据存储格式和处理流程呈现出巨大差异，医疗机构内不同科室的数据也没有集成串流，从而造成医疗数据规范度低、错误率高、数据质量差，导致无法对医疗数据进行深入分析。

3. **数据共享机制缺乏** 当前很多医疗机构内部各项信息系统没有实现互联互通，存在"数据孤岛"现象；不同医疗机构之间以及医疗机构对社会的数据开放程度不够，这些都制约了人工智能在医疗健康领域的应用发展。

4. **数据隐私安全存疑** 在医疗健康领域，发展人工智能需要采集整合海量数据，从而提高分析解决问题的能力，这些数据不可避免会包含个人的健康状况、身份识别、既往病史等敏感隐私信息。一旦数据泄露被非法利用，极易造成严重后果。

此外，医疗健康数据归属不明确、数据使用安全要求高、医疗大数据伦理等问题的存在，这些都是制约人工智能在医疗健康领域合规发展的重要因素。

（三）分析结果不可解释

当前的人工智能还处在发展完善阶段，它在使用过程中极有可能出错。例如在美国，每周超过1 000人被机场使用的人工智能算法错误地标记为恐怖分子。人工智能的算法依赖于大数据，但是这些数据从真实社会中抽取时很难保持中立。例如，某公司开发的AI聊天机器人，它旨在学习如何通过复制网民的语音来模仿他人，可仅仅在试用24h后，它就被引入歧途，成为支持种族灭绝的反女权主义纳粹分子。

医疗领域中各类医疗问题本身就很复杂，诊疗信息不完全透明，人工智能的应用加重了不确定性的存在。如在诊断环节，同种疾病会有不同症状，同种症状会对应不同疾病，在疾病的症状与结果之间没有确定的对应关系，不同疾病之间也没有清晰的边界，而且还会存在同时发病的情况，这使得很多依靠知识库的智能问诊应用产生的结果误差较大。除此之外，疾病的治疗过程不可逆，疾病发病原因等信息难以清楚地输入到智能诊断系统中，加上医学本身的有限性，造成了疾病的治疗结果不稳定。

医疗领域诊断正确与否轻则影响健康，重则人命关天，需要引起极大的重视。提高人工智能的可解释性对医疗人工智能的推广应用具有重要的意义。如果医生了解人工智能模型如何作出决策全过程，就能让患者对诊断结果更放心，但目前应用于医疗领域的人工智能模型如深度学习大都是黑箱模型，深度学习并不遵循输入初始数据、特征提取、逻辑推理、分类预测的过程，而是在不依赖目标问题背景知识的前提下直接学习，从事物原始特征出发，自动生成认知结果。在人工智能的输入数据和输出结果之间，存在着无法明晰结构的隐含层，很难解释人工智能如何操作并做出决策。无论是程序错误，或是算法设计本身的问题，都无法从决策结果中识别。也正是由于人工智能这种复杂性和不确定性，给人工智能在医疗健康领域的应用带来了很大的安全隐患。

（四）人才培养滞后

人才是产业发展重要的基础条件，人才不足是制约人工智能产业发展的关键因素。目前人工智能人才需求严重失衡，AI领域专家极为缺乏。《2017全球人工智能人才白皮书》报告显示，全球AI领域人才约30万，而市场需求在百万量级。其中，高校领域约10万人，产业界约20万人。全球共有367所具有人工智能研究方向的高校，每年毕业AI领域的学生约2万人，远远不能满足市场对人才的需求。我国政府已经将人工智能上升到国家战略层面，但是无法立即改变我国人工智能领域人才供需不平衡的现状，特别是我国人工智能产业的从业人员主要集中在应用层面，在人工智能产业链的核心——底层硬件和通用技术平台层面人才储备薄弱。

目前国内既懂医疗又懂人工智能技术的复合型人才极其短缺；同时，医疗领域从业人员对人工智能的接受度不高，部分医务人员甚至对人工智能的应用抱有抵触心理，因此人工智能技术的应用也离不开对医务人员进行专业化的规范培训，在此背景下，建立健全人才培养机制、拓宽人才培养渠道具有十分重要的意义。2019年3月，《教育部关于公布2018年度普通高等学校本科专业备案和审批结果的通知》显示，人工智能专业被列入新增审批本科专业名单，共有35所中国高校获得首批建设资格。这也表明，持续优化我国人工智能领域科技创新体系，引导国内高等院校瞄准世界科技前沿，加快培养我国人工智能领域高层次人才，为我国新一代人工智能发展提供战略支撑，已成为国之大计。

二、发展前景

（一）强人工智能

人工智能按照其对应的智能水平可以分为三个层次，即弱人工智能、强人工智能和超人工智能。弱人工智能多指擅长于某一方面的人工智能，如人脸识别系统、语音识别系统、机器翻译系统。弱人工智能如今已经遍布于人类生产生活的各个方面，这也是当前被普遍接受的人工智能。强人工智能是以数据和计算为驱动，以智慧为特征,通过全面感知获取即时动态数据,基于海量数据分析进行最优决策,进而实现人机协同。在可预见的未来,强人工智能将是发展的趋势和方向。

目前的人工智能技术虽然能够为医学提供巨大的帮助,但完全取代人类并不现实,尤其是在深度学习理解上面,人工智能还远不及人类大脑。事实上,目前人工智能在医疗领域的主要功能还是辅助医生进行诊断及治疗,离强人工智能还有很远的距离。

当前科技的迅猛发展为强人工智能的实现提供了可能。大数据技术、物联网使得机器能够接触海量的信息,并通过统计与分析实现自我学习,逐步达到"类人化"解决问题的目的。云计算技术为强人工智能的出现与普及奠定了现实基础。认知技术的飞速发展,使得计算机正在获得过去只有人类才具有的能力。强人工智能涉及三项重要的技术,即计算机视觉技术、自然语言处理技术和语音识别技术,这些技术的不断进步已成为人工智能研究再次兴起的催化剂。

(二)人文人工智能

人工智能在医疗领域的持续应用将深刻改变现有的医疗体系,在实际的诊疗过程中,患者需要的是充满人文关怀的看护,而不希望面对着的是冷冰冰的机器。特别是对老年人群体,AI时代他们需要像人类一样有丰富情感关怀的智能体,即便是生活舒适、经济富足,他们也多有强烈的陪伴需要和交流诉求。

尽管人工智能已经在越来越多的认知技能上比肩人类,人工智能再搭配适当的传感器,甚至可以理解人类的情绪,在认知上做得比人类更精确可靠。但是现今的计算机从原理上讲主要是基于逻辑推理式的系统,不存在任何情感能力,人工智能也只是逻辑推理能力的体现。目前,世界各国在"人工情感"方面已经投入了大量的人力、物力与财力,并且在脸部表情处理、情感语音处理、姿态表情处理、自然人机界面等方面取得了一定的进展。但是"人工情感"所取得的成就只有仅限于情感表达系统和情感识别系统两个领域,然而人类的情感体系至少包括"情感表达系统、情感识别系统、情感运算系统、意志运算系统、感知情意交互系统"五个基本部分,现有"人工情感"的相关研究尚未涉及后三个部分。

随着科技的进步,人工智能在学习能力方面不断进化,有望让机器人做出更加类人的行为。著名未来学家雷·库兹韦尔曾经预测,到2029年将会出现有感觉能力的机器人,届时融入人性关怀和交互设计的人工智能医疗应用会给患者用户带来更多贴心体验和暖心服务。

(三)智慧医疗

智慧医疗是指综合运用物联网、云计算、大数据、人工智能等技术,构建医疗信息共享的交互平台,融合管理部门、医疗机构、服务机构、家庭的医疗资源及设施,创新健康管理和服务模式,建立全息全程的医疗健康动态监测与服务体系,实现患者、医疗机构、医务人员和医疗设备等高效互动以及智能匹配。智慧医疗也是智慧城市的重要组成部分,涉及医疗服务、公共卫生、医疗保障、药品供应保障、健康管理等多个方面。

人工智能在医疗领域的发展,将能够帮助医院实现对人的智慧化医疗和对物的智慧化管理,从而使"智慧医疗"得以实现和推广。通过智能健康监测产品和移动医疗终端设备的应用,可以实时动态监测人们的生理信息,实现对患者或亚健康人群的实时诊断与健康提醒,从而有效地减少和控制疾病的发生与发展。结合大数据和人工智能分析技术,实现精准医疗,预测人群中的常见病发展趋势。通过人员管理智能化,实现患者监护跟踪管理、患者流动管理、婴儿安全管理、医护人员管理、出入病房外来人士管理等。依靠物联网科技,实现挂号、诊疗、查验、住院、手术、护理、出院、结算等一体化的线上线下融合智能服务。通过供应链管理智能化,实现对医院资产、血液、医院消毒物品等的管理,以及患者用药的全方位监测。

智慧医疗的建立实现了医疗信息的整合与共享,提高了医疗资源的利用效率,解决卫生资源配置不均衡问题,便于公共卫生部门进行预测和趋势分析,同时智慧医疗可以提高临床决策水平,让患者享受更优质、更便捷的服务。我国智慧医疗的发展还处于探索阶段,随着政府的积极引导、医院建设力度的加大、患者就医观念的改变、人工智能技术的进步等多方改善,智慧医疗必将拥有广阔的发展空间。

(吴 韬)

参 考 文 献

［1］蔡自兴,徐光祐.人工智能及其应用［M］.北京:清华大学出版社,2010.

［2］娄言.智能医学概论［M］.北京:中国铁道出版社,2018.

［3］金春林,何达.人工智能在医疗健康领域的应用及挑战［J］.卫生经济研究,2018(11):3-6.

［4］史蒂芬·卢奇,丹尼·科佩克.人工智能［M］.北京:人民邮电出版社,2018.

［5］杨泽华,田侃,殷婷,等.浅谈人工智能在我国卫生健康领域的应用［J］.卫生经济研究,2018(11):7-9,12.

［6］安莹,黄能军,杨荣,等.基于深度学习的心血管疾病风险预测模型［J］.中国医学物理学杂志,2019(9):1103-1112.

［7］陈自富.研究纲领冲突下的人工智能发展史:解释与选择［D］.上海:上海交通大学,2017,05.

［8］张文辉,赵文光.基于数据挖掘的药物不良反应因果关系研究［J］.中国数字医学,2019(5):43-45.

［9］王振飞,陈金磊,郑志蕴,等.面向心血管疾病的自适应模块化神经网络预测模型［J］.小型微型计算机系统,2019(1):232-235.

［10］Hinton GE, Osindero S, Teh Y-W. A Fast Learning Algorithm for Deep Belief nets［J］. Neural Computation, 2006, 18:1527-1554.

［11］Farnell DA; Huntsman D; Bashashati A. The coming 15years in gynaecological pathology:digitisation, artificial intelligence, and new technologies［J］. Histopathology, 2020(1):171-177.

［12］Kulkarni S, Seneviratne N, Baig M, et al. Artificial Intelligence in Medicine:Where Are We Now?［J］. Academic radiology, 2020(1):62-70.

［13］Hessler G, Baringhaus KH. Artificial Intelligence in Drug Design［J］. Molecules, 2018(10):1-13.

［14］Ghani A. Healthcare electronics-A step closer to future smart cities［J］. ICT EXPRESS, 2019(4):256-260.

［15］Ren Zongwei, Liu Chuanqing, Guo Haini. Strategy on Doctor Resource Sharing among Hospitals Composed Regional Medical Association Based on Game Theory［C］, 3rd INTERNATIONAL CONFERENCE ON INFORMATION MANAGEMENT, 2017:274-278.

［16］Alex K, Dillon C, Pinle Q, et al. A Hadoop/MapReduce Based Platform for Supporting Health Big Data Analytics［J］. Studies in health technology and informatics. 2019, 257:229-235.

第十五章　云计算在"互联网＋医疗健康"中的应用

"互联网＋"时代，医疗健康与云平台结合更加紧密，越来越多的科技、社会、经济和人文资源会连接到医疗云上，催生了医疗卫生大资源时代。其中，云计算（cloud computing）通过三种服务模式为基于云计算的医疗健康应用场景提供了支持，极大推动了医院信息化的发展。各级医院内的私有云、卫生信息云、健康云以及基于云的远程医疗和分级诊疗系统等得到了很好的应用，也为健康医疗大数据及医学人工智能提供了强有力的支撑。

第一节　云计算概述

信息技术的巨大进步使人们能够生产、处理和共享大量的信息。云计算这一概念于2006年8月9日的谷歌搜索引擎会议上首次被提出，经过十几年的发展，逐渐成为信息技术产业的战略重点。云计算概念的核心就是依托互联网，提供快速且安全的计算与存储等服务，让每个使用互联网的人都能够方便获取网络上庞大的计算资源与数据，不受时间和空间的限制。

一、云计算的定义与特点

（一）云计算的定义

1. 云计算的产生　"计算能力成为像水、电、煤气一样的基础设施，公众可以按需获取"是计算机科学家们多年前的构想，直到硬件技术、虚拟化技术以及互联网技术等进一步发展成熟，云计算才应运而生。有一种说法：互联网早期，人们习惯画一朵云来表示抽象的互联网概念，当人们在终端设备获得各种互联网服务时，并不用关心数据交互、路由转发等原理，底层对用户透明，所以要描述这种基于互联网的计算方式时创造了"云计算"一词。"云"强调对网络、计算、存储等基础设施，操作系统、应用平台等软件资源的应用，而不是其实现细节。

2. 多种定义　国内外标准化组织、公众和学术界对云计算都有不同的定义，美国国家标准与技术研究院（National Institute of Standards and Technology, NIST）于2009年给出的云计算定义草案是目前广为接受的定义，它认为云计算是一种按使用量付费的模式，这种模式提供可用的、便捷的、按需的网络访问，进入可配置的计算资源共享池（资源包括网络、服务器、存储、应用软件以及服务），只需投入很少的管理工作，或与服务供应商进行很少的交互，就能够访问这些资源。NIST提出云计算模型具有"五个关键特征、三种服务模式、四种部署模式"，即"通过网络访问""弹性变化""可计量服务""按需自助服务"以及"资源池化"五个关键特征；"软件即服务（SaaS）""平台即服务（PaaS）""基础设施即服务（IaaS）"三种服务模式；"公有云""私有云""混合云""社区云"四种部署模式（图15-1）。

此外，《信息技术云计算概述和词汇》一书中对云计算的国际标准定义是：一种通过网络的管理方式，其目的是将弹性可扩展的共享物理和虚拟资源池以按需自取方式提供服务。因此，云计算不仅是一种新技术，也是一种新的服务模式。

（二）云计算的特点

云计算除了可以为用户提供处理器、存储等硬件资源外，还可以提供Web服务、软件平台等软件资源。资源池化使得云计算提供的服务具有弹性，这些资源可根据需要动态扩展。资源以一种分布式的方式存在，以单一整体的形式提供给云计算用户共享。用户并不需要管理它们，只需要按实际使用量付费即可。一般认为云计算具有超大规模、虚拟化、兼容性好、扩展性强、成本低廉等显著特点。其主要优点如下：

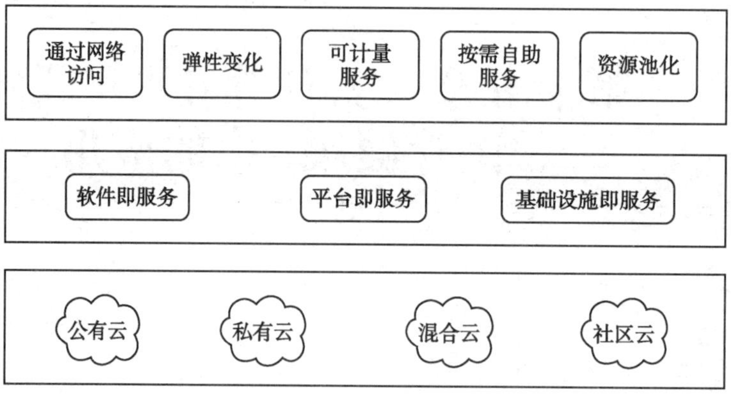

图 15-1 云计算模型

1. 超大规模 用户可采用任何设备登录云计算系统获得计算服务。云端是由成千上万甚至更多服务器组成的集群,具有超大存储能力和计算能力。

2. 可靠性高 "云"使用多副本容错、计算节点同构可互换等措施来保障服务的高可靠性。

3. 扩展性强 云计算支持用户在任何位置、使用各种终端设备获取应用服务,设备和服务可动态扩展。

4. 成本低廉 用户不需要为了一次性或非经常性的计算、扩容需求购买昂贵的设备,大大减少前期投入,在使用过程中,按需支付服务费用。

但同时云计算也具有一定的风险性,由于是在公共的网络环境下,无可避免会存在着如隐私被窃取或泄露、资源被冒用、出现黑客攻击等潜在危险。

二、云计算技术的发展

(一)云计算技术的演进

云计算是早期技术不断发展演进的结果,是由分布式计算(distributed computing)、并行处理(parallel computing)、网格计算(grid computing)、效用计算(utility computing)等发展起来,也是一种新兴的商业计算模型。

网格计算也是分布式计算的一种,将分散在不同地理位置的计算机通过互联网整合成一个虚拟的超级计算机。其中每台计算机就是一个节点,无数的节点组成网格,所以称之为网格计算。网格计算将大量计算、存储资源整合,利用并行计算来解决大型问题。

效用计算借鉴电厂模式,通过整合分散在各地的服务器、存储系统以及应用程序来共享给多个用户,将资源作为可计量的服务提供,根据其所使用的量来付费。使得计算、存储资源也可以像公用设施一样,成为一种可测量的、并可根据质量付费的服务,最终达到降低成本、简化管理、提高服务水平的目标。

(二)云计算的部署

根据服务对象类型的不同,云计算的部署模式可以划分为公有云、私有云、混合云和社区云这四种类型。

1. 公有云 用户通过互联网以自助服务方式获得计算和存储资源,云计算资源提供方通常以公用计算方式按细化的使用量收费。

2. 私有云 在企业或公司内部用虚拟技术实现为支持部门级独立核算而进行的公用计算和成本分担,以及系统的故障转移、自我恢复和动态地按需调整资源分配。

3. 混合云 混合云可以指公有云、私有云混合的实现模式,也可以指虚拟资源和非虚拟资源混合的云实现模式。

4. 社区云 社区云指若干有相近需求的机构、企业、公司等寻求分享计算资源,以实现云计算所能带来的经济效益。

三、云计算的服务形式

根据 NIST 提出的云计算的服务模型,云计算提供三种服务形式以满足用户不同的服务需求,包括"软件即服务(software-as-a-service, SaaS)""平台即服务(platform-as-a-service, PaaS)"和"基础设施即服务(infrastructure-as-a-service, IaaS)"。该分类主要是从用户体验的角度出发的,他们面对的是不同的用户。云计算的三种服务形式如图 15-2 所示。

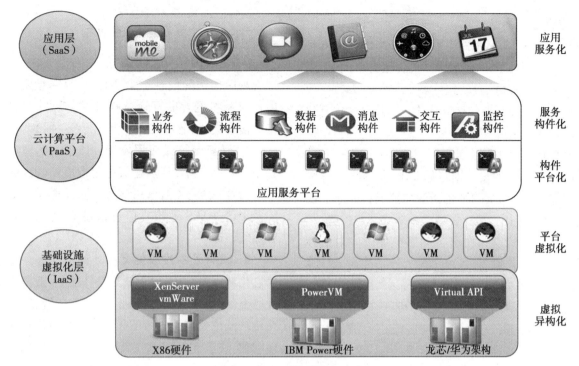

图 15-2　云计算的服务形式

（一）基础设施即服务

基础设施即服务的内容是将计算机基础设施，包括计算、存储能力等作为服务提供。

在医疗行业，云计算供应商依托健康医疗数据中心，统一对硬件资源进行虚拟化管理，对外提供计算服务、存储服务、网络服务、备份服务、安全服务、专用设备服务等。这些基础服务既可以单独对外提供服务，也可以与其他层组合提供服务。

（二）平台即服务

平台即服务是指基于由云服务商提供的一定的基础设施建立并运行的各种软件，包括操作系统、语言处理软件等构筑的计算平台作为服务提供。

结合到医疗行业，这一层可以分为两部分：一部分是支撑环境，另一部分是公共组件。支撑环境提供开发环境和运行支撑，开发环境主要面向医务人员及公众提供开发工具、建模工具、服务封装工具、部署工具和文档管理；运行支撑主要为各类业务提供业务流程引擎、界面模型引擎、数据访问引擎、GIS 通用引擎、构件运行引擎。公共组件包括业务组件和通用组件，业务组件主要封装了与应用直接相关共性模块，包括身份认证、门户服务、协同服务、注册服务、共享调阅及 CA 认证服务等；通用组件主要为各类业务应用提供通

用支撑服务，包括报表服务、知识库、应用审计、消息中间件、隐私安全、系统管理、事件驱动、标准管理和规则引擎等。

（三）软件即服务

软件即服务是一种软件分销模式，其中应用程序由供应商或服务供应商托管，并通过网络提供给用户。

在医疗方面，云计算供应商主要通过健康门户网站，面向各级各类卫生计生机构和社会公众提供软件服务，包括业务应用和平台应用。业务应用主要包括有医疗服务、公共卫生服务、药品管理服务、医疗保障服务、计划生育以及综合应用等。平台应用主要包括档案调阅、居民健康卡、医疗预约、智能提醒、区域影像、双向转诊、远程医疗、统计分析及卫生和计划生育内部业务协同和外部协同等。基于各种医学专业网站组成医学信息共享云平台，以软件即服务的模式向所在学科的医疗卫生人员提供其关注的基础医学、临床治疗、流行病学研究等信息，可以更好地利用医学信息资源，有助于科研进展。

云计算在医疗行业的应用正是目前的热点。医院信息化建设发展进程大致可以分为五个阶段：①20 世纪 90 年代初单机服务：病案管理、药库管理；②20 世纪 90 年代末部门级局域网：门

诊、住院收费系统；③2000—2010 年全院级应用：HIS、EMR、LIS、PACS 等系统；④2010—2016 年移动互联网化发展：移动医疗、云化尝试；⑤未来五到十年全流程、自动化发展：云计算、大数据应用将成为医疗行业的标准配置。医疗卫生信息化发展的关键在于以患者为中心实现信息的共享、流动与智能运用。要实现区域的电子健康档案共享就必须满足海量数据存储要求、瞬时超高速网络传输要求，以及瞬时超强度计算能力需求。因此，云计算应用于医疗领域是一个必然的趋势。

云计算能够自由进行动态扩展以应对医疗卫生领域业务量高，系统负荷大的挑战。云计算还能够实现医疗信息数据的分布式共享，实现不同地区信息资源的快速传递。云计算服务商通过软件即服务的创新模式向医疗机构提供一整套在线服务，包括电子健康档案、注册预约等，大大地缩减了医疗机构的投资，并为患者提供便利。通过提供硬件租借服务，可实现统一的服务器管理维护，减少医院建设和维护成本。通过提供计算分析服务，能够运用其本身超大规模的计算来提高对海量的医疗相关数据的分析能力与深度发掘利用水平，在海量的数据中找到它们的关联规则并对其进行精加工和深度利用，为各级医疗机构、医院和临床一线提供更加全面、准确的数据。

第二节 云计算在"互联网＋医疗健康"中的应用模式

在信息化时代，医学信息化数据以几何倍速增长，医学信息化的价值也逐步显现。而与此同时，面对业务系统更新换代速度加快、新型智能系统不断涌现，以及临床、科研需求飙升等种种状况，传统的健康信息技术（healthcare information technology，HIT）硬件条件都很难满足人们的需求，带来的问题也越来越多。只有把人力和物力的问题解决了，在"互联网＋"时代应用大数据技术才有可能。云计算技术为医院、公共卫生、个人健康、远程医疗、分级诊疗、医疗大数据与医学人工智能等医学的各个层面的问题提供了解决思路。

一、云计算在医院的应用

（一）院内私有云模式

现阶段医院信息化建设的目标：一是实现院内信息系统的互联互通，消除数据孤岛；二是将院内信息集成，通过统一平台进行统一管理。

1. **私有云模式应用场景** 该模式的应用场景主要包括三个，分别是信息化程度比较高的三甲综合性医院、各信息系统有互联互通需要的医院及 HIS、PACS 等核心信息系统有上云需要的医院。

2. **私有云模式应用案例** 某市中心医院在信息化建设过程中，由于缺乏整体规划，业务不能互联互通，数据和资源不能共享，存在信息孤岛。在传统理论模型下进行的医院信息化建设存在诸多问题，主要包括以下几点：首先，业务负载与物理资产的紧密耦合，数据中心的相互分割，资源无法共享，造成了基础机构整体效率不高；另外，为了满足医院快速增长的服务需求，资源供给应当根据业务需求变化实现动态调整，基础架构需要有一定的弹性，否则就会造成资源的紧张或浪费；其次，服务响应的时间过长会影响医院业务的开展，降低患者的就医体验；再次，数据中心无法实现进一步的自动化，运维成本很高，管理难度也会逐渐加大。

云计算模式为医院信息化建设提供了新的思路。通过建设医院私有云计算中心，实现了硬件资源虚拟化和自动化，服务器、存储以及网络资源都在资源池中统一管理和分配，底层硬件可以共享；具备弹性伸缩能力可根据业务需求灵活调整计算及存储资源，满足需求又不浪费资源，大幅降低成本；快速的工作负载设备提升业务开展效率；使用方便，医院在使用过程中不必过多关注底层资源运转细节，而将更多精力投入医院业务优化和管理上。

（二）全院信息系统公有云托管

考虑到私有云的建设投入成本以及持续维护的困难，使用公有云不仅可以整合资源，集中存储业务数据，平滑快速扩容，还可以大大降低医院的运维成本。

某市妇女儿童医疗中心已将全院百分之九十五的业务信息系统托管在公有云平台上，包括数据集成平台、电子病历系统、移动护理及护理管理系统、LIS、PACS、重症监护系统、手术麻醉系统等。医院采用公有云托管的方式,高度共享计算能力、存储资源,提升了可用性和利用率,提高了业务系统的安全性和稳定性,最大程度地降低了医院的硬件投入和维护成本。在数据集成平台的基础上,通过统一的全预约服务平台,规范所有挂号 APP 及第三方挂号平台的接入,简化就诊流程、方便患者就诊,同时提高医疗安全性与医疗服务满意度。

(三)医院混合云

采用医院混合云模式,私有云云化区域用于敏感数据分析应用,而公有云部分用于管理临床数据中心(clinical data repository, CDR)、大数据科研平台、脑电图、睡眠中心、心血管信息系统、影像中心等需要大量存储空间又不涉及敏感数据的部分,可以极大节省开支。

1. 医院混合云模式应用场景　该模式的应用场景主要有两个,分别是拥有相应信息系统但存储系统却不堪重负的医院,及冷数据体量大可放置在公有云端的医院。

2. 医院混合云模式应用案例　某医院采用了"公有云＋私有云"模式的解决方案,公有云部分主要用于提供跨机构的医疗信息化服务,而私有云部分是解决院内的信息系统的集成、数据的标准化等软硬件投入。

在这样的模式下,医院在自己的机房内只是维护一个非常轻量级的小型云计算环境,这个环境可以支持一些必须在本地固有运行的业务系统,通过云计算的方式和手段进行管理,提高本地运维的易用性和可扩展性。另外,将医院的很多后台支撑的系统比如大数据分析,科研查询等系统迁移到专有云平台上,直接获得在大规模云计算环境下的动态调配和动态扩展的好处,并且在专有云平台上由强大技术支撑平台负责统一运维,统一管理底层基础架构,由 HIT 建设厂商负责应用系统的统一运维和统一管理,这样医院可以专心发展应用系统,无需再顾虑底层架构的支撑能力,提高了系统的敏捷性。

同时,由于云计算的按需消费模式大大降低了医院的信息化建设成本,医院不用投入特别多的费用就可以应用大数据技术。云端 CDR 资源

和应用可以无限扩展,以往复杂多变的业务和科研场景均可以在仅投入较小成本的情况下顺利开展。以某医院的存量 HIT 系统为例,五年作为一个周期,使用"云"解决方案,可以减少近一半的成本。将大型医院的核心 HIT 应用与数据部署到云端,通过健康信息在各个机构或组织间的流动和共享进行更高效的医疗资源整合,可以为医院做增量,为大众和患者带来切身的利益。

二、卫生信息云

(一)卫生和计划生育应用系统云化的前提和基本原则

1. 使用范围广的应用是重点　一些业务模式趋同,应用操作频率不高,因此使用范围广的应用将是进行云化的重点。典型的如公共卫生领域业务应用、医院人财物运营管理、居民健康卡等,实现统一标准、集中建设、统一使用、同效管理,能长效推进区域性、跨业务或跨部门的卫生和计划生育业务协作,有效提升此类业务的管理效率。

2. 关键业务应用是重点　在特定条件下,一部分关键业务应用将移植到省级健康云平台。高宽带、高可用性的网络条件,信息安全技术的广泛应用,隐私保护的重视,以及日趋成熟、规范的卫生和计划生育业务流程,这些有利条件都将促使越来越多的关键业务应用移植到省级健康云平台。典型的如中小医疗卫生机构的医院信息系统、LIS、RIS 等,能有效降低分散的 IT 建设和运维投入。

3. 第三方提供的医疗卫生服务　原本由第三方有偿提供或者计划由第三方提供的卫生和计划生育相关服务。随着物联网、移动网络、个人健康监护设备的发展,越来越多的第三方公司提供人口健康相关的增值服务,典型的如预约挂号、自我健康管理等。将此类应用进行云化,有利于规范市场,统一开发提供专业性强、社会效益更大的卫生和计划生育服务,探索有偿与无偿相结合,提升公众就医体验。

(二)业务应用

基于卫生信息云平台,可以实现公共卫生领域内彼此系统间的数据连通,消除数据孤岛。其所覆盖的机构包括省、市(州)、县(区)卫生和计划生育部门、各级妇幼保健院、各级医院、助产服

务机构、乡镇卫生院、村卫生室、社区卫生服务中心、结防所（科）、职业病所（科）、疾病控制中心、各级中心血站和血库、各级卫生监督单位等。依据应用的规划与设计，包含妇幼保健、应急指挥、血液管理、卫生督查、疾病预防控制、120急救等建设内容。例如宁夏作为"基于电子健康档案、电子病历、门诊统筹管理的基层医疗卫生信息系统试点项目"的省份之一，就建立了自治区和地市两级区域信息云平台，使各级医疗卫生计生机构打破"信息孤岛"，实现了跨区域的数据交换、业务协同与信息共享。

三、健康云

健康云是健康数据被存储、分析和分享的地方。健康云会接收多方生成的数据，比如自己本身生成的数据、医生开出的诊断和处方，以及其他相关方（如保险公司）提供的各项数据。健康云可以自由添加一切与个人生活方式、个人需求相关的数据，个人可以选择向健康云中加入任何信息，并最终在健康云的帮助下发现自身的健康规律和趋势。

在这个互联互通的世界里，健康云能够从各种渠道捕捉与健康相关的信息。传统数据平台仅允许决策者察看个人医疗情况的某个方面，比如医疗报销成本。但在新医疗体系中，新技术可以让人们搜集并评估医疗行业的方方面面，并分享给相关各方，如医生、理疗师、营养学家或任何医疗专家，还有亲朋好友，甚至雇主。

健康云每日都将数据在各类装置中输入输出，和用户的生活融为一体，用户甚至感受不到它的存在。和现在的大多数工具不同，健康云不仅能追踪用户的生活，还能为用户的行为提供指导。它会采用温馨说服、不断提醒、明示暗示的方式，帮助用户改掉不健康的生活习惯。

健康云中包含了许多新型数据。其中的自生成数据尤为特别，它试图揭示非临床因素影响健康的方式，这种独特的视角能帮助人们从全新的角度了解医疗健康的模式和关联。80%的健康状况受医疗系统之外的因素所影响，这些发现使人们可以用现代的、全新的方式来研究医疗健康。

临床医生使用健康云，从中寻找以往类似的病例，确定最佳治疗计划。健康云可以自动挖掘所有此类信息，并将其快速提炼为容易理解的观点见解，供医生参考。有时候，医生甚至不需要搜索什么，该信息就可以自动生成并传送到其患者的电子病案或健康记录上。换句话说，健康云可以让医生之间轻松互动，并在适当的时间为他们提供所需信息。

患者们也可以经常使用健康云。除了能够不断地收到个性化的通知、警告和提醒，他们还能将自己的个人健康云和他人彼此分享，和家人共同创建家族健康云，从家族病史中得到有价值的信息。健康云增加了患者的自主权，使其成为自身健康的参与者，并与医生、家人以及其他各方面进行良好有效互动。

健康云实现居民自我健康管理云服务（图15-3），旨在提升居民的健康水平、降低政府的医保支出、拓宽城市基本公共卫生服务均等化途径等。

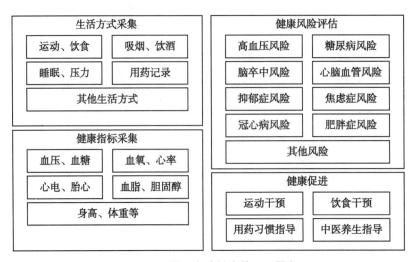

图15-3 居民自我健康管理云服务

居民自测个人体征信息,通过无线网络自动推送至云平台,相关信息自动补充至个人健康档案;社区医生调阅居民的体征测量数据及近期的健康趋势图,分析居民的健康状况,设置个性化体征预警方案,并发布远程健康指导建议或就诊通知;居民可通过手机短信、网站、APP或微信推送随时随地查阅个人健康数据,以及医生的指导建议或就诊通知,方便快捷。

四、远程医疗与分级诊疗云平台

利用云平台建立各乡镇卫生院和各社区卫生服务中心的连接,建立县(区)范围的区域卫生公有云,实现基层医疗服务信息系统全覆盖,为远程医疗、分级诊疗提供技术支持。适用场景包括基层区域医疗、PACS信息化程度低、影像科医生缺口大的地区以及支持在线医疗区域的地区。

(一)区域医疗影像云

以某市大医院为中心,覆盖全市几十家县级医院、上百家基层医疗机构共同构建了区域医疗影像云平台。下级医疗机构将患者影像资料上传至云平台,中心大医院进行远程诊断与远程会诊。该市区域医疗影像云平台,实现了城乡协同,改善了医疗资源配置不均的难题,有效提升了基层医疗卫生机构的诊断水平与质量,真正实现了"小病不出村、大病不出县",是落实国家分级诊疗政策的成功实践。

基于云计算的核心技术,能够从根本上解决影像大数据应用的难题,让医生能随时随地通过网络环境,在移动终端(如手机、平板电脑等)查阅平台上患者的影像,方便进行病案讨论、协作会诊、进行实时医患沟通等,扩大了医疗协作的范围,提升了医疗服务质量和医疗服务效率。

区域影像云平台将碎片化散落在区域内各个影像信息系统中的患者信息进行整合,实现区域内影像数据的统一存储,为平台内的医疗机构提供医学影像数据的实时共享服务,便于医生进行资料调阅、医患沟通、病案讨论、区域会诊,更高效地实现医疗协作,助力分级诊疗,提升基层医疗机构的诊断水平。

通过区域影像云平台为基层医疗机构提供常态化的影像协作服务,以区域内的权威医疗机构为会诊中心,对基层医疗机构影像检查进行集中诊断和审核。区域内各医疗机构的影像协作及资源整合,区域内影像设备、专家全面共享,使患者能够在区域范围内任何一家医疗机构获得相同质量的影像诊断服务,从而方便患者就近就诊,避免了重复检查,减轻影像设备对患者的辐射伤害,同时降低患者的就医成本,让患者在本地就能享受到专家级的诊断服务,缓解大医院的就诊压力,改善看病贵看病难的问题,整体提高区域范围诊断质量和服务水平。

通过影像会诊中心建设,实现疑难检查病例的远程会诊支持、移动会诊支持,能够在很大程度上把小病患者留在本地、大病患者转诊到协作医院,可以提升基层医疗机构的积极性和医疗服务能力,降低全县的医疗保险总负担,提升医疗服务效率,缓解医疗资源分布不均衡的矛盾、提升社区医院和乡镇低端医院的影像诊疗水平、缓解大医院的影像就诊压力。

(二)分级诊疗云平台

我国的医疗改革任重道远,虽然新医改以来,基本医疗卫生服务已全面覆盖,然而医疗资源分布不均的问题并没有很好改善,高水平专家资源还是十分紧缺,并且大多集中在三级医院,患者在基层、市县二级医院很难获得与三级医院等同的优质医疗服务,因此三级医院通常人满为患。

分级诊疗云平台为推进国家的分级诊疗制度提供了解决思路。云平台将各大系统的数据治理后汇集于数据中心,实现各异构信息系统之间数据的互联互通,支撑远程会诊等医疗协作平台,让大医院的优质医疗资源可以惠及基层,提高基层医院的医疗水平,改善患者就医体验,让患者就近便可享受优质医疗服务,缓解社会医疗资源分布不均的难题,提高医疗服务体系整体效率。

分级诊疗云平台除了在PC端上实现不同层级医疗机构的数据互联,帮助医务工作人员实现不同医院之间的便捷转诊外,基层医生与大医院专家还可通过APP端互联,对疑难杂症进行远程会诊,并通过线上和线下结合指导的方式,帮助基层医生提高业务技能,多管齐下实现医生间的高效协作。在实施层面,由于过去从社区到三甲医院之间的数据无法实现互联互通,使得过往的转诊手续烦琐,患者体验不佳,而分级诊疗云平台的产生则能够很好地解决这一问题。

五、健康医疗大数据与医学人工智能云平台

云计算推动了医疗卫生信息化的发展,医疗卫生信息平台、业务系统、数字化医疗仪器与设备在医疗卫生机构迅速普及开来,与此同时产生了大量的医疗信息数据,对这些海量的数据进行数据抽取、挖掘、聚集和分析等,提供专业、及时、精准和富有实时价值的信息,对临床医生的科学研究工作将提供有力支撑。可想要利用这些医疗大数据却存在一些如数据存储、数据挖掘等方面的技术挑战。

数据规模巨大,文件数量庞大,管理文件系统层累积的元数据成为困难。而且医疗大数据应用要求对数据进行实时或准实时的处理、秒级的查询需求响应。同时,医疗大数据也是非结构化数据,传统的结构化数据库已经无法满足存储要求,需重新整合医院数据库系统。

利用云计算技术可以存储海量数据,能够满足医疗健康大数据对"大容量"的存储资源需求,以及弹性可扩展能力。此外,云计算技术还能对数据进行实时处理,及时响应各种请求,避免延迟问题,保证了数据应用的实时性。利用虚拟化、分布式存储技术解决了传统数据库无法满足的存储要求。另一个方面,云计算技术利用分布式计算、并行计算提供的强大计算能力可以很好地解决海量、复杂的医疗大数据在数据挖掘上存在的困难,大大降低其成本。

在大数据人工智能的应用水平上,医疗健康行业由于其复杂性,落后于互联网、金融和电信等信息化程度较高的行业。随着医疗信息化和生物技术数十年的高速发展,医疗数据的类型和规模正在以前所未有的速度快速增长,数据爆炸已让医疗行业真正进入大数据人工智能时代,一方面对传统的数据处理、数据挖掘技术形成巨大的挑战,另一方面也为相关大数据应用提供了机会。如今的大数据时代和即将到来的人工智能时代,又将成为驱动云计算进一步发展的关键动力。及时处理庞大规模的数据以及更多人工智能落地应用的需求,都需要强大的存储和计算能力。

总的来说,云计算为医疗大数据和人工智能提供了坚实基础(图 15-4)。一方面云计算具有大数据存储能力,云计算技术具有很好的弹性,具备可扩展能力,用云计算存储大量结构化的数据,为人工智能的训练、测试打好数据基础;另一方面,云计算超强的计算能力也是医疗大数据处理和医学人工智能必不可少的条件,再加上图形处理器(graphic processing unit, GPU)、现场可编程门阵列(field programmable gate array, FPGA)、专用集成电路(application specific integrated circuit, ASIC)、张量处理器(tensor processing unit, TPU)等芯片大幅提升 AI 的计算速度,为深度学习提供基础支持。

以云计算的分布式处理、海量存储以及虚拟化技术为依托,物联网、大数据和人工智能才能够形成行业级的应用。首先,通过由物联网收集而来的数据存储于云平台上。然后,通过数据处理后形成的结构化数据,利用云计算的高性能计算能力进行大数据分析以及人工智能的研究。通俗来说,云计算是基础支撑,它为大数据提供足够的计算能力,数据又是人工智能的基础,数据量充

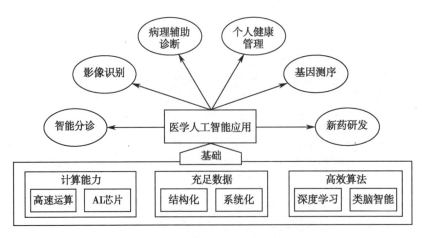

图 15-4 云计算是医疗人工智能的基础

足才能够去发展人工智能。当前业界比较认可"ABC 三位一体战略",其中"A"指的是"AI"(人工智能);"B"指的是"big data"(大数据);"C"指的是"cloud"(云)。这一战略指出了当前计算机最热门和最前沿的技术,再次把云计算提到了相对中心的位置,可见其未来前景仍然被看好。

第三节 云计算在"互联网＋医疗健康"应用中的机遇与挑战

从 2006 年 Google 提出"云计算"概念,到 2010 年 AMD、英特尔(Intel)、戴尔等推进"OpenStack"开放源代码计划,云计算技术不断发展,并呈现上升趋势。2012 年中国"十二五"规划把"云计算"作为 8 个重点发展工程之一。2015 年中国又发布了"关于促进云计算创新发展培育信息化产业新业态的意见",云计算产业发展成为国家战略。到 2016 年,政府、企业加快 IT 系统云化迁移,进入规模应用阶段,而后将迈入应用暴发期。

一、云计算在"互联网＋医疗健康"应用中的机遇

(一)发展现状

随着云计算发展进入到第二个十年,全球发展速率趋于稳定,企业对于应用领域的理解成为竞争力的核心。在这样的背景下,2018 年 9 月 26 日,在中国国际信息通信展览会的"中国云端与大数据高峰论坛"上,发布了《云计算和人工智能产业应用白皮书 2018》。白皮书整篇内容涵盖了云计算和人工智能发展现状、市场规模、面临挑战等多个方面,从技术与产业融合的角度,除了成熟巨头企业,还结合教育、金融、医疗、驾驶、安防等多行业的实际进展及新兴企业,揭示云计算和人工智能产业的发展趋势。白皮书从顶层设计、人才储备、产业规模三方面对比了国内外云计算和人工智能发展差距。

2006 年谷歌首次提出云计算概念,而中国 2015 年才有相关的国家政策出台推进,不可否认政策的推进很大程度上影响了产业发展。值得欣慰的是,中美人工智能国家战略对技术研发的长期投入、技术人才培养和政策标准等体系建设的认知基本一致。美国在政策制定的主要方向上前三位是:科学与技术开发、法规与管制、公共服务,政策层次分布为供给面(52%)、环境面(28%)、需求面(20%);而中国制定政策的前三位方向为:公共服务、政策性策略、贸易管制,政策层次分别为:环境面(42%)、需求面(38%)、供给面(20%)。通过对比发现,中国在产业相关政策上的主要目标是扩大投入,刺激需求推动发展,而美国在技术和市场发展趋于成熟,政策已转移到鼓励创新、引导和规范方面。

通过统计全球云计算发明人的分布地区可以发现,美国、中国和韩国拥有 88.6% 的云计算人才,是主要的人力资源分布地区。全球有十一家顶级云计算发明机构,其中八家位于美国,中国仅有两家,分别是华为和中兴通讯。总的来说,中国在云计算人才层面缺口较大,具备竞争力的企业较少,与国外企业尤其是美国差距巨大。

全球成熟云计算产业的领先位置已被科技巨头占领,由于长期技术沉淀和先发优势,在赛道中拥有绝对优势。而国内云计算市场的特点是私有云规模远高于公有云,除了国内科技巨头的布局,传统的 IT 硬件提供商也在积极进入云计算产业。随着新一代技术和传统产业的持续扩大渗透和深化融合使得新一轮的技术革命和工业革命方兴未艾,世界正在步入以云计算、大数据、人工智能技术为主导的经济发展时期。

(二)云计算迎来发展契机

1. **医疗行业云计算应用已进入关键窗口期** 当前国内医疗资源严重不足,信息基础设施落后,主要表现在医疗资源总量不足、医疗资源分布不均、医疗信息和服务院内不互通、院外不共享、电子病历普及率低等。引入云计算将极大提高医疗供给能力和资源信息数据整合,促使成本降低、效率提高和互联互通。而云计算技术也逐渐发展成熟,走向应用,面临着向行业云的转变,医疗云发展恰逢其时。作为基础平台,云计算为医疗大数据和人工智能的发展提供支持。同时,我国为医疗云计算发展提供了良好的政策环境。

2. **国内医疗云部署稳健推进** 医疗云市场在国内稳健扩大,私有云为主的医疗云首先在大型医院获得应用。根据戴尔全球技术采用指数

显示,全球 96% 的医疗机构正在使用或考虑使用云计算。根据移动信息化中心的统计结果,截至2016 年 11 月,我国 35.6% 的三级医院和 7.8% 的二级医院均已部署了云计算应用。私有云是目前医疗用户主选的云计算,46% 的用户选择私有云部署方式,从安全角度出发,医院尤其是三级医院云化的方向仍然是以自建的私有云为主。公有云的部署占比为 19%,医疗行业用户对公有云的接受度有所提升。

二、云计算在"互联网＋医疗健康"应用中的挑战

为实现云计算的潜力,需要解决技术、业务、安全和应用导向的挑战。如数据安全性问题,外部数据的安全性以及在使用这些服务时数据的责权并不是很明确,尤其在医疗行业涉及较多数据隐私问题,是各医疗机构在使用云计算技术时必须权衡考虑的地方。

(一)影响云计算应用的因素

如果从用户的角度出发,决定是否要使用云计算服务主要会考虑以下几个因素:安全、服务、性能和成本。

1. **安全** 数据方面,对于数据存储、数据传输、数据隔离等方面的安全性;应用方面,考虑终端用户安全、SaaS、PaaS、IaaS 的安全;虚拟化方面,包括虚拟化软件及服务的安全性等。

2. **服务** 服务开放性、是否签订 SLA 协议、运维服务等。

3. **性能** 在线音视频交互、高清图像的传输、保存和加载,保障实时的网络带宽、数据和图片的存取和调阅速度、视频高清传输等性能尤其重要。

4. **成本** 云计算一般按年或月的服务来计算需要支持的费用。而当购买的服务到期后,若仍需续签服务,仍需付费,所以虽然第一次支持费用相对较少,但是在购买云计算服务的时候要做出长期支持的费用考虑。

目前,云计算技术仍然存在一些局限性。由于云计算的服务计算模式,云服务本身动态性和多方参与的特点注定会给数据安全、责任认定造成影响,给现有信息安全标准带来冲击。信息安全是指系统能够防止设计使用之外的恶意或意外行为,并防止泄露或丢失信息。云应用程序暴露在互联网之外的受信任的本地边界之外,通常向公众开放,并可能为不信任的用户提供服务。应用程序的设计和部署必须能够保护它们免受恶意攻击,限制只能访问已批准的用户,并保护敏感数据。如果安全和隐私问题未得到充分解决,实际采用云技术可能会受到严重阻碍。由于云是一个开放的平台,它可能受到内部人士和外部人士的恶意攻击,保护云中数据安全和隐私的需求成为一个关键问题。虽然密码学方面(如完全同态加密和安全多方计算)取得了较大进步,但仍需要做更多工作来将理论技术转化为可在云中高效实施的实际解决方案。

此外,使用云计算服务需要连接互联网,如果没有互联网连接,就不能访问存储于云端的任何东西。互联网连接速度可能很慢,即使连接速度很快,基于 Web 的应用程序有时也可能比在台式 PC 上访问类似的软件程序要慢。从接口到当前文档的所有程序必须从计算机来回发送到云中的计算机。如果云服务器恰好在那个时候备份,那么将无法从桌面应用程序中获得即时的访问权限。

(二)在医疗健康领域应用的挑战

我国的医疗信息化仍处在建设与发展阶段,还存在着一些问题阻碍了云计算技术在医疗健康领域的应用,主要包括以下几点:

1. **系统、数据的复杂性带来的开发困难** 我国许多医疗机构的信息系统封闭,不具有扩展性,终端数据格式多样;系统分割,系统间缺乏协同交互性导致信息分散,软硬件资源缺乏,数据的进一步利用如数据的分析决策等无法开展。系统还需要兼容多种形式的医疗数据终端,对各类终端交互能力加以优化,这给云计算厂商在医疗健康行业的应用带来了很大的挑战。

2. **医疗业务流程、标准未统一** 由于缺乏国家统一标准对医疗业务流程进行规范,各地区各单位都按照各自独立的工作规则在执行,这就给跨单位跨机构的业务及数据交换带来了困难,信息无法交互共享,医疗信息系统就不能充分发挥其功能。

3. **相关法律法规缺失** 医疗健康数据属于敏感信息,因此,对于医疗健康数据的存储、使用

以及共享等都应该有严格的隐私保护和安全要求。国外关于健康医疗数据隐私保护有严格的立法,如美国的《健康保险携带和责任法案》就是对个人健康信息隐私安全提供保护的法律。然而在我国,关于个人健康数据的立法还在起步阶段。在这样的情况下,各医疗机构对于数据上云还是有所顾虑。

4. 试错风险高导致上云难　医疗行业特殊性决定其对 IT 服务中断等事故必须零容忍。

(三)未来的发展

全民健康信息化事关民生健康,是未来医疗卫生行业的信息化建设重点,是全面深化医改、贯彻实施《"健康中国 2030"规划纲要》、建设健康中国的重要支撑。而云计算、大数据、人工智能这些新兴信息技术,无疑将为全民健康信息化建设提供有力的支持。

全民健康信息化建设受到各级政府的高度重视,在政策扶持以及财政支持等各方面予以支持,为医疗健康行业云计算应用提供了良好的发展环境,相应的,随着社会整体信息化程度不断加强,广大人民对于便捷就医和健康生活的需求也就日益强烈,云计算技术将极大提升医疗健康行业供给能力,来更好地满足人们群众对方便、高效的医疗健康服务的需要。

(四)多种措施保障医疗云健康发展

1. 政策措施　进一步完善医疗云发展政策措施,重点推进医疗机构间信息的互通和数据共享;明确行业准入要求、退出机制,实现事前、事中、事后的报备等,以更好地推动云计算在医疗行业领域的落地。

2. 标准规范　逐步完善医疗行业使用云计算的标准体系,并制定可信的、可落地的医疗云标准;医疗行业监管机构探索云计算行业应用发展路径和模式,为云计算在医疗行业标准的落地创造环境。

3. 信任体系　推动医疗云安全服务产业发展,增强医疗云用户上云信心;建立与医疗云相关的知识产权保护、数据及隐私保护、安全管理、网络犯罪治理和垄断等方面的法律法规,以适应医疗云发展的要求,增强医疗行业用户信心。

4. 行业生态　多种方式促进医疗云发展,加大产、学、研、用联合,建立互联网医疗产业联盟,实现协同发展;培育医疗云服务龙头企业,发挥龙头企业对产业发展的带动辐射作用;鼓励更多医疗行业用户使用医疗云服务开展业务。

(周 毅)

参 考 文 献

[1] 李小华,赵霞,周毅. 互联网＋医疗催生医疗卫生大资源时代[J]. 中国数字医学,2016,11(1):26-29.

[2] 许子明,田杨锋. 云计算的发展历史及其应用[J]. 信息记录材料,2018,19(8):66-67.

[3] 罗晓慧. 浅谈云计算的发展[J]. 电子世界,2019,(8):104.

[4] 邹复民,蒋新华,胡惠淳,等. 云计算研究与应用现状综述[J]. 福建工程学院学报,2013,11(03):231-242.

[5] 罗雪琼,陈国忠,饶从志,等. 论云计算及其在医疗卫生信息化中的应用[J]. 现代医院. 2012(11):4-7.

[6] 赵斌. 云计算安全风险与安全技术研究[J]. 电脑知识与技术,2019,15(2):27-28.

[7] 郎为民. 大话云计算[M]. 北京:人民邮电出版社,2011.

[8] 李包罗,李皆欢. 中国区域医疗卫生信息化和云计算[J]. 中国数字医学,2011,6(05):19-23.

[9] 森干,杜守洪,王超,等. 基于云计算的临床医学信息分析系统构建[J]. 电脑编程技巧与维护,2014(14):53-54.

[10] 李峰林. 大数据与云计算在医疗行业的应用探讨[J]. 信息与电脑(理论版),2016(08):24-25.

[11] 赵霞,李小华,周毅. 互联网＋医疗的服务特色[J], 中国数字医学. 2016,11(1):8-11.

[12] 杨秀峰,曹晓均,周毅,等. 全院信息系统基于公有云托管服务的探索与实践[J]. 中国数字医学,2016,04:90-92+89.

[13] 曹晓均,杨秀峰,李小华,等. 全预约服务平台在"互联网＋医疗"中的设计与实践[J]. 中国数字医学,2016,04:26-28.

[14] 夏洪图,孙静,杨静,等. 宁夏卫生云平台健康医疗大数据的挖掘与挑战[J]. 中国数字医学,2017,12(11):21-23.

[15] 张振,周毅,杜守洪,等. 医疗大数据及其面临的机

遇与挑战[J].医学信息学杂志,2014,35(06):2-8.

[16] 饶从志,周毅,王卓青,等.基于云计算的临床科研信息平台构建[J].中国数字医学,2011,6(9):58-60.

[17] 蔡佳慧,张涛,宗文红.医疗大数据面临的挑战及思考[J].中国卫生信息管理杂志.2013(04):292-295.

[18] 周毅,高昭昇,李小华.互联网＋健康[M].北京:人民卫生出版社,2016.

[19] 周毅,赵霞.健康医疗大数据技术与应用[M].北京:人民卫生出版社,2019.

[20] Mell P,Grance T. The NIST Definition of Cloud Computing[R]. Gaithersburg, MD:National Institute of Standards and Technology, 2011.

第十六章 区块链在"互联网+医疗健康"中的应用

在今日的 IT 领域,新技术不断涌现。继云计算、物联网、大数据之后,区块链(blockchain)作为一项颠覆性信息应用技术,已在医疗健康、供应链、金融、社会征信、产品溯源、版权交易、数字身份、电子证据等领域得到推广运用。

本章首先概述了区块链的基本内容,随后阐述了基于区块链技术的医疗数据安全存储与访问平台,最后简析了区块在"互联网+医疗健康"中的应用前景及挑战。

第一节 区块链概述

区块链是比特币的底层技术和基础架构,本质上是一个去中心化的数据库。经过近十年的发展,其应用已从单纯的加密电子货币领域逐步扩展到去中心化应用阶段,区块链技术已然在金融、医疗健康、智能制造、能源等行业甚有建树。

一、区块链的由来与发展

区块链由于其具有的去中心化、不可篡改、去信任、集体维护等特性,引起各行业的广泛关注,得到了迅猛的发展。按照时间脉络梳理,区块链至今大致经历了三个发展阶段。

(一)加密电子货币阶段

以比特币、莱特币为主要代表的加密电子货币在区块链上的发行,标志着区块链进入加密电子货币阶段。该阶段以可编程加密电子货币体系为主要特征,采用点对点网络、非对称加密算法、默克尔树(Merkle 树)、工作量证明等技术,通过以区块为单位的链状数据结构和分布式账本,实现了分布式的数字货币和支付平台的功能。此外,区块链还具有少量脚本的编程功能。总之,在此阶段,区块链的主要应用均与加密电子货币有关,如货币的支付和贸易等,其应用尚未普及推广。

(二)智能合约阶段

2014 年起,随着以太坊等智能合约平台的出现,标志着区块链进入智能合约阶段。智能合约本质上指的是一种计算机协议,可实现合同以信息化方式进行传播、验证或执行,为区块链提供了一种可编程语言环境,支持用户自定义创建合约协议,开发部署应用。因此,区块链的应用不再局限于加密电子货币,而是通过智能合约在编程语言、编译器、虚拟机、事件、状态机、容错机制等方面的扩展,转变成一个去中心化的应用平台,支持用户搭建各种应用。总之,在此阶段,智能合约与区块链的结合,为上层应用的开发提供基础设施支持,区块链的技术应用得到了很大的突破和发展。

(三)去中心化应用普及阶段

近年来,随着区块链技术的进一步发展,以超级账本项目为主要代表的去中心化应用在区块链上的实施,标志着区块链进入去中心化应用普及阶段。在此阶段,人们试图采用区块链改造传统互联网的底层协议,发挥其去中心化、权限控制及数据安全保障的技术优势,与物联网进一步集成,构建各种分布式的行业应用,实现了复杂的商业逻辑。经过此阶段的发展,区块链的去中心化模式越来越复杂,分布式应用越来越多样化。

目前,医疗健康领域成为区块链应用的重要阵地。区块链为医疗健康领域提供了集信息互联互通、分布式数据库、数据安全保障等功能为一体的新技术体系,是医疗健康行业变革的新契机,有助于推动医疗体系变革,实现医疗数据的安全共享和协作。世界各国高度重视区块链在健康领域的巨大应用价值,纷纷出台相关政策支持医疗健康领域区块链的发展。2016 年,美国、英国、澳大利亚、新西兰、日本、韩国等国家纷纷从国家战略高度成立了区块链发展联盟。同年,国务院《"十三五"国家信息化规划》首次将区块链确定为我国战略性前沿技术,在规划中明确提出应加强区块链等新技术的创新、试验和应用。此后,相关部委也纷纷出台相关政策,支持区块链技术的应用。例如,国家工业和信息化部发布了《2018年信息化和软件服务业标准化工作要点》,要求成立全国区块链和分布式记账技术标准化委员会。国家卫生健康委员会医政医管局于2018年8月发布《关于进一步推进以电子病历为核心的医疗机构信息化建设工作的通知》,要求发挥区块链等新技术在医疗管理工作中的优势,促进智慧医院的发展。国家药品监督管理局2018年11月印发了《关于药品信息化追溯体系建设的指导意见》,推进区块链在药品全品种、全过程追溯中的应用,提高药品质量保障水平。

二、区块链的基本内容

区块链本质上是一个去中心化的数据库,是一串使用密码学方法相关联产生的数据块。随着区块链技术的不断发展,区块链的内涵和特征不断夯实,其类型则由公有链相继衍生出私有链和联盟链。

(一)概念

区块链已有十余年的发展历史,但是目前尚未形成行业公认的区块链定义。狭义的区块链指的是一种分布式的加密账本,账本内的数据区块以时间顺序相互联结,形成链式数据结构,并采用密码学技术保证账本具有不可篡改和不可伪造的特点。而广义的区块链可视为一种全新的去中心化基础架构与分布式计算范式,在区块链架构中,数据的验证和存储是通过加密链式区块结构实现的,数据的生成和更新则是利用分布式节点间的共识机制加以实现的,对数据的操纵则是使用编写智能合约的脚本代码来实现。

(二)类型

区块链的类型主要可以分为公有链、私有链与联盟链。

1. 公有链 公有链是一种完全对外公开的区块链形式,公有链上的所有节点均可读取和查询数据区块,也可以发起数据区块间的交互操作。

在公有链中,从节点发起的数据区块可由所有用户共同参与竞争实现共识,从而确定所发起的数据区块是否可以被添加到链上,并通过工作量证明机制和权益证明机制保障数据的安全性。公有链也是一种非许可链,适用于因为公众参与而且需要保证数据公开透明的系统,如公共管理、福利分配、支付交易等领域。

2. 私有链 私有链是指不对外开放且仅在组织内部使用的区块链形式。区别于公有链,私有链需要进行身份认证和权限管理。私有链中,数据写入权限由一方拥有,只有合法的用户才拥有读取数据区块的权限。私有链主要用于企业的票据管理、账务审计、供应链管理、数据库管理等。

3. 联盟链 联盟链则是一种介于公有链与私有链之间的区块链形式,由若干组织或社区共同合作维护区块链,联盟链的管理权限在参与联盟的各组织之间公开。与私有链一样,联盟链系统同样具备身份认证和权限管理的能力,但节点的数量却是动态变化的。联盟链通常用于多个成员角色相互协作的应用环境,如银行间的支付结算、企业间的物流等。

(三)特征

区块链的特征主要包括:

1. 去中心化 去中心化(decentralized)是区块链最基本的特征,去中心化使得区块链不再依赖于中心节点,尤其在公有链中,参与区块链的所有节点都具有相同的权利与义务,任何节点都有权限访问数据区块列表并读取其中的数据信息,也可以实现数据的分布式记录、存储和更新。去中心化保证了区块链中的各个节点之间互不影响,任一节点停止工作都不会影响整体运作。

2. 去信任 去信任(trustless)是指区块链的数据存储方式不仅高效透明而且安全性高,使得链中的数据无法篡改,且伪造数据的难度极高,因此区块链并不需要节点间的相互信任。

3. 集体维护性 集体维护性(collectively maintained)是指整个区块链由参与的所有用户进行共同维护管理,这意味着区块链的维护管理工作由所有人共同参与。

4. 安全可靠性 安全可靠性(secure and reliable)指的是区块链中各参与节点均含有数据区块的最新完整备份,无法对任何一个节点上的数据区块进行修改,因此具有高度的数据安全性。

三、区块链基础架构模型

区块链基础架构模型由数据层、网络层、共识层、激励层、合约层和应用层等组成,如图 16-1 所示。各层次的主要功能具体为:

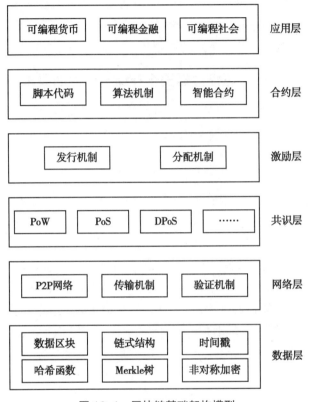

图 16-1　区块链基础架构模型

(一) 数据层

数据层作为区块链系统架构的最底层,主要用于记录底层数据区块,封装有数据加密算法和时间戳等信息。数据层由数据区块、链式结构、时间戳、哈希函数、Merkle 树、非对称加密等技术要素组成。节点根据哈希函数,形成 Merkle 树,从而将某一时间段内接收到的数据信息存储至含时间戳的数据区块中,最终链接到区块链上,这就是数据层的基本工作流程。

1. **数据区块**　数据区块作为区块链的最小存储单元,其组成包括区块头和区块体,如图 16-2 所示。其中,区块头记录内容由该数据区块版本号,上一个区块的哈希函数、Merkle 树的根节点值和时间戳等组成。区块体则存储当前时间段内经过验证的区块内容。

2. **时间戳**　时间戳的作用是按照时间顺序依次将区块链上的各个区块进行链接。时间戳使得区块链可以记录数据区块的完整历史信息,赋予数据区块可追溯性、不可篡改和不可伪造性。

3. **哈希函数**　哈希函数又称为散列函数,其作用是将任意长度的数据映射为长度较短且固定的哈希值。通常使用的哈希函数是 SHA256 算法,该算法可将任意长度的原始数据通过哈希函数计算后转换成长度为 32 个字节的哈希值,实现对区块链的任何数据区块进行哈希值标记,且哈希结果不会碰撞。

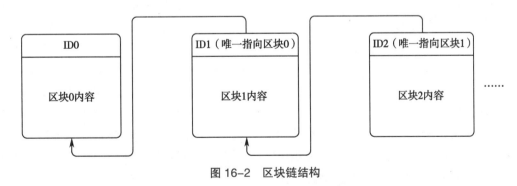

图 16-2　区块链结构

4. **Merkle 树**　Merkle 树的作用是对区块链的大量数据区块进行哈希映射。区块链中的数据区块被划分为许多小的数据块,存储在 Merkle 树的最底层。Merkle 树的构建过程为:先求出每个小数据块的哈希值,再将两个子节点的哈希值进行合并,并使用合并后的哈希值来表示上一层的父节点,依次重复此过程,直到求出根哈希。

Merkle 树能够快速地归纳和校验数据区块的存在性和完整性。

5. **非对称加密**　区块链通过非对称加密算法实现数据的安全性。非对称加密算法在加密和解密过程中,分别使用两个非对称的密钥对,即私钥和公钥。其中公钥是用于公开访问的,而私钥则由发起者私自保存。常见的非对称加密算法有

Rabin 加密算法、迪菲－赫尔曼（Diffie-Hellman）密钥交换协议、椭圆曲线密码编码学、RSA 加密算法等。在区块链系统中，非对称加密算法主要运用在信息加密、数字签名、登录验证等场景中。

（二）网络层

网络层位于数据层之上，其主要的用途是封装区块链的组网方式、数据验证机制以及消息传播协议等要素，实现区块链中所有的节点共同维护区块内容以及区块的有效性。区块链采用对等（peer to peer，P2P）网络来组织参与数据验证的各节点。在 P2P 网络中，每个节点的作用都是等同的，而且网络拓扑结构是扁平式的，不存在中心节点和层级结构。P2P 网络使得区块链具有分布式、自治性、开放性的显著特点。其次，区块链在新数据区块生成之后，按照全网广播消息，通知 P2P 网络的所有节点都对该数据区块进行验证。只有通过验证的数据区块才会被添加到区块主链中，否则将会被丢弃。

（三）共识层

共识层位于网络层之上，主要用于封装网络节点的各类共识算法。常见的共识算法主要包括工作量证明机制（proof of work，PoW）、权益证明机制（proof of stake，PoS）、股份授权证明机制（delegated proof of stakes，DPoS）、实用拜占庭容错机制（practical Byzantine fault tolerance，PBFT）等。共识算法是区块链网络中各个节点达成共识的方法，实现了数据区块数据有效性验证功能。

（四）激励层

激励层位于共识层之上，主要用于在区块链中封装价值激励的发行机制和分配机制，对遵守规则的节点进行价值奖励，使得共识节点能获得自身利益最大化。

（五）合约层

合约层是建立在由数据层、网络层以及共识层共同组成的区块链虚拟机之上的算法和应用逻辑，主要用于集成智能合约的脚本程序，使得区块链具有可编程的特性。

（六）应用层

应用层的作用是封装区块链的各种应用场景和案例。区块链的去中心化特点及数据无法篡改性，使得区块链具有高度的数据安全性和强的隐私保护能力，促进了区块链在金融、医疗健康、供应链和物联网等行业的深度应用。

第二节 医疗健康数据区块链安全存储与访问平台

医疗健康数据蕴含着巨大的潜在价值，但也存在数据安全和隐私威胁的问题。区块链的可追溯性、不可篡改性、不可伪造性以及高效的数据安全保障措施，可为医疗数据的安全存储与访问提供解决方案。

一、医疗数据安全存储与访问的需求

随着各大医院信息化建设进程的不断推进，医院中的各生产系统如 HIS、LIS、EMR 等已经积累了规模庞大的医疗数据，包括大量的患者信息、就诊信息、医嘱信息、诊断数据、检查检验数据、出院小结等。传统模式下，患者本身并不持有自己的医疗数据，通常由医院进行集中存储。医疗数据的集中存储，由于不同医院信息系统可能由不同软件厂商开发，且与各自业务系统高度耦合，使得不同医院的医疗数据存储标准不一致，从而导致患者的医疗数据难以实现便捷的共享，无法帮助医生了解患者的病史以及制订相应的治疗方案。其次，医疗数据的集中存储还会带来诸如信息安全、信息共享、隐私保护等方面的问题。医疗数据作为一类典型的敏感数据，存在各种数据安全和隐私威胁。从患者角度来看，患者的现病史、既往史、手术外伤史、过敏史、预防接种史、特殊药物使用、婚育史、个人史、家族史等都属于个体隐私数据。从医生角度来看，医生个人信息如身份证号、姓名、联系方式、家庭地址等，就诊患者信息，医生 ICD 编码诊断习惯、检查习惯、用药习惯等都属于敏感信息。总之，现有由医院集中保管医疗数据的方式不利于医疗数据的大规模开放共享，影响了医疗数据的开放程度和开放规模。而区块链技术具有安全可靠、去中心化、隐私保护等的特点，有效弥补传统医疗数据安全性低、用户不持有自身病历以及共享难的问题，基于区块链的医疗数据存储与访问应运而生。

二、医疗数据区块链安全存储与访问平台架构设计

基于区块链的医疗数据安全存储与访问平台

采用联盟链的架构,支持不同医疗机构包括三级医院、二级医院和社区卫生服务中心医疗数据的存储与访问,如图 16-3 所示。这些医疗机构若需往区块链中存储医疗数据时,则通过 Web 前端,将医疗数据上传到星际文件系统(inter planetary file system, IPFS)中,IPFS 对所上传的医疗数据进行哈希处理。随后,由联盟链自动运行部署在其上的医疗数据存储合约,将所得到的哈希值列表以及医疗数据元数据(字段名、数据类型、患者身份标识等)存储在联盟链上。当用户需要访问联盟链中的医疗数据时,运行医疗数据访问合约,从区块链获取存储的字段和哈希地址。根据哈希地址,从 IPFS 下载所需的数据,并展示在前端上。

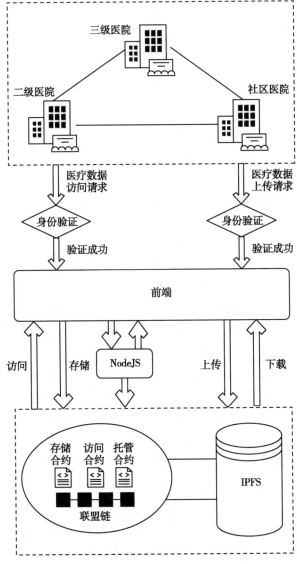

图 16-3　基于区块链的医疗数据存储与
访问平台架构图

三、医疗数据区块链安全存储与访问平台的实现

区块链安全存储与访问的实现包括 IPFS 安装、联盟链的搭建、身份验证和智能合约开发部署四个方面的内容。

(一)IPFS 的安装

IPFS 是一个点对点的分布式文件系统,在文件存储上不设具体的限制,较大的文件会被切割成小文件进行存储,获取时从多个服务器上同时获取,当 IPFS 被请求获取一个文件时,使用分布式哈希表找到该文件的地址,获取并验证其数据。在本地建立 IPFS 节点,通过其提供的星际文件系统应用接口(inter planetary file system-application interface, ipfs-api)与前端进行交互,通过该本地节点将文件上传至 IPFS 服务器,使其返回哈希地址,实现医疗数据的文本文件及医学图像的存储。

(二)联盟链的搭建

医疗数据的区块链安全存储与访问采用以太坊平台搭建联盟链。联盟链的搭建过程:首先创建创世文件,初始化该文件并创建以太坊的容器节点;然后运行种子节点(bootnode)得到联盟链的节点,在获得网络编号之后,联盟链的节点即搭建成功;最后验证节点是否自动连接根节点 bootnode,连接完成后,开始同步区块,联盟链搭建成功。

(三)身份验证

在用户使用平台进行医疗数据的存储和访问时,需要对用户的身份进行验证,保证医疗数据来源与下载应用的隐私安全。平台采用结合数字钱包(MetaMask)构建基于消息签名的一键式登录方法。MetaMask 是一个以太坊钱包,可以作为一个插件安装在浏览器上,通过该插件进行以太币交易,该钱包地址可以作为身份验证标识符,该钱包可以通过 Web3.js 和界面进行交互。通过 Web3.eth.coinbase 获取钱包地址,向后端调取通过 nonce 生成的随机数。获取随机数之后通过 Web3.personal.sign 在 MeatMask 生成签名。后端可以通过钱包地址、随机数和签名来验证用户的身份。每次用户发出请求时都需要签署新的随机数,保证其用户及操作的安全性。

（四）医疗数据智能合约的开发与部署

医疗数据智能合约是平台的核心模块。在该平台中，主要实现了三种不同智能合约：医疗数据存储合约，医疗数据访问合约和托管合约。医疗数据智能合约的结构如图 16-4 所示。

1. 医疗数据存储合约 医疗数据存储合约采用 solidity 语言进行开发实现，并用 Remix 编译实现。存储合约属性有医疗信息的唯一标识符、数据上传方、医疗数据分类、具体文本信息哈希值、医疗图片信息哈希值、下载需要的 gas 值等内容，用于对医疗数据的自动存储。

2. 医疗数据访问合约 医疗数据访问合约主要实现了对医疗数据的访问，定义的字段与存储合约基本相同。该合约通过签名验证保证每次用户发出请求时都需要签署新的随机数，以确保其用户及操作的安全性。

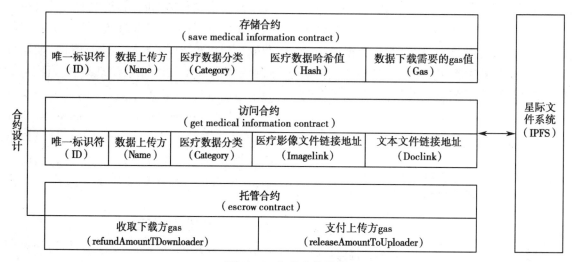

图 16-4 智能合约设计

3. 托管合约 托管合约主要是下载方请求数据时进行建立一个第三方的监管机制，数据下载方需要消耗一定的 gas 值用来获取数据，由第三方进行托管，传输完成后由第三方支付给医疗数据上传方，最后释放第三方。托管合约主要包括了数据上传方、下载方和第三方的地址，实现 gas 的托管功能，减少虚假操作，在一定程度上保护了数据的隐私性，具体的身份验证由 MetaMask 结合签名进行登录实现。

第三节 区块链在"互联网＋医疗健康"应用中的前景与挑战

随着区块链技术的逐步完善，区块链在医疗领域也具有较大的应用潜力，医疗领域区块链的研究备受关注，显示出广阔的前景。

一、区块链在"互联网＋医疗健康"应用中的前景

医疗领域的区块链应用场景主要包括医联体内信息的互联互通、个人电子健康档案的安全存储、医疗废物追溯管理以及医院大数据平台等。

（一）医联体内信息的互联互通

医院信息化经过多年来的持续建设，医院内部的信息化程度已经相对完善。但是，医联体架构内各级医疗机构不再是独立个体，患者数据需要在医联体内跨医院调阅。另外患者在双向转诊、分级诊疗的过程中，上下级医疗机构也需要及时了解患者的基础数据及历次诊断信息。因此，如何保证医联体内跨机构的数据安全性、跨平台的数据共享，实现患者个人健康信息的互联互通，是医联体内部信息共享急需解决的重要问题。在此背景下，利用区块链重新构造医联体的底层技术架构，通过区块链建立连接医疗卫生机构的网络，构建基于区块链的医联体系统，以实现医疗数据互联互通和数据安全。

医联体互联互通，利用区块链的去中心化技术特性，实现各家医院的医疗健康数据在不同区块的分布式存储，利用点对点的传播方式，通过达成共识的、标准的软件协议共享医疗健康数据等资源，实现医联体内的信息共享；另一方面，利用

区块链防篡改、可追溯的技术特性,可以精准地定位医疗敏感数据的全程流转情况。通过医联体内的信息互联互通实现医联体内的全程医疗服务,实现疾病的早发现、早治疗。

(二)个人电子健康档案的开放共享

电子健康档案数据以居民个人健康为核心,涵盖了体检、诊疗和康复等整个生命过程的信息资源,主要包括基本信息、病史记录、检查结果、疗程记录、用药说明、诊断结果等。个人电子健康档案涉及一类典型的敏感数据,对患者、医生和医院的数据安全和隐私有潜在威胁,增大了医疗数据隐私泄露的风险,无法实现共享和开发利用。因此,个人电子健康档案基本是存储在医院或者公共卫生部门的数据库中,仍未大范围开放共享。若将区块链运用到个人健康档案系统中,将改变上述的状况,实现在区块链上实现个人医疗记录的保存,允许医疗机构、患者等跨平台、跨系统记录电子健康数据,可以理解为区块链上的电子病历。

基于区块链的个人电子健康档案系统利用区块链的去中心化结构能使医疗数据在每一个参与数据存储的网络节点进行实时更新,安全采集存储数据并在云服务器上永久保存,降低医疗数据及敏感信息的丢失风险,增加医疗数据的安全性及可信性。另外,通过基于区块链公开的接口程序开发院内的应用系统,完成院内电子健康数据的录入和上传功能。此外,利用区块链技术的非对称加密算法使其进行加密隐藏,防止信息的泄露、丢失。区块链的高冗余存储、去中心化、高安全性和隐私保护等特点,能够防止中心化机构遭受攻击或权限管理不当导致的数据丢失和泄露的发生,使数据更加安全可靠。

(三)医疗废物追溯管理

各级医疗机构在提供医疗服务过程中,会产生大量的医废物品。医疗废物不仅对环境造成危害,而且增加感染风险,但是医疗废物处理需要成本的投入,导致很多小诊所的医疗废物管理并不规范。在近年的医疗实践中,随着医院的信息化与智能化管理建设的不断推进,区块链可与医院信息系统(HIS)不断结合与完善,由此出现基于区块链的医疗废物追溯管理系统为医院医疗废物管理提供了有效保障。

基于区块链的医疗废物追溯系统利用区块链的分布式去中心化特点,高效率、低成本地解决医疗行业中难以监管及医疗事故的关键环节。另外,基于区块链的医疗废物追溯系统可以追溯到物品生命周期的全过程情况,最终实现对整个流程信息化管理的目标。

(四)医院大数据平台

在我国医院中大范围建设以电子病历为重点的临床信息系统已进行了10多年。电子病历、医护工作站、实验室信息系统、医学影像传输和存储系统、放射科信息系统、手术麻醉管理系统、病理管理系统、心电电生理管理系统等临床信息系统已被引入到医院中。上述临床信息系统的引入已使医院中积累了丰富的临床数据资源。数据类型包括了临床诊断、检验检查结果、医疗文书、医学影像等。以上海交通大学医学院附属瑞金医院为例,作为一家三甲综合医院产生的年临床数据约在60TB。这使得医院的临床数据呈现出数据量大、数据形式多元、数据变化快、数据价值高的"大数据"特征。基于区块链技术的大数据中心,以完善的安全保障技术体系使各子系统的数据互通,实现医院共享信息系统和其他传统信息系统数据真正意义上的共通共享,更好地优化医院的业务流程,并能够安全透明地记录医疗数据编辑轨迹,具有可确权、可溯源的功能,确保医疗信息存储的安全。

二、区块链在"互联网＋医疗健康"应用中的挑战

目前区块链技术在医疗领域应用仍处于起步阶段。与金融领域相比,医疗服务本身具有更强的复杂性和高风险性,区块链技术在医疗领域的应用也存在推广运行难,网络容量小,数据存储空间有限,医疗数据隐私保护风险,医疗数据所有权,区块链复杂运算机制带来的巨大能量损耗等新的安全挑战。

(一)医疗领域实践经验少,推广运行存在阻力

目前国内外在区块链技术应用领域尚未普及相关技术标准,医疗领域作为区块链技术应用的后继行业,其推广运行更将面临诸多挑战。首先,在医疗领域的实践经验较少,很多医疗专家持观望态度,缺乏推动其进一步应用的动力。这需要

专业人员针对医疗行业特点进行大量、艰苦地调研、设计、推荐和建章立制等努力。其次，去中心化属性对传统医疗管理机构将造成强烈冲击，导致相关机构和部门对区块链技术在医疗领域中的应用持谨慎态度，不利于区块链技术的大规模推广与应用。另外，标准是区块链领域重要的基础性规范。区块链技术和应用正处于快速发展期，其标准化将有助于统一对区块链的认识，促进解决区块链关键技术问题，规范和指导区块链在各行业的应用。此外，区块链的行业应用存在一定的盲目性，行业发展呈现碎片化，均不利于区块链技术发展和应用落地。最后，医疗区块链中数据库领域的法律不健全，导致人们对其安全性、隐私性以及处理大数据时的抗压能力和可监管性存在质疑。以上种种原因严重阻碍了区块链在医疗领域的应用推广。

（二）网络容量小，数据存储空间存在瓶颈问题

虽然区块链技术得到了飞速的发展，但是区块链系统网络容量和数据存储空间目前还处于发展的初级阶段。区块链数据库记录了每项事务的所有数据信息，因此任何想要参与进来的节点都必须下载存储并实时更新一份从创世块开始延续至今的数据包。随着大数据技术在医疗领域的应用，个人、医生、医疗研究部门产生的数据量将会呈指数式增长，特别是非结构化数据，将导致区块承载的数据信息越来越多，这对区块链数据库的存储空间提出更高的要求。

由于数据存储空间受限，随着数据量越来越大，必将对患者、医生以及医疗研究机构存储数据信息对产生影响。如果每一个节点的数据都完全同步，区块链数据的存储空间要求势必成为制约其发展的关键问题之一，直接影响医疗部门更新数据信息和医患双方对数据获取实时性的需求。此外，数据的网络保存较本地慢，因此，区块链数据库对网速的要求较高。

（三）个人健康数据面临隐私和安全问题

区块链网络在隐私和安全方面仍然存在薄弱环节。医疗区块链技术将面临患者健康隐私泄露的风险，从两个方面可以看出：一是共享信息的透明度，任何共享的信息都可以跟踪查询，或对个人的状态、行为进行预测，不利于个人隐私的保护；二是虽然区块链的安全性可以通过算法保障，但安全威胁仍然存在。

（陈德华）

参 考 文 献

［1］李博文．基于区块链技术的医疗数据存储［D］.西安：西安电子科技大学，2018.

［2］倪培昆．区块链技术及其在医疗领域的价值研究［J］.医学信息学杂志，2018，39（02）：9-13.

［3］王成．基于区块链的保险行业信息系统架构及关键技术研究［D］.北京：中国铁道科学研究院，2017.

［4］袁勇，王飞跃．区块链技术发展现状与展望［J］.自动化学报，2016，4：481-494.

［5］张圣垚．基于区块链的电子病历系统的设计与实现［D］.哈尔滨：哈尔滨工业大学，2018.

［6］赵延红，原宝华，梁军．区块链技术在医疗领域中的应用探讨［J］.中国医学教育技术，2018，32（01）：1-7.

［7］周亮瑾．基于区块链和分布式数据库的铁路旅客隐私保护技术研究［D］.北京：中国铁道科学研究院，2018.

［8］薛腾飞，傅群超，王枞，等．基于区块链的医疗数据共享模型研究［J］.自动化学报，2017（09）：73-80.

［9］董黛莹，汪学明．基于区块链的电子医疗记录共享研究［J］.计算机技术与发展，2019，29（05）：127-131.

［10］闵新平，李庆忠，孔兰菊，等．许可链多中心动态共识机制［J］.计算机学报，2018，41（5）：1005-1020.

［11］何蒲，于戈，张岩峰，等．区块链技术与应用前瞻综述［J］.计算机科学，2017，44（4）：1-7.

［12］Nakamoto S. Bitcoin: a peer-to-peer electronic cash system［EB/OL］.［2019-9-29］. http://bitcoin. org/bitcoin. pdf.

［13］Swan M. Blockchain: Blueprint for a New Economy［M］. O'Reilly Media Inc. Sebastopol, USA, 2015.

［14］Yue X, Wang H, Jin D, et al. Healthcare Data Gateways: Found Healthcare Intelligence on Blockchain with Novel Privacy Risk Control［J］. Journal of Medical Systems, 2016, 40（10）: 218.

［15］Imran M, Mehran A, Haider A, et al. Blockchain's adoption in IoT: The challenges, and a way forward［J］. Journal of Network and Computer Applications, 2019,

125：251-279.

［16］Ekblaw A，Azaria A，Halamka JD，et al. A case study for blockchain in healthcare："MedRec" prototype for electronic health records and medical research data ［C］. Proceedings of the 32nd IEEE of International Conference on Open & Big Data. 2016. 25-30.

［17］Tiago M，Fernández-Caramés，Paula Fraga-Lamas. A review on the use of Blockchain for the Internet of things ［J］. IEEE Access，2018，6：32979-33001.

［18］Liu Bin，Yu Xiaoliang，Chen Shiping，et al. Blockchain based data integrity service framework for IoT data ［C］//Proc of IEEE International Conference on Web Services. Piscataway，NJ：IEEE Press，2017：468-475.

［19］Yu Bin，Wright Jarod，Nepal Surya，et al. IoTChain：Establishing Trust in the Internet of Things Ecosystem Using Blockchain［J］. IEEE Cloud Computing，5（4）：12-23.

［20］Sarah Underwood. Blockchain beyond Bitcoin［J］. Communications of the ACM，2016，59（11）：15-17.

［21］Lauslahti K，Mattila J，Seppälä T. Smart Contracts-How will Blockchain Technology Affect Contractual Practices ［J］. 2018，（57）：1-26.

［22］Zibin Zheng，Shaoan Xie，Hongning Dai，et al. An Overview of Blockchain Technology：Architecture，Consensus，and Future Trends［C］//International Congress on Big Data，BigData Congress，Honolulu，HI，USA，June 25-30. IEEE，2017：557-564.

［23］Xia，Qi，Sifah，Emmanuel Boateng，et al. MeDShare：Trust-less Medical Data Sharing Among Cloud Service Providers Via Blockchain［J］. IEEE Access，2017，5：14757-14767.

［24］Tong Zhou，Xiaofeng Li，He Zhao. Med-PPPHIS：Blockchain-Based Personal Healthcare Information System for National Physique Monitoring and Scientific Exercise Guiding［J］. Journal of Medical Systems，2019，43（9）：305.

第十七章 "互联网 + 医疗健康" 标准体系

随着科学技术的发展,生产的社会化程度越来越高,组织现代化生产对方方面面的要求亦越来越高,在社会经济各个领域中,凡是具有多次重复使用特征,或者需要多个环节、部门、行业协作才能实现最终功能的产品与服务,都需要制定相应的标准,保证各生产部门、环节的活动在技术上保持高度的一致性和协调性,以使生产正常进行。

关于标准概念,根据我国国家标准化委员会的定义,标准是"为了在一定的范围内获得最佳秩序,经协商一致制定并由公认机构批准,共同使用的和重复使用的一种规范性文件。"从技术角度讲,标准是以文件形式发布的统一协定,包括活动及其结果的规则、技术规范或者其他精确准则,其目的在于确保原材料、产品、过程和服务等能够符合使用的需要;一般来说,技术标准文件的制定都需要经过相关各方参与的协商过程,并需要通过一个各方都公认的机构批准。从管理角度讲,标准化就是以获得最佳效率和效益为目标,将经济、技术、科学和管理等领域社会生产活动中重复性的事物和概念通过各方协商达成一致的统一化过程;同时,标准化的过程也是一个改进产品、过程和服务的适用性,防止各环节可能存在的技术、经济、管理壁垒,促进社会经济和科学技术广泛合作的过程。

简而言之,标准是对重复性事物和概念所做的统一规定,是在综合科学、技术和实践经验的基础上,经过相关各方协商一致,由国际组织(包括政府间组织)、政府主管部门、行业主管机构或行业协会、企业组织等制定,经相应程序批准,以特定的形式发布的共同遵守的准则和依据,以用来判定技术或成果好不好的依据。标准有国际标准、国家标准、行业标准、地方标准及企业标准等各种层次。

第一节 "互联网 + 医疗健康" 标准化

一、"互联网 + 医疗健康" 标准发展概况

经历了以医院管理信息系统、诊断检验系统、影像系统等以服务于医院内部工作单元之间疾病检查诊断和管理信息互通为主的阶段之后,近年来,随着网络通信技术的创新应用,数据与服务进一步交互,尤其是伴随着大数据技术深度应用,整合医疗健康服务行业的信息技术日渐成熟,"互联网 + 医疗健康"的应用开发技术日趋完善。近年来,美国借助自身互联网优势,以 IT 技术和网络技术为主要手段,通过建立行业标准,实现互联网技术与医疗保险机构、医疗机构、医药器械生产企业的深度融合,打造服务于医疗健康的通用平台,实现医疗机构之间、医保机构与医疗机构之间、医疗机构与药品和器械供应企业之间等多个行业业务的横向集成,促进行业信息融合,提高医药卫生资源的配置效率,提升医院的运营管理和保障人群医疗健康服务的能力和效率。欧洲、日本、韩国、新加坡、中国台湾等国家和地区,也通过政府支持的相关行业协会,积极建设医疗机构之间互联互通的信息平台,将互联网医疗健康服务的标准制定作为提高医学科学研究水平、促进临床医疗服务品质提升的有效策略,通过互联网平台和应用标准的研发,实现医疗服务有效监管、医保支付及医疗服务秩序的管理等。

相对于发达国家和地区,我国医疗卫生信息化工程起步较晚,但发展迅速。当前,我国各级各类医疗机构的信息化系统应用已十分广泛,但基于"互联网 + 医疗健康"的开发应用还处于起步阶段,虽然一些网络信息技术公司都在积极研发

"互联网＋医疗健康"平台系统,探索开展基于互联网的医疗健康服务,但总体而言,信息技术企业与医疗机构之间的融合深度尚不充分,相关领域的行业标准和规范建设滞后,严重地制约着"互联网＋医疗健康"服务的发展。当前,我国正处于深化医药卫生体制的关键阶段,打破医疗机构各自为政,改变医疗健康服务的割裂和碎片化现象,移除各医疗机构之间的信息壁垒与知识壁垒,是促进形成分级诊疗和连续性服务的关键,也是促进医疗健康服务行业转型升级的重要措施,而相关领域标准和服务规范的制定,将是我国深化医药卫生体制改革,实现"健康中国2030"战略目标的关键。

二、"互联网＋医疗健康"标准化需求

（一）"互联网＋医疗健康"标准化的使命

"互联网＋医疗健康"标准化的使命是营造可持续发展的医疗健康互联网服务生态,支撑政府、服务机构,发挥"互联网＋医疗健康"标准化在政府实现对医疗健康互联网服务行业管理、规范引导、政策和基础数据支撑保障以及互联网基础工程和安全服务等方面的职能作用,有效调动医疗健康服务提供方在提升服务能力和水平的内驱力,推动技术创新,强化组织管理,消除技术和信息壁垒等方面的积极性,推动互联网和医疗健康服务及其相关产业的融合发展。

（二）"互联网＋医疗健康"标准化需求分析方法

按照软件与系统工程标准委员会（Software & Systems Engineering Standards Committee）制定的国际标准《系统和软件工程－架构描述》（42010–2011–ISO/IEC/IEEE systems and software engineering–architecture description）,任何系统的架构都应从不同相关方的多个视角分别进行描述,单一视角的描述不利于所有相关方统一认识。构建"互联网＋医疗健康"标准体系架构,要着眼于标准体系基础作用和核心功能的发挥,要使标准体系发挥"互联网＋医疗健康"服务的基础作用,需要从梳理"互联网＋医疗健康"功能的相关方出发,针对不同相关方的不同关注点进行综合分析,得出不同相关方各主体对平台功能的诉求,通过从不同的视角对"互联网＋医疗健康"功能进行剖析,从不同相关方的角度全面、一致地理解目标对象的价值、功能、实现方式等,统一不同相关方的认识,构建覆盖不同相关方关注点的标准体系架构。而要发挥"互联网＋医疗健康"标准体系的核心作用,需要综合考虑医疗健康服务技术、需求、平台运营、组织管理以及政治、经济、法律、监管、社会影响等方面的因素。通过回答平台"有什么用、如何用、需要什么功能、怎么实现、怎么部署"等问题,理清各相关方的需求与关系,形成体现各相关方活动、功能、价值、风险管控等方面的标准架构,从而构建功能完善的、可创造价值的"互联网＋医疗健康"服务生态环境。进而从医疗健康互联网服务平台的业务、功能、技术实现、运营管理等角度出发,构建标准化的对象,提出标准化需求及其依据。

（三）"互联网＋医疗健康"标准化需求分析步骤

按照《系统和软件工程－架构描述》提供的思路,"互联网＋医疗健康"标准化需求分析主要分为四步:首先,识别"互联网＋医疗健康"的相关方,如政府、医疗机构、平台提供方和第三方机构。其次,归纳相关方的共同目标,即构建"互联网＋医疗健康"的生态环境。第三,综合梳理和分析不同相关方的关注点,从"互联网＋医疗健康"的功能和用途到如何实现、如何部署,推导形成"互联网＋医疗健康"的业务、用户、功能、实现和部署的标准需求,综合分析梳理上述角度的关注点和具体内容。第四,针对"互联网＋医疗健康"业务、用户和功能分析,分别梳理相关方对"互联网＋医疗健康"的关注点和标准化需求。

（四）互联网医疗健康服务业务的标准化需求

通过互联网医疗健康服务业务分析,梳理医疗健康互联网服务平台各相关方共同的业务愿景和应用价值,总结构建医疗健康互联网服务平台基础设施、培育核心能力和推动医疗健康互联网服务模式,实现医疗资源聚集共享、医疗健康服务管理优化、相关设备联网管理、依托实体医疗健康服务机构协同开展服务等方面的应用价值。

1. 构建互联网医疗健康服务基础设施是医疗健康互联网服务平台的基础业务愿景 通过提供各类医疗资源的实时在线连接、弹性供给、高效配置的平台,为各类创新应用和新型医疗健康服

务供需模式提供资源保障。其标准化需求聚焦在资源开放共享和互联互通等方面,包括数据资源、软件资源、设备资源、药品和耗材资源、网络虚拟环境等资源的开放共享要求,通信协议、数据交换、接口规范等互联互通要求等。

2. 培育核心竞争力是"互联网＋医疗健康"平台的核心业务愿景 通过互联网医疗健康服务平台的应用,实现优化医疗资源配置、提高设备利用率和服务效率。其标准化需求聚焦在业务流程优化、资源利用等方面,包括服务过程可视化、服务内容信息跨平台集成、数字化医疗服务、互联网医院、设备健康维护、平台系统自动智能运行和维护等。

3. 推动医疗健康服务流程的优化是医疗健康互联网服务重点支撑的业务愿景 通过互联网平台的应用,实现更大范围、更高效率、更加精准地优化医疗健康服务资源配置。其标准化需求聚焦在实现服务协同、增强服务开展的灵活性和应变能力等方面,包括建模仿真规范、业务协同规范、个性化定制、平台互操作、数据可移植、应用可移植等。

(五)"互联网＋医疗健康"用户及其标准化需求

从"互联网＋医疗健康"用户的角度,梳理互联网医疗健康服务平台涉及的各类角色、子角色以及对应的业务活动。

"互联网＋医疗健康"平台用户主要有平台提供方、平台客户、平台关联方三类。

1. 平台提供方 主要包括平台开发者、平台部署者、平台运营者、平台安全和风险管理者、平台集成者等子类和角色,平台提供方为平台客户提供互联网医疗健康服务平台,并负责平台的运维、安全管理等。其标准化需求聚焦在平台的开发和部署、运营和运行维护、平台集成、安全和风险管理等方面,包括平台的功能和质量要求、通用组件管理、平台运行维护、平台治理、商业服务和市场行为规范、计量计费和交易规范、接口规范、集成能力要求、风险和安全管理规范等。

2. 平台客户 包含政府机构、行业组织、医疗健康服务组织、医保组织、医药供应、第三方检查检验辅助等机构应用使用者、医生护士应用使用者、第三方开发者等子类和角色。机构应用使用者使用互联网医疗健康服务平台上的机构管理

应用服务以支撑其运营管理活动;医护应用使用者基于互联网医疗健康服务平台提供的服务提供应用开展疾病问诊咨询、疾病检查诊断、开具处方、进行疾病知识和健康宣教等服务;第三方开发者基于互联网医疗健康服务平台上提供的开发工具或开发环境,实施部分平台功能组件的开发,数据的开发利用,以供其自身或其他应用使用者使用。平台客户标准化需求聚焦在应用开发过程、平台选型、服务规范、应用指南等方面,包括应用的质量要求、应用评估和测试要求、平台功能和性能要求、医药知识管理、医疗健康服务能力要求、服务的计量计费、平台应用指南、绩效评价等方面。

3. 平台关联方 主要包括平台审计者、平台检测认证者、风险与安全监管者等角色。一般作为第三方负责平台的审核和监管。其标准化需求聚焦在平台的审计、检测认证、分析与安全监管等方面,包括审计的过程规范和技术要求、度量和测试规范、评估评价规范、风险评估、安全监管等。

(六)"互联网＋医疗健康"功能及其标准化需求

通过对"互联网＋医疗健康"功能框架、功能组件及其相关关系,分析标准化需求。"互联网＋医疗健康"功能主要包括基础资源域、边缘域、数据域、服务域、应用域、运营域、安全域和集成域等。

基础资源域为整个互联网医疗健康服务平台提供数据处理、存储和网络传输资源。其标准化需求聚焦在资源管理、资源虚拟化等方面,包括网络和通信管理、设备管理规范、存储和备份技术、虚拟化技术等。

边缘域为互联网医疗健康服务平台提供居民健康档案记录和存储设备,医院医学检查、检验、治疗设备,药品及耗材等物资消耗的使用记录以及医疗健康服务费用的支付系统等设备和系统的接入和管理。其标准化需求聚焦在设备和系统的接入和管理、数据链接的协议解析、边缘数据的处理等方面,包括接口规范、协议规范、互联互通技术、边缘计算、边缘数据处理和使用要求、感知技术等。

数据域的主要职能是平台数据的管理。数据域的标准化需求主要集中在数据接入、存储、处理、等环节以及居民健康档案和疾病诊断治疗记录数据的采集、接口和数据接入规范,具体如数据

格式、标识解析、协议适配、数据质量、数据治理和应用、数据存储和备份等方面的标准和规范。

服务域为应用域提供共性服务、算法建模、应用开发等支撑。其标准化需求聚焦在医疗健康服务框架的建立、基础模型和算法建模、服务组件的开发和应用、应用开发工具的部署和使用等方面，包括服务架构要求、服务组件开发与封装要求、中间件要求、服务组件库要求、软件云化、APP开发工具和接口、开放接口、开源实施指南等。

应用域面向特定用户、特定场景提供各类应用服务。其标准化需求聚焦在APP研发和应用等方面，包括特定用户或特定场景下APP的需求分析、设计、开发、测试、使用等生存周期过程以及相关的质量要求、产品要求、评估评价要求等。

运营域负责互联网医疗健康服务平台的日常运营。其标准化需求聚焦在平台要素运行维护管理和平台运营等方面，包括资源和性能监控、事件跟踪管理、应急管理等运维要求，服务规范、行为规范等管理要求，交易规范、计量计费规范等交易管理要求等。

安全域为平台提供运行和数据安全的防护和管理。安全域的标准化需求主要集中在应用安全、数据安全、网络安全、设备安全等方面，包括设备和服务安全、接口安全等应用安全要求，数据的可用性、完整性和保密性等数据安全要求，安全传输、访问控制、加密通信等网络安全要求，网络设备安全、防护产品安全等设备安全要求等。

集成域实现互联网医疗健康服务平台跨功能域集成能力和跨平台集成能力。其标准化需求聚焦在异构信息的转换适配、面向服务的架构、可移植和互操作等方面，包括标识解析规范、协议规范、平台互操作、数据可移植、应用可移植等。

第二节 "互联网＋医疗健康" 标准体系组成

随着新一代信息技术与医疗健康服务的深度融合，互联网成为推动医疗卫生资源优化配置和医疗健康服务体系转型升级的新型网络基础设施。业内人士认为，"互联网＋医疗健康" 将有望从根本上改善现实中存在的 "看病难、看病贵" 等难题，从而改善传统的医疗卫生服务的行业生态。一些互联网企业与传统医疗服务机构正在密集接触，试图利用各自优势，通过不同途径改变传统医疗服务提供模式；一些传统的医院信息系统软件企业，也纷纷升级换代，推出各自基于 "互联网＋" 技术的医疗健康应用平台；国际国内众多的传统医疗设备制造企业、穿戴设备制造企业也都纷纷在自己的产品中植入用于互联网的连接设备，开发各种传输人体体征信息的终端应用。"互联网＋医疗健康" 技术，已经开始服务于众多的人群，通过互联网预约诊疗已不是什么新鲜事，"互联网＋" 技术正在逐步优化传统的诊疗模式，同时 "互联网＋医疗健康" 正在改变传统以医院为主要依托的医疗健康服务的模式。

一、"互联网＋医疗健康" 标准体系框架

基于综合标准化工作方法以及标准化的需求分析，"互联网＋医疗健康" 平台标准体系的主体架构主要包括基础共性标准、核心技术标准、安全标准和应用服务标准等四方面。

基础共性标准用于统一 "互联网＋医疗健康" 平台的术语、相关概念，帮助各方认识和理解 "互联网＋医疗健康" 平台，为安全标准、服务应用标准等其他环节标准的制定提供支撑。基础共性标准一般应由政府主导，提供包括互联网医疗健康平台标准体系的参考架构、术语定义、标准化的过程与方法、标准化的评估与测试以及平台的运营和审计等。

"互联网＋医疗健康" 平台核心技术标准主要用于规范 "互联网＋医疗健康" 平台的设计、开发和实现，指导 "互联网＋医疗健康" 应用技术的研发、测试验证等。包括系统之间、机构之间信息数据的互联互通、医疗健康APP、医学数据、边缘计算、平台等技术要求等。

安全标准主要用于提升 "互联网＋医疗健康" 平台数据、网络、设备、应用等方面的安全防护能力，规范 "互联网＋医疗健康" 平台的安全管理。

应用服务标准主要用于指导不同应用场景下应用软件开发和使用标准，为平台的不同使用者应用开发指南、创新服务导则等。

根据上述分析，"互联网＋医疗健康" 平台标准体系框架三大类标准如图17-1所示。

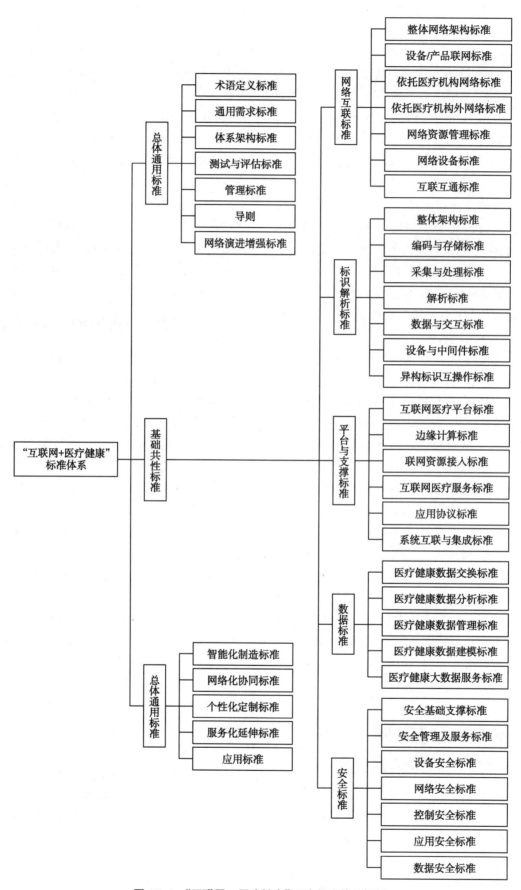

图 17-1 "互联网＋医疗健康"平台标准体系框架

二、"互联网＋医疗健康"标准体系内容

"互联网＋医疗健康"平台,是利用大数据和云计算等现代化信息技术手段开发搭建的能够提供实时在线疾病与健康咨询、健康风险评估、远程诊断、检测和治疗服务,开展身心健康教育和康养理念传播等多种形式医疗健康服务和管理的智能化信息应用和开发平台。"互联网＋医疗健康"标准的建设不但包括了临床医学实验、诊断治疗、康复保健等层面的互联网医疗健康服务实现过程各环节的标准,而且还涉及医学知识资源、临床病历知识积累与更新、转化和开发利用,药品和医疗器械使用、医学资源配置、医疗健康服务提供和服务实现过程、临床医学教育和临床研究等等环节的互联网实现标准,构建"互联网＋医疗健康"标准体系是"互联网＋医疗健康"的基础工程。

(一)"互联网＋医疗健康"平台总体通用标准

"互联网＋医疗健康"平台总体通用标准是用于规范"互联网＋医疗健康"平台建设的总体性、通用性、指导性标准。包括通用术语的定义、通用需求的表述、平台体系架构、平台运行的测试与评估、平台管理、开发和使用导则、网络扩展与演进等方面的标准。

通用术语的定义是指对用于"互联网＋医疗健康"平台的主要概念进行内涵和外延的统一界定,为"互联网＋医疗健康"平台相关标准中使用的概念提供统一规范的概念依据和支撑。"互联网＋医疗健康"平台标准体系的主要通用术语定义包括对"互联网＋医疗健康"平台领域的场景、技术、业务等方面通用概念的分类、汇总,新概念的定义、旧术语的完善、相近概念之间关系的梳理和界定等。

通用需求的表述主要是针对"互联网＋医疗健康"平台在智能化服务、网络协同服务、个性定制服务以及服务延伸等方面的典型应用场景的规范,即给出这些应用场景中的一般能力需求,包括设备功能、性能、安全、可靠性、管理等环节的规范需求。平台体系架构是指"互联网＋医疗健康"平台的使用对象、资质边界、各部分的层级关系和内在联系,包括"互联网＋医疗健康"平台通用分

层模型、总体架构、核心功能、不同层级和核心功能之间的关系,以及"互联网＋医疗健康"平台共性的能力要求等,都需要通过标准化予以明确和界定。平台运行的测试与评估是对应用领域、应用机构和个人、应用服务项目的成熟度开展评估,测试与评估标准用于针对"互联网＋医疗健康"平台技术、设备、服务内容和系统的测试方法、评估指标、评估方法进行规范。平台管理是指对"互联网＋医疗健康"平台的系统的建设、运行以及使用机构、服务提供者、服务使用者等用户行为的管理。平台管理标准用于规范"互联网＋医疗健康"平台系统运行、服务提供和使用的管理规范,管理标准的重点规范对象是开展互联网医疗健康服务的机构和个人的管理机制。开发和使用导则是对"互联网＋医疗健康"平台项目或系统涉及的规划、建设、实施、运行、维护等给出指导,如医疗设备智能化改造、所依托的实体医疗机构网络互联等。网络扩展与演进标准是对未来新技术的引入和网络改造的规范,如规范互联网协议第 6 版(Internet Protocol Version 6, IPv6)、5G 网络、扁平化网络等新型网络的建设和发展等方面的标准。

(二)"互联网＋医疗健康"基础共性标准

1. 网络互联标准 网络互联标准主要规范医疗健康服务机构及相应的管理机构、关联机构(如医药采购配送、医保支付等)之间网络互联所涉及的关键技术、主要设备及组网等相关标准,包括网络互联的整体网络架构、各类医疗健康服务的机构、个人以及服务使用者医药器械供应联网的互联、政府主管部门、医保支付网络以及网络资源管理、医学知识管理、各种网络设备管理及其互联互通等方面的标准。

其中,整体网络架构标准主要规范"互联网＋医疗健康"平台不同层级间的网络互联架构,以及与检查、检验、诊断、咨询、处方、治疗、药品供应、患者管理、病历档案等医疗健康服务链各环节之间的互联架构。药械和服务供需双方联网标准主要定义药品、器械、检查诊断治疗服务联网所涉及的服务功能、数据传输接口、通信协议、数据交换、时钟同步等要求。实体医疗机构内部网络标准主要包括设备、控制系统、信息系统之间网络互联标准,包括无线网络、有线以太网络、无源光纤

网络、时间敏感网络、软件定义网络、低功耗无线网络等标准。"互联网＋医疗健康"平台所依托实体医疗机构外部网络标准主要包括实体医疗机构与互联网接入的网络架构,目前,主要是实体医疗机构的虚拟专网(VPN)等标准。"互联网＋医疗健康"平台网络资源管理标准主要包括"互联网＋医疗健康"平台的网络访问地址和域名的规划与管理、医疗健康服务环境的无线频谱规划与管理等。"互联网＋医疗健康"平台网络设备的标准主要包括连接到平台的各种检查检验、诊断治疗以及数据采集、储存和传输等设备所使用的网关、交换机、芯片及通信模块等硬件的标准。互联互通标准主要是用于规范各级各类医疗健康服务机构之间、不同区域的医保经办机构之间、医药物流配送等跨域的网络互通的标准,包括机构之间的互联互通网络架构、设备及管理所涉及的相关标准。

2. **标识解析标准** 标识解析标准主要包括"互联网＋医疗健康"整体功能架构标准、疾病、患者、各类医学数据资料、设备、药品、耗材等的编码技术与各种资料数据的存储、采集与处理标准、解析标准、数据交互标准、诊断治疗设备的操作标准等。

其中,整体架构标准主要规范"互联网＋医疗健康"平台标识和解析体系的组网架构和分层模型,界定标识和解析的信息对象和所涉及功能主体的权限,包括注册、解析、查询、搜索等标识性的平台服务功能需要具备的共性能力。编码与存储标准主要规范"互联网＋医疗健康"平台各类信息标识的编码方案,包括编码长度、编码格式、编码中信息分配的原则,以及编码在条形码、二维码、射频标签等各种信息标识识别载体中的具体存储方式。采集与处理标准主要规范"互联网＋医疗健康"平台标识数据的采集方式,信息存储标识载体设备与读取标识的设备之间、读取设备与传输设备之间、读取设备或传输设备与信息服务器之间的通信协议,以及读取设备和传输设备对标识数据的过滤、去重等原始数据处理的方法。解析标准主要定义"互联网＋医疗健康"平台标识解析系统的架构、解析流程、解析查询数据报文格式、响应解析指令的数据报文格式及通信协议等。数据与交互标准主要规范"互联网＋医疗健

康"平台标识服务所涉及标识的映射记录数据格式、健康档案信息和疾病诊断治疗过程信息元数据格式等。标识读取和数据传输与处理设备标准主要规范"互联网＋医疗健康"平台标识解析服务的数据读取、传输和处理设备的功能、接口、协议、同步等规范。异构标识互操作标准主要规范不同数据格式标识解析服务之间的互联互通互操作的实现方式、交互协议、数据互认等标准。

3. **平台与支撑标准** "互联网＋医疗健康"平台的平台与支撑标准主要包括平台标准、边缘计算标准、联网资源接入标准、平台服务标准、服务应用的协议标准、系统间的互联与集成标准等。其中,"互联网＋医疗健康"平台标准是对"互联网＋医疗健康"服务平台的通用要求,主要包括"互联网＋医疗健康"平台所依托实体医疗机构内部和外部功能、性能、安全、运行维护、数据保护、开放能力等方面的规范。边缘计算标准包括实现边缘计算功能的网络架构、开放接口与服务、网关设备标准、边缘计算的开放平台、数据存储、计算的应用和发起、计算的实现,以及边缘计算与云计算协同的标准等。"互联网＋医疗健康"平台联网资源接入标准主要规范医疗健康互联网服务对所依托实体医疗机构内部各联网要素(如检查诊断设备、耗材、服务提供者、控制系统、医学信息系统)以及所依托实体医疗机构外部联网要素(如远程会诊、供应链、应用系统等)资源和能力的接入,包括对这些资源和能力的分类、规范化描述、资源调用方式等。"互联网＋医疗健康"平台服务标准主要规范服务发布、服务管理等提供服务支撑的能力标准。"互联网＋医疗健康"平台应用协议标准主要规范包括健康档案系统、医院HIS系统、政府医疗健康主管部门的信息采集系统、医保监管系统以及居民、患者端的应用和平台之间的数据集成和传送协议。系统互联与集成标准主要规范各级各类医疗机构之间、各种医疗设备、医学知识系统、平台应用等之间的互联和互操作,以保证相关数据在这些主体和载体之间的交互,包括数据集成的方式、互操作的能力描述、模板规范等标准。

4. **平台数据标准** 数据标准是实现"互联网＋医疗健康"平台数据交换、共享、分析和应用的基础。"互联网＋医疗健康"平台数据标准主

要包括适应数据交换、数据分析、数据管理和应用的数据格式、数据值域、数据分析模型，以及大数据服务等方面的标准。数据交换共享标准是用于规范数据采集、存储、传输、分析和服务等中间和终端设备开展数据作业，控制系统、检查诊断支持系统、临床医学知识系统、医疗健康服务供需平台、医疗健康互联网应用等各子系统之间和不同医疗机构之间开展数据共享和交换的体系架构、交互操作等方面的标准。"互联网＋医疗健康"平台数据分析标准为"互联网＋医疗健康"平台数据分析及其实施提供指导，主要用于规范平台数据分析的流程与方法，包括通用数据分析的流程和典型场景中可用的数据分析工具等标准。"互联网＋医疗健康"平台数据管理标准是对平台元数据、数据字典、数据质量、数据的存储结构、数据的生命周期等方面的要求，包括基于"互联网＋医疗健康"云平台数据的管理标准和传统医疗机构相关信息系统架构下的数据管理标准。"互联网＋医疗健康"平台数据建模是指医疗健康互联网服务所涉及的物理实体（设备、器官、病灶组织、药物等）在互联网网络空间中的映像及其相互之间的各种关联，主要包括静态数据的属性和状态描述，动态数据运行规律和状态描述，物理实体之间相互作用和关联的逻辑规则描述等。"互联网＋医疗健康"平台大数据服务标准用于规范"互联网＋医疗健康"平台运用大数据和云计算、边缘计算等分析能力对外提供的大数据存储和分析服务、大数据可视化服务、数据建模及数据开放服务等方面的标准。

5. **安全标准** 互联网平台安全标准主要包括安全基础支撑、安全管理及服务、设备安全、网络安全、控制安全、应用安全和数据安全等方面的标准。其中，安全基础支撑标准是用于规范"互联网＋医疗健康"平台基础性和共通性的安全技术，包括安全术语及其定义、安全框架和模型、安全算法和协议等方面的技术规范。安全管理及服务标准包括安全性评测及管理责任、安全风险评估与管理、安全事故的应急响应处置等方面的标准，用于规范"互联网＋医疗健康"平台相关的安全管理及安全服务。设备安全标准是对基于"互

联网＋"平台运行的医疗健康智能装备、智能化产品和服务等在设计、研发、生产制造和运行过程中安全性的规范化要求，用于规范包括芯片、嵌入式操作系统、应用软件等方面的安全性标准。网络安全标准主要包括网络接入、网络数据传输、网络安全监测等方面的规范要求，用于规范承载互联网医疗健康服务和应用的实体医疗机构内网和外网相关的网络安全维护。控制安全标准主要包括控制协议、控制系统、控制软件等方面的标准，用于规范"互联网＋医疗健康"平台网络控制相关的安全维护。应用安全标准是云安全、网络化协同、用药和服务、个性化定制等应用环节的安全标准，用以规范与"互联网＋医疗健康"平台所开展的业务应用相关的安全维护。数据安全标准包括健康大数据安全、用户数据安全等方面的标准，主要用来规范"互联网＋医疗健康"平台数据相关的安全维护。

（三）"互联网＋医疗健康"应用标准

应用标准是在总体通用标准和基础共性标准的基础上制定的通用性应用标准和针对不同服务项目、不同应用场景的标准。应用标准主要包括互联网医疗健康服务标准、个性化定制服务标准、网络协同服务标准、延伸服务标准等。

其中，互联网医疗健康服务标准包括制定互联网医疗健康服务应用导则，面向患者的各种疾病诊断治疗的环节制定的应用项目、服务流程、技术、安全、管理以及测试与评估等方面的标准。个性化定制服务标准包括制定个性化定制医疗健康服务的导则，针对不同患者人群、不同应用场景、不同服务对象需求，制定服务应用标准、业务流程标准、技术标准、安全标准、管理标准、测试与评估标准等。网络协同服务标准包括制定网络会诊应用导则，针对会诊需求评估、网络会诊、会诊机构和专家协同等场景，制定服务应用标准、业务流程标准、技术标准、安全标准、管理标准、测试与评估标准等。服务延伸标准包括制定如跟踪服务应用导则，针对远程跟踪服务系统的运行维护、基于大数据的增值服务等典型场景，制定服务应用标准、业务流程标准、技术标准、安全标准、管理标准、测试与评估标准等。

第三节 "互联网＋医疗健康"标准体系构建

医疗健康服务自身服务对象、服务内容和服务目标决定了其服务质量和安全的重要性,而借助信息化技术通过互联网提供的医疗健康服务,其服务质量与安全一方面由通过互联网平台提供医疗健康服务的医疗机构、医护人员、医疗设施设备以及运营和监管制度决定,另一方面,"互联网＋医疗健康"平台所能提供的服务功能、检查诊断信息的传输和处理质量、平台及其远程支持系统运行的稳定性及服务对象的依从性等多方面的因素,对"互联网＋医疗健康"服务的质量与安全也有直接的影响。因此,"互联网＋医疗健康"标准体系建设,既要根据《标准体系构建原则和要求》(GB/T 13016—2018)中的基本原则要求,按照《综合标准化工作指南》(GB/T 12366—2009)、《服务业组织标准化工作指南》(GB/T 24421—2009)中的要求建设,也要充分结合"互联网＋"技术给医疗健康服务行业带来的新业态的特征,深入细致地研究"互联网＋医疗健康"服务模式中医、患、信息、药品、监管等方面的变化,参考其他领域互联网业态的标准化过程研制。

一、"互联网＋医疗健康"标准体系

"互联网＋医疗健康"平台是互联网信息技术与医疗健康服务供需双方全方位深度融合所形成的创新发展的新的医疗健康服务供需模式,是充分利用和开发优质医学资源,为居民提供全生命周期一体化医疗健康服务的关键基础设施。加快发展"互联网＋医疗健康"标准体系建设,既是优化医疗卫生资源配置的重要基础,也是我国互联网技术发展的重大机遇,对推进我国医药卫生管理体制改革的深化和医疗卫生服务机构发展模式转型升级具有重要意义。"互联网＋医疗健康"平台标准体系建设,也是系统性、技术性很强的工作,需要通过标准研制、试验验证、标准的管理和实施等环节,需要明确政府和医疗健康服务主体在标准体系建设过程中的角色,建立标准化体系建设的领导管理体制与建设原则。

健全"互联网＋医疗健康"平台标准化组织,有效发挥其组织协调作用,是"互联网＋医疗健康"标准体系的建设的前提,鉴于"互联网＋医疗健康"平台数据集成、平台管理、开发工具、微服务框架、建模分析等关键技术,主要集中在医学技术和信息技术领域,需要政府卫生健康部门、信息工程部门以及医疗卫生服务机构等相关部门建立跨部门的互联网医疗健康标准化技术委员会,负责"互联网＋医疗健康"平台相关标准的归口管理。由标准化委员会统筹规划,汇集行业内"互联网＋医疗健康"平台标准化需求,开展"互联网＋医疗健康"平台基础共性、核心技术、应用服务、安全等标准研制工作。

"互联网＋医疗健康"标准体系的建设,需要抓住新一代信息技术革命给医疗健康服务行业带来的重大机遇,立足于我国医疗健康服务的现状,从城乡居民的医疗健康服务需求出发,结合医疗健康服务领域互联网信息技术发展的趋势和标准建设需求,参考应用国际标准体系和先进管理工具,统筹规划,科学论证,建立统一、综合、开放、兼容"互联网＋医疗健康"标准体系,明确"互联网＋医疗健康"领域标准化的重点环节和方向,积极参与和推进相关领域国际标准的制定,建设与我国医疗健康服务体系、医保支付制度、医药配送、医疗设备使用等业务体系高度融合,与国家医药卫生体制改革和相关监管体系有机统一的"互联网＋医疗健康"标准体系;引导建立基于医疗健康服务业务体系和管理流程的"互联网＋医疗健康"服务标准体系,逐步统一医疗健康服务的技术标准、管理标准、工作评价标准,实现互联网医疗健康服务的标准化,为我国"互联网＋医疗健康"服务有序、快速发展提供有力的支撑和保障。

结合"互联网＋医疗健康"平台标准化需求分析和构建原则,需要构建政府主导建设和市场自主培育的两级"互联网＋医疗健康"平台标准。政府侧重保基本,主导制定标准体系、术语定义、参考架构、测试评估等通用性强、基础支撑作用明显的国家标准、行业标准和地方标准;市场侧重提高竞争力,自主建设模式创新、行业应用以及急需解决的医疗健康信息技术等满足市场、创新需要的团体(如学会、协会)和机构标准。建立标准

协调机制,保障两级标准体系的明确分工和高效协同;充分发挥团体标准的灵活性,鼓励学会、协会、联合会等社会组织和产业技术联盟协调相关市场主体共同制定,提升标准的供给能力。按照"急用先行,成熟先上"的原则,培育发展一系列相互协调、互相依存的国家标准、行业标准、地方标准、团体标准和机构标准。

(一)政府主导制定的"互联网＋医疗健康"关键标准

政府主导制定的标准需要更多面向基础性、约束性、协调性的标准化需求,充分发挥了标准化工作在行业管理、规范引导、支撑保障、公共服务等方面的作用。"互联网＋医疗健康"平台政府主导制定的潜在关键标准可归为四类:一是基础共性类,用于统一认识、统筹发展布局;二是通用指南类,从操作性的角度出发,用于指导推动行业发展的关键活动的实施;三是行业管理类,从提升质量的角度,用于统一评估、评价和准入淘汰准则;四是安全类,用于协调安全与发展间的平衡关系。

(二)市场自主培育的"互联网＋医疗健康"标准方向

市场自主培育的标准应主要面向提升行业整体的技术和产品与服务品质、提高行业整体绩效、推动技术创新、强化组织管理、消除技术壁垒等方面的标准化需求。在标准制定主体上,需要鼓励具备相应能力的学会、协会、医学院校等社会组织和产业技术联盟协调相关市场主体共同制定满足市场和创新需要的标准,供市场自愿选用,增加标准的有效供给。市场自主培育的潜在关键标准化方向,应侧重于"互联网＋医疗健康"平台各相关方共同关切和发展急需的方面,包括边缘计算、临床服务、自动化运行维护、疾病与健康知识、开放接口、服务质量、服务计量计费、资源开放共享、开源实施指南、代码管理规范、异构协议兼容适配等标准。

需要指出的是,互联网医疗服务参与主体多、涉及领域广,隐私安全风险高,行业规范性要求高。从社会管理的角度来看,当前,互联网医疗健康服务领域存在两个方面比较显著的问题:一是各级各类医疗卫生服务机构的设施设备配置不尽相同,且由于服务功能定位和服务项目的差别,在业务流程、服务提供模式等方面存在较大差异,实现互通互融存在一定的客观障碍;二是对协同开展互联网医疗卫生服务的双方或多方医疗服务提供主体的责任担当没有明确规定,意味着一旦发生医疗事故,势必会导致服务提供方之间相互推脱责任,进而可能引发医患之间的矛盾。就数据共享而言,由于我国绝大多数医疗机构信息化系统大都是由各医疗机构自主采购建设的,系统的病种编码、收费代码、药品和耗材数据库等基础数据出自不同的信息技术公司,患者病历数据采集、医疗服务机构信息共享、相关医疗服务系统接口建设等方面的差异和障碍,形成了所谓的信息孤岛,阻碍了信息共享和流通;从技术角度看,则存在由于系统和设备之间网络接口不统一,造成数据在传输过程中出现失误、资料缺失等状况,从而导致误诊或漏诊,成为医疗质量和安全的隐患。另外,关于互联网医疗健康服务的收付费,当前,我国对远程医疗服务项目还没有制定统一的收付费标准和医护人员的劳务补偿方案,医保支付、患者自付以及协同开展互联网医疗健康服务的提供方之间的成本和费用分担机制尚未建立,这也是阻碍互联网医疗健康服务发展的重要因素。上述问题的解决,不仅需要出台相应的法律法规,建立相应的管理体制,更需要建立和完善互联网医疗健康服务的标准化体系,引导和促进互联网医疗健康服务的健康发展。

我国城乡各级各类医疗健康服务机构信息化建设的基础设施设备及应用水平和覆盖层面参差不齐。互联网医疗健康服务标准体系的建设,需要立足于当前各类医疗健康服务机构开展互联网医疗健康服务的实践经验。在此基础上,由医疗卫生行政主管部门、医学专家、医疗卫生管理专家、卫生法规专家以及网络技术专家共同参与,基于各级各类医疗健康服务机构互联网医疗健康服务实践共识,学习和借鉴发达国家相关政策法规和标准化实践经验,逐步建立适合我国医疗健康服务体系运行环境特征和分级诊疗服务制度,形成集平台基础架构、服务实现、技术保障、绩效评估等多个环节于一体的互联网医疗健康标准体系。

二、"互联网＋医疗健康"标准体系构建原则

（一）统筹规划，做好顶层设计

随着我国进入"互联网＋"时代，加之国家提倡"大健康、大卫生观"，云计算、人工智能、大数据等前沿科技与健康医疗的结合日益紧密，无疑为健康医疗信息化的发展提供了良好的机遇；但是，目前各地仍处于探索期，互联网诊疗、互联网医院、电子健康档案、远程医疗等系统皆不健全，缺乏统一标准。需建立国家卫生健康委员会、国家标准化管理委员会、国家工业和信息化部、国家市场监督管理总局管理等相关部委协同高效的"互联网＋医疗健康"标准化建设组织管理体系，统一"互联网＋医疗健康"标准化建设的组织和领导，制定统一的"互联网＋医疗健康"标准化建设规划，健全"互联网＋医疗健康"标准化工作体系和配套工作机制，明确分工，落实责任，有效领导"互联网＋医疗健康"相关标准化工作，实现标准统一制（修）订，统一发布、统一组织实施，以确保在整个健康医疗模式中贯穿健全的健康医疗信息化系统。

（二）需求牵引，融合医疗健康服务，推进全民健康覆盖

随着经济、社会的快速发展，人民生活水平的不断提高，处于慢性疾病和亚健康的人群日益增多，人口老龄化现象日趋明显，应坚持以医疗健康服务供需应用需求为牵引，以医疗健康服务体系和医药卫生管理流程为基础，将过去单一的医疗服务救治模式转向"防－治－养"一体化的现代信息化健康医疗模式，加强"互联网＋医疗健康"标准化工作的管理体制建设、标准体系框架设计，加大标准化工作的组织实施力度，明确"互联网＋医疗健康"标准化工作的重点领域和主要方向，结合国际疾病和临床路径标准体系，以"互联网＋医疗健康"服务发展的共性需求为导向，规划部署阶段性推进的重点环节标准建设任务，建设"互联网＋医疗健康"国家标准体系，实现互联网信息技术标准、医疗机构设置和医疗资源配置标准、临床诊断治疗标准、病历标准等标准的有机融合，强化标准的科学性、先进性、适用性和有效性，结合医学知识和技术的发展，建立"互联网＋医疗健康"标准体系动态更新机制，以确保让居民少跑腿、数据多跑路，做好民生医疗健康信息化工作。

（三）兼容并蓄，有序开展，推进国际合作

当今健康医疗发展是架构于信息技术与互联网平台之上的，在全球化加速推进的大背景下，政府要鼓励各医疗科研机构解放思想、勇于创新，加强跨界跨国合作与交流。医疗应充分结合医疗健康服务领域现有相关标准，参考已有金融服务、商业服务等行业已有互联网标准，积极稳妥地组织开展"互联网＋医疗健康"标准体系建设和推广应用工作；充分借鉴发达国家"互联网＋医疗健康"发展的标准化研究和实践经验，吸取教训，积极参与和推动"互联网＋医疗健康"相关标准的研制，加强我国"互联网＋医疗健康"领域技术创新成果向国际标准的转化，积极参与国际标准制定，提高我国在"互联网＋医疗健康"领域的影响力和话语权。

三、"互联网＋医疗健康"标准体系构建路径

（一）"互联网＋医疗健康"标准化生态系统分析

生态系统是指自然界中生物与环境之间相互影响、相互制约形成的相对稳定的动态平衡体。如同自然界的生态系统，"互联网＋医疗健康"标准化，也需要考虑医疗健康服务领域存在的不同利益诉求的相关方，它们在医疗健康服务链及相关产业链条上各司其职又互相影响，形成有规律的利益、责任共同体，在行业、产业、技术发展的外部环境下，相互制约、价值共享、互利共存。"互联网＋医疗健康"平台标准化体系的构建，需要"互联网＋医疗健康"平台以标准化为核心，以利益相关方平台应用开发和创新为牵引，以协同共享为手段，以可持续发展为目标，最终形成较为完善的"互联网＋医疗健康"平台标准化生态系统。这一生态系统是"互联网＋医疗健康"平台标准所依赖存在的环境，也是"互联

网＋医疗健康"平台标准发挥行业规范作用的基础。

1. 建立"互联网＋医疗健康"平台标准化链 以标准研发、试验验证、成果转化、应用推广和创新发展为主线，打通标准化链的上中下游，在标准化全生命周期内的各环节促进相关设备、产品、服务的研发和应用，以提升经济效益，并辐射到医疗健康服务链及相关产业链各环节，实现标准化价值共享和最大化覆盖。

2. 汇聚政产学研用五大主体 在"互联网＋医疗健康"平台标准化生态系统内，应充分发挥政府、产业、学校、研究机构和用户等方面的作用。政府需要总揽全局、统筹协调，运用标准化手段规范"互联网＋医疗健康"平台的规划和监管，提高"互联网＋医疗健康"平台的服务效能。医疗机构信息系统生产和信息运营商、药械设备生产商等企业组织是"互联网＋医疗健康"平台标准研制的主要参与者，是标准研发、成果转化以及落地应用的主力军，需要提供标准化体系构建和研制及实施的最佳实践。高校，尤其是医学院校，推动信息化及相关科学、医学等方面学科的基础理论研究，培养并输出"互联网＋医疗健康"平台的技术人才和标准化人才。相关科研院所主导"互联网＋医疗健康"平台标准研究，促进医疗健康互联网服务相关研究成果产业化，是持续推动标准化工作的源泉和动力。医院、医生、护士、患者等各类用户是标准成果的主要应用者，用户的体验能够催生新的应用创新，为"互联网＋医疗健康"平台标准生态系统创造价值，激发活跃度，促进新标准的研发。

3. 打造"互联网＋医疗健康"平台标准化公共服务平台 标准化公共服务平台汇聚标准化各项资源，面向标准的建设、研制、监控评价和应用推广等提供公共服务，实现标准跨领域、跨行业、跨区域的协同发展。平台能够借助市场资源，同时聚集科技与产业资源，为标准化成果转化提供孵化场所和环境，为医学科学技术、医疗健康互联网产业技术进步、医药卫生体制改革等提供支持，培育互联网医疗健康服务平台示范基地，促进互联网医疗健康服务有序持续发展。

4. 协同行业、技术、标准三大体系 通过在标准化生态系统内部建立以标准为核心的和谐共生关系，实现医疗健康互联网服务行业、技术的可持续发展，通过强化以"互联网＋"技术为核心的医疗健康服务和管理创新，推进相关技术和服务的实践与标准研制的一体化发展，提升标准化技术的水平和实践应用价值。充分发挥标准在医疗健康服务相关领域创新成果转化为现实服务能力过程中的桥梁作用，健全协同创新体制。行业、技术、标准相互渗透，互为支撑，互为动力，标准与技术创新同步，技术驱动行业的进步。

（二）"互联网＋医疗健康"标准的试验验证

"互联网＋医疗健康"标准试验验证是建立标准体系生态系统的重要组成部分。推进行业、产业、相关企业、科研机构等联合建设标准试验验证平台，对标准开展合理性、完整性验证；配套开发和推广仿真与测试工具，增强标准试验验证平台的可操作性；在医学院校、大型医院、试点区域医疗健康服务体系等环节建设标准测试平台，打造"互联网＋医疗健康"平台的创新解决方案，挖掘产业价值，推动应用落地；鼓励平台建设、工具开发与标准研制同步进行，及时有效地将实践经验转化为知识。

（三）"互联网＋医疗健康"标准的应用推广

建立标准的应用推广体系，是将标准化生态全面融通的重要环节，是将标准化工作成果转化为实践应用的关键阶段，需要为标准的落地应用做好各项部署。在医院、医保、临床研究等关键环节开展标准的宣传与培训，增强对标准的正确理解；开展标准的第三方咨询，发挥市场活力，丰富对标准的灵活实践；开展标准的符合性评估和测试，促进对标准的广泛应用；组织开发者大会、应用创新竞赛并提供经验交流的平台，在体系内实现良性互动。建立并完善以市场为主导、政府积极推进、科研院所技术支撑、企业应用实施的标准应用推广机制，依托"互联网＋医疗健康"平台创新中心、"互联网＋医疗健康"平台示范基地等，推进"互联网＋医疗健康"平台标准成果转化、标准化人才培养和标准应用示范，实现标准与应用的协同融合发展。

四、"互联网＋医疗健康"标准体系构建方法

《综合标准化工作指南》中对综合标准化定义是"为了达到确定目标,运用系统分析方法,建立标准综合体,并贯彻实施的标准化活动",其中明确了综合标准化工作方法作为标准化体系框架的构建方法。所谓综合标准化工作方法,是以标准化对象为研究对象,以保证整个系统功能实现最佳运行效果为目标,准确把握和协调系统运行各相关要素之间的关系的标准化工作理念和方法。医疗健康服务互联网平台标准化体系的构建,需要按照综合标准化工作方法的程序和步骤进行。

"互联网＋医疗健康"平台标准体系的构建是一项系统工程,在构建标准体系的过程中,依据《综合标准化工作指南》的基本原则、工作程序,按照确定标准化对象、开展系统分析(确定需要解决的问题、确定标准化需求)、选择最佳方案、确定标准项目的程序开展"互联网＋医疗健康"平台综合标准体系的研究。基于第一节"互联网＋医疗健康"平台标准化需求分析的相关论述,"互联网＋医疗健康"平台标准化体系框架的构建,在确定需要解决的问题以及标准化需求阶段,要按照不同视角进行系统分析,全面理解和把握所有相关方对这个系统问题的关注点。通过分析所有相关方的关注点,确认标准体系框架的不同视角,推导识别"互联网＋医疗健康"平台的服务业务、用户角色、功能及其实现和部署等角度和环节的标准化需求,最终提出标准化解决方案,即"互联网＋医疗健康"标准体系。

（李校堃）

参 考 文 献

［1］曾艺云.浅谈基于互联网的老年延续护理［J］.饮食保健,2019,6(28):161–162.

［2］常朝娣,陈敏.大数据时代医疗健康数据治理方法研究［J］.中国数字医学,2016,111(9):2–5.

［3］陈涛,李华蓉,付闹旦.互联网＋形式下的3维仿真测量仪器操作系统研究［J］.教育进展,2019,9(03):273–281.

［4］陈秀宇,王礼,田敏,等.构建基于互联网＋技术的旅居康养新模式［J］.中国继续医学教育,2019,11(19):144–147.

［5］仇居宁,谭桔华.互联网思维视阈下的中国社区治理研究［J］.湖南行政学院学报,2019,(4):5–15.

［6］丛丽敏.互联网＋优化事业单位档案管理制度［J］.赤子,2019(16):154.

［7］戴明锋.医疗健康大数据挖掘和分析面临的机遇与挑战［J］.中国卫生信息管理,2017,14(2):126–130.

［8］何雪松,罗力.互联网医疗的应用现状和发展趋势［J］.中国卫生政策研究,2018,11(9):71–75.

［9］胡亚琼.互联网医疗的发展困境和对策［J］.医学与社会,2018,31(4):23–26.

［10］黄竹青,陈敏.健康医疗大数据应用体系架构及推广建议［J］.医学信息学杂志,2018,39(8):13–18.

［11］京东法律研究院.欧盟数据宪章:一般数据保护条例GDPR评述及实物指引［M］.北京:法律出版社,2018.

［12］李亚静,郁莹.传统医院移动互联网医疗服务模式研究［J］.中国当代医药,2016,23(2):161–166.

［13］刘会敏.互联网时代下中学生档案管理工作分析［J］.赤子,2019,(20):198.

［14］刘炫麟.互联网医疗与我国医事立法的断裂与弥合［J］.中国医院管理,2016,36(9):1–4.

［15］刘英.浅析互联网经济下的互联网金融［J］.财会学习,2019(7):213–214.

［16］刘永建.常德市农民专业合作社"互联网＋"构建研究［J］.合作经济与科技,2019(14):38–39.

［17］刘远洋.基于"互联网＋"的JT工业品市场商业模式研究［D］.辽宁:沈阳理工大学,2017.

［18］曲梦珂.互联网医疗领域监管问题研究［J］.湖南工程学院学报,2015,25(4):82–84.

［19］王盛超.基于SaaS技术的在线事务办理平台交互设计研究——以蓝证平台的交互设计为例［D］.上海:华东理工大学,2015.

［20］魏京莲."互联网＋"与旅游消费升级背景下旅游电子商务的发展策略研究［J］.消费导刊,2019,(21):61.

［21］许岩.论引入区块链技术促进"互联网＋医疗健康"发展［J］.中国医疗管理科学,2018,8(4):40.

［22］姚素媛,田旭升,杨彬,等.医学生利用互联网思维

创业的案例思考[J].养生保健指南,2019(28): 389.

[23] 叶劲青.V产品设计公司"互联网+"运营模式研究[D].江西:南昌大学,2017.

[24] 袁雁飞,晏定坤,张荣辉,等.互联网大数据视角下的住院医师规范化培训舆情分析[J].中华医学教育杂志,2019,39(4):293-296.

[25] 张沐欣,赵鹏,申学同,等."互联网+医疗健康"的应用现状[J].特别健康,2019,(16):55-56.

[26] 宗文红,陈晓萍.国外移动医疗监管对我国的启示[J].中国卫生信息管理杂志,2015,12(4):340-345.

第十八章　"互联网＋"医疗服务质量监管

"医道，和为高；医德，仁为尚；医技，巧为重"。医道医德医技作为医疗服务质量的核心直接关系到患者的生命安全与身体健康，是医疗卫生服务的核心工作，也是医疗机构提高医疗质量、保障医疗安全的立足点。医疗服务质量监管可以使医疗服务更加有序高效，使患者享受到更好的医疗服务。"互联网＋"背景下，"互联网＋监管"是互联网、大数据、云计算等技术与监管的深度融合，它将促进监管方式的转型升级，推进监管的电子化、智能化和规范化。

第一节　概　　述

一、内涵

1. 医疗服务质量监管　按照监管主体的区别，医疗服务质量监管可以分为政府监管和非政府监管。政府监管指的是政府利用其具有的权力制定和实施政策法规，以达到规范医疗机构行为，保证医疗服务效率的目的。根据监管内容的区别，医疗服务质量监管可以分为医疗服务要素准入监管和医疗服务质量运行质量监管。医疗服务要素准入监管指的是监管主体对医疗服务过程中参与的要素如实施医疗的机构、医生护士、医疗技术、医疗器械等的监管，运行质量监管指的是医疗服务要素在准入后对其运行实施过程的监管。

2. "互联网＋"医疗服务质量监管　党中央、国务院关于创新监管方式、推行"互联网＋监管"改革的决策部署，国务院办公厅发布《关于加快"互联网＋监管"系统建设和对接工作的通知》，"互联网＋监管"，依托"互联网＋监管"系统强化事中事后监管，推动构建统一、规范、多级联动的"互联网＋监管"体系，促进监管规范化、精准

化、智能化，增强公信力和执行力，提高治理体系和治理能力现代化水平。"互联网＋监管"系统的模式包括审批模式、沙箱模式、查询模式、监控模式、接入模式、平台模式。医疗服务质量监管是指为了保障医疗服务能够公平、安全、有效地进行，监管主体对医疗服务的提供者实施的一系列监督管理的措施。国务院于2018年4月召开的常务会议上确定发展"互联网＋医疗健康"，医疗服务效率有所提高，更多的群众能够分享到优质医疗资源。为适应新形势下的"互联网＋医疗健康"战略，需进一步强化政府主导责任，在准确把握新时期医疗质量及安全管理特点、分析监管实践面临的挑战基础上，合理整合创新时代互联网大背景下的监管资源与功能的新特点，推进互联网背景下的医疗服务质量监管，促进网络医疗环境下监管目标与手段的新融合，使新时期的医疗服务高效有序进行。

二、特点

医疗服务质量的优劣与否关乎着广大患者的身心健康，医疗机构的当务之急是提升医疗质量、保证医疗服务的安全进行，这也是医疗机构各立足之本。"互联网＋"医疗服务质量监管是互联网思维下传统医疗服务质量监管改造与创新后的融合产物，具有创新性、安全性、互通性、规范性的特点。

（一）创新性

"互联网＋"医疗健康属于新型的医疗服务行业模式，医疗服务的程序、方法和传统意义上的实体医院的医疗流程不同。为确保新生模式的有序开展，需要完善的监管模式作为强大后盾，创新和防范风险紧密结合。积极探索出新的业态模式、新的产品，以及各方面相互融合的监管方式。

（二）安全性

目前，我国"互联网＋"医疗健康的监管状态尚有较大的空白。在云计算、大数据、互联网等新兴模式与传统医疗服务结合的全新业务下，行业的服务质量是否鱼龙混杂，诊疗行为和健康管理的数据是否安全和私密，都是监管的重中之重。监管自身要有健全安全的管控机制，确保数据的安全和个人隐私安全，并对新兴技术加以安全防护。

（三）规范性

在全新的政策和有利条件的驱使下，新兴的互联网医疗服务平台及服务各显身手，为广大群众提供了前所未有的便利与进步。"互联网＋"医疗服务作为新型业态建设，必须有明确的标准规范卫生健康行为的实施，有良好的规范才能保证良好的行使，使百姓享受到利益。规划并落实互联网下的医疗健康服务行为的规则和法规，使每一步行为有据可循，规范标准地开展工作。

（四）互通性

相比于传统医疗健康服务监管，互联网下实现监管互通有着其不可比拟的优势。在保证信息和数据安全的大前提下，使不同医院之间信息共享。信息化的整个进程可能较慢，但这一过程是保证整个"互联网＋医疗健康"服务的基础。因此，政府应加大监管力度，推进医院改革，充分发挥互通性。目前国家、省、市、县四级已全部实现互联互通的全民健康信息平台。

三、作用

以互联网为代表的信息技术现已打破了多行业的壁垒，"互联网＋医疗健康"优化了医疗服务流程，提高了整体服务效能，显著改善了群众的就医体验。而保障"互联网＋医疗健康"模式下求医问药的安心放心，是医疗服务质量监管的责任所在。对互联网背景下的线上线下统一监管，保证了健康战略的有序进行。

（一）树立行业新标,规范服务质量

"互联网＋医疗健康"尚在发展阶段，对网络医院、线上医疗服务等方面的监督指导还有较大的空间可以发挥。如何提高医疗服务质量，防止危害群众利益事件的发生，是监管的职责所在。只有在合理的监管体制下，人民才能放心接受新的医疗模式。总结历史经验，凝结新的监管模式，为互联网生态下医疗健康服务保驾护航。

（二）线上线下结合,提高医疗服务质量

医疗服务质量监管除了医院管理层自身进行行政管理，也需要卫生行政部门的大力支持。各个部门需要从上而下形成形紧密有序的监管网络，对互联网诊疗平台运营合规进行事前和准入监管；对医生的诊疗行为开展实时监控；对诊疗后的数据进行保密和分析，加强宏观管理。这些举措将为互联网生态下新医疗平台未来的长远发展提供后期管理依据。

（三）保证互联网下信息数据安全

新的医疗服务质量监管会诞生新型的监管制度，密切落实国家网络安全制度，加大力度建设卫生机构互联网医疗服务平台、智能医疗设备和信息数据的加密保护。按照相关法律法规严格保护患者的个人隐私和信息安全，并且建立合理的个人隐私保护机制，对于患者的信息管理妥当。一旦发现非法买卖泄露信息的行为，依法依规进行严肃处理。

第二节 "互联网＋"医疗服务质量监管评价体系

优质的"互联网＋"医疗服务质量主要由监管体系和评价体系保驾护航，监管体系保障过程管理，评价体系促进监管体系改革完善。两者相辅相成，互相促进。其中评价体系的核心还是医疗对象－患者的反馈。对医疗健康活动进行监管的最终目的是获得高质量的医疗服务质量，最终使患者的价值得以体现。"互联网＋医疗健康"时代的到来，使得经典的医疗服务质量评价体系面临了新的挑战，能否将传统评价体系运用到"互联网＋"的大背景中去，在新兴业态中加入哪些新的评价元素，都是需要思考与不断探索的问题。古往今来，各国在医疗服务质量监管的道路上进行了各种各样的探索，不同国家有着不同的监管评价体系。

一、国内的医疗服务质量监管评价体系

在提升医疗技术方面，坚持以项目的形式，推

动学科和专科能力建设。20世纪90年代,上海在国内率先启动重点学科建设计划;从2001年起,选拔建设了35个临床医学中心;随后陆续开展了临床重点专科、重点学科、重中之重等一系列的学科建设工作。通过多年建设,上海市医疗技术能力提升成效非常明显,临床医学等11个一级学科排名位于全国前列,血液病学、内分泌学等16个优势学科在全国处于领先地位,25家单位共获得163个国家临床重点专科的建设项目,成功培养了一批实力雄厚的技术专家团队。

在医疗质量水平方面,以质控组织为单元,于1985年在全国率先开始了组建质控中心的探索,并于20世纪90年代开始成批组建,至今已在市级层面共设立了61个专业的医疗质量控制中心,基本涵盖了所有专业;在区级层面,16个区一共建立了近400个质控小组。除了数量上取胜,人力和财力也有充分保障,近5年投入运行经费已经近亿元。截至2017年底,上海市发布的质控手册、标准、临床操作规范已达到52种,实现了行业全覆盖;近5年来,质控中心年均开展培训近200场,年均培训近3万人次。

上海市一直坚持提升医疗技术能力,不断改善群众就医获得感。以上海市青浦区为例,近年来,青浦区积极依托市、区三级医院的优质资源、区医疗机构的技术力量,建立了包括复旦大学附属中山医院、中山医院青浦分院、朱家角人民医院,以及辖区内的社区卫生服务中心组成的"321"医联体;上海市第一人民医院和社区卫生服务中心逐个结对组成直接双向对接模式的"31"医联体;复旦大学中西医结合研究院青浦中医医院社区卫生服务中心为主的中西医联合体,以及专科医院联盟社区卫生服务中心为主的专科医联体。各种形式的医联体中都有社区卫生服务中心主力军——家庭医生的参与,"优势医疗资源下沉、做强家庭医生"是青浦医联体的主要特点。

随着医疗水平的提高和分级诊疗的全方位实施,疾病诊疗趋势逐渐发展为"小病在社区,大病进医院,康复回社区",以同济大学为例,率先建设同济大学附属社区卫生服务中心(13家),打造政府-大学-医学院-附属医院-附属社区卫生中心多位一体模式全方位提升社区卫生服

务的医、教、研整体水平和社区医生的综合素质,整合全科、护理、康复等医疗资源,打造优质的服务百姓的健康的社区卫生服务平台,通过构建合理有序的分级诊疗体系,立体化的维护保障人民健康。

关于监管"互联网+医疗健康""的举措主要包括:

1. **明确行为的边际**　政府研究出台规范互联网诊疗行为的管理办法,明确监管底线,同时按照深化"放管服"的要求,降低准入的门槛。但是要加强事中、事后的监管,确保健康医疗服务的安全和质量,确保医疗健康服务的质量。

2. **强化责任**　防范风险最核心的是要各负其责,就是谁提供互联网医疗健康的服务,谁就必须要负责任,所以我们要实行安全的责任制,这也是基本原则。比如互联网医院的发展是以实体医疗机构为依托,责任的主体还是医疗机构本身。另外,在监管方面原则是按照属地化管理,实行线上线下统一监管,同时特别强调第三方平台的责任,互联网医疗健康服务的平台等第三方机构,应该确保提供服务人员的资质要符合有关的规定,并且对所提供的服务承担责任。同时,要建立医疗责任的分担机制,也就是推行在线的知情同意的告知,防范化解医疗风险。

二、国外医疗服务质量监管评价体系

1. **美国医疗服务质量监管评价体系**　美国医院按运行性质可分为三类:公立医院、私立非盈利性医院以及私立盈利性医院。医疗结算主要为两种医疗保险支付:①联邦政府支付(医疗保险、医疗补助)及退伍军人保险(医疗保险用于65岁以上老人;医疗补助用于一定贫困线以下穷人及特殊残障人士);②商业保险支付,由美国医院协会调查指出,在2014年实施医改以后,联邦政府保险已覆盖38%的美国人口;商业保险覆盖了53%的美国人口。

近年来,美国逐渐步入社会老龄化,联邦政府的医疗保险开销越发增加。由于整体人口基数相对平稳,政府意图提高纳税人所得税来实现提高医疗保险的预算,但是复杂程度甚高。

与美国快速增长的人口老龄化相比,人均政府医疗保险预算依然是相对增长缓慢。于是在

2008年,美国医疗保险中心(Center of Medicare & Medicaid Services, CMS)开始着重于医疗质量的关注,从此美国政府开始医疗服务质量监管的路程。

除极小比例的自费患者外,美国医院通常与第三方机构直接结算医疗费用。过程是医院提供医疗服务在先,第三方机构(包括联邦政府)后续把费用交付给医院。特别的是联邦政府保险(医疗保险及医疗补助)基本是按成本支付,因此从医院的角度,以联邦政府保险支付的患者很难给医院带来高额的收入。然而,使用此方式的患者基数大,政府支付给医院的费用对于医院的运转有至关重要的作用,因此医院都乐于配合CMS的各种医疗服务质量监管措施。

2007年6月起联邦政府CMS与医院质量同盟(hospital quality alliance)开始对群众发布全美各大医院30天内急性心肌梗死以及心衰的死亡率。由2008年起增加了30天内肺炎死亡率数据。目前为止,已形成了完整的医院电子化医疗质量上报系统、数据库及网站,医院医疗质量结果评估中的各项数据会向广大群众开放,使群众对就医有所依据,也能行使群众和社会舆论对医疗服务的监管职责,医院之间形成良性竞争。

除上述联邦政府CMS对于患者住院过程中医疗质量基础指标的监管以外,医院还须每年向CMS上报医院医疗质量报告、住院患者医疗质量报告、门诊患者医疗质量报告、医生质量报告等。如果医院的医疗质量不达标,CMS会直接减少联邦医疗保险对医院的费用。这项举措使得医院对医疗质量不得不提高重视。

除联邦政府CMS以外,美国某些非营利组织及各大医学协会也是美国医疗服务质量监管改革大潮中的一分子。联邦政府作为美国医疗的最大买方,对医疗服务质量的监管起到了最为重要的作用。CMS的监管由高到低,而医院相关医疗质量数据的采集、上报以及医院医疗质量的整改却是由低到高。两种逆行的方式导致了充分的互动,联邦政府虽然对医疗支付的预算有限,却能做到使患者尽可能得到最好的医疗服务质量。

美国联邦政府CMS的医疗监管措施对公众公开透明化,患者在获得充分知情权后,能够有比较的选择更适合自身的医疗机构,导致医院和医院之间为了提升医疗质量和获得更多的患者而产生良性的竞争。医院对医疗质量数据进行充分的横向纵向比较后,对自身有明确的定位,确立学习的目标,更有利于长远的发展。

在互联网医疗监管方面,近年来,美国和欧盟对于移动医疗APP的监管已经出台了一系列相关法律法规。2011年,FDA发布了《移动医疗应用程序指南草案》,经过长期的听证、讨论和修正,2013年发布了正式指南,成为第一部对移动医疗APP进行监管的指导性法规。2015年,FDA发布最新《移动医疗应用程序指南》,将移动医疗APP中需要纳入监管的部分软件定义为移动医疗软件器械。

2. 英国医疗服务质量监管评价体系 英国对医疗质量的监管主要为三家机构,分别是医疗质量委员会(Care Quality Commission, CQC),主要负责医疗质量与安全监管;监管局(Monitor),主要负责机构的经济监管;国家卫生与临床卓越研究院(National Institute for Health and Clinical Excellence, NICE),负责医疗水平评估及质量标准和规范指南的制定。具体分工见表18-1。

表18-1 英国监管机构主要职能

机构	主要职能
CQC	独立的医疗监管者 制定基本标准并据此对服务机构进行注册 对机构的服务质量进行日常监管和定期检查,对机构进行质量评级,对公众公布结果 根据结果对机构采取不同的行动
Monitor	医疗卫生服务行业监管机构 进行财务、治理和质量的经济监管 当机构运转出现问题,确保基本医疗服务得以进行 确保价格体系能够促进医疗服务质量和效益 确保采购,选择和竞争给对患者有益 对医院资格审核
NICE	为医疗、公共卫生与社会照顾行业提供实践指南 制定质量标准及绩效指标 为医疗和卫生行业内的委托方、管理者和从业者提供信息服务 开发质量与结构框架 开发临床医疗服务委托委员会结果指标

英格兰的全部医疗与社会照顾服务提供机构包括全民医保医院以及私立医院,都要依法在CQC进行注册后才能提供服务。全科医生和基本医疗服务提供方也在注册范围内。除了通过利用注册标准来对机构进行监管,CQC还通过智能监测以及专家实地检查对医院进行评级。智能监测是通过实地检查收集到的数据,把医院按照优先级从最优到最低进行分组,另单独设立一组表示该医院近期接受过检查。CQC通过综合考量智能监测数据与实地检查结果,融合当地医院或机构提供的相关信息三个方面,最终对医院进行评审,分为优、良、待改进和不合格四个等级。值得一提的是,CQC的评级过程充分调动了第三方的监管作用,通过多种方式听取群众和社会的意见。CQC具有强制执行权,对有问题的机构可采取相应的行动。

Monitor 主要通过对医疗机构的经济和运营进行监管,以确保患者有最佳的服务。该机构最主要的监管手段是颁发营业执照,此外,牌照的条款也由 Monitor 制定。对医院的监管方面,Monitor 设计了风险评估框架,以便及早发现财务稳定性问题以及治理问题,并对风险评估的结果进行相应评级。对有问题的机构,Monitor 有采取相应行动的权力。

NICE 属于非政府公共机构,其职能主要体现在三个层面:①为医疗服务行业机构和平台以及社会医疗福利机构提供可操作的指南(临床指南、技术评估、诊断指南、介入治疗指南等);②为医疗服务行业机构和平台以及社会医疗福利机构提供方与接受方提供行业标准和绩效指标;③为医疗服务行业内的委托方、管理者和从业者提供相应的信息服务。

3. 德国医疗服务质量监管评价体系 德国的医疗服务质量监管体系可分为地方医师协会、联邦医师协会、国家法定医疗保险医师协会、德意志医疗质量署、联邦质量确保办公室、联邦联合委员会、质量与效率研究所。主要为医疗职业共同体进行自治。

在与医疗服务相关的认证活动中,德国的医院可参与疾病基金协会与医院共同组织的认证活动。门诊服务者与医院相同,也要执行内部质量监管体系。专科服务需达到最低的技术标准,医师在获得行医执照的情况下也要通过相关认证。全国疾病管理指南与社会医疗保险系统的全国慢性疾病管理计划相辅相成,在通过继续医学教育认证后执行。

在对医疗水平监管方面,联邦联合委员会在规定实行的医疗服务时必须对卫生技术评估。质量与效率研究所委托他人评估,并对将该项技术纳入或剔除社会医疗保险系统覆盖的福利范围的结果提出建议,其只有建议权,没有决策权。卫生技术评估数据库为联邦联合委员会和其他机构提供决策支持。

在医疗服务质量评价方面,根据联邦联合委员会制定的规则由法定医疗保险协会认证的医师在抽样的基础上对门诊实行评审和检测。医院的质量管理权由外部机构竞争取得。医院质量数据经由州质量办公室整理,最终经联邦质量确保办公室统计和公布结果,最终通知给各家医院报告和建议,并向社会公开年度全面质量报告。德国目前力争使主要的利益相关者通过联邦联合委员会的相关平台参与到比较性报告的撰写中。

在预防医疗纠纷方面,德国采取了疾病管理计划、整体医疗理念、建立跨领域机构等卫生改革立法方式。国家法定医疗保险医师协会和联邦医师协会建立了重大事件报告系统,能够覆盖全国,医疗服务从业者通过系统能够及时报告医疗过失或疑似医疗过失。

在德国现有的医疗服务质量监管体系中,社会医疗保险使得疾病基金在医疗机构监管中发挥显著作用。医疗服务的买方是疾病基金,根据疾病基金与医疗机构签订的医疗保险合同,有权对医疗机构的医疗服务质量进行监管。在德国,医疗费用总体由社会医疗保险支付,所以,疾病基金是医疗服务最大的承担者,也就对医院服务质量有重大影响。

在漫漫医改之路上,德国十分重视立法工作,旨在用成文法来落实各项医改措施,依法办事的传统会使改革措施更好的贯彻实施。

第三节 "互联网+"医疗服务质量监管现状与展望

在"互联网+"医疗服务质量监管体系中主要包括：主体（患者、家属、医生、护士、医院管理者）、医疗机构（综合医院、专科医院、私立医院、附属社区卫生中心）、保险保障（医疗保险政府机构、医疗保险公司）、政策保障（卫生行政管理机构）、媒介（互联网、移动网络）（图18-1）。

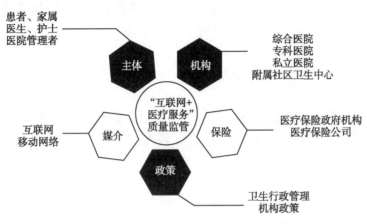

图18-1 "互联网+"医疗服务质量监管体系

一、国内医疗服务质量监管现状

（一）医疗服务质量监管内容

医疗服务机构的主要目的是满足公众健康需求、维护公众健康。医疗服务质量可分为医疗基础质量、医疗流程质量、医疗终末质量三种。基础质量即为医疗机构中服务从业人员的素质、技术水平展、医疗设施或设备等硬件的情况；流程质量即为医疗机构在从事检查、治疗、护理、康复等事件中体现的服务质量；终末质量即为医疗机构对自身的管理和服务的效果，以及病例诊疗后的质量、预防保健工作的质量、对临床路径与单病种管理的质量等。

由此可见，医疗服务质量监管的内容范围极其广泛，这样的特殊性质注定了医疗服务质量监管任重而道远，它奠定了政府卫生工作的基石，也决定了医疗发展的方向。

（二）我国现行的医疗服务质量监管体系

在20世纪90年代以前，我国的医疗服务质量监管体系大体由政府主导进行行政监管。1991年，国家卫生部成立了医院管理研究所，由此除政府之外的专业机构开始加入到医疗服务质量监管的队伍中。1995年，国家卫生部颁布了《医疗机构评审办法》，首次开始通过评审的方式监督各个机构提升医疗服务质量。迄今为止，我国形成了以国家卫生健康委员会、国家药品监督管理局为领头军的医疗服务质量监管体系。该体系由我国国情发展演变而来，顺应医疗卫生发展的形势。

具体而言，我国医疗服务质量监管囊括了政府职能部门的管制、医疗相关行业协会的专业监管与患者、社会舆论的监督。其中，政府职能部门主要通过三种途径进行监管：①政府职能部门和相关人员对医疗机构的服务质量进行管制；②政府职能部门委托具有专业资质的医疗机构或从业人员对医疗服务的流程和质量做出监督；③政府职能部门委托行业协会进行监管，如部分省（区、市）授予医院协会对医院进行评审。有专业资质的行业协会能够自行完成部分监管工作，制定行业标准并对医疗机构进行检查等。患者以及社会舆论的监督主要通过患者切身接受了医疗服务后进行评价和发表感受。

（三）现有监管体系的成效我国现行医疗服务质量监管的成效

1. 医疗服务质量监管坚持政府力量作为主导 我国医疗服务质量监管体系一贯坚持把政府职能部门作为主导力量进行监管。这种模式由近年来医疗机构发展的管理体制决定。我国的公立医疗机构可分为部属、省属、地市级属、区县属和乡镇医疗机构。各机构交由其上属各级政府进行属地化管理。政府职能部门管理和承办医疗机构,也要对其行为进行监管。政府身兼数职有其自身的优点:政府职能部门本身掌握部分医疗信息,在监管时占有优势,一旦发现问题能够及时解决;其次,医疗机构由行政部门举办,部门可直接行使领导权,如果发生问题,第一时间第一层面处理解决问题。因此,由政府职能部门作为医疗服务质量监管的主导大体是符合我国的医疗机构管理体制和国情的。

2. **医疗服务质量监管体系日渐完善** 改革开放以来,我国已经基本建立了医疗服务质量监管体系。在树立监管思想方面来看,作为主导的政府职能部门等各个监管主体都已然投身于医疗服务质量的不断完善和对医疗安全的管理,现已形成优质的医疗服务质量监管理念。从监管主体上来说,我国现已形成了以政府卫生行政部门为主体,专业机构、患者与社会舆论共同参与的多方监管体制。从监管内容来看,我国已基本构建医疗服务质量准入体系、医疗质量评价体系、医疗安全信息收集体系等。在法律法规上,我国现已完善了医疗质量行政许可、行政监督检查、行政处罚和行政强制执行等。现有的医疗服务质量监管体系为今后的发展打下了坚实的基础。

3. **医疗服务质量监管成本相对合理** 在医疗服务质量监管时,主要发生的成本为行政成本和专业成本。国家和政府职能部门在进行医疗服务质量监管时付出的支出即为行政成本;在制定医疗服务质量监管的专业性法案等时的支出为专业成本。由此可见,同时追求医疗服务质量监管成本降低和提高监管效率是相互矛盾的。我国医疗服务质量监管由政府职能部门作为主导,因此监管的行政成本由政府职能部门常规行政成本支出,不需要再额外计算,此种方式使医疗服务质量监管成本有所降低。由此可见,我国的监管体系具有成本优势。

（四）现有监管体系的问题

1. **监管体系与监管能力不均衡** 当前的医疗卫生行业主要由卫生行政部门、行业协会以及社会群众组成的监管体系为主。在执行监管时,卫生行政部门行使的功能单调。监管时以传统

科层制下的行政命令模式为主。政府与医疗机构权衡不均,历年来监管改革并未完善。监管主体的单一,直接导致了监管力量的薄弱。人民群众对医疗服务质量得到的有效成果与政府投入不足、人员配置不合理的现实之间存在矛盾。而且我国政府职能部门在监管方面作为主导,基本扮演全能角色,使得其他监管主体发挥力量薄弱,各方没有形成良好的互动合作,政府职能部门占据主要医疗信息,有其优势,也有其劣势,造成其他监管主体信息获取过少,不能进行精准监管。

2. **监管标准法规不全面** 由于医学发展的情况,医疗服务不能确保尽善尽美,医学专业服务过程复杂深奥,不确定因素繁多,所以对医疗服务质量的监管制定统一、硬性的标准有很大困难。目前,我国颁布了部分医疗卫生法律法规,使医疗质量监管体系有法可依。追溯整个历史过程可以发现,立法的时间跨度过大,相互之间无法妥善联系,对于医疗卫生服务行业的新情况和新问题无法全面解决。因此在监管执法过程中加大了执行难度,处罚时无法权衡利弊。我国各级政府现已制定了其管制范围内的监管标准,然而对于辖区内不同等级的医疗机构还没有建立合适的监管标准。

3. **监管过程及监管结果不透明** 卫生行政执法是一个长期的过程。我国政府职能部门在人力、物力、财力上的短缺,使得在准入监管后,对运行监管操作不周。医疗机构获得准入后,机构运行医疗服务时缺乏足够力度的监督,因此某些医疗机构,特别是营利性医疗机构,在准入监管过后,就出现危害医疗服务质量的行为。在医疗服务技术水平管理方面,监管方式单一,对医护人员服务操作、诊疗水平的培训和奖励缺乏。且卫生行政部门在对医院的监管过程中,通常将检查结果只在内部进行公布,广大群众并不能得知监管结果,导致了第三方监管不足,政府对医疗机构的监管效果有所降低。

二、国内"互联网＋"医疗服务质量监管现状

"互联网＋医疗健康"属于新型的行业模式、与传统意义上的实体医院的诊疗程序并不相同,

属于新生事物,监管需要全面跟进,确保人民健康安全。坚持鼓励创新和防范风险紧密结合。一边大力积极探索和创新新的技术、产品、业态、模式,一边摸索各个方面相融合的监管方式。

"互联网+"医疗服务质量监管的三个涵盖内容:

一是确定监管的范围。尽早制定互联网医疗行业的行为规范和管理条例,找到对互联网行为的监管底线。按照深化"放管服"的要求,对互联网医疗机构适当放低准入要求。虽然放低准入标准,但是对运行监管会加强,保证新形态的医疗服务有序进行。

二是强化责任担当。使提供互联网医疗健康服务行为的机构与从业者担负起相应的责任,将责任落实到具体实处。比如互联网医院如果依托实体医院进行诊疗,就将责任落实到实体医疗机构上,使其行使责任主体的职责。对网络上的医疗行为,实施线上线下统一监管,线下按照属地化管理。对于互联网医疗健康服务的平台等第三方机构,第三方机构应该保证从业人员资质符合相关行业规定,并且对所提供的服务承担责任。互联网医疗在进行服务的同时,要进行在线知情同意的告知,防止医疗风险的发生。

三是加强监管能力。互联网医疗健康的工作或者行为,表面上是在虚拟的网络上进行,并没有实体的体现,实际上,互联网最大的特点就是能够全程留痕。一方面,政府职能部门以此为监管端口,使全部进行互联网医疗服务的机构和平台及时把服务过程产生的数据向所在区域的健康信息监管平台传送和备份,卫生行政部门就可以通过监管的端口对互联网医疗机构和平台的所有行为进行实时动态的监管,使得对互联网医疗服务的事中、事后监管和运行监管全面完善的进行。另一方面,将推进互联网可信体系建设,对医疗服务机构和从业人员制定统一的网络认证体系,对执业资格、身份信息、数据访问控制有标准的监管制度。同时也要使广大群众能准确在互联网上查询到提供医疗服务的医护人员和医疗机构的信息。因此,通过这样一系列措举措使"互联网+"医疗服务产生的数据全程留痕,使服务可查询、可溯源。在该过程中,政府也要保证访问处理数据的行为处于可监管状态,从各个角度保障患者的就

医安全。

在规范互联网诊疗行为方面,应出台相关的政策法规,包括规范互联网诊疗行为的管理办法,适应"互联网+"医疗健康的诊疗支付制度以及信息安全、数据安全、个人隐私信息保护、信息数据共享等的统一标准。

互联网医院作为"互联网+医疗健康"的主要医疗模式,《关于促进"互联网+医疗健康"发展的意见》对其医疗服务行为管理及准入程序提出了两种模式。一种是实体医疗机构作为主体,利用互联网行业技术来拓宽服务,使服务的时间和地点不受限制,并且把互联网医院作为医疗机构的第二名称。互联网医院需提供的服务有一个重要的原则,即与批准的实体医疗机构相关诊疗科目一致,也就是说,医院如若审批的是三级综合医院,批准哪些科室,互联网医院可以提供相应内容的服务,不能超出批准的诊疗科室范围。第二种是部分互联网公司和企业申办互联网医院,其自身具有一些优质医疗资源,比如全国北上广一线城市的医生,在互联网公司提供的平台上为患者提供医疗服务。这要求线上的互联网医院必须落地在线下的实体医疗机构,对线上线下实行统一监管,并且必须得有线下的实体医疗机构作为依托,医生才能在互联网平台上为患者提供远程诊疗服务。

国家政策给予了"互联网+"医疗健康下医疗服务质量监管大力支持,然而,至今为止,我国还没有制定出规范的互联网医疗管理的具体相关法律法规。互联网医疗机构和平台的准入标准在实际操作中仍难以找到确切依据。互联网上医生对患者进行远程医疗,两者的医患关系受法律保护的边界在理论和现实中都遇到了困难。如今互联网医疗服务的承办主体各种各样,包括互联网科技公司、互联网企业、医疗机构等,这就导致了承担责任的主体分工不明,发生风险时无法追究确切,也缺乏相应的法律依据。所以为保障互联网医疗服务质量的监管和信息数据安全,需要根据承办互联网医疗的不同主体制定相应的法律法规。目前,对于互联网医疗服务,除了原卫生部曾颁布的《互联网医疗卫生信息服务管理办法》以及国家食品药品监督管理总局颁布的《互联网药品信息服务管理暂行规定》有明确规定外,为贯

彻落实《国务院办公厅关于促进"互联网＋医疗健康"发展的意见》有关要求，进一步规范互联网诊疗行为，发挥远程医疗服务积极作用，提高医疗服务效率，保证医疗质量和医疗安全，国家卫生健康委员会和国家中医药管理局组织制定了《互联网诊疗管理办法（试行）》《互联网医院管理办法（试行）》《远程医疗服务管理规范（试行）》，正式的管理办法和管理规范有待进一步出台。对于互联网诊疗时发生的问题，如以健康科普的形式私下进行网络诊疗，诊疗时发生的非法诊疗、医托、药托等，互联网诊疗时发生医疗纠纷该如何解决，都需要有统一的法律法规出台。

基于方兴未艾的"互联网＋"医疗服务质量监管，还有诸多方面可以大施拳脚。"互联网＋医疗"需要在法律保障下健康有序发展。完善"互联网＋"医疗健康服务监管制度，制定互联网医院相关的法律法规，确立互联网医疗机构准入机制及监管制度。第二，为互联网医院平台设立基于统一数据的标准，使各平台信息互联互通，才能打造真正的医联体。医疗信息化的基础是健康档案和处方的电子化和标准化，尽管这二者都已经有了国标，但是在推广普及方面还有待加强。第三，针对医生网络诊疗过程中可能存在的医疗责任风险，互联网医院主体应当为每位在线医生购买医师个人职业责任保险。个人医师责任险在中国是一个新生事物，是指执业医师在从事医疗服务工作时，如被指出存在不当行为，应由其依法承担民事赔偿责任时，由保险公司负责赔偿。

三、"互联网＋"医疗服务质量监管的展望

随着科技不断进步，互联网等高科技产业不断发展，"互联网＋"医疗健康作为新兴业态正在蒸蒸日上。伴随新行业的兴起，必然诞生一系列衍生的问题。虚拟互联网下进行的医疗活动如何进行监管，如何保障百姓在更广阔的时间空间诊疗下享受的医疗质量，能与实体医院相比肩，是亟需解答的问题。

一切行为皆要有法可依，因此法律法规的制定尤为重要。政策指南的落地仅是实施监管的第一步。其次，要明确监管的边界与底线，使医疗服务平台行为更为规范，从业人员操作更加得心应手，对于患者的个人隐私信息、生物数据做到严密保护。在传统的实体医院诊疗过程中，离不开"医患关系"一词，患者在互联网上的医疗活动同样受到法律保护，医生的权益也不容侵犯。公开透明的网络平台使患者在就医时可以更方便地选择合适的医院与医生，从过去的从其他病友或社会舆论得知医疗评价进一步提升为网络上公开公正的评价与选择，可以一定程度上减弱医患矛盾，减少纠纷的发生。

医疗服务质量监管任重道远，随着医疗形式的变化不断调整自身，相辅相成。从其他国家学习经验教训，总结提取并外为中用不失为一种方法。在我国原有的医疗服务体制上做出符合国情的特色举措也是大势所趋。移动互联网、云计算、大数据、人工智能、物联网等信息技术既是挑战，也为医疗服务质量监管提供了优厚的基础。提高医疗信息化水平至关重要。

基于"互联网＋"的医疗服务质量监管刚刚开始，有许多新的问题和挑战需要解决，但政府等利益相关者可在实际应用中不断积累实践经验。面对巨大的压力，定会有光明的未来。相信"互联网＋"医疗服务模式，会为百姓带来优质的医疗体验和便捷的智能医疗。

（郑加麟）

参 考 文 献

［1］甘雪琼，赵明刚，郭燕红，等．英国的医疗质量监管体系及启示［J］.中国医疗管理科学，2015,5（05）：43-47.

［2］梁铭会，尹畅，董四平．我国医疗质量监管体系制度变迁分析及思考［J］.中国卫生质量管理，2011,18（06）：13-17.

［3］刘兰秋．试论我国现代化医疗服务监管制度的构建［J］.中国医院，2013,17（11）：15-17.

［4］王家耀，张萌．我国医疗服务质量监管现状及对策研究［J］.医学与社会，2011,24（09）：49-51.

［5］吴奇飞,马丽平,梁铭会.德国医疗质量监管体系述评［J］.中国医院管理,2010,30(10):21-24.

［6］许岩.论引入区块链技术促进"互联网＋医疗健康"发展［J］.中国医疗管理科学,2018,8(04):40-44.

［7］张翼飞,喻明霞,周利华,等.新形势下加强医疗服务质量监管的路径选择［J］.现代生物医学进展,2013,13(34):6764-6767.

［8］郑曦,何晖雄,黄少伟,等.互联网医疗研究综述:回顾、现状与监管［J］.中国卫生法制,2018,26(04):28-33.

［9］周恭伟.基于大数据的互联网医疗监管应用研究［J］.中国卫生信息管理杂志,2018,15(06):615-618.

［10］FullmanFullman N, Yearwood J, Abay S M, et al. Measuring performance on the Healthcare Access and Quality Index for 195 countries and territories and selected subnational locations: a systematic analysis from the Global Burden of Disease Study 2016［J］. Lancet, 2018, 391(10136).

第十九章 "互联网 + 医疗健康" 信息安全

医疗服务对信息系统和医疗健康数据的依赖程度越来越高,信息安全直接关系到医疗健康服务工作的正常运行。开展"互联网 + 医疗健康"服务,同样不可忽视信息安全问题。我们要了解"互联网 +"时代医疗健康行业存在的信息安全隐患与威胁,进一步明确医疗健康信息安全的需求和目标,以先进的理念与技术,建设适合行业管理与应用特点的信息安全保障体系,以保障医疗健康信息的安全。

第一节 "互联网 + 医疗健康" 信息安全隐患与威胁

国内医疗健康行业的信息化经过 20 多年的发展,各类信息系统已经进入了相当成熟的阶段。各医疗机构、管理部门都建设了诸多信息系统,支持业务和管理的需求。但医疗健康行业的信息安全建设起步相对较晚,医疗机构的信息安全建设成熟度也参差不齐,存在着不同程度的安全隐患。进入"互联网 +"时代,很多医疗机构的医疗健康信息系统需要在互联网上提供服务,因此面临更加严峻的安全威胁。

一、"互联网 +"医疗健康信息安全隐患

(一)用户弱口令

用户弱口令没有明确的定义,通常认为很容易被他人猜测或被工具破解的口令为弱口令。空口令和默认口令是典型的弱口令。此外,长度不大于 6 位的简单数字组合、顺序字母组合、邻近键盘字符组合、特殊含义组合等都是弱口令的常见形式。

弱口令的存在极大地影响着系统安全。例如,网站后台的管理员账号和密码使用弱口令,很容易被黑客猜测攻击,进而控制网站。

某市人民医院曾发生某数据中心服务器弱口令漏洞公开事件。该数据中心服务器均为初始密码,攻击者利用此漏洞可远程登录服务器,操纵内网所有机器。攻击者可随意查看内网隐私数据,包括患者医疗信息、医院运营信息等。攻击者还可在内网服务器中安装远程控制软件,持续监控服务器,甚至推送病毒,造成更大破坏。

(二)信息系统漏洞

信息系统漏洞的范围非常广泛,包括结构化查询语言(structured query language, SQL)注入漏洞、跨站脚本漏洞、文件上传漏洞等。

SQL 注入漏洞通常被黑客利用以非法获取网站控制权。由于未对用户输入合法性进行检查,使得输入中包含的 SQL 语句被数据库执行,向攻击者泄露相关数据,导致撞库、拖库攻击,或者导致数据被篡改等。攻击者也可能以数据库为支撑,获取更多系统权限,甚至控制操作系统,造成更大破坏。

跨站脚本漏洞通过网页执行恶意代码以窃取用户的信息。其中,反射型跨站脚本攻击通过外部输入直接在浏览器端触发,存储型跨站脚本攻击在 Web 程序读取并输出事先存储在数据库或文件中的代码时触发。跨站脚本攻击对 Web 服务器无直接危害,但会危害到网站用户的信息,可能产生钓鱼欺骗、网站挂马、身份盗用等二次攻击。

文件上传漏洞是由于对文件上传检查不足或检查被绕过而产生的漏洞。攻击者可利用此漏洞将可执行的动态脚本文件上传到服务器。这些动态脚本文件可能是木马、病毒或者后门软件等。攻击者可进一步利用上传的后门软件方便地控制系统,造成更大的破坏。

（三）配置错误

配置错误也会造成安全漏洞。平台、服务器、数据库、框架、中间件和应用都可能发生配置错误。例如，平台管理员默认账户和密码未删除、未禁用；软件开发框架中未关闭开发者调试模式导致远程代码执行；中间件部署接口未删除、跨协议访问内网等配置问题。由于配置错误的内容不同，可能导致的威胁攻击非常广泛。

某医院曾因电子病历系统配置不当漏洞被攻击，攻击者访问电子病历系统 IP 地址，发现用户名和密码已默认填好，直接点击登录即可进入到管理系统，并可直接查看用户的身份证、电话等信息，还可直接操作患者病历。

（四）未授权的数据访问

医疗健康信息系统应提供数据访问控制和鉴权措施来保护用户的医疗隐私信息。如果数据访问控制策略存在漏洞，或者鉴权不彻底，都可能导致未授权的数据访问行为。医疗系统中包含各种用户真实身份信息和敏感疾病信息，一旦泄露，将会给用户造成极大的隐私侵害，甚至滋生针对用户疾病的钓鱼诈骗攻击等。

某网络医院 APP 曾发生越权访问漏洞，涉及某省多家医院的超过 51 万份详细体检报告。该漏洞利用平行权限越权访问，可查看非本人的体检报告。

国家信息安全漏洞共享平台曾公开某医院掌上医疗 APP 存在密码绕过漏洞，攻击者可通过抓包拦截修改的方式登录 VIP 账户并执行未授权操作。

（五）业务数据审计缺失

医疗业务数据包含用户个人信息、隐私疾病信息和敏感计费信息等，一旦泄露，将给患者和医院带来严重影响。常规的保护手段能够对已知安全威胁进行防控，但无法应对未知安全威胁和内部用户误操作造成的威胁。具有合法权限的内部用户，也并不完全可信。调查表明，约三分之二的安全威胁由系统内部人员发起。对内部用户行为缺乏审计，不但容易导致数据滥用，也会对非法获取权限的攻击者大开方便之门。

2014 年初到 2016 年 7 月间，某市疾病预防控制中心工作人员韩某利用其工作便利，进入他人账户，窃取每月更新的全市新生婴儿信息（每月约 1 万余条）共计 30 余万条，并出售给他人。2017 年 2 月 8 日，法院以侵犯公民个人信息罪分别判处韩某等 8 人有期徒刑七个月至两年三个月不等。

（六）安全意识薄弱

系统建设者、运维者的安全意识薄弱，将导致系统缺乏可靠安全基础；系统使用者的安全意识薄弱将导致安全手段形同虚设。两者中任何一种情况发生，都会对系统和应用的安全造成重大威胁。

2017 年 7 月，美国班纳健康中心报告其医疗系统可能遭到黑客攻击，波及 370 万患者。据报导显示，黑客由该健康中心的购物系统销售端入侵进核心系统，从而接触到内部的其他敏感信息。最主要的问题在于，班纳健康中心的销售系统、支付系统、医护系统、工资系统、输液泵管理系统等均集成在一个网站上，没有做任何分区防护。在这种情况下，攻击者从任一系统攻入网站，即可进入其他所有系统。

医护人员的安全习惯调查显示，21% 的内部人员表示，登录医疗相关系统的用户名和密码记录就放在自己的电脑旁。医护人员共用账号的现象也非常严重，如果出现安全事故，很难进行安全追溯。也有相当比例的医护人员表示，不会使用强密码形式设置工作账号和移动设备，在暂离工作平台时不会进行锁定，在更换设备时不会要求技术人员删除相关数据，不会对相关病案文档加密。这些问题都会影响系统安全和用户数据安全。

二、"互联网＋"医疗健康信息安全威胁

医疗健康信息行业面临的主要信息安全威胁，包括来自外部的威胁，如网络攻击、系统入侵、设备劫持、社工攻击等；还有来自内部的威胁，包括非法访问、隐私泄露、数据损毁、数据跨境等，如图 19-1 所示。

（一）网络攻击

网络攻击是通过计算机网络实施的以破坏信息系统的可用性为主要目的的恶意行为。因为对可用性的破坏很容易被运维人员发现，攻击者通常不会也很难掩饰攻击行为。网络攻击一般只包括通过网络访问请求发起的破坏信息系统可用性

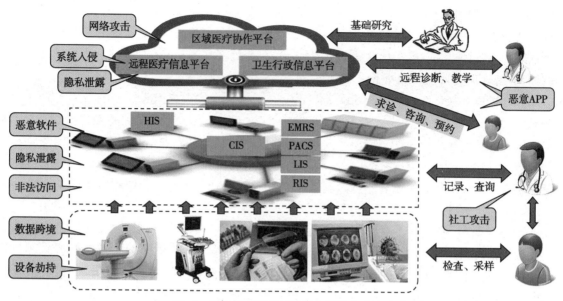

图 19-1 医疗健康行业面临的主要信息安全威胁

的行为,常见的网络攻击形式包括:拒绝服务攻击、DNS污染、广播欺诈、WiFi劫持、路由劫持等方式。

电磁干扰、物理破坏是利用物理手段发动的攻击,则不属于网络攻击的范围。

(二)系统入侵

系统入侵是通过计算机网络实施的以破坏信息系统的机密性和完整性为主要目的的恶意行为。通常入侵者会刻意掩饰入侵行为,以实现长期保持对被入侵系统的非授权访问,进而达到从中获取关键数据的目的。绝大多数系统入侵是采用隐蔽的手段,利用信息系统的隐患(系统漏洞或配置错误),获得高级别的访问权限,进而获得或控制有价值的资源,如机密文件和数据或信息系统的计算能力。按照入侵的发展过程,通常将系统入侵事件分为:扫描探测、隐患利用、植入恶意程序、盗取机密数据等几类形式。

(三)隐私泄露

医疗健康数据中,很多数据属于患者的个人信息,而且是非常隐私的个人信息。因此医疗健康行业一旦发生数据泄露,很大概率会造成隐私泄露。个人数据泄露不仅可以用于商业营销,还可能诱发敲诈勒索犯罪。某些特殊人群的隐私本身还属于国家秘密。可见隐私泄露的潜在危害是非常大的。

造成隐私数据泄露的原因有很多,有些是外部攻击者利用系统漏洞或配置错误,入侵到信息系统中,获得非法访问权限后,将大量数据拖走。还有一些是内部恶意人员,利用职务之便,违规拷贝数据到组织机构外部。

(四)数据损毁

数据损毁是数据的可用性被破坏的情况。造成数据破坏的原因主要有灾害事故和人为破坏。数据中心供电突然中断,很容易造成数据的损毁。勒索病毒将数据加密是典型的人为破坏行为。数据还容易被内部恶意人员发泄不满情绪而故意破坏。

(五)非法访问

非法访问包括非授权访问和权限滥用两种情况。前者是本不应该获得访问权限的人对信息资源进行了访问。后者是利用职务之便,进行一些与职责无关的访问行为。这两种情况有时候可能不会造成实质性危害,但如果是怀有恶意的人,会利用这种机会小批量的获取数据或根据数据反馈相关的结论。大部分非法访问的原因是权限配置错误或访问控制机制存在漏洞。

(六)设备劫持

设备劫持是指医疗设备被攻击者入侵后,处于被攻击者完全控制的状态。相当多的医疗设备硬件主体是一种嵌入式计算机系统,在本质上与普通的个人计算机没有区别。因此医疗设备劫持本质上是一种系统被入侵的情形,但是由于医疗设备具有明显的特殊性,直接关乎患者的生命安全,所以作为一种单独的威胁形式被重点提出。

医疗设备采用嵌入式操作系统甚至裁剪版的 Linux、Windows、Android 是近几年才出现的趋势。医疗设备开发厂商对信息安全的重要性和复杂性都缺乏足够的认识,因此产品存在大量的漏洞也是很自然的事情。医疗设备数字化和网络化,使得攻击者有机会远程利用设备漏洞从而实现对设备的全面接管。目前很多医疗设备存在安全漏洞,包括 X 射线设备、图像存档和通信系统(PACS)、血气分析仪(BGA)等。

(七)数据跨境

数据跨境是指服务提供商未严格遵守网络安全法的相关规定,将国内用户数据存储到了境外的数据存储空间。从信息通信技术角度看,数字化和网络化导致医疗设备本质上也是个网络设备,会通过网络向外传输数据。医疗设备中的检验检查数据具有重要的挖掘价值,因此有些厂商的医疗设备默认可以通过自带的无线传输接口将检测结果数据回传到厂商的数据中心。这种操作虽然对信息系统没有实际危害,但违反了法律的相关规定。

(八)社会工程攻击

社会工程攻击就是利用人性中的弱点,针对特定人或人群展开的欺骗活动,从而绕过技术控制措施,以达到入侵信息系统的最终目的。任何行业都会有对攻击者具有重要作用的关键人物,这些人也往往会成为社会工程攻击的目标。在攻击者看来,这些心理都是可以利用的弱点。被攻击目标往往在这些心理的作用下,放松了警惕,从而中了圈套。为了提高安全意识,很多组织机构授权安全团队进行社会工程测试。可以把社工测试看作是对人性弱点的渗透测试。

第二节 医疗健康信息安全法规与标准

医疗健康信息是国家重要的基础性战略资源。医疗健康信息中包含用户的个人数据和隐私数据,还包括部分人口基因数据,对国家安全、公共安全和个人信息安全都具有举足轻重的

影响。

一、安全法规

目前,各个国家围绕医疗健康信息都出台和落实了一系列法规和政策要求,切实推动卫生行业的信息安全建设,以保障医疗健康信息的安全使用。

美国出台健康保险携带和责任法案,建立电子健康信息交换保障体系,明确相关主体履行隐私保护义务。欧盟正式实施通用数据保护条例,明确了个人敏感数据以及信息拥有主体对数据享有的权力。

我国也在诸多法律法规中,都有关于个人信息保护的条款。个人信息保护法也在提请审议中。

(一)我国医疗健康信息安全法规现状及存在的问题

随着国务院办公厅《关于促进"互联网＋医疗健康"发展的意见》的下发,明确推进实施健康中国战略,标志着我国"互联网＋"医疗健康进入全面建设阶段。文件中指出强化医疗质量监管,推进网络可信体系建设,加快建设全国统一标识的医疗卫生人员和医疗卫生机构可信医学数字身份、电子实名认证,建设数据访问控制信息系统,创新监管机制,提升监管能力。同时要求,"互联网＋"医疗健康服务产生的数据应当全程留痕,可查询、可追溯,满足行业监管需求。在加强行业监管的同时,重点保障数据信息安全,严格执行信息安全和健康医疗数据保密规定。建立完善个人隐私信息保护制度,严格管理患者信息、用户资料、基因数据等,对非法买卖、泄露信息行为依法依规予以惩处。加强医疗卫生机构、互联网医疗健康服务平台、智能医疗设备以及关键信息基础设施、数据应用服务的信息防护,定期开展信息安全隐患排查、监测和预警。患者信息等敏感数据应当存储在境内,确需向境外提供的,应当依照有关规定进行安全评估。

除此之外,我国保护公民个人信息的法律以"中华人民共和国公民的人格尊严权不受侵犯"宪法原则为基础,出台了很多关于公民个人信息保护的法律,主要规定在《中华人民共和国民法典》《中华人民共和国民事诉讼法》以及一些相

关的司法解释当中。《信息安全技术公共及商用服务信息系统个人信息保护指南》的出台为在互联网世界当中实现个人信息保护奠定了基础。在患者个人信息保护方面也有相关的法律规范加以规定和保护,主要包括《中华人民共和国职业医师法》《医疗机构病历管理规定》《电子病历基本规范(试行)》等。

医疗信息安全主要表现为信息泄露、设备入侵、系统风险、滥用及篡改等。然而,我国相关法律法规建设在面对"互联网＋"医疗健康信息的保护和监管方面还有待进一步完善和健全。目前出台的法规、规章数量较少,效力有限。由于受强大的商业利益驱动,"互联网＋"医疗技术还不成熟、不稳定,移动化的医疗健康信息保护缺乏法律保障,这些原因使得互联网医疗信息将成为网络攻击的焦点,使不法分子铤而走险窃取个人健康隐私。

(二)"互联网＋医疗健康"信息安全解决思路

1. 通过立法的形式确定非法披露医疗数据的法律责任

对于网络环境下的非法披露医疗数据的行为,我们应将其上升到法律层面来予以关注和重视,应根据我国立法现状,结合我国移动医疗领域信息安全保护的实际情况,通过相应的法律、法规或规章形式对这一违法行为予以制止和惩罚,对违法行为人追究相应的违法责任,进而实现对医疗数据信息的良好全面保护。根据违法犯罪的情节严重程度,并结合违法犯罪者在进行医疗数据信息披露时的主客观情况,即通过确定其主观恶性程度,为其设置民事责任、行政责任以及刑事责任等不同类型、不同等级的责任,从而为医疗信息的保护提供坚实的后盾。对于医疗机构或者移动医疗应用的开发商、运营商擅自使用患者病历信息或者进行非法买卖谋取利益的,采取严格的惩罚措施,根据情节严重程度承担民事责任及刑事责任。

2. 对用户个人信息隐私权应加强保护

个人信息隐私权是用户的重要权利之一,我们应从立法的高度予以关注和保护,具体表现为立法上应赋予用户对信息的控制权和处分权,换言之,即当患者在接受完医疗服务之后,自己能够在个人信息的使用和处分上具有灵活度和选择度,用户可以自主决定要不要将自己的个人信息被医学科研所使用,也可以自主决定存储在医疗健康信息平台上的自己的信息要不要删除等,这些方面均很好地体现了对用户个人信息隐私权的良好保护。当一些医疗机构想利用患者病历信息进行医学研究时,需要首先征得患者的书面同意,而且还应注意的是,当医疗机构征得患者书面同意后,并不能无限制的对患者的信息进行使用,而是应当对使用的方式和范围要告知患者,同时还应采取相应的保护措施对患者个人信息进行良好的保护。

从技术层面来讲,可以通过一系列的技术手段来实现对患者信息的良好保护,具体保护技术包括"访问控制技术""混合加密技术""信息身份验证码技术"以及"标识隐私匿名"等,通过这些技术的结合使用实现对用户个人信息隐私权的良好保护。最后,还可以通过加强知识产权保护来加强用户个人信息隐私权保护,具体保护措施包括以下几个方面,其一为出台司法解释,重新定义"避风港原则";其二为商标权注册制度与软件著作权登记制度的建立;其三为著作权侵权惩罚性赔偿制度的建立等,通过这一系列的手段和措施来不断加强对用户个人信息隐私权的良好而又全面的保护。

3. 实现监管主体多元化、一体化发展,形成综治合力

在对医疗信息进行保护的过程中,应做到多方协调一致,形成综合治理的合力,建立起全面的监管、监督体系。具体实施措施可以表现为以下几个方面:①在"去识别"医疗健康数据系统的管理上应由统一的电子信息平台来进行;②应将"合同"作为基础,同时进行附加承诺条款,对医疗数据挖掘作出的限制和规定,要求不能披露个人基本信息以及其他具有人格属性的医疗数据信息,这在一定程度上主要是依靠行业自身的自律行为来达到的;③对监管健康医疗信息的主体进行明确,建立起一个立体化的、多层级的监督管理体系,在具体的操作中应由政府进行负责牵头,由国家食品药品监督管理总局来执行主要的监督管理任务,实现多部门、多机构相互配合,通过联动执法实现监督管理的目标。

二、安全标准

（一）国外医疗行业信息安全相关标准

1. 健康保险携带和责任法案的相关要求
健康保险携带和责任法案（Health Insurance and Portability and Accountability Act, HIPAA）是美国医疗健康信息安全保护体系的核心。自1996年颁布之后，经过多年完善，HIPAA形成了具体、详细的健康信息隐私保护规定，具有可操作性，值得学习和借鉴。

HIPAA及其附属法案要求建立通用的标准化电子健康保障信息交换体系，针对信息交互过程中的机构识别、从业者认证、医疗信息安全、隐私保护等问题做了详细规定。

HIPAA将履行隐私保护义务的主体称为受限实体（covered entities），包括：医疗保险、医疗健康服务提供方、医疗健康清算机构和商业合作伙伴。

HIPAA规定，受限实体以任何形式（电子、纸质、口头等）持有或传输的"个人可辨识健康信息"，都属于条例保护的范围，并将其统称为受保护健康信息。这些信息包括：姓名、住址、社会保障号码、生日、电话号码、电子邮件地址、驾照号码、人脸识别图像、生物标识、任何其他唯一可识别的数字、特征或编码等。

受限实体需履行隐私保护义务，包括：遵循安全保护原则，保护受保护健康信息的保密性、完整性和可用性；遵循事故通知原则，及时通知信息当事人关于信息采集或变更以及信息泄露事故的发生；遵循可更正原则，满足数据所有者随时修改个人医疗健康信息的需求；遵循公开和透明原则，确保相关政策与流程的完全公开透明；遵循最少必要准则，将受保护健康信息的采集、使用、披露控制在最小范围内；遵循责任性原则，通过合理监管手段确保隐私保护义务被切实履行。

2. 通用数据保护条例的相关要求 2018年5月，欧盟正式实施通用数据保护条例（General Data Protection Regulation, GDPR）。任何收集、传输、保留或处理涉及欧盟所有成员国内的个人信息的机构组织均受该条例的约束。

GDPR规定，涉及一种或一种以上类别的个人数据为敏感数据，包括：①种族或民族出身；②政治观点；③宗教/哲学信仰；④工会成员身份；⑤涉及健康、性生活或性取向的数据；⑥基因数据；⑦经处理可识别特定个人的生物识别数据。

根据GDPR，默认不对敏感数据进行处理，仅在特殊情况下批准，包括数据主体明示同意、数据主体明显公开的个人数据、司法权的行使等情况。

信息主体对数据享有：访问权，即信息主体可查看或获取电子病历等医疗健康信息；知情权，即信息控制者需明示说明信息的收集、处理方式；反对权，即数据主体有权随时拒绝处理个人信息；可携带权，即信息主体可随其工作变动将医疗健康信息携带转移至另外一个信息服务提供者；删除权，即信息主体有权要求医疗健康信息控制者删除其医疗健康信息。

（二）我国医疗行业信息安全相关标准

1.《电子病历应用管理规范（试行）》 为贯彻落实全国卫生与健康大会精神及深化医药卫生体制改革有关要求，规范电子病历临床使用与管理，促进电子病历有效共享，推进医疗机构信息化建设，原国家卫生和计划生育委员会办公厅、国家中医药管理局办公室组织制定了《电子病历应用管理规范（试行）》，并于2017年2月15日印发试行。

要求医疗机构具有专门的技术支持部门和人员，负责电子病历相关信息系统建设、运行和维护等工作；具有专门的管理部门和人员，负责电子病历的业务监管等工作；建立、健全电子病历使用的相关制度和规程；具备电子病历的安全管理体系和安全保障机制；具备对电子病历创建、修改、归档等操作的追溯能力。

要求由医疗机构保管的门（急）诊电子病历保存时间自患者最后一次就诊之日起不少于15年；住院电子病历保存时间自患者最后一次出院之日起不少于30年。

2.《人口健康信息管理办法（试行）》 为规范人口健康信息的管理工作，促进人口健康信息的互联互通和共享利用，推动卫生计生事业科学发展，2014年5月5日国家卫生和计划生育委员会印发《人口健康信息管理办法（试行）》，适用于各级各类医疗卫生计生服务机构所涉及的人口健康信息的采集、管理、利用、安全和隐私保护工作。

该办法要求责任单位在采集、利用、管理人口健康信息时应按照法律法规的规定，保证信息安全，保护个人隐私，应设立相应的管理部门和岗位职责，建立痕迹管理制度，做到其行为可管理、可控制、可追溯。建立人口健康信息质量控制管理制度，严格执行相关标准，做到标准统一、术语规范、内容准确。存储时遵循分级存储、容灾备份和境内存储的要求。

按照国家信息安全等级保护制度要求，加强建设人口健康信息相关系统安全保障体系。人口健康信息应在授权范围内利用，涉及保密信息和个人隐私信息不得对外提供。对于涉及国家秘密的人口健康信息系统应当按照国家涉密信息管理的要求进行分级保护，杜绝泄密。

遵守国家有关信息安全审查制度，卫生计生行政部门对工作进行日常的监督检查，建立通报和追责制度。

3.《网络安全等级保护条例（征求意见稿）》2018年6月27日公安部发布的《网络安全等级保护条例（征求意见稿）》中明确，"国家实行网络安全等级保护制度，对网络实施分等级保护、分等级监管"。

条例将网络分为五个安全保护等级。建立网络安全等级测评制度，定期开展等级测评等要求。着重强调了数据和信息安全保护要求，"网络运营者应当建立并落实重要数据和个人信息安全保护制度；采取保护措施，保障数据和信息在收集、存储、传输、使用、提供、销毁过程中的安全；建立异地备份恢复等技术措施，保障重要数据的完整性、保密性和可用性；未经允许或授权，网络运营者不得收集与其提供的服务无关的数据和个人信息；不得违反法律、行政法规规定和双方约定收集、使用和处理数据和个人信息；不得泄露、篡改、损毁其收集的数据和个人信息；不得非授权访问、使用、提供数据和个人信息"。

4.《信息安全技术医疗健康信息安全指南》为了更好地保护医疗健康信息安全，规范和推动医疗健康数据的融合共享、开放应用，促进医疗健康事业发展，2018年12月26日全国信息安全标准化技术委员会秘书处制定发布《信息安全技术医疗健康信息安全指南》标准征求意见稿，给出了医疗健康信息控制者在保护医疗健康信息时可采取的管理和技术措施，指导医疗健康信息控制者对医疗健康信息进行安全保护，也可供医疗健康、网络安全相关主管部门以及第三方评估机构等组织开展医疗健康信息的安全监督管理与评估等工作时参考。

标准明确了个人医疗健康信息的范围包括：①提供医疗健康服务时登记的个人信息；②出于医疗健康目的，例如治疗、支付或保健护理等，分配给个人的唯一标识号码或符号等；③在向个人提供医疗健康服务过程中收集的有关个人的任何信息，例如既往病史、社会史、家族史、症状和生活方式等各类病历记载的信息，也包括基因信息以及测序的信息；④来自身体部位或身体物质，例如组织、体液、血、尿、便、气体、生物大分子、DNA、RNA等检查或检验的结果信息；⑤可穿戴设备采集的与个人健康相关的信息或是通过可穿戴设备相连的APP或者系统进行传送的；⑥接受的医疗健康服务相关信息，例如检验检查医嘱、诊断、操作、药物、医疗效果等；⑦为个人提供医疗健康服务的服务者身份信息；⑧关于个人的支付或医保相关信息。标准还定义了医疗健康信息的范围，包括个人医疗健康信息以及由个人医疗健康信息加工处理之后得到的医疗健康相关信息。

标准规定了医疗健康信息的使用或披露的原则，安全实施方法及安全措施集。医疗健康信息控制者为保护个人医疗健康信息需要采取合理和适当的管理和技术保障措施，保护医疗健康信息使用和披露过程中信息的保密性、完整性和可用性；根据需要选择相应的安全措施保障其所控制的个人医疗健康信息的安全，确保医疗健康信息使用和披露过程的安全性，保护个人隐私、公众利益和国家安全；对医疗健康信息使用的典型场景进行了分析，确保医疗健康信息在符合上述安全要求的前提下满足业务需求。

5.《国家健康医疗大数据标准、安全和服务管理办法（试行）》 为加强健康医疗大数据服务管理，促进"互联网+医疗健康"发展，充分发挥健康医疗大数据作为国家重要基础性战略资源的作用，根据《中华人民共和国网络安全法》等法律法规和国务院《促进大数据发展行动纲要》《关于促进和规范健康医疗大数据应用发展的指导意见》《关于促进"互联网+医疗健康"发展的意见》等文件精神，就健康医疗大数据标准、安全和服务管理，制定本办法。

该办法明确我国公民在中华人民共和国境内所产生的健康和医疗数据，国家在保障公民知情权、使用权和个人隐私的基础上，根据国家战略安全和人民群众生命安全需要，加以规范管理和开发利用。在标准管理方面，国家卫生健康委员会负责统筹规划、组织制定全国健康医疗大数据标准，监督指导评估标准的应用工作，在已有的基础性通用性大数据标准基础上组织制定健康医疗大数据标准体系规划；负责制定、组织实施年度健康医疗大数据标准工作计划。省级卫生健康行政部门（含省级中医药主管部门）负责监督指导评估本地区健康医疗大数据标准的应用工作，依据国家健康医疗大数据标准体系规划，结合本地实际，负责指导和监督健康医疗大数据标准体系在本省域内落地执行。

在安全管理层面，明确了健康医疗大数据安全管理的定义：是指在数据采集、存储、挖掘、应用、运营、传输等多个环节中的安全和管理，包括国家战略安全、群众生命安全、个人信息安全的权责管理工作，其中在责任单位的安全管理上均作出了明确要求，应当建立健全相关安全管理制度、操作规程和技术规范，落实"一把手"责任制，加强安全保障体系建设，强化统筹管理和协调监督，保障健康医疗大数据安全。涉及国家秘密的健康医疗大数据的安全、管理和使用等，按照国家有关保密规定执行。加强健康医疗大数据相关系统安全保障体系建设，提升关键信息基础设施和重要信息系统的安全防护能力，确保健康医疗大数据关键信息基础设施和核心系统安全可控。建立健康医疗大数据安全监测和预警系统，发生网络安全重大事件，应当按照相关法律法规和有关要求进行报告并处置。

6.《互联网诊疗管理办法（试行）》 为落实国务院办公厅《关于促进"互联网+医疗健康"发展的意见》，规范互联网诊疗活动，推动互联网医疗服务健康快速发展，保障医疗质量和医疗安全，根据《中华人民共和国执业医师法》《医疗机构管理条例》等法律法规，制定本办法。本办法明确了医疗机构在通过互联网执业时需要遵守的相关规则，在信息安全维度，明确了医疗机构在开展互联网诊疗活动时，应当具备满足互联网技术要求的设备设施、信息系统、技术人员以及信息安全系统，并实施第三级信息安全等级保护。

7.《互联网医院管理办法（试行）》 为落实国务院办公厅《关于促进"互联网+医疗健康"发展的意见》，推动互联网医院持续健康发展，规范互联网医院管理，提高医疗服务效率，保证医疗质量和医疗安全，根据《中华人民共和国执业医师法》《医疗机构管理条例》等法律法规，制定本办法。

在信息安全方面，该办法明确互联网医院信息系统按照国家有关法律法规和规定，实施第三级信息安全等级保护。互联网医院应当严格执行信息安全和医疗数据保密的有关法律法规，妥善保管患者信息，不得非法买卖、泄露患者信息。发生患者信息和医疗数据泄露时，医疗机构应当及时向主管的卫生健康行政部门报告，并立即采取有效应对措施。

8.《互联网医院基本标准（试行）》 在信息安全及基础设施建设角度，该标准明确要求：

（1）用于互联网医院运行的服务器不少于2套，数据库服务器与应用系统服务器需划分。存放服务器的机房应当具备双路供电或紧急发电设施。存储医疗数据的服务器不得存放在境外。

（2）拥有至少2套开展互联网医院业务的音视频通信系统（含必要的软件系统和硬件设备）。

（3）具备高速率高可靠的网络接入，业务使用的网络带宽不低于10Mbps，且至少由两家宽带网络供应商提供服务。鼓励有条件的互联网医院接入互联网专线、虚拟专用网（VPN），保障医疗相关数据传输服务质量。

（4）建立数据访问控制信息系统，确保系统稳定和服务全程留痕，并与实体医疗机构的 HIS、PACS/RIS、LIS 系统实现数据交换与共享。

9.《远程医疗服务管理规范（试行）》 为贯彻落实国务院办公厅《关于促进"互联网+医疗健康"发展的意见》，进一步推动远程医疗服务持续健康发展，优化医疗资源配置，促进优质医疗资源下沉,推进区域医疗资源整合共享,提高医疗服务能力和水平,制定本规范。

办法明确了参与远程医疗运行各方应当加强信息安全和患者隐私保护,防止违法传输、修改,防止数据丢失,建立数据安全管理规程,确保网络安全、操作安全、数据安全、隐私安全。

第三节 "互联网＋"医疗健康信息安全体系

医疗健康信息领域的信息安全保障体系,需要适合行业管理与应用特点,以先进的理念与技术,主动管理,形成全面、立体化的网络安全防护能力,建立全生命周期的安全管理,在服务器、网络、终端等多个层面建立网络威胁防御能力,保障医疗健康信息的安全。

一、"互联网＋"医疗健康信息安全的目标

信息安全必须要保证信息的保密性、完整性、可用性,同时包括可控性和不可否认性,这是信息安全建设的重要目标。"互联网＋"环境下的医疗健康信息安全需要从行业特点出发,从不同角度考虑不同的安全需求,以构建与业务需求和安全需求相符合的信息安全体系。

"互联网＋"医疗健康信息安全体系的建设,应依据《中华人民共和国网络安全法》和相关政策法规,以国家信息安全标准规范为基础,在管理方面制定完善的信息安全管理体系、信息安全技术服务体系、信息安全应急响应体系;在技术方面以等级保护为基本要求,建设高可用性的网络与信息系统,以实现业务安全稳定运行。通过构建纵深的防御体系,对信息系统实行分域保护,建立系统和数据备份恢复体系,维护业务数据的完整性、保密性和可用性。建立有效应急响应机制,应对网络和系统安全事件。从管理和技术两个方面入手,管理和技术合二为一,才能达到保障信息安全的目的。

信息安全管理方面,要从多个层次完整地、全方位地从战略方向、组织保障、业务运行、数据安全、运维管理等层面对信息网络及应用情况进行

分析,所制定的安全机制要考虑到各种安全隐患。建立良好的管理制度和提高人员的安全意识来保障,建立岗位责任制,落实责任部门和责任人,用户接入分级控制,避免重要数据的泄露,按照"谁主管谁负责,谁运行谁负责,谁使用谁负责"的原则,切实履行好信息安全保障职责。

信息安全技术方面,加强对网络设备、应用系统和数据安全的保障。完善网络系统的硬件、软件以及应用系统,保证其不受破坏、更改、泄露,保障网络服务不中断,应用系统连续可靠、正常地运行。数据备份是保障数据安全性和可靠性的一项重要措施,可进行多重备份和异地数据备份,并按照制度定时对其进行检查和恢复测试,保证数据的有效性和完整性。定期开展网络安全检查,分析评估可能的安全风险和威胁,及时发现存在的问题,制定应对措施,堵塞漏洞、消除隐患。

信息安全应急响应是在信息系统受到威胁或发生故障的时候,保障系统正常运行的重要手段。高效的信息安全应急响应可以在突发情况下,快速的恢复系统的可用性,减小或控制损失,并防止安全事件进一步发生。信息安全应急响应体系的建设要建立常设或非常设的统一、灵敏、协调的组织机构,负责综合分析研判安全形势,制定应急处置预案,统一指挥和协调重大网络与信息安全事件的应急处置工作,指导有关应急技术支撑队伍开展工作。

二、"互联网＋"医疗健康信息安全的规划

建设"互联网＋"环境下的医疗健康信息安全保障体系,需要从战略层面加以重视;从组织、业务、数据、运行层面加以设计和建设;从资源投入、合规要求、人才支持等方面予以保障。

(一)战略层面

在战略层面上,医疗健康组织应与国家战略保持一致,将网络空间安全纳入发展战略,积极开展网络安全规划设计。从战略高度对信息安全进行规划,能够为信息安全建设带来足够的前瞻性,以预防可能的安全威胁和攻击。

信息安全战略应充分考虑到个人医疗信息的特殊敏感属性,重视医疗卫生信息系统对国家安全、国计民生的重要作用。

（二）组织层面

为保障医疗健康信息安全，医疗健康组织内部应建立专门的信息安全组织，统筹领导组织内部和外部的信息安全事务。

信息安全组织首先应具有规划能力、组织协调能力、业务支持能力和安全管理能力，从组织发展战略的高度出发制定和管理信息安全战略，为组织的信息安全发展规划方向；需协调业务部门共同梳理组织的数据资产、业务安全风险和数据安全风险；统筹制定信息安全保障方案和相应的安全策略，采用合适的安全技术手段，实现整个医疗健康组织的安全保障能力；制定和落实配套的信息安全管理规范和流程，并对信息安全方案的执行结果进行评估、监督，不断规范和改进保障方案。

（三）业务层面

医疗健康信息系统的业务安全需求包含三个基本层面。首先，应确保信息系统及数据的完整性、可用性、机密性，系统和数据不被更改和破坏。其次，应确保信息系统连续、可靠、正常运行，提供及时、持续和高质量的服务。再次，要求网络安全管理体系建设和运行能满足信息系统日常安全管理的需要，并覆盖各个安全管理层面。

（四）数据层面

医疗健康数据随着患者治疗过程在业务系统内多个科室、部门间流动，使得数据安全风险扩散。因此，医疗数据的安全保护要形成覆盖数据生命周期的安全保护方案。

医疗健康信息中包含的数据类别和级别各不相同，应根据信息安全组织的数据梳理结果，实现分级分类保护的细粒度安全防护效果。

医疗健康数据中包含着大量的用户隐私数据，包括用户真实身份信息、电子病历信息、缴费信息等。根据具体的医疗数据开放共享需求，需要在数据发布之前进行脱敏处理。

（五）运行层面

根据医疗健康组织网络部署架构和具体业务风险，应建设实施覆盖信息安全"事前预防、事中预警、事后回溯"的立体防御效果。事前应预先梳理系统中的漏洞和安全威胁，对网络关键节点进行重点防护，对系统中的脆弱环节进行加固；当网络安全事件发生时，应立即进行应急响应和

处置，控制安全威胁扩散；事后，利用安全事件日志进行二次审计分析和取证，发现攻击路线和系统脆弱点，增强对应的安全防护。通过三者结合，实现不断增强和优化医疗健康组织安全防御和保障能力的目标。

（六）合规层面

随着数据安全的重要性越来越受到重视，我国在法律、行业规范、标准方面陆续出台了一系列相关的要求，在数据梳理的过程中，需要逐一对应遵循。

《中华人民共和国网络安全法》是我国第一部网络安全的专门性、综合性立法，严格规定了用户信息收集、使用的保密和防泄漏原则，为网络安全工作提供了切实的法律保障。公安部发布《网络安全等级保护条例（征求意见稿）》，要求落实数据分类、重要数据备份和加密等措施，防止个人信息泄露、损毁、篡改、窃取、丢失和滥用，保障数据生命周期安全等。同时，医疗健康组织信息安全保护还应满足关键基础设施保护的要求，以及个人信息保护的相关要求，以保护医疗基础设施和用户个人信息安全。

（七）人才培养

为保证医疗健康信息安全技术措施能够同步建设、同步使用，信息安全组织需注重信息安全队伍的人才培养，提升安全人员技能，定期对从业人员进行网络安全教育、技术培训和技能考核，加大信息安全培训投入力度，形成长期持续的安全人才培养机制。

三、"互联网＋医疗健康"信息安全保障体系建设思路

（一）树立最新安全防护理念

应对不断翻新的攻击方式，必须采用不断更新的安全防护理念。长期以来，"城堡模型"和"深度防御"的安全防护理念一直是主流的观点，但是很多安全事件都证明上述两种防护理念已经不再有效。

攻击者一直采用身份仿冒、域名仿冒、伪造源地址等欺骗的手法进行攻击，但防守方很少想到用欺骗的手法对付攻击者。按照"以毒攻毒"的理念，以欺骗的方法对付攻击者，会取得很好的效果。用蜜罐、蜜饵等诱骗类的设备或数字实体，可

以精确的捕获到攻击行为和恶意样本。

当一个服务器被植入恶意程序时,传统的应急处置目标是尽快清除恶意程序,恢复业务系统正常运行。处置过程往往是重新安装服务器的操作系统和应用程序,将被入侵的环境彻底重置。这样做也存在一些弊端,一是让攻击者知道,他的入侵行为已经被发现了,攻击者会升级新的攻击手法,让防护方的我们更加难以应对。二是失去了近距离了解攻击者和深入了解此次入侵原因的机会。而如果以主动管理为思路,假装不知道系统被入侵,将被入侵系统保护起来,继续深入观察攻击者的后续行为,用新的服务器取代现有服务器让信息系统恢复运行,并不需要太大的额外成本,特别是在云计算环境下,上述需求很容易实现。

(二)以降低风险为核心目标

风险分析的方法正确,才会得到完善和准确的分析结果,在此基础上推导出的安全防护措施才能真正全面和精准。基于业务应用的分析,可以获得不同的应用所面临的风险,这些风险是多种多样的,但是风险类型的数量终归会收敛在一定的范围之内,因此可以根据合并同类项的方式,将风险进行总结归纳,最终得到整个安全防护管理体系的风险模型。基于上述风险模型去构建安全防护体系,才是真正符合需要的安全防护方案。

(三)以政策法规为达标基准

信息安全领域的政策法规和标准规范是安全建设必须遵从的规定。例如,网络安全法中明确提出,信息系统安全建设和运营要遵循"同步规划、同步建设、同步使用"原则。根据这一原则,信息安全项目建设立项初期,就应邀请安全厂商参与 IT 基础设施及信息系统设计的任务安排,防止设计与安全需求脱节的情况发生;按照一定安全规范进行,可减少很多额外的防护措施,减少系统建设的弯路和成本投入。对法规的遵从只是满足了安全管理的最低要求,最多只能实现免除责任的目标,离真正做好安全工作还有相当大的差距。

(四)以先进技术为创新支撑

攻击技术在不断发展,防护技术也必须不断创新才能满足安全需求。安全防护的创新必须依靠先进的信息通信技术才能实现。云计算及雾计算、物联网、基于机器学习算法的大数据分析,甚至即将大规模商用的 5G 通信,都是信息通信技术的前沿领域,找到适当的结合点,会对医疗健康信息安全防护技术有很大的积极推动作用。

(五)以管理体系为方法模型

信息安全管理工作的开展需要依据一套方法模型,安全管理体系的作用就是指导信息安全管理工作的方法模型。目前,应用最广泛的安全管理体系就是 ISO27001 中所提出的信息安全管理体系(information security management system, ISMS)。现实工作中,不同的行业,还会根据本行业的实际情况参考一些本行业的信息安全相关的管理要求和标准规范。

(六)以生命周期为覆盖范围

安全防护措施应覆盖数据生命周期的全部环节。以数据安全防护为例,来理解以生命周期为覆盖范围的含义。一般认为数据的生命周期分为产生 / 采集、传输、存储、处理、共享 / 交换、作废 / 销毁等环节。其中处理、共享 / 交换还可以合并看作使用环节。这些环节中,最容易被忽略的是作废 / 销毁环节。特别是数据被共享出去脱离平台管理后,如何保证数据在使用后能彻底被销毁是安全保障措施需要特别考虑的问题。此外,在数据的采集环节,数据上报单位部署的数据前置机负责将各单位数据上传到医疗健康大数据平台。因此医疗健康大数据平台的安全防护范围就以前置机为边界(含前置机),以数据中心的数据平台及存储的数据为重点防护对象。

同样,信息系统也有自己的生命周期,从规划、设计、研发、上线,到最后业务应用下线结束服务。在不同的生命周期的阶段,也需要不同的安全防护措施,而且也要覆盖所有的阶段。

四、医疗健康信息安全技术措施

(一)物理和环境安全

在很多标准规范中,对物理和环境安全做出了具体的规定。例如,在 ISO27001 标准附录"A.9 物理和环境安全"、《电子信息系统机房设计规范》(GB 50174—2008)A 类和《数据中心电信基础设施标准》(TIA-942)中的 T3+ 标准。

数据中心不但要妥善的选址,在设计施工和

运营时,还要合理划分机房物理区域,合理布置信息系统的组件,以防范物理和环境潜在危险(如火灾、电磁泄露等)和非授权访问,而且还要提供足够的物理空间、电源容量、网络容量、制冷容量,以满足基础设施快速扩容的需求。

同时,运维运营团队还要严格执行访问控制、安保措施、例行监控审计、应急响应等措施,以确保数据中心的物理和环境安全。

(二)网络和通信安全

1. 身份认证 身份认证也称为"身份验证"或"身份鉴别",是指在计算机及计算机网络系统中确认操作者身份的过程,从而确定该用户是否具有对某种资源的访问和使用权限,进而使计算机和网络系统的访问策略能够可靠、有效地执行,防止攻击者假冒合法用户获得资源的访问权限,保证系统和数据的安全,以及授权访问者的合法权益。

2. 准入控制 网络准入控制(NAC)是一项旨在防止病毒和蠕虫对企业内网安全造成危害的技术。借助 NAC,可以只允许合法的、值得信任的终端设备(例如桌面电脑、服务器、掌上电脑)接入网络,而不允许其他设备接入。准入控制能够在用户访问网络之前确保用户的身份是信任关系。

在主机接入正常网络之前,NAC 能够检查它是否符合最新制定的防病毒和操作系统补丁策略。可疑主机或有问题的主机将被隔离或限制网络接入范围,直到它经过修补或采取了相应的安全措施为止,这样不但可以防止这些主机成为蠕虫和病毒攻击的目标,还可以防止这些主机成为传播病毒的源头。

3. 通信加密 加密技术是最常用的安全保密手段,利用密钥和加密算法把重要的数据变为乱码(加密)传送,到达目的地后再用相同或不同的手段还原(解密)。加密技术的应用是多方面的,但最为广泛的还是在电子商务和 VPN 上。端到端加密是比较常见的加密实现方式,它是一个只有参与通信的用户可以读取信息的通信系统。总的来说,它可以防止潜在的窃听者——包括电信供应商、互联网服务供应商甚至是该通信系统的提供者,获取能够用以解密通信的密钥。此类系统被设计为可以防止潜在的监视或篡改企图,

因为没有密钥的第三方难以破译系统中传输或储存的数据。

4. 攻击防护 攻击防护是一大类安全防护措施,常见的技术包括:分布式拒绝服务(distributed denial of service, DDoS)攻击防护、入侵防护、Web 应用防护、数据库防护等。不同的防护技术侧重防护的攻击类型也不一样,实现的原理也有很大差别。

5. 行为监测 行为监测一般指对组织机构的内部网络中的访问行为进行监测,进而发现异常、违规的访问行为。如未授权的扫描探测、非授权访问、私设 IT 服务设施、企图利用系统漏洞获得非法权限、网络监听、访问违禁的外网站点、各种网络资源的滥用、病毒感染与传播等。

因为很大比例的安全事件是由于内部人员的主观恶意或安全意识淡漠,操作疏忽造成的,因此内网异常行为的监测对安全管理具有重要的意义。

(三)设备和计算安全

1. 主机防护 主机安全防护的目标是保证主机的操作系统和应用程序的安全运行。具体的防护内容包括:防恶意软件植入、适当的身份认证和访问授权、应用攻击防护、防文件篡改等。

2. 隐患扫描 隐患即通常所说的脆弱性,它主要包括两个来源,一个是系统漏洞,即由于软件编码的错误造成的可以被利用并可降低安全性的弱点。另一个是配置错误,即信息系统的配置参数错误,导致的自身安全控制机制失效。对于已知的隐患,可以通过发送探测数据包或检索相关文件的方式自动化的查找。隐患存在于技术栈的不同层次,有些属于操作系统的,有些是 Web 应用的,有些是数据库的。因此隐患扫描技术也因目标系统不同而有多种类型。

3. 虚拟化平台安全 虚拟化平台的安全需求与主机安全需求类似,只是防护对象从操作系统和应用程序转变为虚拟化平台。

针对虚拟化平台的安全防护最重要的是防止虚机逃逸和虚拟共享资源的隔离不充分。虚机逃逸本质上是一种漏洞利用行为。因此对虚拟化平台的管理应重点加强漏洞的扫描与修复。通过虚拟化防火墙或虚拟化平台的访问控制机制,实现虚拟共享资源的隔离。

（四）应用和数据安全

1. Web 应用与数据库防护 Web 应用与数据库的防护都属于应用层访问的防护。Web 应用防火墙（WAF）是通过执行一系列针对网站安全策略来专门为 Web 应用提供保护的一款产品。随着 Web 的内容与应用越来越丰富，信息量与价值量越来越高，Web 被入侵和篡改的事件和频率也增多。这就需要专门的 Web 防火墙或是防护系统来维护 Web 应用的安全。数据库防护的目标是防止数据泄露，主要技术手段包括数据库加密、数据库管理员权限约束、访问行为审计、数据库漏洞扫描等。

2. 代码审计与安全测试 代码审计（code audit）是一种以发现程序错误、安全漏洞和违反编程规范为目标的源代码分析。它是防御性编程范式的一部分。该范式的目标是在程序发布前减少错误。不同的程序语言，有不同的安全编码规范要求。C 和 C++ 源代码是最常见的分析对象，其他更高层的语言如 Python 拥有更少可能存在漏洞的函数（比如不检查边界条件）。与功能测试相区别，安全测试是对信息系统的安全性进行测试。通常是采用模拟攻击、模拟错误输入等方式进行，目的是在正式上线运行前找到系统的安全漏洞。

3. 加密脱敏 数据的加密和脱敏是数据安全控制的两个最常见的措施。大量数据的加密通常采用对称性加密方式，即加密密钥与解密密钥完全相同。在这种情况下，密钥的有效管理（生成和安全分发）就成为数据加密的关键。数据脱敏是指对某些敏感信息通过脱敏规则进行数据的变形，实现敏感隐私数据的可靠保护。在涉及客户安全数据或者一些商业性敏感数据的情况下，在不违反系统规则条件下，对真实数据进行改造并提供测试使用，如身份证号、手机号、卡号、客户号等个人信息都需要进行数据脱敏。

医疗健康行业有很多数据共享的应用场景，如投保人需要将电子病历等治疗过程的相关文件提交给保险公司。医疗科研机构需要从医院等服务机构获取大量数据用于项目研究。在这些共享场景，需要根据共享的实际需要，在共享前对数据进行脱敏处理。一些敏感的信息在输出的时候，也应该注意脱敏。例如用户病历上的个人通信信息在打印输出或屏幕输出的时候都需要做适当的脱敏处理。

4. 访问控制 访问控制技术是指防止对任何资源进行未授权的访问，从而使信息系统在合规的范围内使用。对某些信息资源的访问权限通常根据用户身份及其所归属的某项定义组来进行分配。

访问控制机制可以存在于信息系统的不同层次上。网络通信、操作系统、Web 应用程序、数据库、大数据平台的各个组件上等都可能需要访问控制。

5. 镜像保护 虚拟化环境中，虚机镜像文件是需要重点防护的关键数据。虚机镜像一旦被恶意篡改，后续利用该镜像启动的虚拟机都会含有恶意程序。利用哈希（HASH）值比对的方式，很容易发现篡改行为。

有些虚机镜像中的操作系统存在漏洞，定期对镜像文件中的操作系统和应用程序进行更新也是镜像防护工作的内容。

（五）安全运营维护

1. 综合监控 对信息系统的全面综合监控，及时发现安全事件，是安全运维的日常例行工作。常见的安全事件包括：病毒感染和传播、系统入侵、DDoS 攻击、网页篡改、数据泄露等等。综合监控通常依靠一个安全管理监控平台来支撑。

2. 资产管理 资产管理是很多组织机构长期存在的工作短板。也是安全工作难以有效进行的根本原因之一。全面清晰的掌握信息资产的情况是安全管理的前提条件。首先需要对资产建立电子台账。其次需要对资产属性有足够细致的掌握。在此基础上，对资产的隐患进行扫描和记录，并进一步分析隐患之间的关联性和可能的攻击路径。

3. 变更管理 对系统进行升级或是安装漏洞修复程序，修改网络或系统配置，修改安全防护规则策略都属于变更操作。日常安全运维中，需要对变更操作进行有效的管理，应准确记录变更操作时间、操作者、变更原因等。还应记录变更操作日志，以备后续进行审计。

4. 备份恢复 数据备份是容灾的基础，是指为防止系统出现操作失误或系统故障导致数据丢失，而将全部或部分数据集合从应用主机的硬盘或阵列复制到其他的存储介质的过程。传统的数据备份主要是采用内置或外置的磁带机进行冷备份。但是这种方式只能防止操作失误等人为故障,而且其恢复时间也很长。随着技术的不断发展,数据的海量增加,不少的企业开始采用网络备份。网络备份一般通过专业的数据存储管理软件结合相应的硬件和存储设备来实现。

数据备份是应对勒索病毒唯一绝对有效的方法。当生产系统上数据出现损坏时,可以将备份数据恢复到生产系统上,保证业务的正常运行。

5. 电子取证 电子取证是指利用计算机软硬件技术,以符合法律规范的方式对计算机入侵、破坏、欺诈、攻击等犯罪行为进行证据获取、保存、分析和出示的过程。从技术方面看,计算机犯罪取证是一个对受侵计算机系统进行扫描和破解,对入侵事件进行重现的过程。具体而言,是指把计算机看作犯罪现场,运用先进的辨析技术,对计算机犯罪行为进行解剖,搜寻罪犯及其犯罪证据。

6. 行为审计 审计一词来自财务会计领域,是指根据会计准则对账目记录进行核查,以期发现违规和欺诈财务税务等行为。信息系统中的行为审计是根据一定的规则对信息系统中的用户访问行为和管理员运维行为进行核查,从而发现潜在的违规和恶意行为。审计具有滞后性和周期性。审计是对行为发生之后的定期核查。审计规则的来源包括法律法规、标准规范和组织机构的行政管理规定。例如,根据一些审计规则,可以发现未授权访问的情况,也可能发现数据泄露的情况。再例如在国内很多医院的行为审计,对医生统计自己所开列药方的行为视为违规。从安全攻防角度看,统计药方不过是一次查询和加法计算,没有任何危害性。而从行政管理的角度,这种行为与医生收取药品回扣有高度关联。

对于系统管理员的行为审计称为运维审计,对于一般用户的行为的审计称为用户行为审计。在云计算环境中,还存在独立审计服务商代表云租户的利益对于云服务提供商的第三方审计。

审计所核查的数据是记录各种访问行为的日志。可以对某一类日志进行单项审计,如数据库审计。也可以将各种日志综合在一起进行审计,成为综合审计。

五、医疗健康新一代技术安全应用与安全保障

(一)大数据安全解析

医疗健康大数据是国家重要的基础性战略资源。贯彻落实国务院《促进大数据发展行动纲要》要求,医疗健康大数据应用发展将带来医疗健康模式的深刻变化,有利于激发深化医药卫生体制改革的动力和活力,提升医疗健康服务效率和质量,扩大资源供给,不断满足人民群众多层次、多样化的健康需求,有利于培育新的业态和经济增长点。

大数据安全解析(big data security analytics,BDSA)已经成为信息安全领域的一个热点。其原因一方面缘于大数据技术的兴起,另一方面也缘于传统的信息安全技术难以应对来自不断发展和变化的网络空间威胁的挑战。基于数据的安全解析在传统安全信息和事件管理(SIEM)得到了应用,大数据和大数据技术确实为信息安全领域带来了全新的思路和不同的视角。

随着攻击技术的日新月异及攻击数量的与日俱增,提高网络安全深度防御体系的效力是一个亟待解决的问题。基于大数据的安全分析技术,是通过搜集来自多种数据源的信息安全数据,深入分析挖掘有价值的信息,对未知安全威胁做到提前响应,降低风险,实现最佳的安全防护。基于大数据的智能安全分析必然成为安全领域的发展趋势。

1. 大数据实时流解析 流解析是基于流计算对持续流动的数据进行实时安全解析,主要针对网络流量数据进行解析,包括基于威胁情报匹配和流量基线异常检测。

2. 大数据批解析 批解析的目标是利用机器学习的方法,通过对历史数据的批量解析,建立的网络行为基线,通过网络行为基线来检测网络中的异常行为,并提供一个能够进行基线模型建立、基线计算、基线展示与分析、基线应用的交互式技术平台。

3. 大数据交互解析 交互式安全解析是安全解析的核心,是基于大数据安全解析功能的集成。交互式解析为安全解析人员提供面向整个安全数据资源池范围内的交互式检索、统计、归纳与

分析,解析结果可支持安全态势分析和安全运行。安全解析人员通过对全局大数据的检索、分析、归纳来识别潜在的恶意行为威胁以及确认可能的安全事件。

4. 威胁情报 对于希望通过部署和管理安全控制来发现和阻止高级攻击的用户而言,威胁情报可以让我们的安全技术与团队事半功倍。添加威胁情报到我们大数据安全解析的架构中可以加强威胁评估,并提供更多的关键数据来显示哪些安全控制可以部署在企业环境中以阻止最新的攻击。

5. 追踪溯源 为大数据安全分析提供研判能力支撑,追踪溯源主要借助三度空间分析模型,对任意威胁线索进行交互式可视化的关联分析,为用户提供基于域名、IP、恶意样本、网络资源地址、电子邮件(E-mail)地址等情报线索的关联分析查询,有效实现网络攻击源头的追溯,及时发现攻击源头并进行报警,并可以实现后期攻击路线的追踪,重现攻击事件路线图。

(二)云端安全防护

伴随着云计算的快速发展,云安全问题日益显现。云平台实现了计算资源集中,提高了资源的使用率,同时也带来了信息系统集中,信息安全问题集中的问题。云平台上承载着用户最核心的信息系统,因此也成为黑客最直接的攻击目标,所以,必须认清威胁,明确需求,采取安全措施,才能确保云信息化的顺利进行。

卫生医疗机构在公有云、专有云上开展医疗健康、远程诊断、远程会诊、患者挂号等业务以及网站在云上运行。因此,对上云的网站、应用、数据的运行维护、权限隔离等是安全防护最为关注的。

1. 云监测 对卫生医疗机构监管的网站和Web应用对进行 7d×24h 实时安全监测,全面掌握安全态势,可有助于提升网站和应用的安全防护能力和服务质量。云监测主要针对卫生医疗机构网站漏洞、网页木马、网页篡改、可用性与关键字进行监测。

2. 云防护 对卫生医疗机构云上的业务系统和网站进行安全防护,重点防护包括:注入攻击、跨站脚本攻击、网页木马防护、信息泄露防护、第三方组件漏洞防护等常见应用防护内容。

3. 云抗攻击 对卫生医疗机构云上的业务系统和网站进行抗攻击防护,有效防护 DDoS 攻击。根据攻击算法和特点,可有效解决应用层攻击,解决了患者访问的咨询、挂号等医疗健康应用被 DDoS 攻击时的可用性问题,可持续保证患者访问系统的稳定运行。

4. 云审计 对卫生医疗机构云上租户或运营者对用户的各类日志进行综合审计分析,记录业务访问情况和数据库访问情况。通过对访问记录的深度分析,发掘出潜在的威胁,起到追根溯源的目的,并且记录服务器、数据库返回的内容,便于取证式分析,以及作为案件的取证材料。

5. 云堡垒 云堡垒作为云上运行维护的唯一入口,主机连接都必须经过云堡垒机的统一身份管理,并基于 IP 地址、账号、命令进行控制,防止越权操作,而且整个操作过程都可以实现全程的审计记录。

(三)物联网安全防护

物联网(internet of things, IoT)是将物理设备、车辆、建筑物和一些其他嵌入电子设备、软件、传感器等事物与网络连接起来,使这些对象能够收集和交换数据的网络。物联网允许远端系统通过现有的网络基础设施感知和控制事物,可以将物理世界集成到计算机系统。

经过二十多年的发展,物联网已经逐步融入我们的生活。从应用于家庭的智能恒温器,智能电灯等设备,到与身体健康相关的智能穿戴设备。每一种智能设备的出现,都大大便利了人们的生活。卫生医疗机构通过利用先进的物联网技术,实现患者与医务人员、医疗机构、医疗设备之间的互动,打造健康档案区域医疗信息平台。物联网在给人们的生活带来便利的同时,也会给人们带来种种隐忧。

1. 感知层安全 物联网感知层是实现信息采集、识别和控制,有感知设备及网关组成。感知设备包括 RFID、各类传感器、图像捕捉装置、定位系统、激光扫描仪等智能终端设备。

针对物联网感知层的攻击越来越多,包括物理攻击、伪造或假冒攻击、信息泄露等。因此,在物理安全防护的基础上,需要提升物联网感知设备的自我安全防御能力,同时能感知周边环境安全,对存储和传输的数据进行加密,读写数据时进行记录等。

2. 网络层安全 万物互联意味着网络要用到各类通信技术中,目前物联网的网络层通信技术包括 WiFi、RFID、蓝牙、ZigBee 等短距离无线通信技术和传统的互联网、移动通信网以及低功耗广域网(LPWAN)。物联网的网络层主要是将感知层采集的信息通过传感网、移动网和互联网进行信息传输。物联网的传输网络是一个多网络叠加的开放性网络,传输途径会经过各种不同网络,会面临比传统网络更加严重的安全问题。

物联网的网络层安全问题较为严重,首先是无线协议本身的缺陷,本身缺乏有效的认证,物联网的网络协议无法有效的被现有安全设备识别,物联网网络被攻击无法及时被发现。因此,需要保证物联网通信的信令的机密性、完整性,保证物联网通信网络身份和位置的隐私性,以及通信网络的可用性等。

3. 应用层安全 应用层为医护人员、患者提供医疗健康服务,应用覆盖包括医疗健康、区域医疗、双向转诊、医疗保健、远程医疗以及医用机器人、大型医疗设备、健康和康复辅助器械、可穿戴设备等。应用层直接接触外界,是最为敏感的区域,具有大量的隐私信息,因此也是风险较为严重的地带。

应用层面临风险包括个人隐私数据泄露、恶意代码、病毒、蠕虫等。应用层安全防护较为复杂需要根据业务场景进行针对性的防护设计,其中重点包括身份认证、防止未授权访问、隐私保护等。由于物联网环境的特殊性,需要端到端的完整性保护,避免未授权的删除、插入和复制操作,降低恶意末端节点可能注入、篡改应用层消息,以及通过身份认证、数字签名、时间戳等机制避免通信各方对自己行为的抵赖,对操作进行记录并禁止修改,对用户信息和行为所涉及个人隐私的信息进行加密或屏蔽等。

(四)移动安全监测与保护

随着智能移动终端及移动互联网应用的加速普及,智能手机以其丰富的应用和强大的处理能力而逐步发展为个人信息业务终端。在线医疗健康服务(例如在线问诊、在线处方)或医疗健康信息服务等移动应用蓬勃发展。

移动应用在带给人们巨大便利的同时,也带来更加严峻的信息安全挑战,智能手机成为网络信息窃取和恶意攻击的主要目标,信息安全问题突出。如:Google 和苹果分别通过智能手机收集用户行踪信息,用于建设其智能手机定位数据库。智能手机中用户的通话、照片、账户密码等信息更易成为网络黑客关注的对象。同时,随着智能手机应用领域向企业办公和行业应用拓展,智能手机带来的信息安全范围将从个人向企业、行业信息安全范畴扩散,给信息安全形势带来更严峻的挑战。

1. 移动应用安全加固 对移动应用进行安全检测并进行安全加固,即对应用代码进行安全风险检测、漏洞扫描、恶意代码扫描、以及敏感词检测等。旨在发现移动应用自身是否存在病毒或隐患;是否存在隐私窃取、收藏夹篡改、配置文件错误、敏感权限;是否可被注入、篡改以及支付安全控制等;是否存在发送、拦截短信,读取、修改通讯录、通话记录,拨打电话,发送地理位置,使用摄像头,访问浏览器历史记录等行为。

2. 移动客户端数据安全 移动应用本地数据安全是指应用在本地生成的文件不能被第三方读取,数据应采用加密保护措施,被加密的文件不可以拷贝到另一个手机上,或被同样的应用程序利用或者打开。

移动应用程序应具备防止其自身被逆向分析、篡改、重新打包发布的能力,以及被安装执行以后,在运行时的安全保护能力。包括保护内存数据不被访问、截取及修改、保护程序不被调试和注入代码。

3. 移动支付安全 移动支付是一种涉及多个行业的新兴支付方式,而且越来越被人们所认可,随着移动支付的发展,同样面临包括资金安全、交易欺诈、个人信息泄露、网络攻击在内的一系列风险。

移动应用软件在对交易资源进行访问时,应保证被访问的资源和用户之间能建立一条安全的信息传输路径,在进行交易连接之前,应采用密码技术进行会话的初始化验证,并且在交易过程中应对整个报文和会话进行加密,同时要求不能够在日志中记录敏感信息。

移动应用软件可使用具有键盘字符混排、键盘防截屏、键盘防劫持功能的安全键盘,防止其他程序读取当前账户和密码。应用软件需鉴别跳转的界面是否是安全的,判断界面是否被劫持。如果被恶意程序劫持跳转到别的界面,要做出预警提示用户,告诉用户当前界面已经是非本应用界面,有潜在的危险。

（刘同柱）

参 考 文 献

［1］E安全.美报告:美国医院网络安全状况令人堪忧［EB/OL］.（2017-06-07）［2019-06-08］.https://www.easyaq.com/news/208813745.shtml.

［2］刘会珍.大数据时代基于物联网安全技术研究［J］.科学技术创新,2018（21）:71-72.

［3］新华社.习近平在网信工作座谈会上的讲话全文发表［EB/OL］.（2016-04-25）［2019-04-03］http://www.xinhuanet.com/politics/2016-04/25/c_1118731175.htm.

［4］新华社.习近平出席全国网络安全和信息化工作会议并发表重要讲话［EB/OL］.（2018-04-21）［2019-04-03］http://www.gov.cn/xinwen/2018/04/21/content_5284783.htm.

［5］中国电信.2017年物联网安全研究报告［R］.http://www.nsfocus.com.cn/content/details_62_2646.html,2017-12-12.

［6］浙江省卫生信息学会信息安全专业委员会.医疗行业白皮书［R］.浙江温州,2017-10-12.

［7］Cogent. Cogent Statement on the General Data Protection Regulation［EB/OL］.（2018-08-27）［2019-06-27］https://www.cogentco.com/en/cogent-gdpr.

［8］The U.S.Department of Health and Human Services（HHS）and the Health Care and Public Health（HPH）. "Health Industry Cybersecurity Practices: Managing Threats and Protecting Patients"［EB/OL］. https://www.phe.gov/Preparedness/planning/405d/Pages/hic-practices.aspx, 2018.12.28.

［9］Widup, Suzanne & Spitler, Marc & Hylender, David & Bassett, Gabriel. 2018 Verizon Data Breach Investigations Report［R］. Verizon Enterprise, 2018-04-11.

第二十章 "互联网＋医疗健康"展望

"互联网＋医疗健康"正在成为一种新的发展方向,涉及从早期的健康科普与健康咨询逐渐延伸到个人健康的全面管理的各个环节。现阶段,我国"互联网＋医疗健康"已经在逐步走向成熟,且已经发展到与医药卫生体制改革相互影响的新阶段,未来的发展会非常迅猛,必将带来医疗健康事业从技术上到医疗观念上的革命。

第一节 "互联网＋医疗健康"发展背景

"互联网＋医疗健康"的发展离不开社会、国家和技术的发展和支持,社会需求催生其缘起,国家政策支持其发展,技术发展助力其多元化的可能性。

一、社会需求催生"互联网＋医疗健康"

随着经济社会发展、可支配收入的增长、人口结构变化、健康意识提高、疾病谱系变化等诸多因素的影响,城乡居民对医疗卫生服务的需求量呈现较大幅度增长。同时,我国人口基数大、产业组合丰富、人才储备充分等特点,又给"互联网＋医疗健康"的发展提供了非常好的基础。随着"互联网＋医疗健康"的发展,我国多个省级医疗主管部门建立了省级官方导诊平台,很多医院的网络公众号都提供了挂号、导诊、支付、查看检查检验结果、药品邮递和与医生交流等服务。政府也允许网上医院的医生对慢性疾病的管理可以采用网上处方等,实现了对社区老年慢性疾病患者足不出户的诊疗,大大方便了社区老人的医疗需求。"互联网＋医疗健康"通过网络将医生与患者联系起来,让其实现有效互动,在实践中,"互联网＋

医疗"可通过数据分析或者资源整合将信息以及数据进行综合分析、整理,实现有效资源的合理配置甚至是最优配置等。

"互联网＋医疗健康"逐渐成为影响医疗行业发展、提升医疗服务水平的重要因素,从早期的健康科普与健康咨询逐渐延伸到个人健康的全面管理的各个环节。"互联网＋医疗健康"将助力解决国家重大医疗问题,尤其是解决乡村和老少边穷地区群众就医问题,以便民惠民为出发点和落脚点,以"互联网＋"为手段,打造"互联网＋医疗健康"一体化应用服务平台,推动跨区域、跨层级、跨部门医疗资源共享和业务协同,提升医疗卫生现代化服务水平,大力推动我国卫生事业和健康产业发展,更好地保障人民健康。

二、国家政策支持"互联网＋医疗健康"

为促进互联网与医疗健康深度融合发展,优质资源下沉,提高卫生健康服务可及性,国家相继出台《卫生计生委关于推进医疗机构远程医疗服务的意见》《国务院关于积极推进"互联网＋"行动的指导意见》《关于促进"互联网＋医疗健康"发展的意见》《互联网诊疗管理办法(试行)》《互联网医院管理办法(试行)》《远程医疗服务管理规范(试行)》等一系列政策,以落实分级诊疗制度,健全"互联网＋医疗健康"连续服务体系,完善监管与支付体系,建立信息共享、互联互通机制,实现全人群、全生命周期健康管理。

"互联网＋"环境下的医疗数据涉及居民个人健康、个人隐私,必须制定相关的规章制度和法律法规保护数据安全,不断强化网络安全建设和不断探索数据安全技术,以保障健康医疗大数据安全,推动大数据在医疗领域的健康发展。未来,应当建立健全健康医疗大数据管理体系,对医疗健康大数据要分类、分级、分地域、分专业进行不同程度的保护。"互联网＋医疗健康"服务平台等第三方机构成为医疗过程中的重要一环,需要及时制订相应的准入机制、问责机制,完善相关配套政策,出台规范互联网诊疗行为的管理办法,确保医疗健康服务质量和安全等措施。

三、技术发展助力"互联网＋医疗健康"

信息技术高速发展,相继涌现出互联网、大数据、物联网等多种新型信息化技术,这些技术经过多年的发展与实践,逐步趋于成熟。以互联网技术为基础,医疗新技术应用层出不穷,诸如可穿戴数据采集设备、大数据、云医院、远程医疗等进行医疗服务模式的改革与创新,实现医疗服务模式多样化,通过各种医疗服务平台,为居民提供了更为便捷的医疗服务,使远程医疗、慢性疾病监测、在线医疗等成为现实,增强了医护人员与患者之间的交流与沟通,尤其是针对社区群众和农村居民的就医指导平台,以及对分级诊疗的推广起到促进作用。

1. 人工智能促使医疗实现互动,提高诊断效率 通过人工智能技术,打造健康档案区域医疗信息平台,实现患者与医务人员、医疗机构、医疗设备之间的互动,逐步达到智能信息化。人工智能与医疗的结合方式较多,应用场景集中在虚拟助理、病例与文献分析、辅助诊断、药物研发、基因测序等领域,建立包括电生理、影像、超声、胎心监测、睡眠监测等远程诊断中心和基因测序诊断中心等。近年来,人工智能辅助诊断系统不仅仅能够"看图",而且能够"识字",能像人类一样读懂文本中蕴藏的疾病信息。一项最新科研成果显示,人工智能在识别影像的基础上,通过自动学习病历文本数据中的诊断逻辑,逐步具备了一定的病情分析推理能力,随着掌握更多的临床数据和机器自主学习能力的增强,人工智能或将可以诊断更多疾病。

2. 智能穿戴式医疗设备完善数据监测 随着传感器器件的迅速发展,各类能准确采集人体行为活动数据的传感器在可穿戴设备上得到了广泛使用,如血糖、心率、血压、血氧、心电、胎心实时监测。以此为基础的老年人疾病和生活状态实时监测系统会帮助老年人提高生活质量和防止发生意外。相比基于视频图像的行为识别方法,基于传感器的行为识别具有成本低、灵活、可移植性好的特点。因此,基于可穿戴传感器的人体活动识别研究成为行为识别中的研究热点。随着智能穿戴式医疗设备的发展,将会建立起包括传统医疗、远程监测、辅助诊断、远程诊疗的、更为完善的医疗服务体系。

3. 5G技术促进优质医疗资源深度共享 5G是第五代移动通信技术的简称。5G相对2G、3G和4G有较大的发展,在增强移动宽带(eMBB)、高可靠低时延(uRLLC)和海量物联(mMTC)几个方面的能力使得5G在实时连接和AI方面的支持将有着质的变化。5G网络支持各种电子设备,包括手机、平板电脑、智能手表、智能家庭设备、智能医疗设备等,为未来智能医疗的普及打下了良好的基础。5G支持速率可以达到10G+bps,可以更好地实现虚拟现实(VR)和增强现实(AR)场景需求;5G支持最低空口时延达到1ms,满足医疗操作高精度指标要求;5G支持不低于10万/km²的海量智能传感器连接数,将满足以个人为单位的慢性疾病接入管理服务成为可能。

5G通信技术通过提高信息交互的速度,实现患者实地面对医师与患者视频面对医师的同质化,将在远程手术、远程会诊、健康监护等方面发挥重要作用,推动优质医疗资源下沉,缩小分级诊疗差距,减轻患者经济负担。通过视频传感器采集现场视频,医生可以看到高清晰度视频画面,结合症状和生命体征,远程评估患者的病情,通过提供诊断,制订治疗计划,指导后期康复。随着5G网络和大数据时代的来临,医疗行业的可穿戴设备将具备时效性和智能化的特点,不但能实时监测、实时上传,还可结合人工智能对收集的信息做出整合和分析,迅速为临床医师提供更可靠的信息,优化医疗资源的配置,提高整体工作效率,甚至在大数据、人工智能的辅助下"AI医生"会给出可靠的诊断和治疗建议供医生参考,大大减少临床医生的劳动强度和误诊率,最终使患者受益。5G网络容量大的特性将为建立全民电子健康档案提供技术支持,我国将建立起统一规范、互联互通的全民健康信息平台,实现与国家交换平台对接联通和数据共享应用。通过签约家庭医生,完善全员人口电子健康档案和电子病历等数据库,实现全民健康信息分级授权共享,这些都将进一步优化医疗资源分配,形成"医院－社区－家庭"的良性循环。

现阶段,5G组网还在建设初期,应用尚待开发,新装备和技术还有待完善。随着5G和AI在医疗领域的广泛而深入应用,将大大提升医疗服务的整体效能,推动健康服务体系发展和模式重构,深刻改变人们的就医体验。

第二节 "互联网＋医疗健康"发展趋势

"互联网＋医疗健康"作为医疗服务的新业态,是互联网与医疗健康的深度融合发展,代表着医疗行业新的发展方向。现阶段,"互联网＋医疗健康"与传统医疗体系相互补充、相互支撑、相互融合,为传统医疗行业提供了新的发展途径与模式,改变着现有的医疗服务、公共卫生、健康管理、药品供给、医疗保险、健康教育等服务模式,大幅度提高了医疗行业资源整合、配置效率、服务水平、群众获得感,将对促进我国医疗卫生事业发展、提高人民健康水平发挥重大作用。

"互联网＋医疗健康"在2020年新型冠状病毒肺炎(COVID-19)疫情防控工作中的作用凸显,通过充分利用"互联网＋医疗健康"服务功能、积极发挥互联网诊疗服务优势,为人民群众提供在线咨询、在线复诊、远程探视、远程联合门诊、健康指导、健康宣教、心理疏导等优质便捷的诊疗咨询服务,减少了人员集聚,有效降低了交叉感染风险,助力阻断疫情传播,呈现出独有的良好特性,让人们再次认识到了"互联网＋医疗健康"的不可或缺作用。

随着互联网技术及医疗事业的飞速发展,"互联网＋医疗健康"必将日渐完善,通过对传统医疗卫生模式的重构、创新和发展,成为推动现有医疗理念和模式变革的重要驱动力量,在医疗健康行业的一些领域中起到主导作用。未来要充分发挥"互联网＋"技术在医疗健康行业的重要作用,创新推动健康中国行动,推动优质医疗资源下沉,为人民群众提供更加便利的医疗健康服务。

一、"互联网＋医疗健康"让医疗服务更全面

二级及以上医院全面开通线上就医便民服务业务。基层医疗机构全部建立互联网诊室,二级及以上医院主要科室能够提供互联网远程服务,并实现"基层检查、上级诊断"远程诊疗模式,推动构建有序的分级诊疗格局。医联体内实现双向转诊全覆盖,全面提升区域医疗协同能力。建设区域影像诊断中心,提升医疗资源利用效率。通过建设区域电生理诊断中心,实现电生理(心电、脑电、肌电)数据信息存储、交换、查询、服务一体化。依据专家时间和工作安排单学科远程会诊地点,多学科远程会诊在远程会诊中心进行,便于不同科室专家之间及时沟通,协同诊断,会诊效率较高。建设互联网医院,开展远程问诊、远程开处方、开检查、检验单并预约检查等。

二、"互联网＋医疗健康"让公共卫生服务更开放

公共卫生服务的产业生态将是由专业主导、政府监管的开放化服务环境,政府公共资源及社会资源各自的优势得以积极发挥,推动以治病为重心向以健康为中心的转变,满足民众健康服务需求。为此,"互联网＋"公共卫生服务系统将转变"重业务、轻技术"的建设模式,开展系统架构研究,构建资源提供方与服务需求方之间的边界,对内夯实资源整合基础,规范业务管理;对外打通供需之间的信息流通与控制通道,以市场服务的灵活机制积极应对终端受众需求的快速变化,充分发挥各自的业务特长,形成完整的公共卫生服务生态。

三、"互联网＋医疗健康"让健康管理更优质

医院可利用"互联网＋"建立在线模式的健康管理中心,为患者提供各种健康方面的咨询和

指导。患者在进行健康体检之前,将个人目前的健康状况和以前体检中检查出的疾病状况进行在线提交,根据患者提交的报告,平台可以将患者进行分类,为其设计具有针对性的健康检查项目。在患者执行完全部的体检项目以后,医院还要对患者进行健康检查后的管理,对存在健康问题的患者进行跟踪性的康复管理。与此同时,建立起中医"治未病"服务体系,为群众提供预防保健、疾病康复等健康指导服务。对于患有特殊性疾病的患者群体,比如心脑血管疾病、糖尿病、高血压等危险性比较高的疾病,要展开分层式三级预防管理体系。除此之外,医院还要将患者的健康检查报告进行综合整理,将具体的结果,通过电子文件模式,传输到健康管理与健康服务的综合性平台中,患者可以通过这个平台,对健康检查的结果进行查阅,对存在疑问之处,通过在线互动模式,与专科专家进行交流、沟通。平台的专家对于患有特殊疾病的患者,根据患者的实际情况,为其制订具有针对性的饮食计划和运动方案。患者要将自身的体重、血压、血糖、血脂等数据定期上传到平台中,平台可以对患者的健康状态进行实时监测,医院根据监测的结果,展开定期的跟踪和回访。

四、"互联网＋医疗健康"让药品供给更高效

构建区域审方和流转机制,实现药品配送有效监管、一站式服务和家门口取药。"互联网＋"可为药品相关利益者提供交易平台,创造交易场所,为外部效应内部化提供制度安排,从而减少药品供给过程的交易成本、提高其流通效率、促进信息公开、打破垄断,稳定药品网络交易市场秩序,保障广大人民群众的用药安全。"互联网＋"背景下的药房是以患者为中心,线上线下相结合的互联网生态。患者通过互联网医院与医生进行远程诊疗,医生为患者开具电子处方并实时传送到药房,执业药师对处方进行审核并提供专业的药学服务;患者通过药房自主网上平台或第三方平台,在线医保结算药品费用,由就近的定点药店为患者配送上门,或选择到就近定点药店自取;患者通过药房的移动医疗应用软件,针对特定的糖尿病、高血压、恶性肿瘤等疾病,获得个人基础健

数据监测、药物治疗管理、用药提醒、药学咨询等一系列专业服务。

五、"互联网＋医疗健康"让医疗保险更完善

合理运用云计算、互联网、大数据,可实现业务上网,通过不同的渠道为人们提供服务,如网上服务大厅、移动服务。而借助社会作用和服务渠道,有助于使人们的生活更加便捷。有效运用政府、数据的资源,能够发挥出社保卡、医保数据的应用价值。医疗保险中运用"互联网＋"的内容包括线上参保、信息查询及待遇资格认证等,除就医一卡通外,其他几项服务和社会保险无较大的区别。就医一卡通的主要服务是为人们提供医保、医疗方面的服务,且可进行不同类型门诊费用结算、住院费用结算、药物费用结算等。医疗及大病的保险、医疗救助衔接结算,工伤和生育所花费的费用均可通过就医一卡通结算,线上下能直接结算。"互联网＋"条件下医保移动支付的应用,能够节省人们就医排队的时间,满足线上群众的实际需求。推进的过程能保证便捷、安全,所谓安全指的是线上服务、业务、数据等的安全。此外,经不同的渠道满足人们实际需求,经手机 APP 支付即可,这种线上线下结合的方式,利用电子社保卡扫描进行支付;线下用社保卡诊间结算。如此,通过不同方式均可以结算,能满足各个年龄段的人群支付方面需求。

六、"互联网｜医疗健康"让健康教育更便捷

"互联网＋"下的健康教育模式可以让人们通过手机接入海量健康教育服务内容,包括通俗易懂的健康教育杂志、健康教育问答、健康教育电台、健康教育视频、健康教育测试等,能够随时秒点、秒看、秒做,用零碎、微小的时间接受健康教育,积少成多,潜移默化,使健康教育入脑入心,更直观、方便和实惠。其次,人们不用到医院,就可以通过手机客户端做一些简单的医学测试,如:自测身高、体重、腰围、血压、血糖、心功能等,随时随地监测自身健康情况,动态地监测跟踪自身健康状态,出现异常时可以发送给社区医生,寻找咨询、援助,也可以到医院门诊就诊,及时发现、及

时处理,达到了健康管理的"三早":早预防、早发现、早治疗。另外,还可以围绕社区居民不同年龄段的心理需求和生理特点,开设面向社区居民的各种健康教育课程,开发包括医学常识、简单医学测量的方法和指标分析、健康养生、中医中药、自我按摩等各种培训项目,并在此基础上,探索建设一批适应社区中老年居民学习特点的健康教育内容:各种老年慢性疾病的康复指导、高危病的诱发因素及预防、老年人的日常保健等等。同时,面向养老服务,开设老年服务与管理、老年护理、老年健康管理等培训项目。

（孙升云）

参 考 文 献

[1] 陈国红,刘安诺,刘鸿雁,等.移动医疗干预在糖尿病病人自我管理中的应用研究进展[J].护理研究,2018,32(08):1179–1181.

[2] 戴明锋,孟群.医疗健康大数据挖掘和分析面临的机遇与挑战[J].中国卫生信息管理杂志,2017,14(02):126–130.

[3] 黄婧,王云光,皮冰斌.健康医疗大数据的安全保障技术研究[J].计算机时代,2018,(11):45–48.

[4] 刘洪滨.大数据平台在医药健康领域的应用[J].中国科技投资,2017,(04):304.

[5] 骆夏草.云计算在医院信息化建设工作中的渗透方案[J].电子技术与软件工程,2019,(11):210–211.

[6] 牛国君,曲翠翠,潘博,等.腹腔微创手术机器人的主从控制[J].机器人,2019,41(04):551–560.

[7] 宋波,杨艳利,冯云霞.医疗大数据研究进展[J].转化医学杂志,2016,5(05):298–300+316.

[8] 徐健,陈志德,龚平,等.基于区块链网络的医疗记录安全储存访问方案[J].计算机应用,2019,39(05):1500–1506.

[9] 徐令仪,汪长岭,毛靖宁,等.可穿戴技术在生理信号监测中的应用和发展[J].中国医疗设备,2018,33(03):118–120.

[10] 袁周阳,李超杰.5G通信技术应用场景及关键技术探讨[J].信息通信,2017,(07):260–261.

[11] 周玉涛."互联网＋医疗"的风险与挑战[J].中国药店,2018,(09):94–95.

[12] 郑增威,杜俊杰,霍梅梅,等.基于可穿戴传感器的人体活动识别研究综述[J].计算机应用,2018,38(05):1223–1229.

[13] 林悦."互联网＋智慧医疗"现状及发展展望[J].中国医疗器械信息,2019,(18):15–16.

[14] 王慧君,杜永洪,白晋,等."互联网＋医疗"的热实践与冷思考[J].医学争鸣,2019,10(04):71–74.

[15] 朱劲松.互联网＋医疗模式:内涵与系统架构[J].中国医院管理,2016,36(01):38–40.

[16] 孟群,尹新,梁宸.中国"互联网＋健康医疗"现状与发展综述[J].中国卫生信息管理杂志,2017,14(02):110–118.

[17] 王慧君,冯跃林."互联网＋医疗"对医疗服务模式和医患关系的影响及应对分析[J].中国全科医学,2017,20(25):3191–3194.

[18] 张招椿,胡海源,张屹立."互联网＋"背景下新型全科医疗服务体系构建研究[J].中国全科医学,2019,22(25):3062–3067.

[19] 赵汉青,罗杰,王志国.互联网医疗健康服务模式中的信息安全挑战[J].中国数字医学,2019,14(08):92–93+117.

[20] Ehtesham H,Safdari R,Mansourian A,et al. Developing a new intelligent system for the diagnosis of oral medicine with case-based reasoning approach[J]. Oral diseases,2019,25(6):1555–1563.

[21] Currie Geoffrey M. Intelligent Imaging:Anatomy of Machine Learning and Deep Learning[J]. Journal of nuclear medicine technology,2019,47(4):273–281. DOI:10.2967/jnmt.119.232470.

[22] Amisha,Malik P,Pathania M,et al. Overview of artificial intelligence in medicine[J]. Journal of family medicine and primary care,2019,8(7):2328–2331.

[23] Currie G,Hawk K E,Rohren E,et al. Machine Learning and Deep Learning in Medical Imaging:Intelligent Imaging[J]. Journal of medical imaging and radiation sciences,2019,50(4):477–487. DOI:10.1016/j.jmir.2019.09.005.

中英文名词对照索引